Ginecologia
Minimamente Invasiva

Histeroscopia

Ginecologia Minimamente Invasiva

Histeroscopia

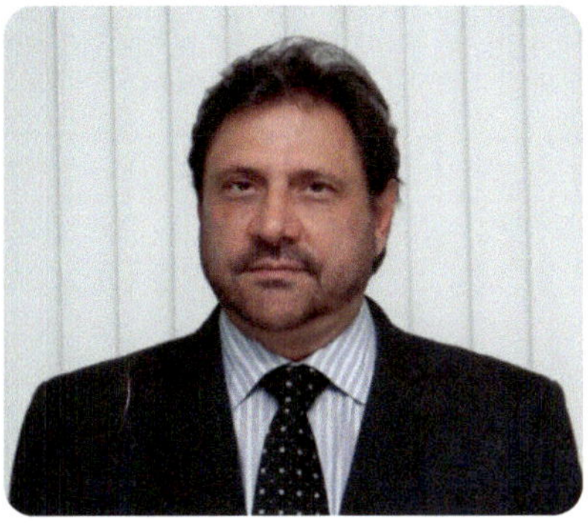

Walter Antônio Prata Pace

Titular da Academia de Medicina de Minas Gerais. Professor Doutor de Ginecologia da Faculdade de Ciências Médicas de Minas Gerais. Coordenador Geral e Professor da Pós-Graduação de Ginecologia Minimamente Invasiva da Faculdade de Ciências Médicas de Minas Gerais. Mestrado em Reprodução Humana e Assistente Estrangeiro da Faculdade de Medicina da Universidade Paris V – França. Doutorado em Ginecologia pela Faculdade de Medicina da Universidade Federal do Rio de Janeiro. Vice-Presidente do PHD Hospital de Belo Horizonte-MG. Staff do Centro de Endometriose Santa Joana – São Paulo.

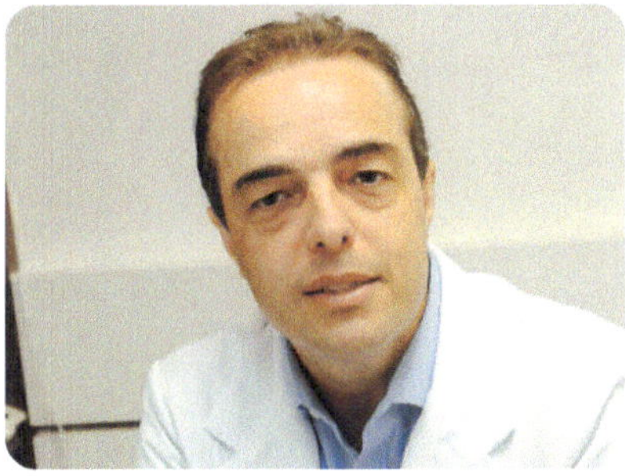

João Oscar de Almeida Falcão Júnior

Mestre e Doutor do Programa de Ginecologia, Obstetrícia e Mastologia da Universidade Estadual Paulista – UNESP. Coordenador da Pós-Graduação em Histeroscopia e Docente da Faculdade de Ciências Médicas de Minas Gerais. Coordenador da Equipe de Ginecologia e do Núcleo Integrado de Pesquisa e Tratamento da Endometriose (NIPTE) do Hospital Felício Rocho – Belo Horizonte-MG.

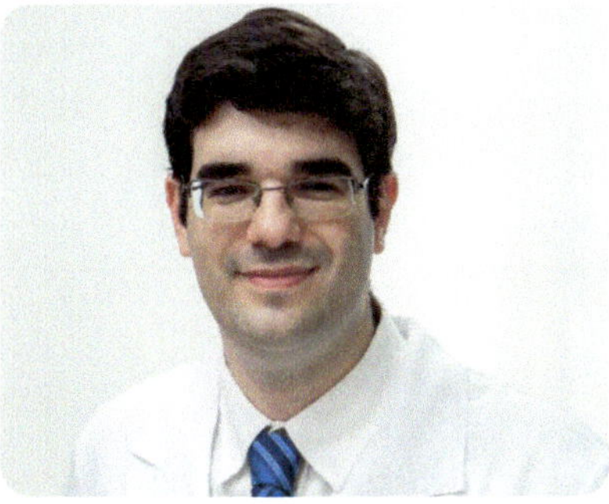

Francisco de Assis Nunes Pereira

Doutor e Mestre em Saúde da Mulher pela Universidade Federal de Minas Gerais – UFMG. Residência Médica em Ginecologia e Obstetrícia e em Reprodução Humana pelo Hospital das Clínicas da UFMG. Professor do Curso de Pós-Graduação em Ginecologia Minimamente Invasiva da Faculdade de Ciências Médicas de Minas Gerais.

Medbook

Ginecologia Minimamente Invasiva – HISTEROSCOPIA

Direitos exclusivos para a língua portuguesa

Nota da editora: Os organizadores desta obra verificaram cuidadosamente os nomes genéricos e comerciais dos medicamentos mencionados, assim como conferiram os dados referentes à posologia, objetivando fornecer informações acuradas e de acordo com os padrões atualmente aceitos. Entretanto, em virtude do dinamismo da área da saúde, os leitores devem prestar atenção às informações fornecidas pelos fabricantes para que possam se certificar de que as doses preconizadas ou as contraindicações não sofreram modificações, principalmente em relação a substâncias novas ou prescritas com pouca frequência.

Os organizadores e a editora não podem ser responsabilizados pelo uso impróprio nem pela aplicação incorreta de produto apresentado nesta obra. Apesar de terem envidado esforço máximo para localizar os detentores dos direitos autorais de qualquer material utilizado, os organizadores e a editora estão dispostos a acertos posteriores caso, inadvertidamente, a identificação de algum deles tenha sido omitida.

Editoração Eletrônica: Andréa Alves

Capa: Sergio Melo

CIP-BRASIL. CATALOGAÇÃO NA PUBLICAÇÃO
SINDICATO NACIONAL DOS EDITORES DE LIVROS, RJ

P115g

Pace, Walter Antônio Prata
Ginecologia minimamente invasiva : histeroscopia / Walter Antônio Prata Pace, João Oscar de Almeida Falcão Júnior, Francisco de Assis Nunes Pereira. - 1. ed. - Rio de Janeiro : Medbook, 2021.
304 p. ; 28 cm.
Apêndice
Inclui bibliografia e índice
ISBN 9788583690856
1. Ginecologia. 2. Histeroscopia. 3. Útero - Doenças - Diagnóstico. I. Falcão Júnior, João Oscar de Almeida. II. Pereira, Francisco de Assis Nunes. III. Título.

21-72247 CDD: 618.1407545
CDU: 618.14-072.1

Meri Gleice Rodrigues de Souza - Bibliotecária - CRB-7/6439
26/07/2021 26/07/2021

Medbook
Editora Científica Ltda
Avenida Treze de Maio 41/sala 804 – Cep 20.031-007 – Rio de Janeiro – RJ
Telefone: (21) 2502-4438 – www.medbookeditora.com.br
br – instagram: @medbookoficial
contato@medbookeditora.com.br – vendasrj@medbookeditora.com.br

DEDICATÓRIA

Dedicamos esta obra a todos aqueles que nos ajudaram a consolidar um projeto de formação em histeroscopia que há mais de 35 anos forma colegas e difunde conhecimento por todo o país.

Gostaríamos de reverenciar especialmente os alunos, professores associados e pacientes que passaram por nosso serviço. Eles são os verdadeiros alicerces e o principal sentido de nosso trabalho.

Cabe ainda destacar a fundamental importância da Faculdade de Ciências Médicas, do Hospital Universitário Ciências Médicas e da FELUMA, com quem construímos o programa descrito nesta obra e que foram as instituições que apostaram em nosso projeto, criando a estrutura para sua concretização.

Finalmente, fica o mais sincero e profundo agradecimento a nossos pais, esposas e filhos, que são a principal fonte de inspiração de nossas vidas e de nosso trabalho. O apoio incondicional de nossas famílias é a força que transforma dificuldades e desafios em oportunidades e realizações.

Walter Antônio Prata Pace
João Oscar de Almeida Falcão Júnior
Francisco de Assis Nunes Pereira

COLABORADORES

:: Agnaldo Lopes da Silva Filho

Professor Titular do Departamento de Ginecologia e Obstetrícia da UFMG. Presidente da FEBRASGO.

:: Alais Virgínia Ferreira de Souza

Título de Especialista em Ginecologia e Obstetrícia pela FEBRASGO. Pós-Graduação Lato Sensu em Cirurgia Ginecológica Avançada pela Feluma e Hospital Felício Rocho.

:: Alexandre Lima Castro Ferreira

Ginecologista e Obstetra. Especialização em Reprodução Humana pela Universidade de Paris.

:: Aline Evangelista Santiago

Mestre em Ginecologia pela UNESP-Botucatu. Mestranda do Programa de Pós-Graduação em Ginecologia, Obstetrícia e Mastologia da UNESP – Faculdade de Medicina de Botucatu.

:: Ana Cláudia Miranda Scalioni

Graduada em Medicina pela Faculdade de Medicina da UFMG. Médica Residente do Programa de Ginecologia e Obstetrícia do Hospital das Clínicas da UFMG.

:: Ana Luíza Loiola Pace

Graduada em Medicina pela Pontifícia Universidade Católica de Minas Gerais. Residente de Ginecologia e Obstetrícia do Hospital do Servidor Público Estadual de São Paulo – IAMSPE.

:: Armando Romeo

Education and Training Director Sul America Karl Storz. Professor Convidado da Faculdade de Ciências Médicas da Santa Casa de São Paulo. Professor Convidado do Curso de Pós-Graduação da Faculdade de Ciências Médicas de Minas Gerais.

:: Benito Pio Vitorio Ceccato Júnior

Mestre e Doutor em Saúde da Mulher pela UFMG. Membro da Comissão Nacional de Ultrassonografia do Colégio Brasileiro de Radiologia – CBR. Professor Adjunto da Faculdade de Ciências Médicas de Minas Gerais. Professor-Doutor da Pós-Graduação de Videolaparoscopia da Faculdade de Ciências Médicas de Minas Gerais.

:: Bernardo Ferreira de Paula Ricardo

Residência Médica em Patologia pela UFMG. Graduação em Medicina pela UFMG.

:: Bernardo Portugal Lasmar

Professor de Ginecologia da Faculdade Estácio de Sá – Rio de Janeiro. Chefe do Departamento de Ginecologia Endoscópica do Hospital Central Aristarcho Pessoa (HCAP-CBMERJ) – Rio de Janeiro.

:: Bruna Barbosa Coimbra

Mestranda em Saúde da Mulher na UFMG. Médica Ginecologista e Obstetra pelo Hospital das Clínicas da UFMG (HC-UFMG). Especialista em Reprodução Assistida pelo HC-UFMG.

:: Caio Parente Barbosa

Professor Titular da Disciplina de Saúde Sexual, Reprodutiva e Genética Populacional e Pró-Reitor de Pós-Graduação, Pesquisa e Inovação do Centro Universitário Faculdade de Medicina do ABC. Diretor Geral do Instituto Idéia Fértil de Saúde Reprodutiva.

:: Camila Rios Bretas

Cirurgiã Geral pelo Hospital Alberto Cavalcanti. Médica Ginecologista e Obstetra da Rede Mater Dei de Saúde.

:: Carla Maria Demartini Vanin

Médica Ginecologista. TEGO. Professora Adjunta de Ginecologia da Universidade Federal de Ciências da Saúde de Porto Alegre – UFCSPA. Mestre pela Universidade de Toronto (UofT) – Canadá. Doutora pela Universidade de Toronto e Universidade Federal do Rio Grande do Sul – UFRGS. Professora da Pós-Graduação em Endoscopia Ginecológica do Instituto Crispi – Universidade SUPREMA-MG.

:: Cecília de Souza Monteiro

Residência Médica em Ginecologia e Obstetrícia pelo Hospital das Clínicas da UFMG. Mestrado em Saúde da Mulher pela UFMG. Título de Especialista em Reprodução Assistida pela FEBRASGO.

:: Cíntia Fonseca de Assis Santana

Título de Especialista em Ginecologia e Obstetrícia TEGO 0104/2006. Mestre em Saúde da Mulher pela Faculdade de Medicina da UFMG.

:: Cláudia Navarro Carvalho Duarte Lemos

Mestre e Doutora pela Faculdade de Medicina da UFMG. Diretora Clínica Life Search – Serviço de Reprodução Humana. Membro do Corpo Clínico do Laboratório de Reprodução Humana Professor Aroldo Camargos – Hospital das Clínicas – UFMG.

:: Daniela Baltar da Rosa Zagury

Médica do Serviço de Endoscopia Ginecológica da GINENDO.

:: Daniella Ferreira Melo

Médica Ginecologista e Obstetra pelo Hospital das Clínicas da UFMG. Residência Médica em Medicina Fetal pelo Hospital das Clínicas da UFMG. Título em Ultrassonografia em Ginecologia e Obstetrícia pela SBR.

:: Eduardo Batista Cândido

Professor Adjunto do Departamento de Ginecologia e Obstetrícia da Faculdade de Medicina da UFMG. Professor Doutor e Coordenador Acadêmico da Pós-Graduação de Cirurgia Vaginal e Uroginecologia da Faculdade de Ciências Médicas de Minas Gerais.

:: Eduardo Cunha da Fonseca

Professor Auxiliar da Faculdade de Ciências Médicas de Minas Gerais – CMMG. Mestre em Ginecologia pela UFMG. Especialista em Colposcopia e Patologia Cervical pela UFMG. Médico Ginecologista da Rede Mater Dei de Saúde.

:: Elaine Cristina Fontes de Oliveira

Residência Médica em Ginecologia e Obstetrícia pela UFMG. Especialização em Reprodução Humana pela UFMG. Mestre em Saúde da Mulher pela UFMG.

:: Érica Becker de Sousa Xavier

Médica do Corpo Clínico da Clínica Procriar/BH do Grupo Huntington/Pró-Criar. Preceptora da Residência em Reprodução Humana do Hospital das Clínicas da UFMG/MEC. Mestrado em Saúde da Mulher pela UFMG.

:: Fábio Costa Peixoto

Médico Associado da Huntington Pro-Criar Medicina Reprodutiva. Mestrado em Saúde da Mulher do Hospital das Clínicas da UFMG. Médico do Corpo Clínico do Hospital Júlia Kubistschek – Rede FHEMIG – Setor de Endoscopia Ginecológica.

:: Fernanda Vieira Lima Arcoverde

Médica Ginecologista pela UNIFESP. Especialização em Endoscopia Ginecológica pelo H. Pérola Byington-SP.

:: Fernando Marcos dos Reis

Professor Associado da Faculdade de Medicina da UFMG. Coordenador do Laboratório de Reprodução Humana Prof. Aroldo Camargos, no Hospital das Clínicas da UFMG. Bolsista de Produtividade em Pesquisa do CNPq – Nível 1A.

:: Flávio Santos Vasconcelos Barros

Ginecologista e Obstetra. Professor de Ginecologia da Faculdade de Ciências Médicas de Minas Gerais. Mestrado pela UFMG. PhD pela University of Warwick – Reino Unido.

:: Francisco de Assis Nunes Pereira

Doutor e Mestre em Saúde da Mulher pela UFMG. Residência Médica em Ginecologia e Obstetrícia e em Reprodução Humana pelo Hospital das Clínicas da UFMG. Professor do Curso Pós-Graduação em Ginecologia Minimamente Invasiva da Faculdade de Ciências Médicas de Minas Gerais.

:: Gabriela Braga Menezes

Médica Ginecologista e Obstetra da Equipe de Ginecologia do Hospital Felício Rocho-MG. Certificada pela FEBRASGO na área de atuação de Endoscopia Ginecológica. Pós-Graduada Lato Sensu em Cirurgia Ginecológica Avançada pela Feluma e Hospital Felício Rocho.

:: Gabriela Loiola Pace

Acadêmica de Medicina da Faculdade de Ciências Médicas de Minas Gerais. Coordenadora do Grupo de Pesquisa "Atualizações em Ginecologia e Saúde da Mulher".

:: Geam Karlo de Assis Santana

Professor e Coordenador do Curso de Cirurgia Vaginal e Uroginecologia e do Curso de Videolaparoscopia da Faculdade de Ciências Médicas de Minas Gerais. Especialista em Cirurgia Ginecológica, Oncológica e Videoendoscopia. Título de Especialista em Ginecologia e Obstetrícia TEGO 248/2001. Mestrando em Ciências Aplicadas ao Câncer pela Faculdade de Ciências Médicas de Minas Gerais.

:: Giselle Barandier Teixeira Esmeraldo

Graduada em Medicina pela Faculdade de Medicina da Universidade Federal de Juiz de Fora. Pós-Graduada em Ginecologia e Obstetrícia pelo Programa de Residência

Médica do Hospital e Maternidade Therezinha de Jesus – Juiz de Fora-MG. Fellow do Serviço de Reprodução Humana – Laboratório de Reprodução Humana Prof. Aroldo Camargos – Hospital das Clínicas da UFMG.

:: Gustavo Marques de Sousa Safe

Professor da Pós-Graduação de Videolaparoscopia da Faculdade de Ciências Médicas de Minas Gerais. Ginecologista e Obstetra (TEGO). Pós-Graduação em Ginecologia e Cirurgia Minimamente Invasiva na Universidade Católica de Louivan, Clinique Saintluc – Bélgica. Mestrado em Ciências da Saúde pela UNEC (Centro Universitário de Caratinga). Preceptor da Pós-Graduação em Laparoscopia da FCMMG.

:: Inês Katerina Damasceno Cavallo Cruzeiro

Mestre e Doutora pela Faculdade de Medicina da UFMG. Diretora Técnica do Life Search – Serviço de Reprodução Humana. Membro do Corpo Clínico do Laboratório de Reprodução Humana Prof. Aroldo Camargos – Hospital das Clínicas da UFMG.

:: Izabelle Castro Bolina Batista

Membro do Corpo Clínico do Laboratório de Reprodução Humana Prof. Aroldo Camargos – Hospital das Clínicas da UFMG.

:: Janaína Campos Senra

Mestre em Saúde da Mulher pela UFMG. Doutora em Ciências pela USP. Pesquisadora do Children's Hospital of Philadelphia.

:: João Oscar de Almeida Falcão Júnior

Mestre e Doutor do Programa de Ginecologia, Obstetrícia e Mastologia da Universidade Estadual Paulista – UNESP. Coordenador da Pós-Graduação em Histeroscopia e Docente da Faculdade de Ciências Médicas de Minas Gerais. Coordenador da Equipe de Ginecologia e do Núcleo Integrado de Pesquisa e Tratamento da Endometriose (NIPTE) do Hospital Felício Rocho-MG.

:: João Pedro Junqueira Caetano

Diretor Médico do Grupo Huntington/Pró-Criar, Belo Horizonte. Professor Convidado da Pós-Graduação da Faculdade de Ciências Médicas de Minas Gerais. Mestrado e Doutorado pela UFMG.

:: Jorge de Vasconcelos Safe Júnior

Ginecologista e Obstetra. Fundador do Centro Especializado em Endometriose (CENDO), Associação Mineira de Endometriose (AMEND), Serviço de Assistência Feminina Especializado em Endometriose (SAFEENDOMETRIOSE) e Centro Avançado em Endometriose e Preservação da Fertilidade. Membro Titular da Academia Mineira de Medicina.

:: Júlia Alves Dias

Professora e Coordenadora da Pós-Graduação de Vídeo-Histeroscopia da Faculdade de Ciências Médicas de Minas Gerais. Especialista em Ginecologia e Obstetrícia pela FEBRASGO. Especialista em Reprodução Humana pelo Hospital das Clínicas da UFMG. Mestre em Medicina Molecular pelo Hospital das Clínicas da UFMG.

:: Juliana de Moura Cabral

Especialista em Ginecologia e Obstetrícia pela FEBRASGO. Pós-Graduação em Vídeo-Histeroscopia na Fundação Educacional Lucas Machado. Pós-Graduação em Cirurgia Vaginal e Uroginecologia na Fundação Educacional Lucas Machado.

:: Karla de Carvalho Schettino

Mestranda do Programa de Pós-Graduação em Ciências da Saúde do Instituto Renê Rachou/FIOCRUZ MINAS. Coordenadora da Especialização em Cirurgia Ginecológica Avançada do Hospital Felício Rocho/Feluma. Pós-Graduada Lato Sensu em Cirurgia Ginecológica Avançada pela Feluma e Hospital Felício Rocho.

:: Kleber de Melo Morais

Professor Titular do Departamento de Tocoginecologia do Centro de Ciências da Saúde da UFRN. Doutorado em Reprodução Humana – Universidade de Paris/FRA. Especialização em Ginecologia e Obstetrícia – Paris/FRA. Especialista em Ginecologia e Obstetrícia/TEGO – FEBRASGO. Professor Convidado do Curso de Pós-Graduação em Cirurgia Minimamente Invasiva da Faculdade de Ciências Médicas, Belo Horizonte/MG.

:: Larissa Milani Coutinho

Professora Assistente do Departamento Materno-Infantil da Faculdade de Medicina da Universidade Federal de Juiz de Fora. Mestrado em Saúde da Mulher, área de concentração em Patologia Ginecológica e Reprodução, pela UFMG.

:: Luciano Gibran

Doutor em Ginecologia pela FMUSP. Diretor do Núcleo de Endoscopia Ginecológica e Endometriose do Hospital Pérola Byington-SP. Secretário Geral da Sociedade Brasileira de Endometriose e Cirurgia Ginecológica Minimamente Invasiva – SBE. Membro da Comissão Nacional de Endoscopia Ginecológica da FEBRASGO.

:: Luiz Cavalcanti de Albuquerque Neto

Professor Adjunto-Doutor do Departamento de Ginecologia da UNIFESP – EPM. Chefe do Serviço de Histeroscopia Ginecológica do Departamento de Ginecologia da UNIFESP–EPM.

:: Marcelo Esteve

Titular do Colégio Brasileiro de Cirurgiões (TCBC). Título de Especialista em Ginecologia e Obstetrícia (TEGO). Chefe dos Serviços de Videocirurgia e Medicina Reprodutiva do Instituto Diagnóstico da Mulher (IDM) e CEPARH – Feira de Santana-BA.

:: Marcos de Lorenzo Messina

Doutor em Medicina pela Faculdade de Medicina da USP. Médico Assistente da Disciplina de Ginecologia do Hospital das Clínicas da Faculdade de Medicina da USP.

:: Mariana da Cunha Vieira

Assistente no Serviço de Histeroscopia Ginecológica do Departamento de Ginecologia da UNIFESP – EPM.

:: Mariana da Cunha Vieira

Assistente no Setor de Histeroscopia do Departamento de Ginecologia da UNIFESP – EPM. Assistente no Setor de Endometriose do Hospital das Clínicas da Faculdade de Medicina da Universidade de São Paulo (FMUSP). Fellowship em Histeroscopia com Dr. Attilio Di Spiezio Sardo na Universitàdi Napoli Federico II, Napoli, Itália. Fellowship em Cirurgia Minimamente Invasiva com Dr. Marcello Ceccaroni no Hospital "Sacro Cuore – Don Calabria", Negrar, Itália.

:: Mariana Fava

Médica Ginecologista e Obstetra pela UNICAMP. Médica Assistente do Núcleo de Endoscopia Ginecológica do Hospital Pérola Byington-SP. Mestranda pela UNICAMP.

:: Patrícia Hernandes

Título de Especialista em Ginecologia e Obstetrícia e Endoscopia Ginecológica pela FEBRASGO. Médica Assistente do Núcleo de Endoscopia Ginecológica da Faculdade de Medicina Fundação ABC. Médica Responsável pela Histeroscopia Diagnóstica e Cirúrgica do Complexo Hospitalar Universitário de SBC.

:: Reginaldo Guedes Coelho Filho

Doutor em Ginecologia pela Escola Paulista de Medicina (UNIFESP). Diretor do Serviço de Ginecologia e Obstetrícia do Hospital do Servidor Público Estadual de São Paulo.

:: Raquel Papandreus Dibi

Médica Ginecologista. TEGO. Professora Adjunta do Departamento de Ginecologia e Obstetrícia da Universidade Federal de Ciências da Saúde de Porto Alegre – UFCSPA. Professora da Pós-Graduação em Endoscopia Ginecológica do Instituto Crispi - Universidade SUPREMA-MG. Mestre e Doutora pela UFCSPA.

:: Ricardo Bassil Lasmar

Professor Associado de Ginecologia do Departamento de Cirurgia Geral e Especialidades da Faculdade de Medicina da Universidade Federal Fluminense (UFF). Membro Titular do Colégio Brasileiro de Cirurgiões. Membro da Comissão de Endoscopia Ginecológica da FEBRASGO. Presidente da Comissão de Histeroscopia da SBE.

:: Ricardo Mello Marinho

Diretor Científico da Huntington/Pró-Criar – Medicina Reprodutiva. Professor Adjunto de Ginecologia da Faculdade de Ciências Médicas de Minas Gerais. Professor da Faculdade de Medicina de Barbacena-MG.

:: Sálua Oliveira Calil de Paula

Doutorado em Ginecologia pela UNESP. Médica do Hospital Mater Dei e do Instituto Mário Penna.

:: Sérgio Simões de Souza

Mestre em Saúde da Mulher pela UFMG. Titulo de Especialista em Videoendoscopia pela FEBRASGO. Membro do Laboratório de Reprodução Humana Prof. Aroldo Camargos.

:: Sibele Klitzke

Médica Ginecologista. TEGO. Mestre em Ginecologia e Obstetrícia pela Universidade Federal do Rio Grande do Sul – UFRGS. Curso de Videolaparoscopia Ginecológica – Hospital Nossa Senhora das Graças – Curitiba-PR. Título em Patologia do Trato Genital Inferior e Colposcopia pela Associação Brasileira de Patologia do Trato Genital Inferior e Colposcopia – ABPTGI.

:: Suzana Arenhart Pessini

Médica Ginecologista. TEGO. Professora Adjunta de Ginecologia da UFRGS. Mestre e Doutora pela UFCSPA. Especialista em Endoscopia Ginecológica pela FEBRASGO.

:: Tarina Marques Rubinger

Especialista em Ginecologia e Obstetrícia pela FEBRASGO – TEGO. Certificação em Endoscopia Ginecológica pela

AMB e FEBRASGO (Histeroscopia e Laparoscopia). Docente da Pós-Graduação Latu Sensu em Ginecologia Minimamente Invasiva – Histeroscopia da FCMMG.

:: Thais de Lira Caracas

Médica Ginecologista e Obstetra pelo Hospital das Clínicas da UFMG. Residência Médica em Medicina Fetal pelo Hospital das Clínicas da UFMG. Título em Ultrassonografia em Ginecologia e Obstetrícia pela SBR.

:: Walter Antônio Prata Pace

Titular da Academia de Medicina de Minas Gerais. Professor Doutor de Ginecologia da Faculdade de Ciências Médicas de Minas Gerais. Coordenador Geral e Professor da Pós-Graduação Ginecologia Minimamente Invasiva da Faculdade de Ciências Médicas de Minas Gerais. Mestrado em Reprodução Humana e Assistente Estrangeiro da Faculdade de Medicina da Universidade Paris V – França. Doutorado em Ginecologia pela Faculdade de Medicina da UFRJ. Vice-Presidente do PHD Hospital de Belo Horizonte-MG. Staff do Centro de Endometriose Santa Joana-SP.

Wilson Eustáquio Silva Júnior

Residência Médica em Ginecologia e Obstetrícia pelo Hospital Mater Dei. Coordenador da Cirurgia Robótica Ginecológica do Hospital Vila da Serra. Pós-Graduação em Videolaparoscopia pela Feluma.

APRESENTAÇÃO

Desde muito jovem eu soube que seria médico ginecologista. Além de integrar uma família de médicos, sempre me encantaram a possibilidade de trazer novas vidas ao mundo e a ideia de que com a evolução científica que anunciava o "bebê de proveta" no final da década de 1970 seria possível ajudar mais mulheres a engravidar.

Ainda aluno do curso de Medicina da Universidade Federal de Minas Gerais (UFMG), eu já participava dos mais importantes eventos da especialidade realizados no Brasil. Em um deles, presidido pelo Professor Elsimar Coutinho, em Salvador, que anos mais tarde veio a se tornar meu grande mentor, um dos palestrantes menosprezou o uso da endoscopia do útero, a Histeroscopia.

Aquilo me deixou com uma "pulga atrás da orelha". Afinal, a endoscopia era o que havia de mais moderno na Medicina, pois representava a possibilidade de visualização interna dos órgãos do corpo humano, e seu uso foi rapidamente incorporado por diversas especialidades. Por que, então, não seria uma solução para a Ginecologia?

Após a residência médica, fui contemplado com uma bolsa de estudo internacional pelo CNPq para o desenvolvimento do primeiro bebê de proveta do país. Para tanto, fui Assistente Estrangeiro da Faculdade de Medicina René Descartes – Universidade de Paris V, onde obtive o título de Mestre em Reprodução Humana.

Tive ali a oportunidade de ser novamente apresentado à Histeroscopia pelo Professor Jacques Hamou, que me deu o privilégio de acompanhá-lo, como pós-graduando e aprendiz, em diversos procedimentos realizados por ele durante os mais de 2 anos em que estive na França. Hamou é o pai da Micro-histeroscopia, tendo sido responsável pelo desenvolvimento de uma óptica mais fina, que permitiu que o procedimento fosse realizado em consultório, o que antes era impossível.

Em 1985, retornei ao Brasil com uma vontade enorme de concluir o projeto que me levou a Paris. Em 1989 realizei o primeiro bebê de proveta de Minas Gerais e o terceiro do Brasil, no Hospital Mater Dei, em parceria com os colegas Henrique Salvador e Ricardo Marinho. Paralelamente, fui aprovado em concurso para Professor da Faculdade de Ciências Médicas de Minas Gerais, e desde então sou docente da instituição.

Mas eu também trouxe o livro recém-lançado de Hamou sobre o tema e o Micro-histeroscópio, com o qual fui o primeiro brasileiro a fazer o procedimento no país. Com base no que vi, aprendi e observei na França, dei início a uma maratona de cursos sobre a técnica para colegas ginecologistas e residentes brasileiros. Nos anos 2000, ao concluir o Doutorado em Ginecologia pela Universidade Federal do Rio de Janeiro (UFRJ), fui convidado pela Faculdade de Ciências Médicas para implantar e coordenar a Pós-Graduação em Ginecologia Minimamente Invasiva, na qual se destaca o curso de Histeroscopia.

Depois de contribuir para a capacitação de mais de mil profissionais, veio a vontade de registrar, em livro, tudo o que aprendi e ainda aprendo sobre a Histeroscopia e como essa técnica traz grande contribuição para o diagnóstico e o tratamento das patologias uterinas.

Nessa jornada, estou acompanhado por meus companheiros de sala de aula, João Oscar de Almeida Falcão Júnior e Francisco de Assis Nunes Pereira, a quem agradeço pela parceria. Em nome de Kleber de Melo Morais, que me ajudou a divulgar a Histeroscopia desde o início, e de Luiz Cavalcanti de Albuquerque Neto, meu colega em tantas jornadas, cumprimento cada um dos colaboradores que contribuíram de maneira brilhante para que este trabalho seja uma referência da bibliografia médica em Histeroscopia.

Bom estudo!

Walter Antônio Prata Pace

PREFÁCIO

No início dos anos 1980, em um sábado frio e chuvoso, fui assistir a um desses tantos cursos em que, quase por dever do ofício, quando recém-formados, nos fazemos presentes.

Um convidado estrangeiro apresentou um vídeo sobre histeroscopia diagnóstica.

Fiquei maravilhado! Era a primeira vez que assistia a um útero internamente.

Pensei: "Tem tudo a ver comigo." Sou residente de Ginecologia, e há a possibilidade de ver o útero ao vivo. Achei tudo aquilo revolucionário.

No ambulatório da Universidade, no dia seguinte, fui encorajado e orientado pelo Professor Terreiro a procurar me inteirar mais sobre o exame. Busquei saber de alguns livros sobre o tema e quais colegas no Brasil estariam envolvidos com a técnica.

Soube de dois brasileiros que haviam estado recentemente na França e que estavam interessados no tema.

Eram os Doutores Walter Pace e Kleber Morais. Fiz contato, e me informaram que brevemente fariam uma apresentação no Cepar de Salvador. Fui lá,vi, conheci os detalhes do exame, e até hoje somos amigos.

A partir dali, passei a acompanhar de perto a carreira do Professor Walter Pace, que realizou inúmeras apresentações por todo o Brasil, ensinando, na teoria e na prática, os colegas a realizarem esse novo e até então desconhecido exame. Além disso, é responsável por um grande número de publicações e tem organizado há anos cursos práticos em sua Belo Horizonte.

O Professor Walter Pace continua com sua atividade absolutamente pioneira, acompanhando todas as inovações do método, agora promovendo os cursos na cidade de Belo Horizonte, onde por diversas vezes estive a auxiliá-lo.

Fundou uma verdadeira Escola Mineira e Brasileira de Endoscopia Ginecológica. A bem da verdade, a primeira reunião e a fundação da Sociedade Brasileira de Histeroscopia se deram no Rio de Janeiro, no Hospital Moncorvo Filho, com as ilustres presenças internacionais dos professores Jacque Hamou e Luca Mencaglia.

Este livro visita todos os temas histeroscópicos, explicando, orientando e entregando aos colegas a bagagem adquirida ao longo de todos esses anos.

Acho muito importante termos a visão de alguém que conhece o tema em profundidade.

Agradecemos ao Professor Walter Pace a grandeza de dividir sua experiência com os demais colegas brasileiros.

Luiz Cavalcanti

Professor Adjunto, Doutor do Departamento de Ginecologia e Chefe do Serviço de Histeroscopia Ginecológica do Departamento de Ginecologia da UNIFESP-EPM

SUMÁRIO

Capítulo 1
HISTÓRIA DA HISTEROSCOPIA

Ana Luíza Loiola Pace
Gabriela Loiola Pace
Kleber de Melo Morais
João Oscar de Almeida Falcão Júnior

:: INTRODUÇÃO

Durante séculos, médicos tentaram investigar as cavidades do corpo humano e seus conteúdos para promover o avanço dos conhecimentos sobre as patologias humanas. As primeiras descrições de exames endoscópicos foram registradas na escola de Kos, liderada por Hipócrates, que descreveu um espéculo retal muito similar aos instrumentos ainda hoje utilizados. Há registros de instrumentos similares a espéculos vaginais em sociedades antigas, como Pompeia e Babilônia.

Em 1806, Bozzini observou o colo e o interior da uretra feminina usando sua invenção composta de um espéculo tubular, vela e espelho refletor. Esse procedimento foi censurado pela escola de medicina de Viena com a justificativa de "curiosidade indevida" por tentar visualizar o interior do corpo humano[1]. Meio século mais tarde, em 1865, Desormeaux apresentou à Academia de Medicina de Paris a primeira descrição satisfatória de um cistoscópio. Por fim, esses dois estudiosos ficaram conhecidos como os "pais da endoscopia"[2].

Em 1869, Pantaleoni adaptou o cistoscópio para torná-lo um histeroscópio, por meio do qual foi capaz de identificar um pólipo uterino. Sua técnica não teve a aceitação esperada, pois seus alunos se queixavam da baixa visualização possibilitada pelo instrumento[3].

O desenvolvimento do aparelho com um sistema de lentes teve início no final do século XIX, quando, em 1879, Nitze produziu um instrumento em parceria com Reinicke, um oftalmologista alemão[4]. Após a invenção da luz elétrica por Thomas Edison, em 1880, os sistemas endoscópicos foram recebendo essa tecnologia, o que possibilitou mais avanços.

Em 1898, Duplay e Clado publicaram o primeiro tratado de histeroscopia com a descrição dos vários tipos de histeroscópio, das técnicas utilizadas e suas indicações. O início do século XX é marcado pelo aumento do interesse pela endoscopia, resultado do desenvolvimento das fontes de luz e das lentes ópticas. Por sua vez, o progresso da histeroscopia e o processo de aceitação da técnica foram demorados em virtude da grande dificuldade de distensão da cavidade uterina, quando comparada a outros órgãos, como a bexiga na cistoscopia[5].

Ademais, a espessura das paredes uterinas, o pequeno tamanho da cavidade, a tendência do endométrio de sangrar pelo contato, o sistema óptico, a iluminação da cavidade e a transposição do canal cervical criaram obstáculos. Assim, o avanço da histeroscopia sempre esteve atrelado ao desenvolvimento e aperfeiçoamento de ópticas, iluminações, instrumentais cirúrgicos e meios para promover a distensão da cavidade uterina e do canal cervical.

Em 1925, Rubin utilizou o CO_2 como um meio de distensão associado à introdução de fluidos para tentar lavar o sangue que obscurecia a visão obtida pelo histeroscópio. Ele também sugeriu que biópsias diretamente visualizadas seriam possíveis, além da introdução de tesouras para remoção de pólipos[6].

Em 1957, Palmer descreveu um novo histeroscópio com 5mm de diâmetro, o qual dispensava a dilatação do canal cervical e a anestesia geral. Soluções aquosas, como soro fisiológico, foram utilizadas para promover a distensão da cavidade uterina, mas essa prática se tornou obsoleta, uma vez que qualquer sangramento se misturava ao líquido, dificultando a visualização[7].

Em 1971, Lindemann voltou a utilizar o gás carbônico como meio de insuflação da cavidade uterina[8]. Sequencialmente, Semm inventou o histeroinsuflador, que determinava o controle do ingresso de CO_2 dependente da pressão uterina[9].

No final da década de 1970, o parisiense Jacques Hamou foi responsável por uma revolução na histeroscopia e nas cirurgias trans-histeroscópicas ao criar, em 1979, o micro-histeroscópio, que oferecia ao médico uma visão panorâmica da cavidade uterina com uma lente de 150 aumentos, possibilitando a visualização de células, além de contar com um diâmetro de 4mm. Além disso, em 1983, Hamou criou o *micro-histeroflator*, que permitia uma insuflação controlada eletronicamente.

Durante esse período, médicos de várias partes do mundo se juntaram a Hamou para o desenvolvimento de suas técnicas, entre os quais Ettore Cittadini (Itália), Luca Mencaglia (Itália), Antônio Perino (Itália), Jacques Salat-Baroux (França), Gianfranco Scarseli (Itália), Patrick J. Taylor (Canadá), Ramon Labastida (Espanha), Walter Pace (Brasil) e Kleber Morais (Brasil)[10].

A partir daquele momento passava a ser possível a realização de exames ambulatoriais sem a utilização de qualquer anestesia, e teve início a modernização do histeroscópio a partir da vídeo-histeroscopia, que tornou possível a documentação gravada do exame.

Mais recentemente, no início deste século, o italiano Stefano Betthocci criou diversos instrumentos cirúrgicos histerocópicos que tornaram possível uma evolução cada vez maior da histeroscopia e sua difusão como uma excelente técnica minimamente invasiva, voltada para a redução do número de hospitalizações dos pacientes, viabilizando um número crescente de abordagens terapêuticas ambulatoriais.

O desenvolvimento da técnica aponta para a miniaturização das ópticas e elementos de trabalho, diminuindo o desconforto associado ao acesso à cavidade uterina, e a introdução de instrumentos de ressecção de lesões de operacionalização mais simples, como os morceladores uterinos.

:: HISTÓRIA DA HISTEROSCOPIA NO BRASIL

A história da histeroscopia no Brasil, bem como no mundo, pode ser dividida em duas partes: antes e após a introdução do micro-histeroscópio de Hamou (Figura 1.1). No primeiro período, os relatos são imprecisos, e o método de fato era desprezado e muito pouco utilizado na prática. Nesse primeiro período há relatos sobre a utilização da técnica em diferentes centros do Brasil em torno de 1975, como os dos médicos Nilson Donadio e Tsutomo Aoki, na cidade de São Paulo, que utilizaram a óptica de lente rígida e dextrano para distender a cavidade uterina.

Naquela época a histeroscopia era realizada com maior dificuldade técnica em razão do grande calibre dos histeroscópios, o que exigia a execução do procedimento sempre sob anestesia e com a necessidade de dilatação cervical. Havia ainda o relato de deficiência na qualidade das ópticas, o que dificultava a visualização.

O carioca Afonso Loyola, acompanhado do médico português Ibérico Nogueira, tentou utilizar, em 1979, uma óptica menor do que a usada por Donadio, da marca Richard Wolf, além de um insuflador de CO_2 com cilindros descartáveis. Essa tentativa, no entanto, foi frustrada, uma vez que o insuflador utilizado não era acompanhado de manual, o que impossibilitou sua utilização e obrigou o uso do dextrano para dilatação da cavidade uterina.

Em 1984, em Natal, no Rio Grande do Norte, Jacques Hamou, a convite de Kleber Morais e René Frydman, realizou a primeira micro-histeroscopia no Brasil. O procedimento foi realizado com a óptica Hamou-1, de 4mm, substancialmente mais fina que as anteriores, com soro fisiológico como meio de distensão da cavidade uterina, em ambiente ambulatorial, sem necessidade de anestesia e dilatação do colo uterino.

Um ano depois o médico Walter Pace (Figura 1.2), após retornar da França, onde trabalhou com Hamou, foi o primeiro brasileiro a realizar uma micro-histeroscopia ambulatorial no Brasil, mais precisamente em Belo Horizonte.

Logo depois o médico Herbert Tolosa começava a oferecer os primeiros ensinamentos sobre a técnica na Unicamp, em Campinas. Em 1986, no Hospital do Servidor Público Estadual em São Paulo, convidados por Hartmut H. Grabert, Francesco Viscome e Reginaldo G. Lopes, os doutores Leopoldo Videla

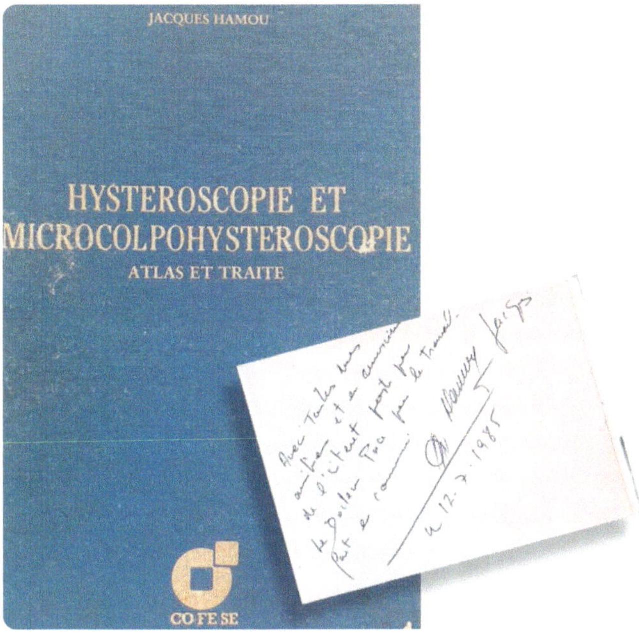

FIGURA 1.1. Primeiro livro de histeroscopia, do Prof. Jacques Hamou, com dedicatória para seu aluno Walter Pace (12 de julho de 1985).

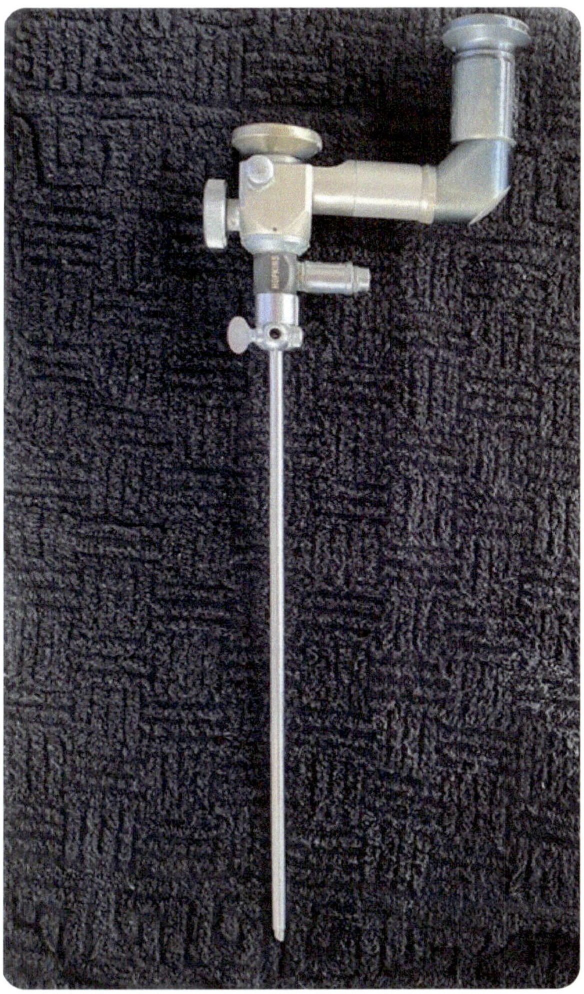

FIGURA 1.2. Primeiro histeroscópio utilizado pelo Dr. Walter Pace quando da introdução da técnica no Brasil.

e Luca Mencaglia vieram ao Brasil. Videla enriqueceu a laparoscopia com sua técnica e Mencaglia executou algumas histeroscopias diagnósticas e cirúrgicas, enaltecendo assim o procedimento.

Em 1987, Simome Machado iniciou os procedimentos de micro-histeroscopia de Hamou em Salvador. No ano seguinte, Cláudio Basbaum, Caio Parente Barbosa e Francesco Viscome inauguraram o Serviço de Histeroscopia no Hospital do Servidor Público de São Paulo.

Ainda em 1988, no Congresso da Federação Internacional de Ginecologia e Obstetrícia (FIGO), que ocorreu no Rio de Janeiro, foram apresentados os trabalhos europeus e os primeiros estudos brasileiros sobre a micro-histeroscopia, pelo Dr. Walter Pace. Logo após o Congresso, Hamou foi a Natal-RN fazer sua primeira histeroscopia cirúrgica no Brasil.

Em 1989, na Fundação de Moncorvo, no Rio de Janeiro, foi fundada a Sociedade Brasileira de Histeroscopia (Figura 1.3), sob a supervisão de Afonso Loyola e com presença de Hamou, Mencaglia e DeBrux. A presidência da Sociedade ficou a cargo de Kleber Morais e a vice-presidência foi cedida a Walter Pace.

Em 1990, após o Congresso Mundial de Endoscopia Ginecológica, em Paris, Walter Pace foi o primeiro brasileiro a realizar uma videocirurgia histeroscópica no Brasil, utilizando materiais desenvolvidos por Hamou, como o Histeromat e o bisturi Autocom (corrente de alta frequência), além do emprego pioneiro da microcâmera para a realização da videocirurgia.

Dois anos depois acontecia em Natal o 1º Congresso Brasileiro de Histeroscopia, que contou com a presença de vários professores da escola europeia, liderados por Hamou e Mencaglia, destacando-se os nomes de Carlo Tantini e Ramon Labastida.

Em 1994, durante o XVI Congresso Brasileiro de Reprodução Humana, no Guarujá, Walter Pace tomou posse da Sociedade Brasileira de Endoscopia Ginecológica (Figura 1.4).

Em 1995 aconteceu o 1º Congresso Ítalo-Brasileiro de Endoscopia Ginecológica, organizado por Luiz Cavalcanti, que depois se tornou o maior encontro de especialistas da área no Brasil e até mesmo da América do Sul. Dois anos mais tarde, no mesmo evento, a Sociedade Brasileira de Histeroscopia passou a ser a Federação Brasileira de Endoscopia em Ginecologia e Obstetrícia (FEGOB), sob a presidência de Walter Pace.

Em 1998 foi fundada a Sociedade Paulista de Endoscopia em Ginecologia e Obstetrícia (SOPEGI),

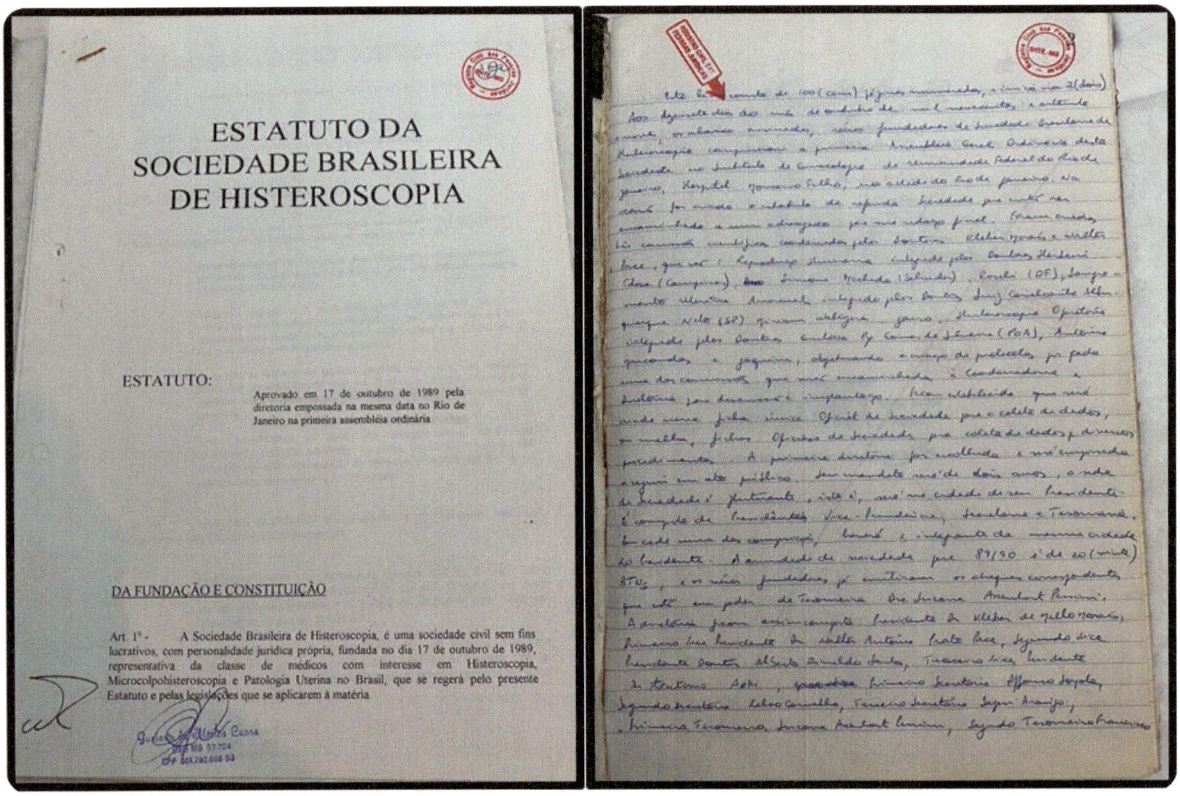

ESTATUTO DA SOCIEDADE BRASILEIRA DE HISTEROSCOPIA

ESTATUTO:

Aprovado em 17 de outubro de 1989 pela directoria empossada na mesma data no Rio de Janeiro na primeira assembléia ordinária

DA FUNDAÇÃO E CONSTITUIÇÃO

Art. 1º - A Sociedade Brasileira de Histeroscopia, é uma sociedade civil sem fins lucrativos, com personalidade juridica própria, fundada no dia 17 de outubro de 1989, representativa da classe de médicos com interesse em Histeroscopia, Microcolpohisteroscopia e Patologia Uterina no Brasil, que se regerá pelo presente Estatuto e pelas legislações que se aplicarem à matéria

FIGURA 1.3. Estatuto e ata da primeira reunião da Sociedade Brasileira de Histeroscopia (17 de outubro de 1989).

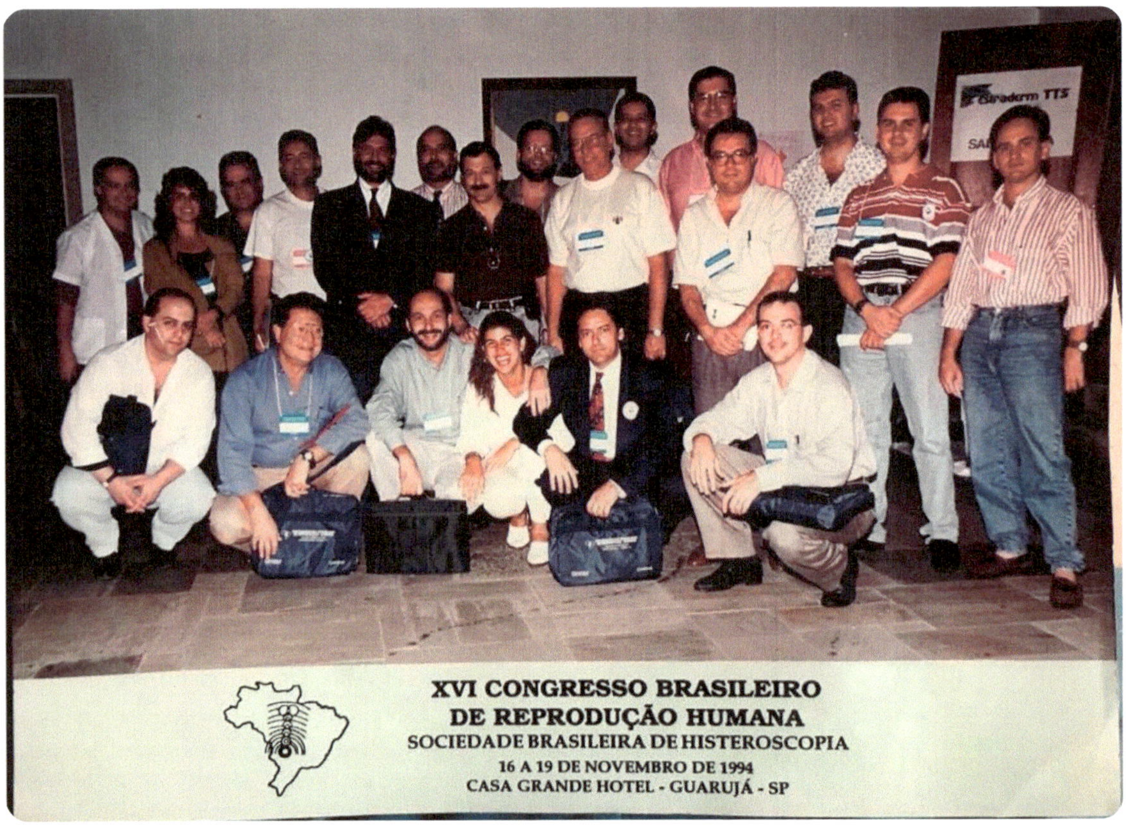

FIGURA 1.4. Passagem da presidência da Sociedade Brasileira de Endoscopia Ginecológica de Kleber Morais para Walter Pace durante o XVI Congresso Brasileiro de Reprodução Humana, reunindo os principais pioneiros da histeroscopia no Brasil..

filiada à FEGOB, presidida por Claúdio Basbaum, e a Federação Brasileira das Associações de Ginecologia e Obstetrícia (FEBRASGO), presidida por Edmundo Baracat, instituiu a Comissão Nacional Especializada em Histeroscopia.

Nos anos seguintes, vários cursos teórico-práticos de curta duração foram realizados, como os dos professores Walter Pace, Kleber Morais e Luiz Cavalcanti. No final da década de 1990 foram iniciados os cursos de pós-graduação de longa duração, dentre os quais se destaca o do Instituto Crispi, coordenado pelo professor Cláudio Crispi, e o da Faculdade de Ciências Médicas de Minas Gerias, coordenado pelos professores Walter Pace, João Oscar Falcão Jr. e Francisco de Assis, que oferecem melhor formação às novas gerações de histeroscopistas.

Atualmente, a histeroscopia se consolida como uma ferramenta difundida e indispensável no arsenal da propedêutica e terapêutica tanto da ginecologia brasileira como da mundial. Nesse cenário, a histeroscopia brasileira tem contribuição relevante em todo o mundo por ser uma das escolas pioneiras da técnica e pelas publicações de impacto, como a classificação de miomas do professor Ricardo Lasmar, do Rio de Janeiro.

REFERÊNCIAS

1. Bozzini P. Der Lichtleiter oderbeschreiburgeinereinfachen Vorrichtung und ihrer Anwendungzur Erleuchtunginnerer Hohlen und Zwischenraume des lebendenanimalischen Korpers. Weimar, Landes–Industrie – Comptoir, 1807.

2. Desormeaux AJ. De léndoscope et de ses Applications au Diagnostic et au Traitement des Affections de l'Úréthreei de la Verrie. Paris, Balliere, 1865.

3. Pantaleoni D. On endoscopic examination of the cavity of the womb. Med Press Circ 8: 26, 1869.

4. Nitze M. Uber eineneue Beleuchtungs methode der Hohlen des menschichen Korpers. Wien Med Presse 1879; 20:851.

5. Duplay S, Clado S. Traited' Hysteroscopie. Rennes, Simon, 1898.

6. Rubin IC. Uterine endoscopy, endometroscopy with the aid of uterine insufflation. Am J Obstet Gynecol 1925; 10:313.

7. Palmer R. Un nouvel hystéroscope. Bull Fed Soc Gynecol Obstet Franc 1957; 9:300.

8. Lindemann HJ. Eine neueUntersuchungsmethode fur die Histeroskopie. Endoscopy 1971; 4:194.

9. Lindemann HJ, Mohr J. CO_2 hysteroscopy: diagnosis and treatment. Am J Obstet Gynecol 1976; 124:129.

10. Hamou JE. Microendoscopy and contact endoscopy – Brevet français 79, 04168 Paris 1979. – International patent. PCT / FR 80 / 0024 Paris 1980. United States patent 4, 385, 810. Washington 1983.

Capítulo 2
EMBRIOLOGIA E HISTOLOGIA DO ÚTERO

Bernardo Ferreira de Paula Ricardo
Janaína Campos Senra
Júlia Alves Dias

:: INTRODUÇÃO

O sistema reprodutor feminino consiste na genitália interna e na genitália externa. A genitália interna compreende as duas gônadas, chamadas de ovários, as tubas uterinas, o útero e a vagina, enquanto a externa inclui os grandes e pequenos lábios e o clitóris.

:: EMBRIOLOGIA

A origem embriológica do aparelho reprodutor feminino é a crista urogenital no mesoderma intermediário, localizada na parede abdominal posterior do embrião, para onde migram as células germinativas primordiais na sexta semana de gestação. O sistema de ductos paramesonéfricos (ductos de Müller) origina grande parte dos sistemas de ductos genitais.

Até a sexta semana o sistema genital do embrião ainda está indiferenciado, apresentando os dois pares de ductos genitais, os mesonéfricos (wolffianos) e os paramesonéfricos (müllerianos) (Figura 2.1).

O gene SRY, presente no cromossomo Y, produz o fator determinante de testículo e regula o desenvolvimento sexual masculino. A diferenciação testicular

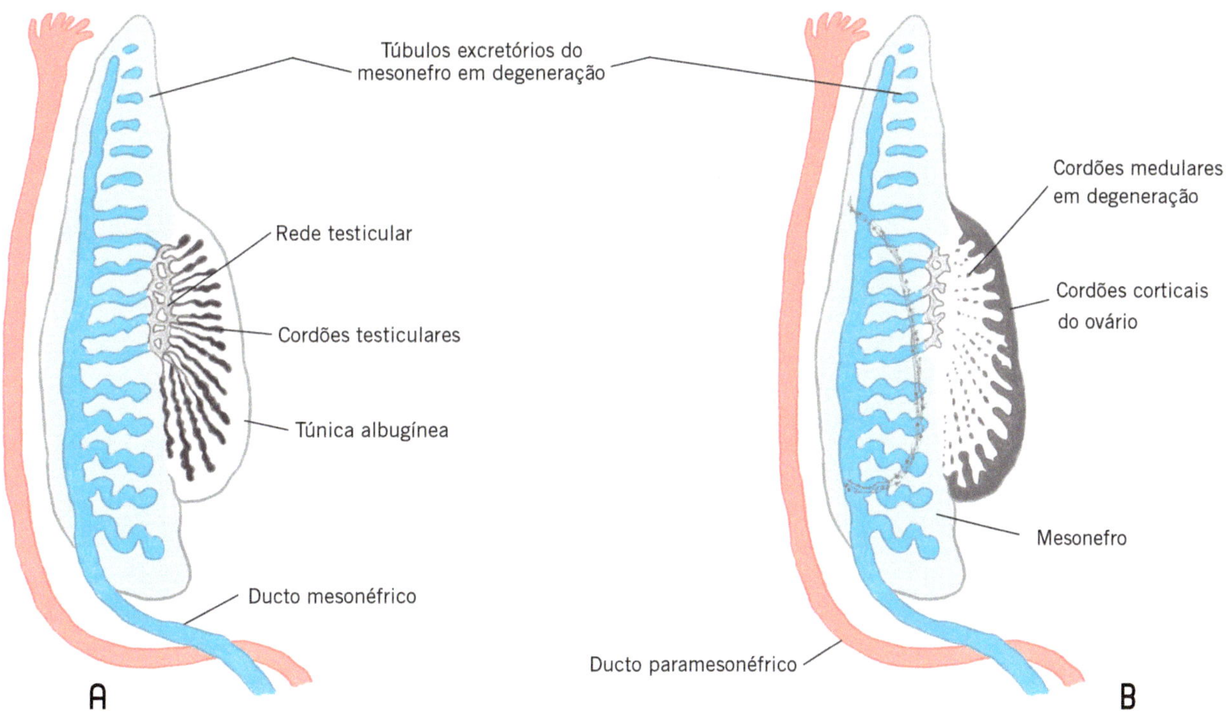

FIGURA 2.1. Ductos genitais na sexta semana no homem (A) e na mulher (B). (Sadler TW. Langman Embriologia Médica 13. ed., Rio de Janeiro: Guanabara Koogan, 2016: 201-23.)

conduz à produção de testosterona pelas células de Leydig, a qual estimula o desenvolvimento dos ductos mesonéfricos, e da substância inibidora mülleriana (MIS) pelas células de Sertoli, a qual promove a regressão dos ductos paramesonéfricos.

Desse modo, os ductos mesonéfricos dos embriões femininos regridem em razão da ausência de testosterona, enquanto os paramesonéfricos se desenvolvem devido à ausência da MIS. Percebe-se, então, que o início do desenvolvimento sexual feminino no período fetal não depende da presença de ovários ou hormônios, mas da ausência deles. Posteriormente, o estrogênio materno presente na placenta estimula o desenvolvimento das tubas, do útero e da porção superior da vagina.

Os ductos paramesonéfricos se desenvolvem lateralmente às gônadas e aos ductos mesonéfricos em cada lado, a partir de invaginações longitudinais do mesotélio que se fundem em forma de cilindro, sobre as faces laterais do mesonefro (rim primordial). Caudalmente, esses ductos se alongam até atingirem a futura região pélvica do embrião, aproximam-se medialmente e se fundem no primórdio uterovaginal em forma de Y, que dará origem ao útero e à porção superior da vagina (cúpula vaginal ou fórnice) (Figura 2.2).

Após os ductos paramesonéfricos alcançarem o seio urogenital, duas evaginações crescem para fora da porção pélvica do seio, formando a placa vaginal. A proliferação da placa vaginal aumenta a distância entre o útero e o seio urogenital, de modo que no quinto mês de gestação a protuberância vaginal está completamente canalizada. Assim, a vagina tem origem dupla, com porção superior oriunda do ducto de Müller e porção inferior derivada do seio urogenital. O lúmen da vagina permanece separado daquele do seio urogenital por uma lâmina tecidual fina, o hímen (Figura 2.3).

O estroma endometrial e o miométrio são derivados do mesênquima esplâncnico.

A fusão dos ductos paramesonéfricos também origina o ligamento largo, o recesso retouterino e o recesso vesicouterino. Entre as camadas do ligamento largo, o paramétrio se forma a partir da proliferação do mesênquima e da diferenciação em tecido conjuntivo frouxo e músculo liso.

Os defeitos na fusão dos ductos paramesonéfricos podem ocorrer em uma área focal ou em toda sua extensão. A duplicação total do útero é conhecida como útero didelfo. Quando os dois cornos têm uma única cérvice em comum, denomina-se útero bicorno. Já um abaulamento em fundo uterino é observado no útero arqueado. O defeito na reabsorção do septo intermülleriano pode levar ao útero septado, e a falha no desenvolvimento de um dos ductos ocasiona o útero unicorno (Figura 2.4).

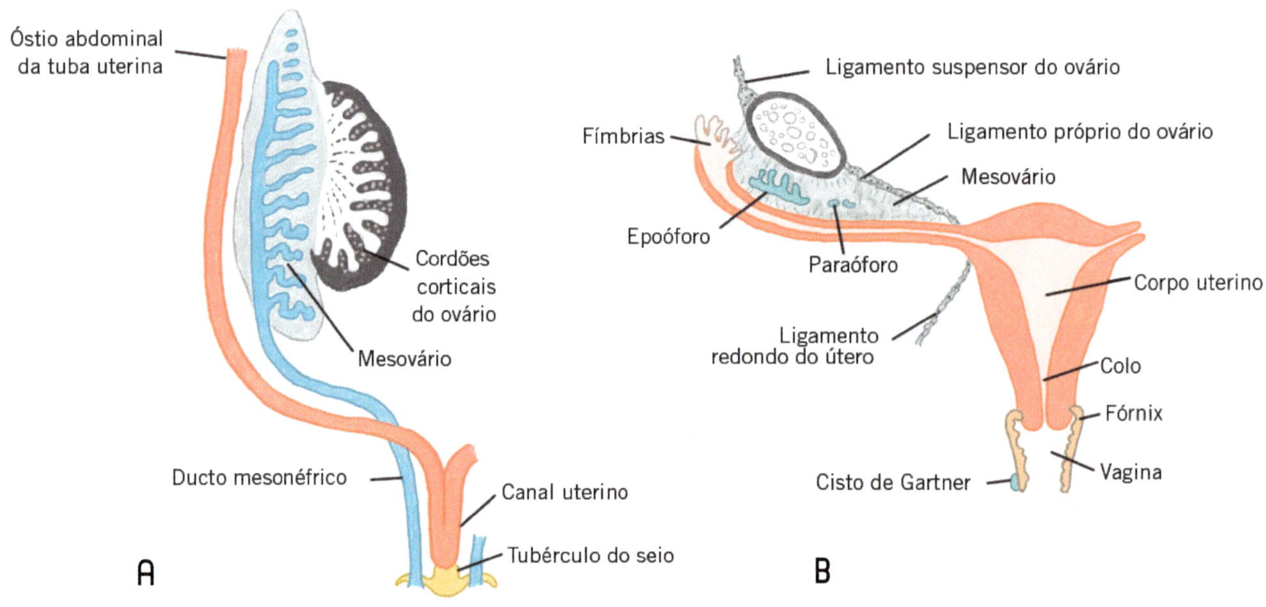

FIGURA 2.2. **A:** Ductos genitais na mulher no final do segundo mês. **B:** Ductos genitais após a descida do ovário. Remanescentes do sistema mesonéfrico: epoóforo, paraóforo e cisto de Gartner. (Sadler TW. Langman Embriologia Médica. 13. ed. Rio de Janeiro: Guanabara Koogan, 2016: 201-22.)

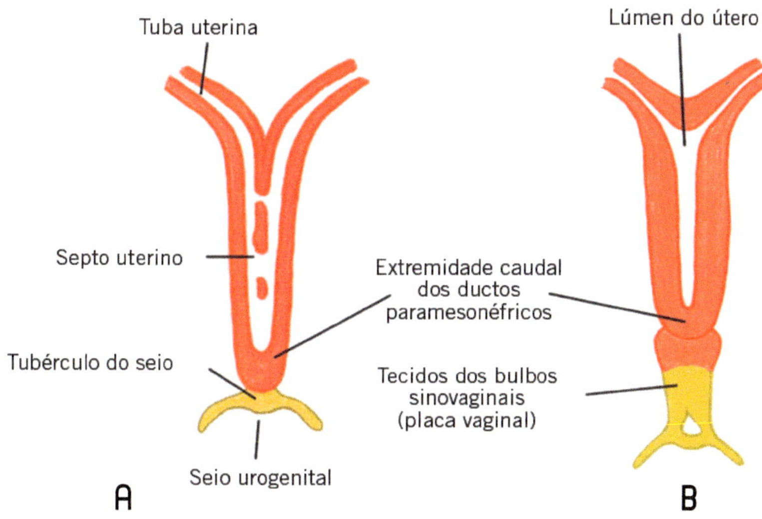

FIGURA 2.3. Formação do septo e da vagina. **A:** Nona semana – desaparecimento do septo uterino. **B:** Final do terceiro mês. **C:** Ao nascimento, origem vaginal dupla. (Sadler TW. Langman Embriologia Médica. 13. ed. Rio de Janeiro: Guanabara Koogan, 2016: 201-22.)

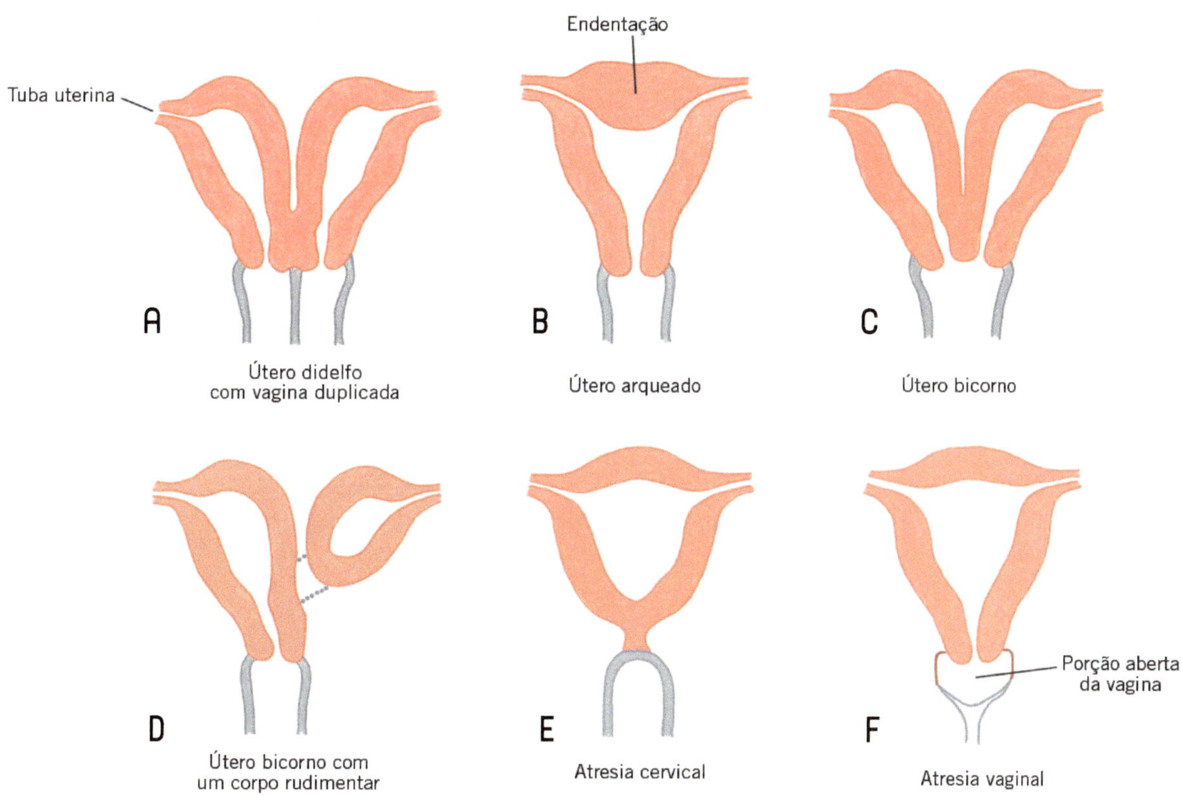

FIGURA 2.4. Anomalias do útero e da vagina. (Sadler TW. Langman Embriologia Médica. 13. ed. Rio de Janeiro: Guanabara Koogan, 2016: 201-22.)

:: HISTOLOGIA

Útero

O útero é um órgão oco, localizado na pelve e constituído por uma espessa camada muscular, e seu interior é revestido pelo epitélio glandular. Divide-se em fundo, onde se abrem as tubas, corpo e colo ou cérvice.

A parede uterina é constituída por três camadas: a túnica externa ou perimétrio, a intermediária ou miométrio e a interna ou endométrio.

O perimétrio é formado por tecido conjuntivo frouxo coberto parcialmente pelo mesotélio peritoneal ou serosa.

O miométrio, por sua vez, é constituído por fibras musculares lisas entrelaçadas e dispostas em três camadas com direcionamento diferente, separadas por tecido conjuntivo frouxo. As camadas externa e interna estão dispostas oblíqua ou longitudinalmente, e a central possui fibras circulares. O miométrio contém vasos sanguíneos em abundância, sendo também conhecido como estrato vascular (Figura 2.5).

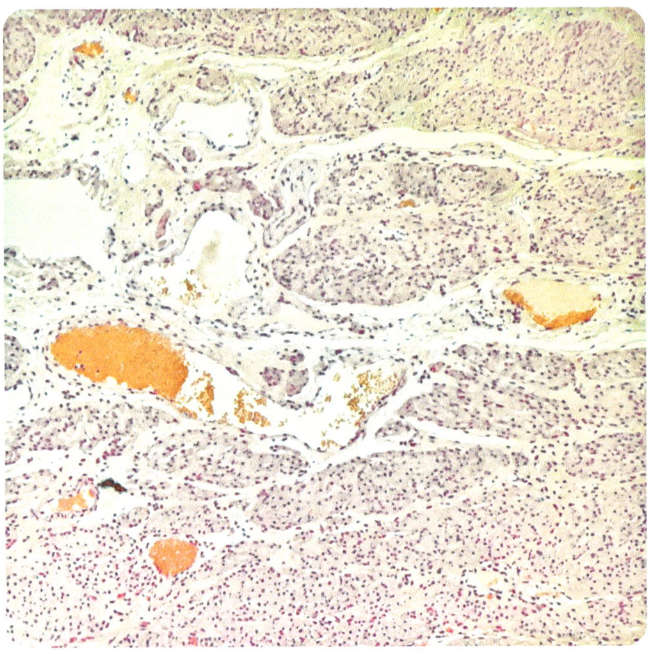

FIGURA 2.5. Miométrio – corte mostrando vasos sanguíneos.

Endométrio

O endométrio é uma mucosa especializada de epitélio simples cilíndrico ou colunar que apresenta alterações cíclicas durante o ciclo menstrual em função dos estímulos hipofisários e ovarianos, preparando-se para uma possível implantação embrionária, mensalmente. Logo abaixo, a lâmina própria, constituída pelo estroma endometrial, com muitas células e vasos, contém invaginações epiteliais tubulares, as glândulas endometriais ou uterinas.

Estruturalmente, esse epitélio é constituído por duas camadas: a funcional, mais superficial e espessa, compreende dois terços dele e sofre descamação periódica, constituindo a menstruação. Sob a ação hormonal, ela se regenera rapidamente. A camada mais profunda, conhecida como basal, não sofre alteração sob a influência hormonal e auxilia a regeneração da camada funcional ao se iniciar um novo ciclo.

A irrigação uterina se inicia nas artérias uterinas, de cada lado, as quais dão origem a até dez artérias arqueadas que seguem abaixo do perimétrio, originando por sua vez as artérias radiais. Estas últimas penetram o miométrio e se dividem em artérias retas (ou basais) e espiraladas. As artérias retas são curtas e suprem a camada basal do endométrio. Já as artérias espiraladas atravessam a camada basal e, de forma enovelada e paralelamente às glândulas endometriais, atingem a superfície. Acredita-se que cerca de 1 dia antes da menstruação a vasoconstrição dessas artérias cause a isquemia da camada funcional com a ruptura de seus capilares. As glândulas uterinas necrosam, e sangue, secreção e resíduos teciduais são descamados e eliminados pela vagina.

As fases do ciclo menstrual são conhecidas como fase menstrual, fase proliferativa ou estrogênica, fase secretora ou progestacional e fase isquêmica ou pré-menstrual.

A fase menstrual se inicia no primeiro dia do ciclo com a descamação da camada funcional e a preservação da camada basal, responsável pela regeneração e reparo do endométrio que ocorrem na fase proliferativa. Os estrogênios dessa fase estimulam a proliferação das células endometriais e glandulares cilíndricas, além das células conjuntivas do estroma. As glândulas se alongam e na fase proliferativa tardia se tornam tortuosas, assumindo a configuração de saca-rolhas.

As células vão sendo separadas por edema, as artérias espiraladas também crescem a partir da camada basal, as mitoses são frequentes e o epitélio se torna mais alto com núcleos localizados de forma aleatória. A camada funcional do endométrio, de 0,5mm habitualmente, chega a medir 2 a 3mm.

Na fase secretora, a progesterona estimula o desenvolvimento das glândulas endometriais, o acúmulo de glicogênio das células epiteliais, aumentadas e palidamente coradas, e o alongamento das artérias espiraladas. A espessura do endométrio pode alcançar 4mm ou mais. A secreção mucoide e espessa, composta de glicogênio e glicoproteínas, dilata as glândulas e é descarregada. O edema desaparece lentamente e o endométrio se retrai discretamente (Figura 2.6).

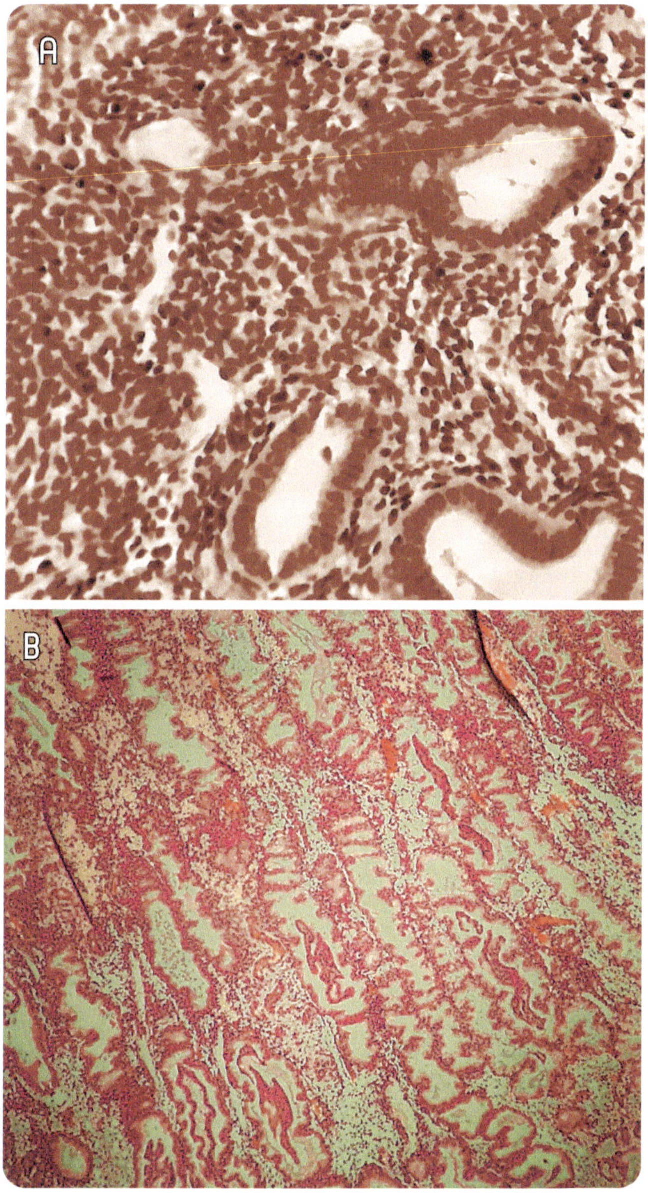

FIGURA 2.6. A: Endométrio em fase proliferativa. B: Endométrio em fase secretora.

Cérvice uterina

A cérvice ou colo uterino é a extremidade inferior cilíndrica que se inicia no istmo uterino. Internamente, apresenta um lúmen, o canal cervical, de cerca de 3cm de comprimento e revestido por uma mucosa, a endocérvice. Essa mucosa constitui um epitélio simples cilíndrico mucossecretor com longas invaginações tubulosas ramificadas para a lâmina própria, as glândulas tubulares endocervicais, que produzem o muco cervical. A produção de muco é estimulada por estrogênios, atingindo o máximo na época da ovulação. Nesse período, o muco é mais fluido, elástico, hidratado e tem o pH alcalino. Seu alto teor de íons é responsável pela cristalização no padrão de samambaia na fase ovulatória. Após a ovulação, com a ação da progesterona, o muco se torna viscoso e com pH ácido.

Quando ocluídas, as glândulas se dilatam e formam os cistos de Naboth. Na porção vaginal do colo, próximo ao óstio externo, o epitélio sofre uma modificação abrupta de epitélio simples cilíndrico para epitélio estratificado pavimentoso não queratinizado, conhecida como junção escamocolunar (Figura 2.7).

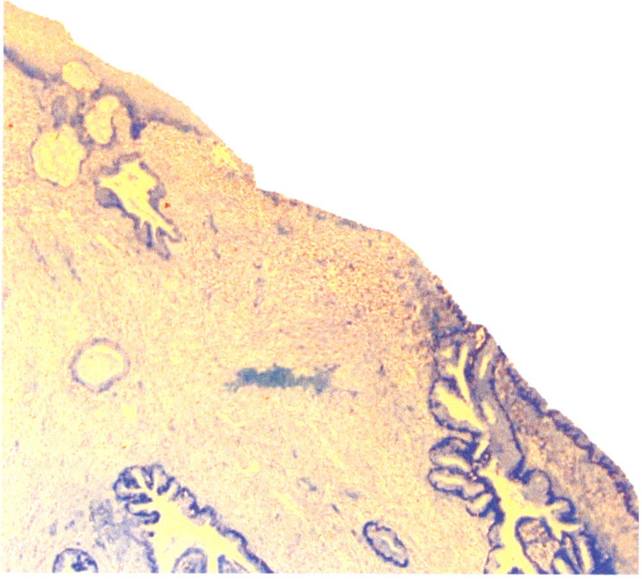

FIGURA 2.7. Colo uterino no nível da junção escamocolunar.

Vagina

A vagina é um tubo fibromuscular distensível com cavidade virtual que conecta a cérvice uterina ao exterior e é formada histologicamente por três túnicas: mucosa, muscular e adventícia.

A mucosa contém pregas transversais que são cobertas por epitélio estratificado pavimentoso não queratinizado e sua lâmina própria. Como não possui glândulas, o muco responsável por sua lubrificação é produzido na endocérvice. O citoplasma é pouco corado porque as células acumulam quantidades variáveis de glicogênio. Próximo à ovulação, essa quantidade aumenta e, quando são descamadas, as células liberam o glicogênio para o lúmen vaginal.

A túnica muscular é formada por duas camadas de tecido muscular: a interna, disposta circularmente, e a externa, longitudinal. Um esfíncter de tecido muscular esquelético envolve o introito vaginal.

A camada mais externa, a adventícia, é composta por tecido conjuntivo frouxo com fibras elásticas e extenso suprimento vascular e nervoso.

Na pós-menopausa, devido a um decréscimo dos níveis de estrogênio, ocorre atrofia intensa do epitélio vaginal com redução do número de camadas celulares.

Tubas uterinas

A tuba uterina é composta por três camadas: mucosa, muscular e serosa. A mucosa é formada por epitélio simples cilíndrico e uma lâmina própria de tecido conjuntivo frouxo. O epitélio simples cilíndrico é composto pelas células ciliadas e secretoras não ciliadas ou intercalares (Figura 2.8). A altura do epitélio e o número de cada tipo celular variam de acordo com a fase do ciclo menstrual. Tanto a proliferação como a atividade celular são reguladas por receptores de estrogênio e progesterona, além de fatores de transcrição específicos das tubas uterinas nas células desse epitélio.

Durante a fase proliferativa, o epitélio é mais espesso e predominam as células ciliares. Já na fase secretora, o epitélio se torna mais cuboide com número elevado de células intercalares, que têm a função de nutrir o ovócito. As células ciliadas participam do transporte do ovócito ao longo da tuba uterina até o útero. A *síndrome de Kartagener*, uma rara doença genética, é caracterizada por discinesia ciliar. As pacientes são frequentemente inférteis, provavelmente em virtude da alteração da motilidade oocitária na tuba.

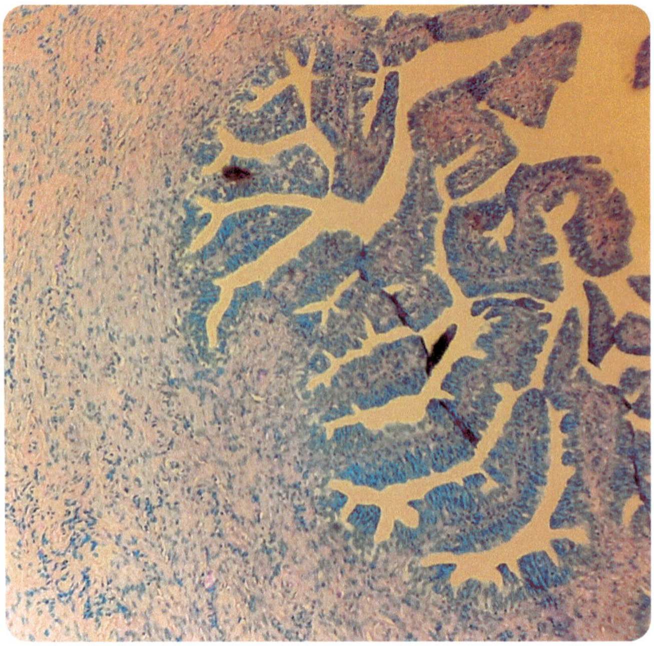

FIGURA 2.8. Tuba uterina.

A camada muscular é composta por duas lâminas de tecido muscular liso, uma longitudinal externa e uma circular interna, que sofrem contrações peristálticas.

A serosa, por sua vez, é formada por tecido conjuntivo frouxo coberto por células mesoteliais.

REFERÊNCIAS

1. Ovalle WK, Nahirney PC. Netter: Bases Histológicas. 2 ed, Rio de Janeiro: Guanabara Koogan , 2014.

2. Moore KL, Persaud TVN, Torchia MG. Embriologia clínica. 9 ed. Rio de Janeiro: Elsevier, 2012.

3. Kierszenbaum AL. Histologia e biologia celular: uma introdução à patologia. Rio de Janeiro: Elsevier, 2012.

4. Sadler TW. Langman Embriologia Médica. 13. a ed. Rio de Janeiro: Guanabara Koogan, 2016.

Capítulo 3
BIOLOGIA MOLECULAR E BIOMARCADORES NO ESTUDO DO ENDOMÉTRIO

Larissa Milani Coutinho
Fernando Marcos dos Reis

:: INTRODUÇÃO

A biologia molecular, um campo da ciência dedicado à compreensão dos processos vitais em escala molecular, vem apresentando grande crescimento desde meados do século XX. A partir da publicação dos trabalhos de Watson e Crick, em 1953, quando foi descrita a estrutura em dupla-hélice do ácido desoxirribonucleico (DNA), essa área do conhecimento, intimamente relacionada com o estudo da genética, da biofísica e da bioquímica, começou a ganhar maior notoriedade. Meio século depois, o advento do projeto genoma e o sequenciamento do DNA deram origem à era genômica, surgindo, então, uma verdadeira revolução no pensamento científico[1].

Nas últimas décadas, o desenvolvimento de novas tecnologias para o estudo de amostras biológicas vem ampliando significativamente o alcance das pesquisas na área da saúde. Do ponto de vista molecular, as chamadas ciências "ômicas" merecem destaque, uma vez que possibilitam uma produção maciça de dados que podem ser analisados e interpretados de maneira rápida com o auxílio da bioinformática. Fazem parte desse grupo de ciências a genômica, a proteômica, a metabolômica e a transcriptômica (Quadro 3.1). Essas e outras técnicas aplicadas ao estudo da biologia molecular propiciam um melhor entendimento das bases moleculares de processos fisiológicos e patológicos e prometem promover um importante avanço em diversos segmentos da medicina mediante a identificação de biomarcadores passíveis de uso no diagnóstico, estadiamento, prognóstico e tratamento de doenças[2,3].

Segundo o Biomarkers Definitions Working Group, o termo *biomarcador* pode ser descrito como "uma característica que é objetivamente medida e avaliada como um indicador de um processo biológico normal, processo patogênico ou resposta farmacológica a uma intervenção terapêutica"[4]. Na prática, a nomenclatura é frequentemente utilizada para designar um amplo espectro de entidades, incluindo desde tecnologias de imagem até marcadores morfológicos, genéticos e moleculares[5].

Uma parcela significativa da pesquisa de biomarcadores é destinada à obtenção de alternativas aos recursos diagnósticos rotineiramente usados, que tenham menores custo, complexidade e invasividade e que possibilitem a identificação mais precoce das doenças. Compreendem, ainda, possíveis papéis dos biomarcadores: a detecção de pacientes sob risco de determinadas doenças, a suscetibilidade individual a medicamentos, a otimização da dose e a minimização da toxicidade a drogas[5]. A despeito do inegável potencial promissor, a aplicabilidade clínica de biomarcadores não é algo tão simples de ser obtido. Além da extensa realização de pesquisas que identifiquem marcadores biológicos potencialmente úteis, é necessário um longo processo de testes e validação antes que eles possam ser considerados viáveis para uso clínico[5].

QUADRO 3.1. As ciências "ômicas" e suas respectivas definições

Microbiômica	Estudo das populações de microrganismos que vivem em um órgão ou tecido de outro ser vivo
Genômica	Ciência que estuda o conjunto e a ordenação dos genes no genoma
Transcriptômica	Estudo do transcriptoma, ou seja, do conjunto de mRNA transcritos em uma amostra de células ou tecido
Proteômica	Ciência que estuda o conjunto das proteínas expressas em um tecido, célula ou fluido biológico
Lipidômica	Estudo em larga escala das vias e redes de lipídios existentes em uma amostra biológica
Metabolômica	Ciência que estuda todos os metabólitos não incluídos nas categorias de genes, proteínas e mRNA

:: PAPEL DOS BIOMARCADORES NO ESTUDO DO ENDOMÉTRIO

O endométrio, membrana mucosa que reveste a cavidade uterina, apresenta um funcionamento dinâmico que lhe é bastante peculiar. Durante toda a vida reprodutiva da mulher, após cada período menstrual, sua camada funcional sofre alterações proliferativas regidas pela ação do estrogênio. No período pós-ovulatório, sob os crescentes níveis de progesterona, seguem-se as modificações secretoras, visando à criação de um ambiente ótimo para a implantação embrionária. Na metade da fase secretora, os sinais de decidualização das células estromais se tornam evidentes, culminando na chamada janela de implantação, um período limitado em que o endométrio se mostra receptivo ao embrião. Diante da não ocorrência de gravidez, o estrato mais superficial do endométrio desaba e sua regeneração, a partir da camada basal, dá início a um novo ciclo[6].

Embora esse aspecto cíclico seja amplamente conhecido, o estudo da fisiologia do endométrio, bem como da fisiopatologia a ele associada, apresenta ainda muitas lacunas, principalmente em relação aos mecanismos moleculares envolvidos. É vigente, portanto, o interesse no desenvolvimento de biomarcadores que facilitem a interpretação e o manejo de doenças endometriais, como, entre outras, a falha de implantação, a endometriose e o câncer de endométrio (Figura 3.1).

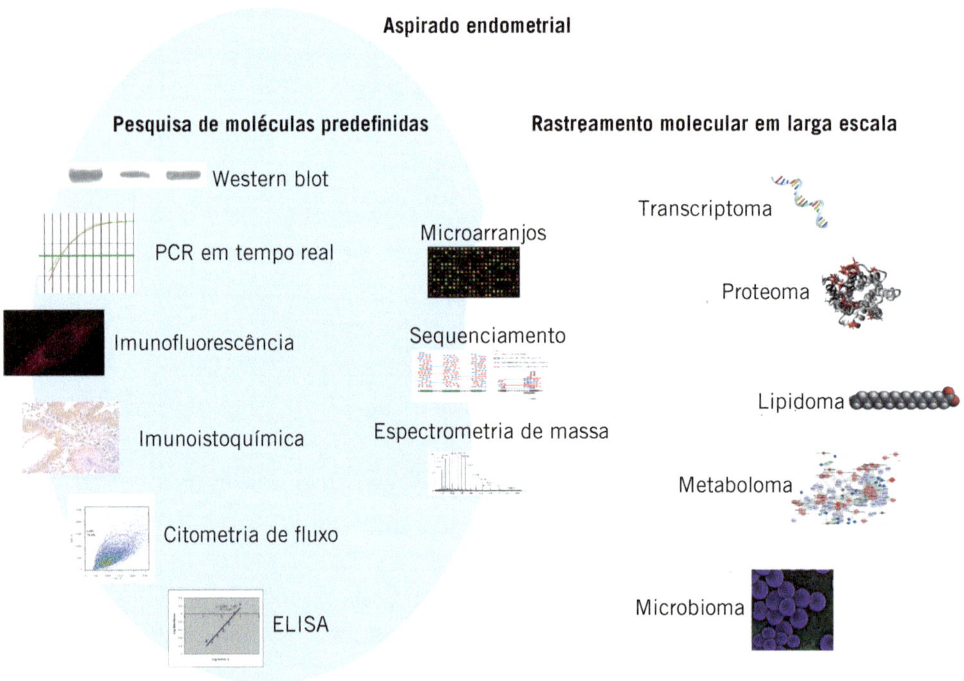

FIGURA 3.1. Representação esquemática das técnicas de análise molecular mais utilizadas para caracterização de amostras de tecido, células e fluido endometrial. O rastreamento molecular em larga escala é utilizado em projetos de pesquisa com o objetivo de identificar potenciais biomarcadores de fenômenos fisiológicos (por exemplo, a receptividade endometrial) ou patológicos. Uma vez definida a molécula de interesse, ela pode ser localizada e/ou quantificada no endométrio de voluntários de pesquisa para avaliar a acurácia diagnóstica e definir se o teste será incorporado à prática clínica. Algumas técnicas de alto rendimento, como microarranjos de DNA complementar, sequenciamento completo do transcriptoma e espectrometria de massa, podem ser úteis tanto na descoberta de novos biomarcadores como na detecção de moléculas específicas em amostras individuais.

Falha recorrente de implantação

A falha de implantação após repetidos ciclos de fertilização *in vitro* (FIV) é considerada atualmente um dos grandes desafios no campo da reprodução assistida (RA). Embora não haja consenso quanto à sua definição, Coughlan *et al.*, em 2014, a descreveram como a falha em atingir gravidez clínica após a transferência de pelo menos quatro embriões de boa qualidade, a fresco ou após descongelamento, por um mínimo de três ciclos em mulheres com idade inferior a 40 anos[7].

A implantação embrionária pode ser considerada um fenômeno complexo e multifatorial que depende do estabelecimento de um diálogo sincrônico entre o embrião e o tecido endometrial. A cavidade intrauterina constitui ambiente inóspito ao embrião durante a maior parte do ciclo menstrual. Por volta dos dias 19 a 24 do ciclo ocorrem alterações morfológicas, citoesqueléticas, bioquímicas e genéticas que tornam o endométrio receptivo. Esse período, conhecido como janela de implantação, é regido pela ação de secreções endócrinas e parácrinas que levam a um perfil de expressão gênica específico, diferente daquele ocorrido em outras fases do ciclo. Os mecanismos intrínsecos a esse processo são, contudo, ainda pouco conhecidos[6].

Atualmente, não existem testes diagnósticos que sejam pouco invasivos e que tenham acurácia e valor preditivo suficientes para a detecção da receptividade endometrial. Os critérios histológicos de datação do endométrio propostos por Noyes *et al.* em 1950[8], embora muito utilizados nas últimas décadas, têm pouco valor preditivo para a receptividade endometrial, de acordo com estudos mais recentes. Além do caráter invasivo, a avaliação morfológica da janela de implantação está sujeita à subjetividade do examinador e às variações inter e intraciclo, e seus resultados não se correlacionam precisamente com o *status* de fertilidade[9-11]. Os parâmetros biofísicos usados para identificar a espessura, o fluxo sanguíneo e o padrão ecográfico do endométrio, embora sejam levados em consideração no dia a dia do infertileuta, também exibem muitas limitações e não representam a opção mais adequada para a avaliação da receptividade endometrial[6].

O desenvolvimento de biomarcadores não invasivos e de alta acurácia, capazes de reconhecer o período ótimo para recebimento do embrião, ajudaria a entender os casos de falha de implantação e consequentemente melhorar os resultados dos tratamentos de RA. Estudos têm demonstrado a expressão alterada de uma gama de fatores durante a janela de implantação. Integrinas, mucina 1, calcitonina, cicloxigenase 2, fator inibidor de leucemia e gene *homeobox* HOXA-10 são alguns candidatos à função de biomarcadores bioquímicos, embora ainda seja muito cedo para considerá-los clinicamente viáveis[12,13].

Na última década, a transcriptômica tem ganhado destaque na busca por marcadores moleculares relacionados com a receptividade do endométrio. Por meio da técnica de microarranjo de DNA complementar, capaz de monitorar simultaneamente a expressão de milhares de genes no nível do RNA mensageiro (mRNA), estudos foram capazes de demonstrar a existência de diferentes padrões transcripcionais para cada fase do ciclo menstrual, conseguindo identificar o perfil de expressão gênica exclusivo do período de maior receptividade ao embrião, também denominado "assinatura transcriptômica" da janela de implantação[13,14].

Diante desse panorama foi criado um novo teste molecular, intitulado *Endometrial Receptivity Array* (ERA), visando reconhecer o endométrio receptivo mediante o uso da "assinatura transcriptômica" tanto em ciclos naturais como naqueles estimulados. A partir dessa ferramenta diagnóstica foi possível demonstrar que a janela de implantação não é fixa como outrora se pensava. Ruiz-Alonso *et al.* mostraram, em estudo prospectivo e multicêntrico, que o período receptivo do endométrio pode estar deslocado em cerca de 25% das pacientes com falha recorrente de implantação. Com base nesses resultados, os autores propuseram o uso do ERA para identificar, de modo personalizado, o período de maior receptividade do endométrio e assim definir o melhor momento para a transferência embrionária[14,15].

Apesar da grande expectativa gerada pela possibilidade de diagnosticar com precisão o endométrio receptivo e consequentemente solucionar grande parte dos casos de falha recorrente de implantação, o custo elevado, a morosidade na obtenção dos resultados, a necessidade de avaliar um ciclo endometrial diferente daquele em que se fará a transferência embrionária e o caráter invasivo do ERA constituem fatores que limitam seu uso. Além disso, nenhum estudo randomizado avaliou se o uso do ERA modifica os resultados da FIV e a esse respeito não há ensaios clínicos independentes em andamento, mas apenas um estudo patrocinado pela mesma empresa que comercializa o produto.

Espera-se que as tecnologias emergentes no campo da biologia molecular, em futuro próximo, possam ser capazes de identificar maiores detalhes dos mecanismos de regulação envolvidos na janela de implantação. É desejável, também, que as informações sejam obtidas por meios menos invasivos e de maneira mais rápida para que o reconhecimento do período de receptividade endometrial e a execução da transferência embrionária se deem no mesmo ciclo de RA, aumentando as chances de sucesso do tratamento[16].

Endometriose

A endometriose pode ser definida como a presença de tecido semelhante ao endometrial fora da cavidade uterina. Apesar da prevalência elevada, podendo acometer até 10% das mulheres na menacme, sua fisiopatologia ainda é pouco compreendida, principalmente no que diz respeito aos mecanismos moleculares envolvidos[17].

Existem muitas formas de apresentação da doença, que podem variar desde implantes superficiais no peritônio pélvico até raras lesões em órgãos distantes do útero, passando por cistos ovarianos e nódulos pélvicos profundos. A sintomatologia, também diversa e pouco específica, de modo geral não se correlaciona com o tipo da lesão ou com sua extensão. O quadro clínico pode compreender dor pélvica crônica, dispareunia, dismenorreia, infertilidade e sangramento anormal. Sintomas intestinais e urinários cíclicos podem estar presentes no caso de acometimento dos respectivos órgãos[17].

Atualmente, o diagnóstico padrão ouro da endometriose é estabelecido a partir da visualização dos implantes endometrióticos à laparoscopia, preferencialmente associada à análise histopatológica das lesões suspeitadas[17]. A necessidade de cirurgia para confirmação da doença e o quadro clínico variável e pouco característico contribuem sobremodo para o atraso no diagnóstico da endometriose. Estima-se que, em média, haja um período de latência de 7 a 11 anos entre o início dos sintomas e a definição diagnóstica, o que aumenta a chance de progressão da doença e de ocorrência de sequelas. Além desses, outros fatores, como os riscos inerentes à anestesia e à própria cirurgia, justificam o interesse no desenvolvimento de biomarcadores não invasivos que possam diagnosticar a endometriose de maneira objetiva e menos onerosa[18].

O uso de exames de imagem, como a ultrassonografia e a ressonância nuclear magnética, embora seja útil na detecção de endometriomas e doença infiltrativa, não tem validade para as formas clínicas menos evidentes, como os pequenos implantes peritoneais superficiais. O desenvolvimento de métodos alternativos, com menos limitações, que possam ser usados, por exemplo, em pacientes sintomáticas com endometriose mínima e leve, poderia ser de grande valia ao ajudar na seleção dos casos que tenham real indicação cirúrgica. Além de testes diagnósticos, também é desejável a obtenção de indicadores de resposta ao tratamento e de marcadores que possam ser utilizados no seguimento das pacientes, permitindo a identificação precoce de recidivas[18].

Nas últimas décadas, inúmeros estudos têm se concentrado na busca de biomarcadores que possam ser facilmente dosados perifericamente em amostras de sangue (soro ou plasma) ou urina. Com base nos trabalhos que evidenciaram diferenças biológicas entre o endométrio eutópico de pacientes com e sem endometriose, também têm sido consideradas potenciais fontes para a obtenção de marcadores da endometriose, como o fluxo menstrual, o fluido aspirado e as amostras histológicas do endométrio[19].

A existência de testes diagnósticos acurados e menos invasivos que pudessem substituir ou pelo menos reduzir a necessidade de cirurgia para a detecção da endometriose foi colocada à prova em uma série de revisões sistemáticas publicadas pela Biblioteca Cochrane em 2016. Uma das revisões avaliou trabalhos que utilizaram apenas biomarcadores endometriais, dentre os quais, fatores de crescimento e angiogênicos, citocinas inflamatórias e não inflamatórias, glicoproteínas e moléculas de adesão[19].

Outra revisão sistemática incluiu 141 estudos que envolveram 122 biomarcadores obtidos no sangue periférico, mas, devido à baixa qualidade metodológica dos trabalhos, apenas quatro fatores puderam ser submetidos à metanálise: anticorpos antiendometriais, interleucina-6 (IL-6), CA-19.9 e CA-125[20]. A partir dos dados analisados, concluiu-se que, em virtude da falta de sensibilidade e especificidade dos biomarcadores estudados até o momento, não existem evidências suficientes para recomendar seu uso como ferramentas diagnósticas da endometriose[19,20].

As tecnologias emergentes no campo da biologia molecular têm contribuído amplamente na detecção de moléculas cuja expressão esteja alterada nas pacientes com endometriose. São exemplos os trabalhos envolvendo micro-RNAs, uma classe de moléculas que regulam a expressão gênica, e os estudos de proteômica capazes de detectar picos alterados de proteínas/peptídeos. Essas e outras técnicas ampliam o repertório de potenciais biomarcadores e renovam as expectativas quanto ao surgimento de novas ferramentas para o manejo da endometriose[21].

Câncer de endométrio

O carcinoma de endométrio, a neoplasia ginecológica mais frequente nos países desenvolvidos, é responsável por cerca de 3% de todos os casos de câncer incidentes em mulheres no Brasil[22,23] e pode ser dividido em duas variantes clínicas. O tipo I, mais comum em mulheres na perimenopausa, é responsável por cerca de 80% dos casos e está intimamente relacionado com o hiperestrogenismo. O tipo II é tipicamente encontrado no endométrio atrófico de mulheres na pós-menopausa e, apesar de menos frequente, tem pior prognóstico[22].

Nos últimos anos, muitos estudos têm sido realizados em busca de biomarcadores para o câncer de endométrio. Dentre os testes disponíveis, destaca-se o CA-125, um marcador bioquímico obtido no sangue periférico, cuja dosagem, rotineiramente feita antes do tratamento, pode auxiliar o estadiamento da doença. Seu valor para o diagnóstico precoce é muito reduzido em razão da sensibilidade insatisfatória e, principalmente, da baixa especificidade em vista dos níveis aumentados em outras condições não relacionadas com malignidade, como a endometriose[24].

O recente avanço nas pesquisas em biologia molecular ampliou o entendimento dos mecanismos de sinalização, proliferação e sobrevivência das células neoplásicas. Concomitantemente, aumentou o interesse pela identificação de biomarcadores moleculares que possam atuar no combate ao câncer, seja na detecção de indivíduos mais propensos ao desenvolvimento de determinados tipos de câncer, seja na realização de diagnóstico precoce, na avaliação do prognóstico ou no desenvolvimento de novas abordagens terapêuticas. Em relação ao carcinoma de endométrio, os trabalhos têm focado bastante na identificação de alterações moleculares próprias de cada subtipo da doença, o que poderia ajudar na condução personalizada das diferentes formas de apresentação[22].

Diante da suspeita clínica do carcinoma de endométrio, o que ocorre comumente a partir de um sangramento uterino anormal, é imprescindível proceder à confirmação diagnóstica através da histopatologia. Para tanto, a biópsia pode ser realizada por meio de curetagem, dispositivo intrauterino de aspiração ou sob visão direta por histeroscopia. Os primeiros dois métodos, realizados às cegas, estão mais sujeitos a falhas diagnósticas. A histeroscopia, por sua vez, garante maior sensibilidade na obtenção das amostras, sendo o método padrão ouro na avaliação da cavidade endometrial.

Estudos moleculares têm sido desenvolvidos com o objetivo de criar novas estratégias diagnósticas, mais eficazes e com menos limitações, que possam substituir ou se associar àquelas já existentes. Uma estratégia possível consiste no uso de pequeno volume de aspirado endometrial para quantificação de mRNA para alguns marcadores tumorais pré-selecionados[25], o que poderia aumentar a acurácia da biópsia convencional e alcançar um valor preditivo adequado, ainda que utilizando quantidade mínima de tecido.

A busca da personalização do tratamento do câncer também constitui um dos principais objetivos no âmbito da oncologia molecular. Seria de grande valor o desenvolvimento de drogas de alvo molecular, isto é, fármacos que tenham especificidade para as células neoplásicas e que possam contribuir para a melhora do tratamento adjuvante no câncer de endométrio. Para isso, no entanto, são necessárias pesquisas simultâneas que identifiquem biomarcadores capazes de detectar as populações que poderiam se beneficiar com terapias específicas.

:: PERSPECTIVAS

A rápida evolução da ciência torna constante o aprimoramento das ferramentas clínicas com novos métodos de diagnóstico e indicadores mais eficazes de prognóstico e resposta aos tratamentos. A introdução de novos biomarcadores nesse contexto tem sido amplamente vislumbrada em um grande número de pesquisas. Para isso, entretanto, um longo caminho ainda deve ser percorrido.

Em um primeiro momento, é fundamental a realização exaustiva de estudos experimentais metodologicamente robustos que possam identificar os candidatos a biomarcadores que realmente demonstrem potencial para uso clínico. Em seguida, ainda serão necessárias a validação pré-clínica do novo teste e a avaliação de seu desempenho na população de interesse. Só então os métodos que se mostrarem efetivamente úteis e precisos devem ser empregados em larga escala[21].

Até o presente, biomarcadores não invasivos que tenham sensibilidade, especificidade e efetividade suficientes para serem aplicados rotineiramente no estudo do endométrio permanecem indisponíveis. No entanto, o número crescente de pesquisas e as tecnologias emergentes na área da biologia molecular aparecem como grande promessa na busca de novos instrumentos que possam auxiliar o clínico a ter maior precisão diagnóstica e terapêutica.

REFERÊNCIAS

1. Speroff L, Fritz MA. Clinical Gynecologic Endocrinology and Infertility. 8. ed. Philadelphia: Lippincott Williams & Wilkins, 2011: 3-28.

2. Simón C, Horcajadas JA, Gárcia-Valesco JA, Pellicer A. El Endometrio Humano: desde la envestigación a la clínica. Buenos Aires; Madrid: Médica Panamericana, 2009.

3. Mahajan N. Endometrial receptivity array: Clinical application. J Hum Reprod Sci 2015; 8:1219.PMID: 26538853.

4. Strimbu K, Tavel JA. What are biomarkers? Current opinion in HIV and AIDS 2010; 5(6):463-6. PMCID: PMC3078627.

5. Palmer SS, Barnhart KT. Biomarkers in reproductive medicine: the promise, and can it be fulfilled? Fertil Steril 2013 Mar 15; 99(4):954-62. PMID: 23246448.

6. Strowitzki T, Germeyer A, Popovici R, von Wolff M. The human endometrium as a fertility-determining factor. Hum Reprod Update 2006 Sep-Oct; 12(5):617-30. PMID:16832043.

7. Coughlan C, Ledger W, Wang Q et al. Recurrent implantation failure: definition and management. Reprod Biomed Online 2014 Jan; 28(1):14-38.PMID: 24269084.

8. Noyes RW, Hertig AI, Rock J. Dating the endometrial biopsy. Fertil Steril 1950; 1:3-25.PMID:1155504.

9. Murray MJ, Meyer WR, Zaino RJet al. A critical analysis of the accuracy, reproducibility, and clinical utility of histologic endometrial dating in fertile women. Fertil Steril 2004; 81(5):1333-43.PMID: 15136099.

10. Coutifaris C, Myers ER, Guzick DS et al.. Histological dating of timed endometrial biopsy tissue is not related to fertility status. Fertil Steril 2004; 82(5):1264-72.PMID:15533340.

11. Pfeifer S, Goldberg J, Lobo R et al. Diagnostic evaluation of the infertile female: a committee opinion. Fertil Steril 2012 Aug; 98(2):302-7. PMID: 22698637.

12. Cavagna M, Mantese JC. Biomarkers of endometrial receptivity – A review. Placenta 2003; 24 Suppl B:S39-47. PMID: 14559029.

13. Garrido-Gómez T, Ruiz-Alonso M, Blesa D, Diaz-Gimeno P, Vilella F, Simón C. Profiling the gene signature of endometrial receptivity: clinical results. Fertil Steril2013 Mar 15; 99(4):1078-85. PMID: 23312228.

14. Díaz-Gimeno P, Horcajadas JA, Martínez-Conejero JA et al. A genomic diagnostic tool for human endometrial receptivity based on the transcriptomic signature. Fertil Steril2011 Jan; 95(1):50-60, 60.e1-15. PMID: 20619403.

15. Ruiz-Alonso M, Blesa D, Díaz-Gimeno P et al. The endometrial receptivity array for diagnosis and personalized embryo transfer as a treatment for patients with repeated implantation failure. Fertil Steril 2013 Sep; 100(3):818-24. PMID:23756099.

16. Miravet-Valenciano JA, Rincon-Bertolin A, Vilella F, Simon C. Understanding and improving endometrial receptivity. Curr Opin Obstet Gynecol 2015 Jun; 27(3):187-92. PMID: 25827647.

17. Federação Brasileira das Associações de Ginecologia e Obstetrícia (BR). Manual de endometriose. São Paulo: Federação Brasileira das Associações de Ginecologia e Obstetrícia, 2014.

18. Fassbender A, Burney RO, O DF, D'Hooghe T, Giudice L. Update on biomarkers for the detection of endometriosis. Biomed Res Int 2015; 2015:130854.PMID: 26240814.

19. Gupta D, Hull ML, Fraser I, Miller L, Bossuyt PM, Johnson N, Nisenblat V. Endometrial biomarkers for the non-invasive diagnosis of endometriosis. Cochrane Database Syst Rev 2016 Apr 20; 4:CD012165. PMID: 27094925.

20. Nisenblat V, Bossuyt PM, Shaikh R et al. Blood biomarkers for the non-invasive diagnosis of endometriosis. Cochrane Database Syst Rev 2016 May 1; (5):CD012179.PMID: 27132058.

21. Reis FM,Monteiro CS,Carneiro MM. Biomarkers of pelvic endometriosis. Rev Bras Ginecol Obstet 2017 Mar; 39(3):91-93. PMID: 28359109.

22. Taoussi N, Alghamdi A, Futyma K, Rechberger T. Biological markers with potential clinical value in endometrial cancer – review of the literature. Ginekol Pol 2017; 88(6):331-336. PMID: 28727134.

23. Ministério da Saúde (BR); INCA. Estimativa 2016: incidência de câncer no Brasil. Rio de Janeiro: INCA, 2015.

24. Żyła MM, Wilczyński JR, Kostrzewa M, Księżakowska-Łakoma K, Nowak M, Stachowiak G, Szyłło K, Stetkiewicz T. The significance of markers in the diagnosis of endometrial cancer. Prz Menopauzalny 2016 Nov;15(3):176-185. PMID:27980530.

25. Perez-Sanchez C, Colas E, Cabrera S et al. Molecular diagnosis of endometrial cancer from uterine aspirates. Int J Cancer 2013 Nov 15; 133(10):2383-91. PMID: 23649867.

Capítulo 4
ANATOMIA APLICADA DA VAGINA, COLO E CORPO UTERINO

Eduardo Batista Cândido
Aline Evangelista Santiago
Agnaldo Lopes da Silva Filho

:: INTRODUÇÃO

O conhecimento da anatomia é de fundamental importância para o entendimento dos processos fisiológicos e patológicos e seu domínio é essencial para um adequado diagnóstico e uma abordagem cirúrgica correta. O estudo da anatomia da vagina, colo e corpo uterino dará ao cirurgião a base necessária para o desenvolvimento seguro da histeroscopia.

:: VAGINA

A vagina é uma víscera musculomembranosa oca e distensível fixada à parede pélvica feminina por suas margens laterais, apresentando-se como uma fenda transversa em forma de H cujas paredes anterior e posterior se encontram em contato uma com a outra, exceto na extremidade superior, onde o colo uterino as mantém separadas.

A vagina se estende desde o colo uterino até o orifício vaginal, a abertura em sua extremidade inferior, e mede de 7 a 9cm (Figuras 4.1 e 4.2)[1,2]. Sua porção inferior é mais estreita ao passar através do hiato urogenital no músculo levantador do ânus, ao contrário de sua porção superior, que é mais espaçosa. Por tração anterior dos músculos levantadores do ânus, a vagina é flexionada em um ângulo de 120 graus, e o colo se situa na parede anterior[1].

Quatro músculos comprimem a vagina e atuam como esfíncteres: o pubovaginal, o esfíncter uretral externo, o esfíncter uretrovaginal e o bulboesponjoso. O orifício vaginal, o orifício uretral externo e os ductos das glândulas vestibulares maiores e menores se abrem para o vestíbulo da vagina, a fenda entre os lábios menores (Figura 4.3). As paredes anterior e posterior apresentam cristas medianas, chamadas colunas anterior e posterior, formadas pela impressão da uretra e bexiga e do reto sobre o lúmen vaginal. O fórnice vaginal, o recesso ao redor do colo uterino, tem partes anterior, posterior e lateral. O fórnice vaginal posterior, a parte mais profunda, está intimamente relacionado com o recesso retouterino (Figura 4.4)[1-3].

A divisão da vagina em terços facilita a compreensão de suas relações com outros órgãos. No terço inferior, a vagina está relacionada anteriormente com a uretra, posteriormente com o corpo perineal e lateralmente com o músculo levantador do ânus pelas *fibras de Luschka*. No terço médio, a relação se dá com colo e trígono vesicais anteriormente, reto e recesso retouterino posteriormente e músculos levantadores do ânus lateralmente. No terço superior, adjacentes à vagina, se encontram a bexiga e os ureteres anteriormente, o fundo de saco de Douglas posteriormente e os ligamentos cardinais da vagina lateralmente[1].

A vagina cria uma comunicação entre o canal cervical e o vestíbulo da vagina, serve como um canal para o fluido menstrual, forma a parte inferior do canal de parto e é o órgão utilizado para a relação sexual[2].

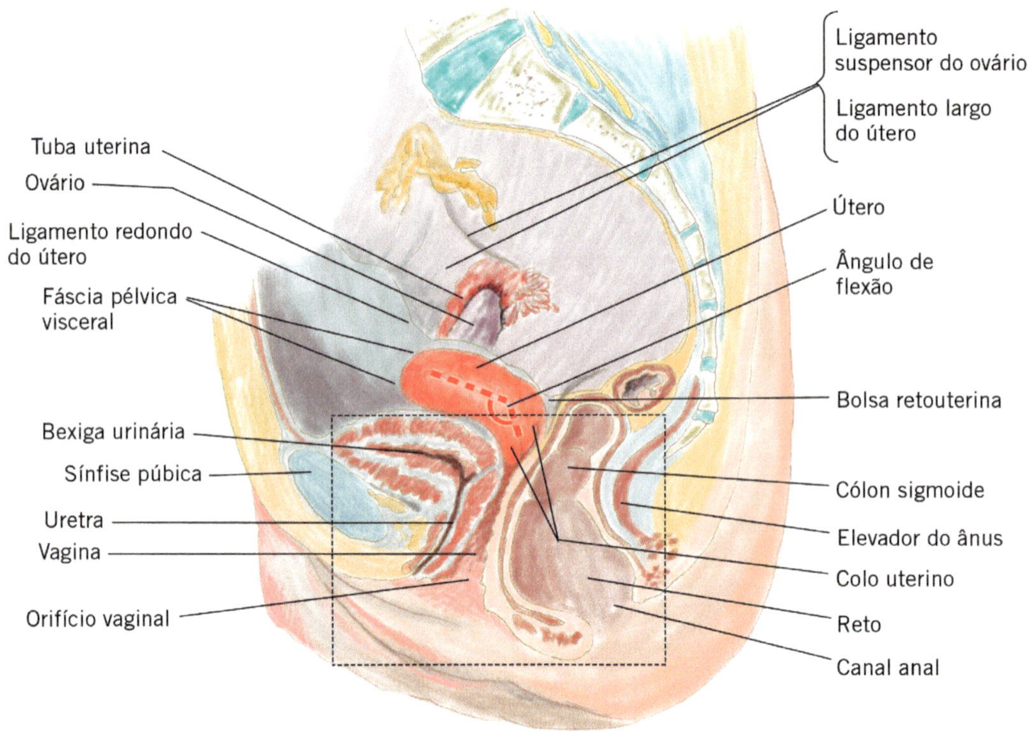

FIGURA 4.1. Disposição do útero *in situ* em secção mediana.

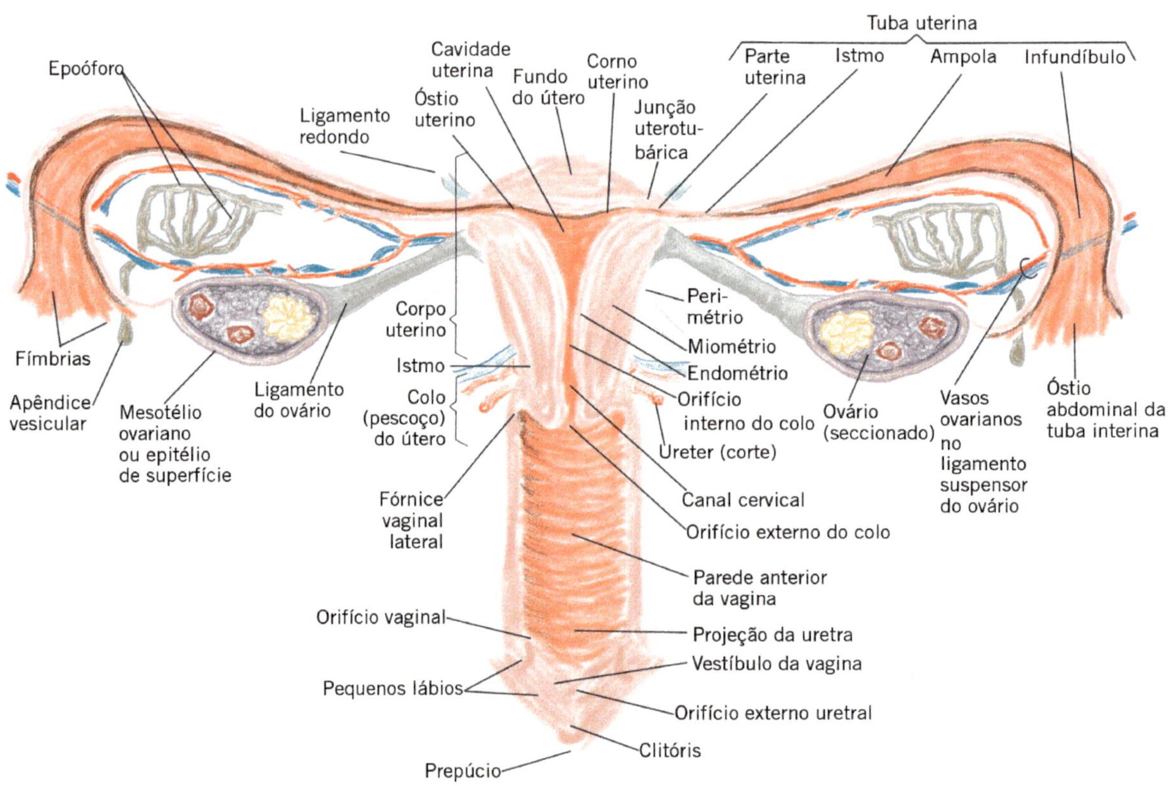

FIGURA 4.2. Figura representativa do útero, ovários, tubas uterinas e estruturas relacionadas.

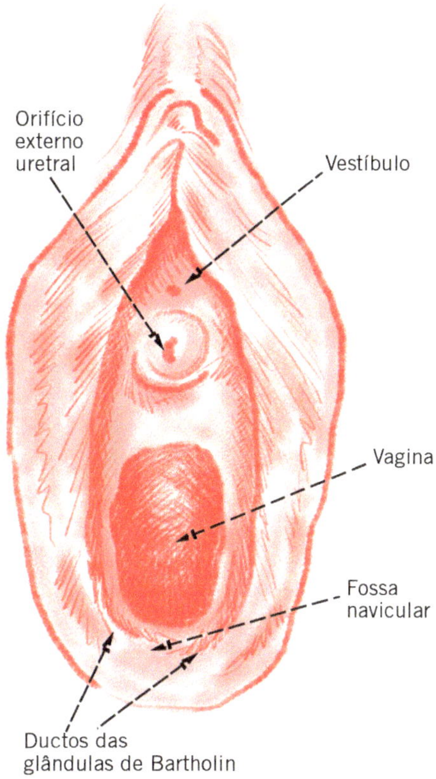

FIGURA 4.3. Vestíbulo vaginal.

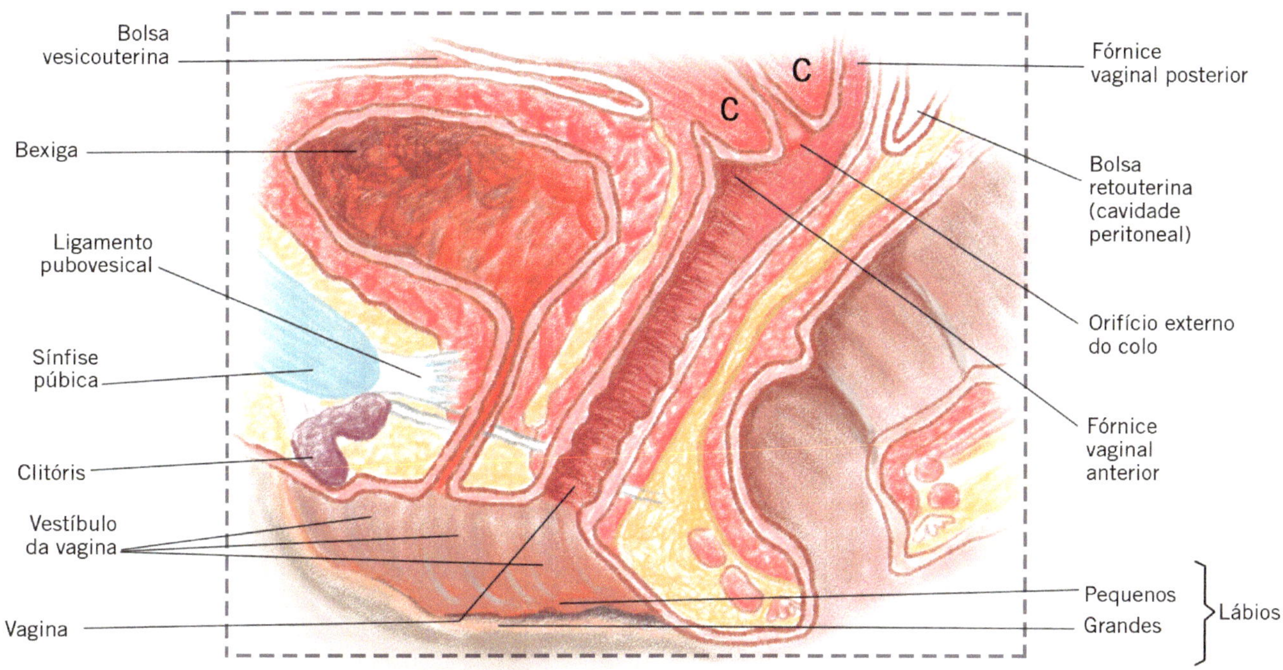

FIGURA 4.4. Vagina e suas relações.

Irrigação arterial e drenagem venosa da vagina

As artérias responsáveis pela circulação sanguínea na parte superior da vagina derivam das artérias uterinas. As artérias que irrigam as partes média e inferior da vagina derivam das artérias pudendas vaginais e internas (Figura 4.5)[2].

As veias vaginais formam plexos venosos ao longo das paredes laterais da vagina e dentro da mucosa vaginal. Essas veias são contínuas com o plexo venoso uterino, formando o plexo venoso uterovaginal, e drenam para as veias ilíacas internas através da veia uterina. Esse plexo também se comunica com os plexos venosos vesicais e retais[2].

:: ÚTERO

O útero é um órgão fibromuscular oco, de paredes espessas, situado na pelve menor (quando não gravídico), com o corpo sobre a bexiga e o colo entre esta e o reto (veja a Figura 4.1)[2].

O útero é uma estrutura dinâmica, cujo tamanho e proporções mudam durante as várias fases da vida. Ele tem, em média, 7cm de comprimento, 5cm de largura na região do fundo uterino e 3cm de espessura na mulher adulta não grávida[2,3], porém sua forma, peso e dimensões variam de acordo com a estimulação estrogênica e a paridade da paciente[1].

Na mulher adulta, o útero é geralmente antevertido (inclinado anterossuperiormente em relação ao eixo da vagina), de modo que seu corpo se encontra sobre a bexiga. Pode se apresentar ainda em posição intermediária (com seu eixo principal alinhado com o eixo da vagina) ou retrovertida (inclinado posteriormente em relação ao eixo da vagina). A posição do útero muda com o grau de plenitude da bexiga e do reto e com o estágio da gravidez[2].

O útero é dividido estrutural e funcionalmente em uma porção muscular superior, o *corpo*, e uma porção fibrosa inferior, o *colo* uterino. Antes da menarca e após a menopausa, ambos têm tamanhos semelhantes, porém, durante a idade reprodutiva, o corpo uterino é consideravelmente maior que o colo. O corpo do útero, formando os dois terços superiores do órgão, inclui o fundo do útero, que corresponde à porção arredondada situada acima dos óstios tubários. Os cornos uterinos são as regiões superolaterais

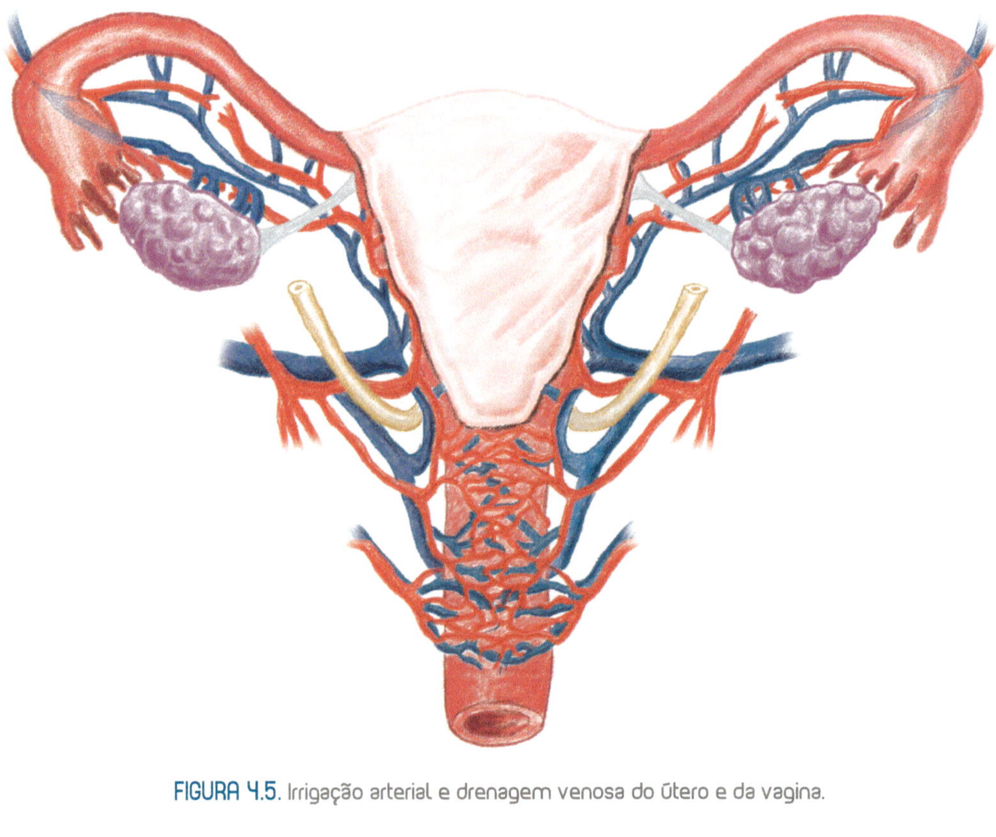

FIGURA 4.5. Irrigação arterial e drenagem venosa do útero e da vagina.

da cavidade uterina, onde as tubas uterinas se conectam ao útero. O corpo possui duas superfícies, a vesical e a intestinal. A transição entre o corpo e o colo uterino, que também marca a transição entre o canal endocervical e a cavidade endometrial, é chamada *istmo uterino* (veja a Figura 4.2)[1,2,4].

A parede do corpo uterino é formada por três camadas. A mais externa trata-se de um revestimento seroso que consiste em peritônio apoiado sobre uma fina camada de tecido conjuntivo. A intermediária, o miométrio, é uma camada de músculo liso com grande capacidade de distensão, como acontece, por exemplo, na gravidez. Os principais ramos dos vasos sanguíneos e nervos do útero estão localizados nessa camada. Durante o parto, a contração do miométrio é estimulada por hormônios para dilatação do colo e expulsão do feto e da placenta. No período da menstruação, as contrações miometriais podem provocar cólicas.

A camada interna do corpo uterino, o endométrio, é um revestimento mucoso firmemente aderido ao miométrio subjacente. Ele está ativamente envolvido no ciclo menstrual, modificando sua estrutura em cada estágio do ciclo. Quando ocorre a concepção, o blastocisto se implanta nessa camada; caso a concepção não ocorra, a superfície interna dessa camada é eliminada durante a menstruação[2].

O endométrio possui arteríolas espiraladas que durante o ciclo menstrual, por estímulo hormonal, passam por constrição, ocasionando o desprendimento da porção superficial do endométrio e caracterizando o sangramento menstrual. A porção mais profunda do endométrio, a camada basal, é preservada, sendo responsável pela regeneração de uma nova camada superficial[4]. Artérias basais irrigam essa camada basal, possibilitando sua manutenção no período menstrual. As fibras musculares do miométrio não são dispostas de forma simples em camadas. As fibras de cada metade se entrecruzam diagonalmente com as fibras do lado oposto[1].

A parede externa do útero é recoberta por uma camada serosa, à exceção da porção anterior do colo e das porções laterais do colo e do corpo uterino. A porção anterior do colo é recoberta pela bexiga, e as porções laterais do corpo e do colo uterinos são fixadas aos ligamentos largo e transverso do colo (ou ligamento cardinal)[4].

O colo uterino, localizado caudalmente ao istmo uterino, mede cerca de 2cm de comprimento e é fixado pelos ligamentos transversos do colo e uterossacros. O colo mantém ligações com as paredes vaginais, o que o leva a se dividir em duas porções: aporção vaginal, salientada para dentro da vagina, e a porção supravaginal, situada acima da vagina e abaixo do corpo, entre o istmo e a vagina (Figura 4.6)[1,2,4]. A parte vaginal arredondada envolve o orifício externo do colo uterino e é rodeada por um recesso estreito, o fórnix vaginal. A parte supravaginal se relaciona anteriormente com a bexiga e posteriormente com o reto[2].

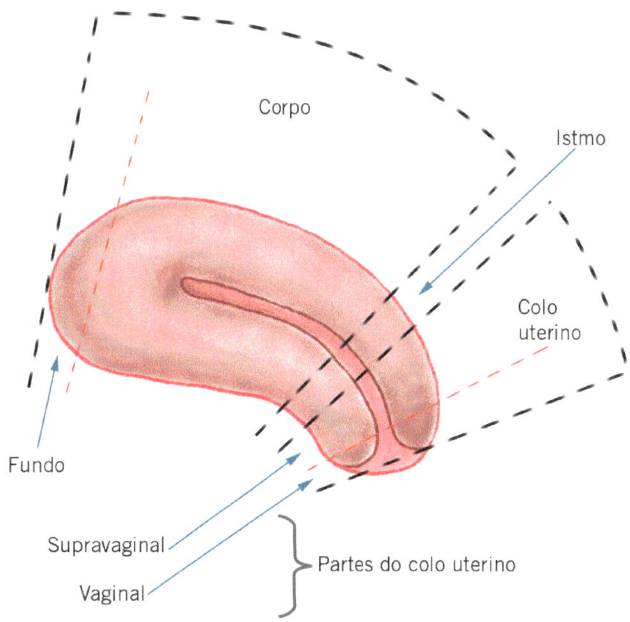

FIGURA 4.6. As duas principais partes do útero, o corpo e o colo, separadas pelo istmo, em secção mediana.

O colo possui um canal central secretor de muco, denominado canal endocervical. Sua borda inferior, o orifício externo do colo, contém uma transição de epitélio escamoso na porção vaginal para epitélio colunar no canal do colo uterino. Essa transição recebe o nome de *junção escamocolunar*, e sua localização depende do *status* hormonal da paciente. Na borda superior do canal endocervical se encontra o orifício interno do colo em continuidade com a cavidade endometrial[4]. Cabe destacar que seu maior diâmetro é o transverso e por isso tem conformação elíptica. Isso é relevante para o entendimento da técnica do exame histeroscópico com a utilização da camisa de Bettocchi.

A parede do colo uterino é formada por tecido conjuntivo denso e uma pequena quantidade de músculo liso situada na periferia do colo e que é responsável por conectar o miométrio ao músculo da parede vaginal. Esse músculo liso e o tecido fibroso que o acompanha são facilmente dissecados e formam a camada refletida durante a histerectomia intrafascial. É nessa camada que se inserem os ligamentos cardinais e uterossacros e a fáscia pubocervical[4].

A interação entre os músculos levantadores do ânus e o tecido conjuntivo que fixa as paredes do colo uterino às paredes pélvicas é a principal sustentação do útero e do colo uterino. *Paramétrio* é o nome dado a esse tecido conjuntivo que se fixa à lateral do útero e ao colo uterino e que é formado pelos ligamentos transverso do colo e uterossacro. Ele se estende ao longo da vagina, recebendo o nome de *paracolpo*[4].

Ligamentos uterinos

O ligamento ovariano se conecta ao útero posteroinferiormente à junção uterotubária. O ligamento redondo se conecta ao útero anteroinferiormente a essa junção. O ligamento largo do útero é uma camada dupla de peritônio que se estende das laterais do útero até as paredes laterais e assoalho pélvicos. Esse ligamento ajuda a manter o útero em posição. A tuba uterina se localiza na mesossalpinge, porção anterossuperior do ligamento largo. Da mesma maneira, o ovário se situa no mesovário, parte do ligamento largo. A maior parte do ligamento largo, inferior à mesossalpinge e ao mesovário, que serve como ligamento para o útero propriamente dito, é o mesométrio (Figura 4.7)[2].

Os principais apoios do útero, responsáveis por mantê-lo no centro da cavidade pélvica, são passivos ou dinâmicos. O suporte dinâmico do útero é fornecido pelo diafragma pélvico. A manutenção de seu tônus quando a paciente se encontra em ortostatismo e sua contração ativa durante períodos de aumento da pressão intra-abdominal são transmitidas através dos órgãos pélvicos circundantes e da fáscia endopélvica em que estão embutidos. O suporte passivo do útero é fornecido por sua posição, ou seja, a forma normalmente antevertida do útero e sua anteflexão sobre a bexiga. Quando a pressão intra-abdominal aumenta, o útero é pressionado contra a bexiga. O colo uterino é a parte menos móvel do útero em virtude de seu suporte passivo, que é fornecido por condensações da fáscia endopélvica, os ligamentos cardinais e uterossacros (Figura 4.8)[2].

Os ligamentos cardinais também recebem os nomes de ligamentos transversos do colo ou *ligamentos de Mackenrodt*. Eles se estendem desde a porção supravaginal do colo e as partes laterais do fórnix vaginal até as paredes laterais da pelve, próximo à origem da artéria ilíaca interna e ao redor dos vasos que suprem o útero e a vagina, constituindo-se, principalmente, em tecido conjuntivo perivascular. Os ligamentos uterossacros formam os limites laterais do fundo de saco posterior de Douglas e se inserem no ligamento sacroespinhal/músculo coccígeo, no músculo piriforme ou diretamente no sacro. Eles são palpáveis durante um exame retal. Todos esses ligamentos contêm alguns dos nervos pélvicos autonômicos[2,4].

Em cirurgias pélvicas que utilizam os ligamentos uterossacros como pontos de fixação para o ápice vaginal, as estruturas circundantes podem ser lesionadas.

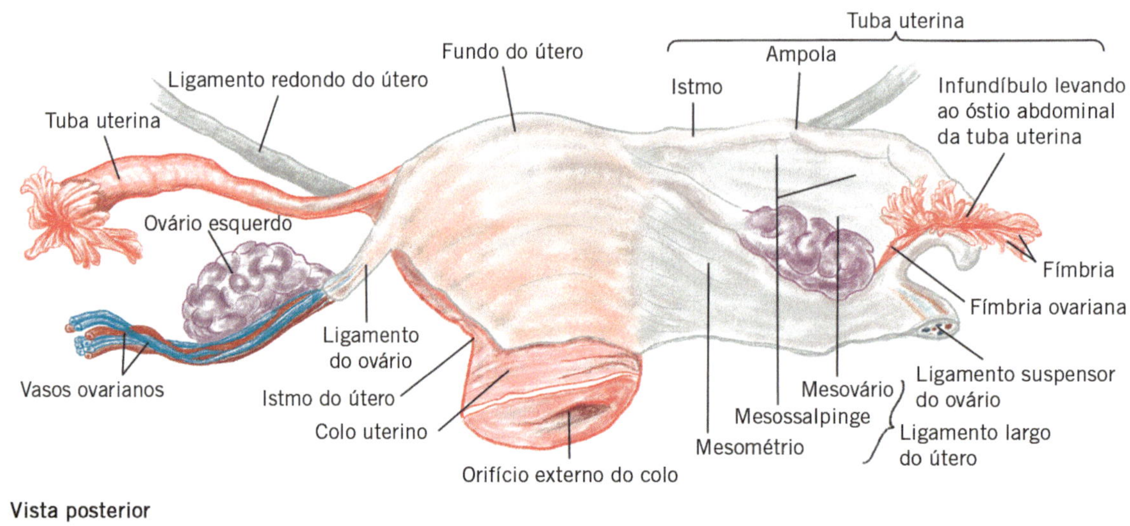

FIGURA 4.7. Ligamentos do útero.

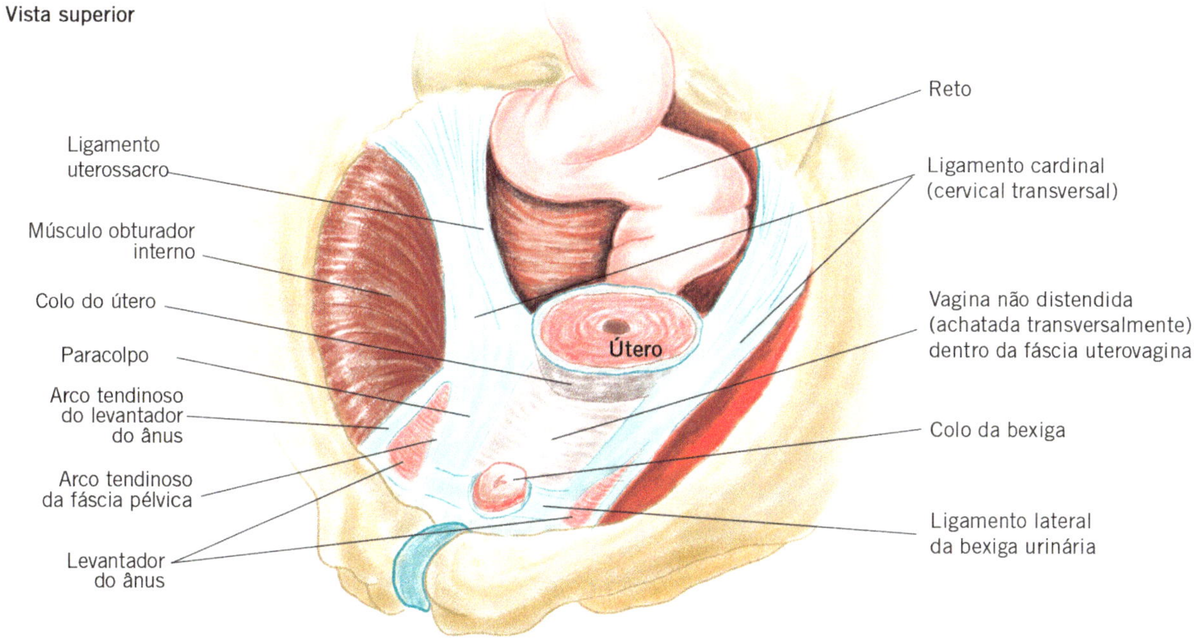

FIGURA 4.8. Relações e ligamentos do útero.

O reto se encontra medialmente aos ligamentos uterossacros, e os ureteres e os vasos das paredes laterais da pelve estão localizados lateralmente e muito próximos desses ligamentos[4].

Relações do útero

O peritônio cobre o útero anterior e superiormente, exceto o colo uterino (veja a Figura 4.6), sendo refletido anteriormente do útero para a bexiga e posteriormente sobre a parte posterior do fórnix da vagina até o reto (veja a Figura 4.2). Anteriormente, o corpo uterino é separado da bexiga urinária pelo espaço vesicouterino, onde o peritônio é refletido a partir do útero até a parede posterior da superfície superior da bexiga. A porção supravaginal do colo uterino está relacionada com a bexiga e é separada apenas por tecido fibroso.

Posteriormente, o corpo uterino e a porção supravaginal do colo uterino são separados do sigmoide por uma camada de peritônio, e a cavidade peritoneal é separada da parede anterior do reto pelo espaço retouterino. Em geral, a artéria uterina cruza o ureter de forma superior, perto do colo uterino.

Lateralmente, o corpo uterino é rodeado pelo ligamento largo e o colo uterino pelos ligamentos cardinais em cada lado. Na transição entre esses dois ligamentos, os ureteres correm anteriormente, ligeiramente superior à parte lateral do fórnix vaginal e inferior às artérias uterinas, geralmente cerca de 2cm lateral à porção supravaginal do colo uterino[2].

Irrigação arterial e drenagem venosa do útero

O suprimento sanguíneo do útero deriva, principalmente, das artérias uterinas com potencial circulação colateral das artérias ováricas (veja a Figura 4.5). As veias uterinas entram no ligamento largo e formam um plexo venoso uterino em cada lado do colo uterino. Essas veias drenam para as veias ilíacas internas[2].

REFERÊNCIAS

1. Rock JA, Jones III HW. Te Linde, Cirurgia Ginecológica, 10 ed. Rio de Janeiro: Editora Revinter, 2012.

2. Hoffman BL, Schorge JO, Schaffer JI, Halvorson LM, Bradshaw KD, Cunningham FG. Ginecologia de Williams, Segunda Edição. Porto Alegre: Editora AMGH, 2013.

3. Moore, Keith L; Dalley, Arthur F; Agur, Anne M. R. Moore – Clinically Oriented Anatomy 7th Edition. Lippincott Williams & Wilkins, 2013.

4. Bain CM, Burton K, McGavigan CJ. Gynaecology illustrated 6th ed 2011.

Capítulo 5
HISTEROSCOPIA E O CICLO MENSTRUAL NORMAL

Mariana da Cunha Vieira
Luiz Cavalcanti de Albuquerque Neto

:: O CICLO MENSTRUAL NORMAL

O ciclo menstrual é caracterizado pela interação complexa e coordenada de efeitos estimulantes e inibitórios, envolvendo o sistema nervoso central (SNC – hipotálamo), a hipófise, o ovário e o útero (endométrio).

A finalidade do ciclo menstrual é produzir um ambiente ideal para a gestação mediante a liberação de um oócito maduro e do preparo do endométrio para implantação do embrião. A cada ciclo é recrutado um conjunto de cerca de 1.000 oócitos primordiais, e apenas um se torna o folículo dominante, enquanto os demais sofrem atresia.

Uma variedade de fatores contribui para a regulação do ciclo menstrual. O desequilíbrio de qualquer etapa desse delicado processo pode provocar distúrbios do ciclo menstrual, levando a estados patológicos que incluem desde variações menstruais, como sangramento uterino anormal, até alterações do ciclo reprodutivo que podem prejudicar a fertilidade.

Neuroendocrinologia: eixo hipotálamo-hipófise-ovário

O SNC tem participação fundamental na regulação do ciclo menstrual, e seu funcionamento adequado envolve a coordenação e o equilíbrio dos efeitos de *feedbacks* positivos e negativos dos hormônios secretados pelo eixo hipotálamo-hipófise-ovário e das ações de esteroides e peptídeos produzidos pelo folículo dominante. Desse modo, lesões no SNC (traumatismos, infecções e neoplasias), bem como patologias funcionais (depressão, anorexia, bulimia), podem alterar o ciclo menstrual, acarretando anovulação crônica ou amenorreia.

O núcleo arqueado do hipotálamo secreta, de modo cíclico e pulsátil, o hormônio liberador de gonadotrofina (GnRH), o qual segue em direção à circulação porta e atua na hipófise anterior, onde estimula a produção do hormônio folículo-estimulante (FSH) e do hormônio luteinizante (LH). Essas gonadotrofinas coordenam a função ovariana, ou seja, atuam na ovulação e no controle da produção de esteroides ovarianos, essenciais para remodelação, proliferação e descamação endometrial e para transformação decidual em caso de gestação. O FSH, particularmente, promove o crescimento do folículo dominante por meio da proliferação e expansão das células da granulosa e da teca e favorece o aumento de receptores de LH.

De acordo com a teoria das duas células-duas gonadotrofinas, acredita-se que haja uma compartimentalização da síntese de hormônios esteroides pelo folículo em desenvolvimento, na qual o LH estimula as células tecais a produzirem os androgênios, que são convertidos pelas células da granulosa em estrogênio mediante o estímulo da aromatase, influenciada pelo FSH (Figura 5.1).

No início do ciclo menstrual ocorre o primeiro pico de FSH, que promove a produção crescente de estrogênio pelos folículos, favorecendo o início da proliferação endometrial. A persistência de altos níveis estrogênicos contribui para o pico de secreção hipofisária de LH e consequentemente, após 12 a 24 horas, ocorre a ovulação. Após esse processo, as células da granulosa se transformam em células lúteas.

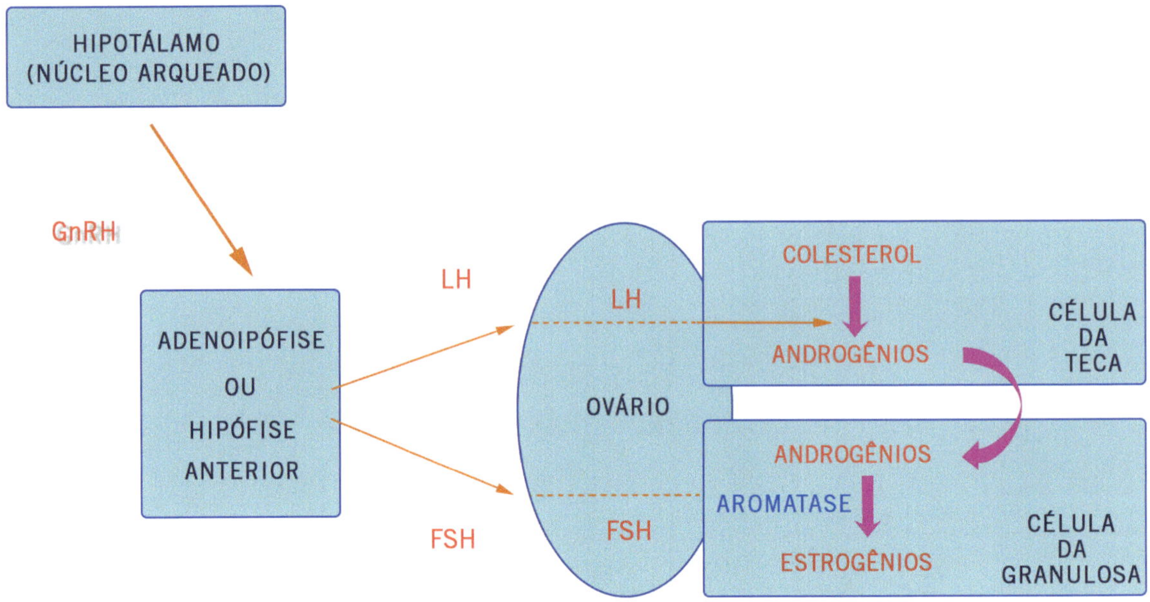

FIGURA 5.1. Representação esquemática do eixo hipotálamo-hipófise-ovário e o mecanismo das duas células.

A persistência de níveis altos de LH proporciona a manutenção do corpo lúteo, que favorece o aumento da produção de estrogênio e progesterona.

Na ausência de um oócito fertilizado, a redução dos níveis de secreção de LH provoca uma queda progressiva na produção de estradiol e progesterona pelo corpo lúteo, resultando na liberação do eixo hipotálamo-hipofisário do *feedback* negativo, e consequentemente ocorrem a regressão do corpo lúteo e o aumento dos níveis de FSH, recomeçando um próximo ciclo (Figura 5.2).

Fases do ciclo menstrual

O ciclo menstrual é dividido em duas fases: de acordo com as alterações cíclicas relacionadas com o ciclo ovariano e com a produção hormonal de cada etapa. A primeira fase do ciclo menstrual, denominada *fase folicular,* inicia-se com a menstruação e termina no dia do pico do LH, sendo caracterizada pelo desenvolvimento e a maturação de um folículo dominante apto para a ovulação. A segunda fase, a *fase lútea*, começa com o pico de LH e termina no início da próxima menstruação. É fundamental recordar que durante o período fetal até a ovulação os ovócitos permanecem em repouso no estágio diplóteno da meiose, em que uma única camada de oito a 10 células da granulosa circunda a ovogônia. A reativação do folículo no período reprodutivo favorece a maturação das células pré-granulosas, possibilitando a formação do folículo primário.

Fase folicular

A redução da produção de estrogênio, progesterona e inibina A pela degeneração do corpo lúteo do ciclo menstrual prévio favorece o aumento da produção de FSH, que estimula a foliculogênese e a produção de estradiol. O desenvolvimento folicular promove o aumento do número de camadas de células da granulosa, formando o folículo pré-antral. Concomitantemente há a proliferação das células da teca, as quais têm ação sinérgica com as células da granulosa.

A teca apresenta uma vascularização que aumenta juntamente com o desenvolvimento folicular, o que permite que essas células recebam substâncias da circulação sanguínea, incluindo os substratos da esteroidogênese, como o colesterol. As células tecais contêm a maioria dos receptores de LH, que estimula a conversão de colesterol em androgênios, principalmente androstenediona. Os androgênios são transferidos para as células da granulosa e, sob o estímulo do FSH, sofrem aromatização e são convertidos em estrona e estradiol, favorecendo ainda mais o crescimento e a nutrição do folículo.

O aumento do estradiol, acompanhado pelo aumento da síntese de inibina B pelas células da granulosa,

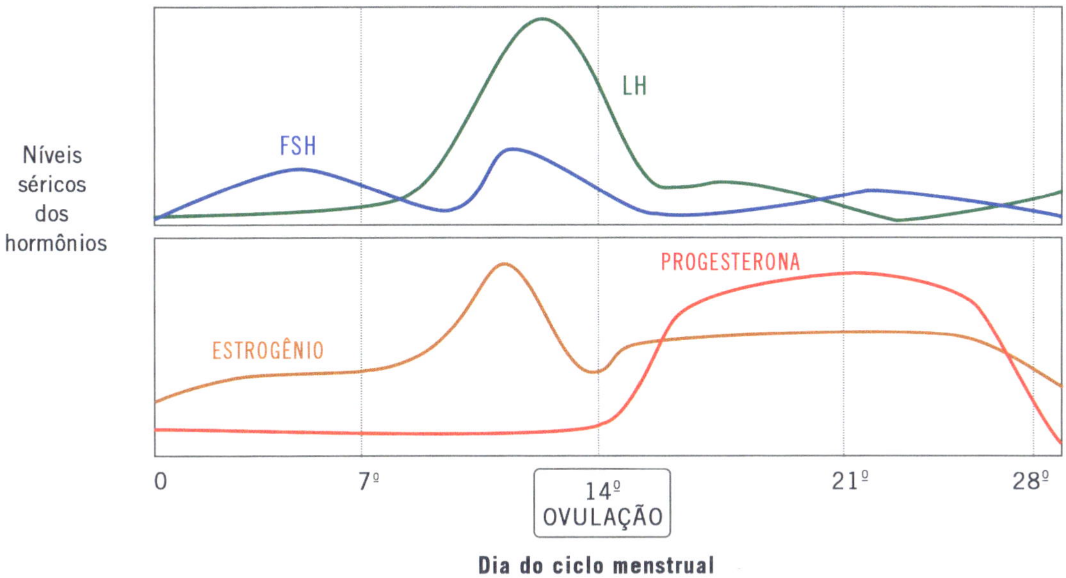

FIGURA 5.2. Representação esquemática dos níveis séricos de FSH, LH, estrogênio e progesterona durante o ciclo menstrual.

favorece um *feedback* negativo sobre o hipotálamo e a hipófise, reduzindo os níveis de FSH. Essa queda de FSH favorece a seleção de um folículo dominante que é considerado o que apresenta um microambiente rico em estrogênio e com alta concentração de receptores de FSH e, consequentemente, a atresia dos demais folículos.

Em concentrações elevadas, o estrogênio estimula a liberação de LH, resultando em uma resposta folicular caracterizada pela luteinização das células da granulosa, a produção de progesterona e o início da ovulação. O pico de LH estimula o aumento das concentrações de prostaglandinas e enzimas proteolíticas na parede do folículo, favorecendo sua perfuração e a liberação do ovócito (ovulação), que ocorre no folículo maduro 10 a 12 horas após o pico de LH ou 34 a 36 horas após o início do aumento de LH.

Fase lútea

Após a ovulação, a partir do revestimento folicular remanescente, forma-se o corpo lúteo, responsável pela produção de estrogênio, progesterona e inibina A, que mantém a redução dos níveis das gonadotrofinas. Na ausência de fecundação, os níveis baixos de LH favorecem a diminuição de progesterona e estradiol produzidos pelo corpo lúteo, o que acarreta a perda do suprimento sanguíneo endometrial, descamação e, consequentemente, a ocorrência da menstruação. Essa baixa concentração hormonal encerra o *feedback* negativo para a produção de FSH, estimulando o recrutamento de folículos e iniciando o próximo ciclo menstrual (Figura 5.3).

:: O ENDOMÉTRIO

Função

A função fundamental do endométrio é receber o blastocisto que se desenvolveu de um ovócito fertilizado e fornecer um ambiente adequado para a implantação e nutrição desse blastocisto. É essencial não só uma correta estrutura anatômica, mas também uma adequada receptividade endometrial para a viabilidade da reprodução humana.

Morfologia

O útero no estado não gravídico tem aproximadamente 7cm de comprimento, 5cm de largura (em sua área mais larga) e 2,5cm de diâmetro. Esse órgão é dividido anatomicamente em três regiões: *o fundo uterino*, identificado como a porção uterina mais superior, por onde entram as tubas uterinas; o *corpo uterino*, caracterizado como a porção maior e mais larga; e o *colo uterino*, definido como a porção inferior e mais estreita, que se comunica com a vagina.

A parede uterina é composta de três camadas: o *perimétrio*, que é a camada serosa externa, formada pelo peritônio visceral, em que lateralmente se continua com o ligamento largo, anteriormente se funde com a reflexão do peritônio da bexiga urinária (espaço vescicouterino) e posteriormente se une à reflexão do peritônio do reto (espaço retouterino); o *miométrio*, que é constituído de massa muscular lisa disposta em sentido longitudinal, circular e espiral; e o *endométrio*, que é o revestimento mucoso interno da cavidade uterina e sede de diversas modificações presentes no decorrer do ciclo menstrual (Figura 5.4).

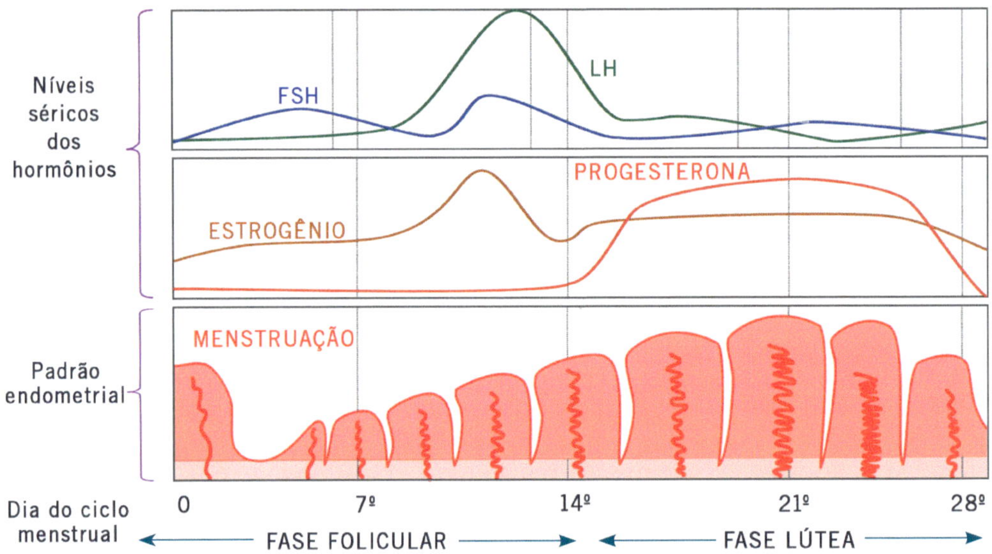

FIGURA 5.3. Representação esquemática do ciclo menstrual, correlacionando os níveis séricos dos hormônios FSH, LH, estrogênio, progesterona e o padrão endometrial de acordo com o dia do ciclo menstrual.

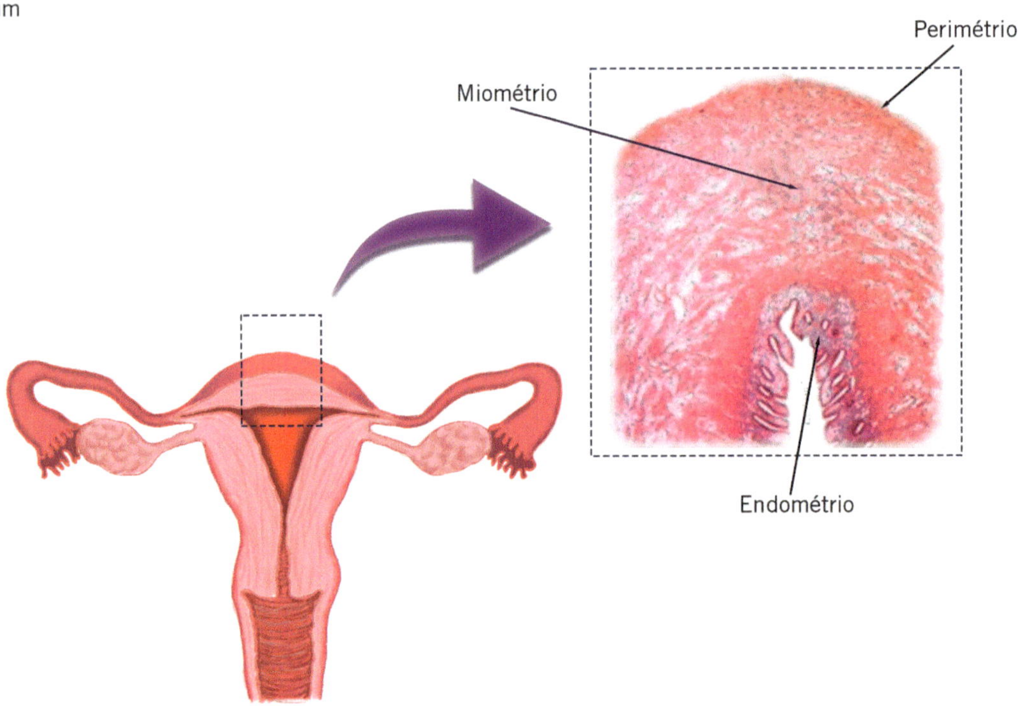

FIGURA 5.4. Representação esquemática da anatomia uterina, representando as três camadas da parede uterina (endométrio, miométrio e perimétrio).

O suprimento vascular uterino se origina das artérias uterinas (ramos das artérias ilíacas internas direita e esquerda) e das artérias ovarianas (ramos das porções anterolaterais da aorta). A artéria uterina apresenta direção anteroinferior ao longo da parede pélvica lateral e, ao se aproximar do colo uterino, curva-se medialmente e cruza o ureter anteriormente. Na região ístmica, ao penetrar a parede do útero, a artéria uterina emite ramos vaginais e cervicais e segue em sentido ascendente e tortuoso na parede lateral do útero. Ao atingir a região fúndica, emite ramos que promovem a vascularização dessa área e se divide em ramos terminais: o *ramo ovariano*, que se anastomosa com o ramo terminal da artéria ovariana no mesovário, e o *ramo tubário*, que se anastomosa com o ramo tubário da artéria ovariana na mesossalpinge. Já a artéria ovariana apresenta trajeto descendente em direção à cavidade pélvica, penetrando o mesovário e a mesossalpinge.

Em seu percurso ascendente pelo corpo uterino, a artéria uterina emite ramos denominados artérias arqueadas, que seguem um trajeto horizontal paralelo à superfície uterina e originam as artérias radiais. Estas atravessam o miométrio em direção ao endométrio e se bifurcam, originando as artérias retas (basais) e as artérias espiraladas. As artérias retas nutrem exclusivamente a camada basal e favorecem a regeneração de um novo revestimento endometrial cíclico. As artérias espiraladas penetram a camada funcional do endométrio e sofrem a ação hormonal do ciclo menstrual, o que causa espasmos dessas arteríolas e a eliminação dessa camada a cada ciclo menstrual. Assim, durante a fase proliferativa essas artérias aumentam em maior proporção em relação ao estroma endometrial, assumindo um aspecto contorcido. Na fase secretora as artérias espiraladas se dilatam isoladamente, evidenciando ainda mais sua aparência contorcida e espiralada.

A drenagem venosa apresenta padrão semelhante à irrigação arterial, mas a veia ovariana direita desemboca na veia cava inferior, enquanto a veia ovariana esquerda desemboca na veia renal esquerda, o que pode estar associado à maior frequência de varizes à esquerda. Do ponto de vista endometrial, as veias seguem paralelamente à superfície endometrial, desembocando em veias secundárias que se dirigem perpendicularmente à camada basal com aumento gradativo da drenagem venosa. Há um desenvolvimento acelerado do sistema venoso periglandular durante a segunda fase do ciclo, em que o plexo capilar prolifera e se ramifica, originando os seios venosos na camada superficial e também os lagos venosos no limite das camadas basal e funcional.

Anastomoses arteriovenosas, localizadas principalmente na base das arteríolas espiralares na camada funcional, podem provocar um *shunt* arteriovenoso em que o sangue arterial segue para os vasos venosos rapidamente, ocasionando a ruptura desses vasos, isquemia endometrial e hemorragias no estroma, favorecendo a ocorrência da menstruação.

A drenagem linfática do fundo e da parte superior do corpo uterino é realizada pelo ligamento suspensor do ovário para os linfonodos lombares e pelo ligamento redondo para os linfonodos inguinais superficiais. Já a parte inferior do corpo e o colo uterino drenam para os linfonodos ilíacos externos, ilíacos internos e pré-sacrais. No endométrio, o sistema linfático atinge o epitélio superficial e glandular.

A inervação pélvica é realizada por nervos simpático e parassimpático do sistema nervoso autônomo. O plexo hipogástrico superior origina os nervos hipogástricos, os quais levam os sinais simpáticos para os esfíncteres uretrais e anais internos, bem como a propriocepção visceral pélvica. Na fossa pararretal, os nervos hipogástricos se fundem com os nervos esplâncnicos pélvicos, que levam sinais nociceptivos e parassimpáticos para bexiga, reto, sigmoide e cólon esquerdo, formando o plexo hipogástrico inferior.

Diversos estudos demonstraram que a inervação do endométrio é carente de fibras terminais em condições normais, ao contrário do miométrio, que apresenta ramificações das fibras medulares. No entanto, apesar das controvérsias, estudos recentes têm relatado maior concentração de terminações nervosas no endométrio de mulheres afetadas por patologias ginecológicas dependentes de estrogênio, como endometriose, fibromatose uterina e adenomiose.

Histologia

A mucosa endometrial é formada a partir da fusão dos ductos de Müller, entre a oitava e a nona semana pós-ovulatória, enquanto o estroma e as fibras musculares lisas são provenientes do mesênquima adjacente aos ductos. A mucosa endometrial recobre toda a superfície da cavidade uterina e abrange desde o orifício interno do colo até os óstios tubários, sendo constituída por elementos epiteliais (glândulas) e mesenquimais (estroma conjuntivo e vasos), em que o revestimento externo é formado por epitélio cilíndrico simples, e o estroma (tecido intersticial) contém glândulas que, pela ação hormonal, podem sofrer alterações cíclicas.

De acordo com a morfologia e as concentrações de receptores para estradiol e progesterona, o endométrio é dividido em dois estratos: funcional e basal.

A *camada funcional* sofre alterações cíclicas causadas pela ação hormonal e é subdividida em dois estratos: o compacto (superficial), formado principalmente por glândulas e epitélio superficial e apresentando alterações menos evidentes em relação à camada esponjosa; e o esponjoso (médio), a camada de maior espessura endometrial e com grande quantidade de receptores hormonais, sofrendo grandes alterações decorrentes das ações hormonais. Durante a menstruação, a camada compacta e grande parte da esponjosa são eliminadas e, desse modo, a camada basal é responsável pela renovação epitelial a partir da proliferação de glândulas, de estroma conjuntivo e de vasos para o próximo ciclo menstrual.

A *camada basal* (profunda) está localizada mais próximo ao miométrio e é formada por um estroma denso, composto de grande quantidade de fibras colágenas e de pequenas células com escasso citoplasma. Apresenta escassa concentração de receptores hormonais, havendo baixa resposta aos esteroides ovarianos e permanecendo preservada ao final da menstruação. Algumas glândulas penetram entre as fibras musculares lisas do miométrio adjacente, permitindo a regeneração do endométrio mesmo nos casos em que há danos à camada basal, como após curetagem uterina. Por outro lado, a infiltração e a expansão excessiva dessas glândulas estromais no miométrio podem favorecer a ocorrência de adenomiose.

Menstruação

A menstruação é definida pelo National Institute for Health and Care Excellence (NICE) como um sangramento mensal da mulher a partir do trato reprodutivo (vagina) como consequência de alterações cíclicas na atividade hormonal do ciclo menstrual. É amplamente aceito que o declínio acentuado dos níveis circulatórios de progesterona em virtude da degeneração do corpo lúteo é o gatilho para que ocorra a menstruação. O conteúdo menstrual é composto de sangue e tecido endometrial oriundo da perda da camada funcional do endométrio.

A menarca, o marco do desenvolvimento e da maturação reprodutiva da mulher, costuma ocorrer entre 12 e 15 anos e tipicamente entre 2 e 3 anos após a telarca (desenvolvimento do broto mamário). Quando a menarca não ocorre até os 15 anos de idade ou em até 3 anos após a telarca, deve ser considerada a investigação de amenorreia primária. Fatores patológicos e ambientais, incluindo condições socioeconômicas, nutrição e acesso a cuidados preventivos de saúde, podem influenciar o momento e a progressão da puberdade.

A regularidade do ciclo menstrual é considerada um indicador de saúde reprodutiva da mulher. Por convenção, o início do ciclo menstrual é caracterizado pelo primeiro dia da menstruação, o que determina que o ciclo se encerra com o último dia antes da próxima menstruação. A maioria dos ciclos ovulatórios dura entre 28 e 35 dias, dos quais aproximadamente 14 a 21 dias configuram a fase folicular e cerca de 12 a 14 dias representam a fase lútea. Em geral, o fluxo menstrual tem a duração de 5 dias com sangramento vaginal mais intenso nos primeiros 3 dias – média de 30 a 40 mililitros nesse período. Há relativamente pouca alteração do ciclo menstrual entre as mulheres de 20 a 40 anos de idade, enquanto nos extremos da vida reprodutiva (período de 5 a 7 anos após a menarca e a perimenopausa) é maior a porcentagem de irregularidade menstrual caracterizada por ciclos anovulatórios.

De acordo com a International Federation of Gynecology and Obstetrics (FIGO), a caracterização de uma menstruação regular e um ciclo menstrual normal depende de quatro parâmetros: (1) frequência do período menstrual, (2) regularidade da menstruação, (3) duração do fluxo menstrual e (4) volume mensal de sangramento vaginal. Os valores considerados dentro dos limites da normalidade são exibidos no Quadro 5.1.

Valores fora dos limites expostos no Quadro 5.1 devem ser considerados como sangramento uterino anormal. No entanto, cabe considerar que diferentes estudos populacionais podem fornecer dados divergentes, e pouco se conhece sobre a diversidade cultural, étnica e as variações geográficas. Além disso, aparentemente há grande variação na população normal em termos de regularidade e frequência do ciclo menstrual quando intervalos de confiança de 5% e 95% são utilizados, o que deve ser considerado quando pequenas irregularidades são associadas a fatores de grande impacto, como a infertilidade.

QUADRO 5.1. Parâmetros considerados dentro da normalidade para o ciclo menstrual da mulher na média de idade reprodutiva de acordo com a FIGO (2011)

Parâmetros clínicos da menstruação e do ciclo menstrual	Termos descritivos	Limites considerados normais
Frequência da menstruação e do ciclo menstrual (dias)	Frequente	< 24
	Normal	24 a 38
	Infrequente	> 38
Regularidade da menstruação Variação em 12 meses (dias)	Ausente	Sem sangramento
	Regular	Variação ± 2 a 20 dias
	Irregular	Variação > 20 dias
Duração do fluxo (dias)	Prolongado	> 8,0
	Normal	4,5 a 8,0
	Breve	< 4,5
Volume mensal de sangramento vaginal (mL)	Intenso	> 80
	Normal	5 a 80
	Reduzido	< 5

O conhecimento do padrão menstrual regular é fundamental, uma vez que o sangramento uterino anormal é uma das principais queixas ginecológicas de mulheres em idade reprodutiva e o motivo de aproximadamente um terço das consultas ginecológicas entre mulheres antes da menopausa e mais de 70% das consultas entre aquelas na perimenopausa e na menopausa. A FIGO elaborou uma classificação, conhecida como PALM-COEIN, que abrange as principais causas de sangramento uterino anormal em mulheres não grávidas e em idade reprodutiva (Quadro 5.2).

QUADRO 5.2. Classificação PALM-COEIN relacionada com as causas de sangramento uterino anormal de acordo com a FIGO

Causas estruturais (PALM)	Causas não estruturais (COEIN)
Pólipos	**C**oagulopatia
Adenomiose	**O**vulação disfuncional
Leiomiomas (submucosos e outros)	**E**ndometrial
Malignidade e hiperplasia	**I**atrogênica
	Não especificada

A investigação diagnóstica inclui anamnese completa, exame físico e ginecológico, análise laboratorial e exames de imagem, levando em consideração fatores relacionados com a idade que podem ajudar na elucidação do diagnóstico. De acordo com o American College of Obstetricians and Gynecologists (ACOG), recomenda-se que a investigação básica do sangramento uterino anormal contemple os exames identificados no Quadro 5.3.

QUADRO 5.3. Resumo dos exames recomendados pela ACOG em pacientes com sangramento uterino anormal

Hemograma completo (em caso de menorragia)
Teste de gravidez (para mulheres sexualmente ativas)
Dosagem de TSH
Dosagem de prolactina (repetir no jejum, se aumentado, e na fase folicular, se possível)
Citologia oncótica (se indicado)
Culturas cervicais (em caso de corrimento vaginal ou sinais de infecção)
Ultrassonografia pélvica (histerossonografia ou histeroscopia em caso de diagnóstico inconclusivo ou necessidade de investigação complementar)
Rastreio para distúrbios hemorrágicos (quando indicado em adolescentes com sangramento menstrual abundante ou adultos com sangramento menstrual crônico e antecedente pessoal positivo)
Biópsia endometrial em mulheres com mais de 45 anos. Obter em menores de 45 anos, se a paciente apresentar fatores de risco para hiperplasia endometrial ou malignidade

Receptividade endometrial

A receptividade uterina é definida como o tempo limitado do ciclo menstrual, no qual o epitélio endometrial adquire um estado transitoriamente funcional, possibilitando a adesão e a implantação do blastocisto.

Para uma implantação bem-sucedida são necessários um endométrio receptivo, um embrião funcional no estágio de desenvolvimento de blastocisto e uma sincronização entre tecidos maternos e embrionários. O endométrio sofre uma série de complexas alterações, tanto proliferativas como secretoras, em cada ciclo menstrual e por um curto período se torna receptivo ao blastocisto. Esse breve intervalo de tempo em que a implantação é possível é denominado *janela de implantação*, e em um ciclo natural ocorre de 6 a 8 dias após a ovulação, permanecendo receptivo por 4 dias.

Embora diversos fatores possam interferir no sucesso da implantação, os mecanismos moleculares que regulam a interação entre o endométrio e o blastocisto permanecem mal definidos. Atualmente, muitos estudos estão em curso para identificar possíveis marcadores bioquímicos da receptividade endometrial. Diversos genes, como os pertencentes à família HOX (HOX10 e HOX11) e o gene LIF (*leukemia inhibitory factor*), cumprem papel importante na receptividade endometrial.

Os genes HOX10 e HOX11 são necessários não apenas para o desenvolvimento uterino durante o crescimento embrionário, mas também para a codificação de fatores que podem modular o desenvolvimento do epitélio endometrial em resposta à ação dos esteroides sexuais, de modo a promover um ambiente adequado para a implantação do blastocisto. O gene LIF regula múltiplos processos prévios e durante a implantação, como a transformação endometrial em um estado de receptividade adequada, decidualização, crescimento e desenvolvimento de blastocistos, interação entre o blastocisto e o endométrio, invasão de trofoblasto e modulação imunológica.

Diversos estudos determinaram que há uma expressão endometrial reduzida de HOXA10 e HOXA11 em muitas condições associadas à diminuição da fertilidade causada por uma implantação anormal de blastocisto, como em pacientes com síndrome do ovário policístico, endometriose e hidrossalpinge. Além disso, demonstrou-se a existência de uma variação dos níveis de expressão dos genes HOXA10 e HOXA11 após a cirurgia para patologias intrauterinas, como miomectomias e polipectomias, as quais exibiram aumento dos níveis de expressão de HOXA10 e HOXA11 não somente na área onde ocorreu a exérese da lesão, mas em toda a região endometrial. Observou-se, também, que a concentração de proteína LIF, que é notavelmente aumentada durante a fase de secreção em mulheres férteis, é significativamente reduzida naquelas com infertilidade idiopática.

Diante desse contexto, discute-se atualmente o conceito de que as patologias uterinas, como miomas, pólipos e septos uterinos, entre outras, podem estar associadas a um prejuízo da fertilidade feminina não só por causar uma distorção anatômica na cavidade uterina, mas, principalmente, por gerar um distúrbio do microambiente endometrial, caracterizado por uma alteração de mecanismos moleculares que acarreta redução da receptividade do endométrio para uma implantação adequada. Muitos estudos ainda são necessários para elucidar de maneira precisa os marcadores bioquímicos envolvidos nesse processo, como ocorre a interação entre essas moléculas e o impacto da alteração desses mecanismos na fertilidade.

Métodos de avaliação do endométrio

A *ultrassonografia transvaginal bidimensional* é o exame inicial para avaliação do endométrio, uma vez que é indolor, simples, de baixo custo e tem grande precisão diagnóstica, quando realizada por um médico experiente. Fundamental na avaliação uterina, é capaz de caracterizar condições normais relacionadas com as fases do ciclo menstrual e alterações patológicas. Além disso, oferece o benefício de não ser prejudicial em caso de gravidez, quando outros exames de imagem são contraindicados.

No exame ultrassonográfico, a espessura endometrial é medida a partir da interface ecogênica na junção do endométrio e do miométrio no nível do diâmetro máximo anteroposterior no plano sagital. Pacientes na pós-menopausa com eco endometrial de espessura maior que 4 a 5mm devem ser encaminhadas para histeroscopia diagnóstica e biópsia dirigida, se necessário. Espessuras iguais ou maiores que 8mm estão relacionadas com o endométrio ativo.

A complementação da avaliação ecográfica com o uso da *dopplervelocimetria colorida* favorece a identificação de eventuais alterações vasculares, quando as anomalias intrauterinas já foram identificadas por meio da ultrassonografia transvaginal. Desse modo, sua utilidade pode ser verificada na diferenciação entre pólipo endometrial e leiomioma submucoso e também na avaliação do pedículo vascular dessas anomalias.

A *ultrassonografia tridimensional* vem se destacando cada vez mais no diagnóstico de malformações uterinas em virtude de sua alta sensibilidade e reprodutibilidade. Esse exame possibilita o estudo detalhado do contorno uterino externo, bem como das relações entre a cavidade uterina e o fundo uterino, com precisão comparável à da laparoscopia. Além disso, recentemente, diversos autores, como Exacoustos *et al.*, demonstraram a melhor avaliação ecográfica da zona juncional nos casos de adenomiose em comparação com o uso da ultrassonografia tridimensional em relação à bidimensional.

A *histerossonografia* consiste na adição de contraste intrauterino (soro fisiológico ou gel) com visualização ultrassonográfica contínua. Essa modalidade diagnóstica oferece uma boa visão da cavidade uterina e está associada a custos moderados. Recentemente se tornou mais aceita em razão dos bons resultados relacionados com o uso de ultrassonografia tridimensional. As vantagens adicionais desse exame incluem a avaliação de outras anormalidades da cavidade uterina, como leiomiomas, sinéquias e anomalias müllerianas, além da investigação da permeabilidade tubária. As desvantagens da histerossonografia estão relacionadas com a curva de aprendizagem, o desconforto do paciente causado pela infusão de líquidos e o risco teórico de infecção.

A *histerossalpingografia* é parte integrante do diagnóstico de mulheres inférteis e, por meio de falhas de enchimento, torna possível identificar alterações da permeabilidade tubárica, da cavidade endometrial e do canal cervical, assim como malformações uterinas. É considerada uma modalidade diagnóstica de escolha para o exame primário e a avaliação de fatores uterinos e tubários, de acordo com as diretrizes da Organização Mundial da Saúde (OMS), da Sociedade Europeia de Reprodução Humana e Embriologia (ESHRE) e da Sociedade Americana de Medicina Reprodutiva (ASRM); no entanto, o surgimento da histeroscopia e o desenvolvimento de novas técnicas de ultrassonografia vêm restringindo cada vez mais o uso desse exame para avaliação de alterações da cavidade uterina na infertilidade, o qual vem se voltando cada vez mais apenas para a verificação da permeabilidade tubárica.

A *ressonância magnética* é particularmente útil para o diagnóstico de anomalias complexas, especialmente como parte da avaliação pré-operatória, propiciando um exame completo da pelve, bem como a avaliação do tamanho, morfologia e espessura da patologia. Dessa maneira, é mais comumente utilizada na avaliação pré-operatória de leiomiomas e malformações uterinas, na detecção de adenomiose e na investigação do carcinoma endometrial, em que é possível determinar com clareza o grau de invasão miometrial para a cérvice e a extensão extrauterina da doença.

A *histeroscopia* é considerada o exame padrão ouro no diagnóstico de patologias intrauterinas. O desenvolvimento de novas técnicas (vaginoscopia) e o avanço tecnológico melhoraram a qualidade da imagem, reduziram o diâmetro dos histeroscópios e incrementaram o canal operatório, alcançando melhor acurácia diagnóstica e maior tolerabilidade ao exame, além da possibilidade terapêutica imediata (histeroscopia *see and treat*).

:: HISTEROSCOPIA

Conceito

A histeroscopia é um método acurado de investigação do canal cervical, cavidade uterina e óstios tubários. Recentemente, com o incremento da técnica vaginoscópica, tornou-se também um meio preciso de avaliação de patologias da vagina.

Seu uso mais generalizado é limitado pela dor mais intensa e a menor complacência das pacientes em comparação a outros exames diagnósticos, como a ultrassonografia. No entanto, com a redução do calibre dos histeroscópios e o aprimoramento de novas técnicas, a histeroscopia se tornou um exame rápido, eficaz, seguro e menos doloroso, aumentando a tolerabilidade e a adesão das pacientes. Com isso, atualmente, a histeroscopia é considerada o padrão ouro não apenas para o diagnóstico, mas também para o tratamento de patologias intracavitárias.

Em mulheres em idade fértil é preferível sua realização no início da primeira fase do ciclo, entre o sétimo e o décimo dia, quando o endométrio se encontra com espessura menor e também é menor a quantidade de muco cervical, favorecendo a visão da cavidade uterina. Avaliações específicas podem alterar o momento ideal para a realização do exame. Excepcionalmente, isso acontece nos casos em que se pretende avaliar a funcionalidade do canal cervical, sendo ideal no período ovulatório, ou quando o objetivo é a avaliação do endométrio em pacientes com infertilidade ou em mulheres com hiperplasia endometrial, tornando a segunda fase do ciclo o momento mais preciso.

Quando se deseja avaliar adenomiose, deve-se realizar o exame imediatamente após o fim do fluxo menstrual, quando é mais evidente a visualização da camada basal. Em usuárias de contracepção hormonal, o exame pode ser realizado em qualquer período.

Histeroscopia diagnóstica

A histeroscopia está indicada em mulheres com sangramento uterino anormal, miomas submucosos e intramurais, pólipos cervicais e endometriais, infertilidade, sinéquias, aborto de repetição, malformações uterinas, avaliação de dispositivo intrauterino (DIU) e istmocele. O exame não deve ser realizado em caso de gestação tópica viável e infecção pélvica aguda.

Atualmente, o histeroscópio é introduzido no canal vaginal por meio da técnica vaginoscópica, também denominada *no touch,* que se caracteriza pela introdução do histeroscópio na vagina e no canal cervical sem o uso do espéculo e sem a necessidade de pinçar o colo uterino. A vagina é distendida pelo meio de distensão (solução salina normal) com a mesma pressão usada para a distensão posterior da cavidade uterina. O instrumento é direcionado para o colo uterino, sendo identificado o orifício externo do colo, pelo qual o histeroscópio é guiado através do canal cervical até a cavidade uterina.

Diversos estudos mostraram que a vaginoscopia é uma técnica eficaz, mais rápida e que causa menos desconforto na paciente, em relação à abordagem convencional. Quando o histeroscópio é introduzido, a cavidade uterina se distende progressivamente. Para uma avaliação adequada da cavidade uterina e a redução do desconforto são utilizadas ópticas de visão oblíqua de 30 graus. Uma vez a ponta do histeroscópio tenha sido posicionada a 1 a 1,5cm do fundo uterino, pode ser adquirida uma visão panorâmica de toda a cavidade e dos óstios tubários simplesmente rodando o cabo de luz sobre o próprio eixo, sem a necessidade de qualquer outro movimento lateral do histeroscópio que possa causar dor.

A análise sistemática da cavidade uterina (fundo uterino, óstio direito, óstio esquerdo, parede anterior, parede posterior e paredes laterais) reduz o risco de uma possível falha no diagnóstico de uma patologia focal. Durante a inspeção da cavidade uterina, é importante a avaliação da mucosa endometrial quanto a coloração e vascularização, superfície (rugosa, lisa ou pseudopolipoide), aspecto, número e distribuição das estruturas glandulares, espessura endometrial (analisada através da pressão da óptica na superfície endometrial) e aspecto do muco.

Essas alterações variam de acordo com a fase do ciclo menstrual, a menopausa e o uso de drogas que modifiquem o endométrio (anticoncepcionais, DIU, análogos de GnRH, moduladores seletivos dos receptores estrogênicos). Finalizada a avaliação da cavidade uterina, recua-se lentamente o histeroscópio, analisando novamente a presença de alterações no canal cervical.

As complicações relacionadas com o exame histeroscópico são raras, sendo principalmente associadas a dor, reações vasovagais, lesões traumáticas e infecção.

Alterações endometriais histológicas e histeroscópicas nas diversas fases do ciclo menstrual

As alterações cíclicas anatômicas e fisiológicas do endométrio são causadas pelas ações de hormônios esteroides, principalmente os estrogênios e progestogênios. A renovação endometrial no ciclo menstrual ocorre de maneira acelerada, dinâmica e fragmentada e é resultado da diferenciação de células estromais da camada basal. A espessura endometrial varia de 0,5 a 1mm na fase descamativa, 5 a 7mm na proliferativa e pode chegar a 15mm na fase secretora.

O *endométrio menstrual inicial* exibe características clássicas de um processo inflamatório, incluindo desordem e fragmentação glandular, áreas de necrose, edema tecidual e influxo de células imunes. Essa inflamação que ocorre no endométrio durante a menstruação é inteiramente fisiológica e rigorosamente regulada com o intuito de promover uma constante regeneração endometrial.

A resposta inflamatória excessiva ou prolongada durante a menstruação pode levar a um dano tecidual exacerbado, o que pode resultar em sangramento uterino anormal. Esse não é um período aconselhável para a realização da histeroscopia, uma vez que a avaliação é prejudicada tanto pela intensa presença de sangue na cavidade uterina como pela desorganização tecidual. Nesse período, a superfície endometrial se mostra irregular, de coloração intensamente avermelhada, com hemorragias superficiais e congestão vascular, havendo alternância entre placas endometriais esbranquiçadas e áreas hemorrágicas. O endométrio atinge uma espessura entre 0 e 1mm.

Ao *final da menstruação (período regenerativo: do segundo ao quarto dia do ciclo menstrual),* o endométrio se caracteriza por uma acelerada reepitelização da cavidade uterina, que se completa por volta do quinto ou sexto dia do fluxo menstrual. Durante esse período, a histeroscopia ainda não é recomendável pelos mesmos fatores (visibilidade prejudicada pela presença de sangue na cavidade uterina e desorganização tecidual oriunda da descamação endometrial). A mucosa da cavidade uterina exibe uma coloração vermelha intensa e a superfície se apresenta com mínimas rugosidades e com vascularização aparente da camada basal, o que favorece a ocorrência de sangramentos. A espessura do endométrio é de cerca de 3mm.

No *período proliferativo inicial (do quinto ao décimo dia do ciclo menstrual),* o endométrio apresenta espessura lisa e fina, de cerca de 2 a 5mm, composta por uma camada de células colunares originárias das glândulas basais, uma vez que dois terços da camada funcional do endométrio se desintegraram ao longo da menstruação. Essas células colunares apresentam uma relação núcleo/citoplasma aumentada e uma cromatina densa. A vascularização acontece principalmente na camada basal e se caracteriza como pequenos capilares delgados. Histeroscopicamente, a superfície endometrial se apresenta uniformemente plana, lisa e delgada, variando de uma coloração amarelo-ocre a vermelha clara. É possível observar pequenos pontilhados finos, esparsos e pouco elevados, que correspondem às glândulas endometriais, e pequenos pontos avermelhados ou capilares finos, compatíveis com os vasos superficiais, estreitos e algumas vezes interrompidos, característicos dessa fase do ciclo menstrual (Figura 5.5).

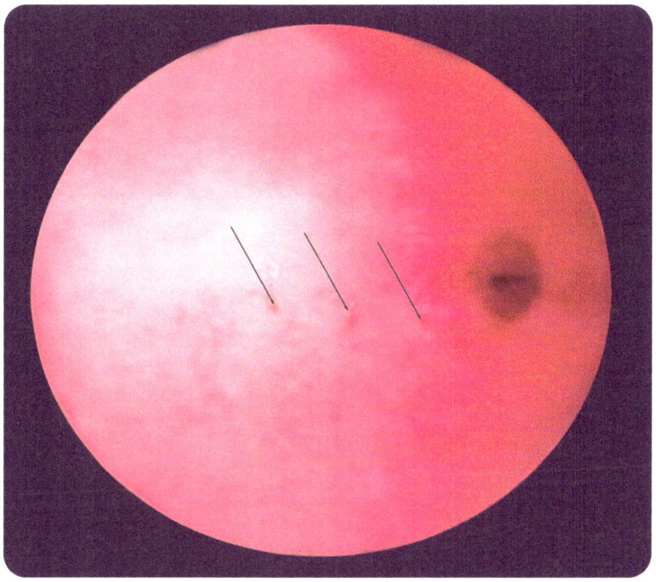

FIGURA 5.5. Imagem histeroscópica evidenciando superfície endometrial uniformemente plana, lisa e delgada, de coloração vermelha-clara, com pequenos pontos avermelhados compatíveis com os vasos superficiais (*setas*) no período proliferativo.

No *período proliferativo tardio (do 11º ao 15º dia do ciclo menstrual)* ocorre a proliferação do tecido conjuntivo e das células epiteliais em virtude de uma intensa atividade mitótica das células glandulares e estromais, o que favorece o início da pseudoestratificação e o aumento da espessura endometrial para cerca de 6 a 7mm. Nessa fase, as glândulas endometriais são tubulares e retas, ocorre o edema do estroma, e a vascularização se caracteriza pelo prolongamento das arteríolas espiraladas, que alcançam a camada superficial, exibindo um aspecto de pequenos capilares superficiais, curtos, finos e isolados.

Histeroscopicamente, o endométrio adquire uma coloração vermelha brilhante em razão do aumento da vascularização, que se apresenta como uma trama reticular com vasos de fino e médio calibre. A superfície se encontra lisa e uniforme, e esse é o momento em que as glândulas apresentam um trajeto mais retilíneo, sendo visível um número maior de pontilhados brancos sobrelevados e agrupados (glândulas) em relação ao período proliferativo inicial (Figura 5.6).

No *período ovulatório (do 16º ao 18º dia do ciclo menstrual),* sob a ação hormonal cada vez mais acentuada, a vascularização se revela mais visível e reticular.

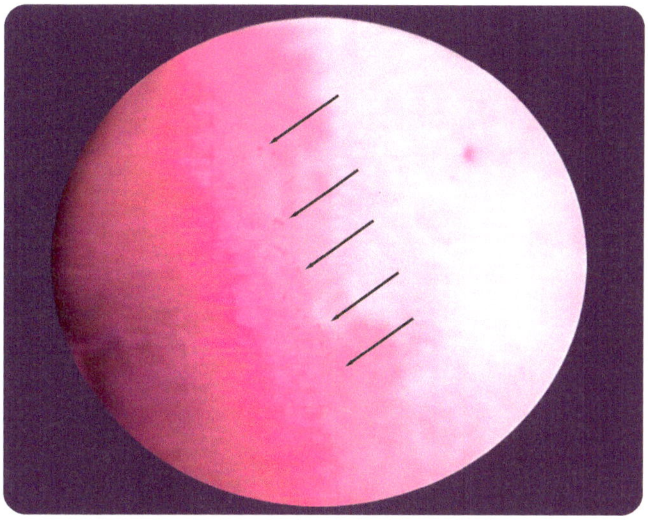

FIGURA 5.6. Imagem histeroscópica evidenciando pequenos pontilhados finos, esparsos e pouco elevados, que correspondem às glândulas endometriais (*setas*) no período proliferativo tardio.

A superfície se mostra plana e levemente irregular em razão da presença de glândulas de extenso diâmetro e reduzido espaço interglandular. Histologicamente, esse período é marcado pela acentuada vacuolização basal das células epiteliais das glândulas. Na histeroscopia, nota-se a presença de muco fino, e a cavidade exibe coloração rosada a ocre brilhante com endométrio sutilmente irregular, glândulas acopladas e espessadas e uma rede vascular reticular e periglandular. Nesse período, a ultrassonografia mostra o endométrio com uma aparência trilaminar, e a espessura endometrial fica em torno de 10mm ((veja vídeo EFO, no link: www.medbookeditora.com.br/video_efo/).

No *período secretor inicial (do 19º ao 21º dia do ciclo menstrual),* após a ovulação, a linha endometrial trilaminar é substituída por uma faixa hiperecoica com cerca de 10 a 14mm de espessura à ecografia. Histologicamente, esse período é caracterizado por acentuação da tortuosidade glandular, espessamento da secreção no lúmen das glândulas, que se encontra dilatado, e aumento do edema estromal. Histeroscopicamente, observa-se um aumento ainda maior da quantidade de muco em relação ao período anterior.

A superfície endometrial se revela rósea-esbranquiçada brilhante, lisa, com vascularização pouco evidente ou com finos capilares intercalados com vasos dilatados vistos na superfície. O pontilhado branco do início do ciclo menstrual é substituído por um padrão em roseta. Ao encostar o histeroscópio na superfície endometrial, nota-se a fácil formação de digitações com ausência ou pouca quantidade de sangramento devido ao aspecto glandular sobrelevado, volumoso e edemaciado.

O *período secretor tardio (do 22º ao 25º dia do ciclo menstrual)* é marcado histologicamente pela grande alteração estromal (edema entre as células do estroma) associada ao desenvolvimento de arteríolas intensamente espiraladas. Histeroscopicamente, o endométrio tem tonalidade esbranquiçada brilhante com leves ondulações na superfície e aspecto esponjoso, sendo pouco nítida a vascularização em razão do intenso edema estromal. Nessa fase, os óstios tubários aparecem planos com o endométrio revestindo toda a área cornual (veja vídeo EFS, no link: www.medbookeditora.com.br/video_efs/).

O *endométrio pré-menstrual (do 26º ao 28º dia do ciclo menstrual)* é caracterizado pelo aumento do infiltrado leucocítico associado a uma reação pré-decidual inicialmente ao redor das arteríolas e que vai progredindo até momentos antes da menstruação. Histeroscopicamente, a mucosa endometrial se mostra com coloração translúcida rosada, frágil, com pouca elasticidade e abundante vascularização, podendo produzir profundos sulcos e fácil sangramento na superfície endometrial à medida que o histeroscópio é arrastado pela parede uterina. Como esses fatores podem reduzir a acurácia do exame para detecção de patologias, a histeroscopia não é aconselhável nesse período (Figura 5.7).

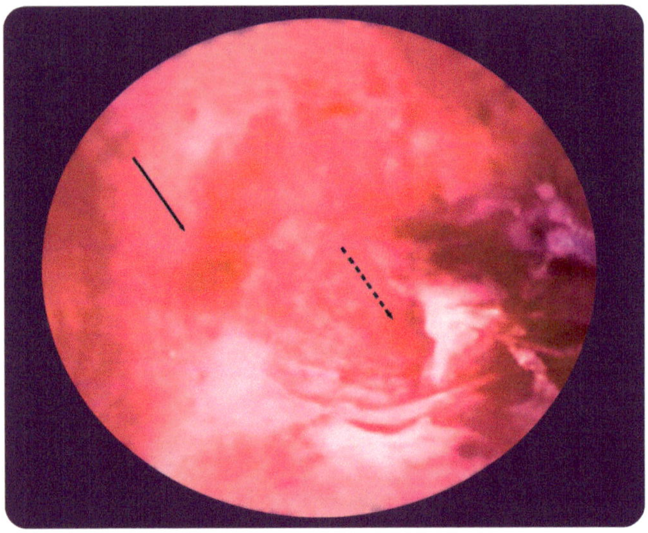

FIGURA 5.7. Imagem histeroscópica evidenciando abundante vascularização (*seta*) e mucosa irregular e frágil (*seta pontilhada*) na fase pré-menstrual.

REFERÊNCIAS

1. Mencaglia L, Albuquerque Neto LC. Histeroscopia cirúrgica. São Paulo: Medsi, 2004.

2. Mencaglia L, Albuquerque Neto LC. Histeroscopia diagnóstica. São Paulo: Medsi, 2002.

3. Mencaglia L, Albuquerque Neto LC, Arias Alvarez RA. Manual of hysteroscopy: diagnostic, operative and office hysteroscopy. Tuttlingen, Alemanha: Storz, 2014.

4. Mencaglia L, Hamou JE. Manual of hysteroscopy: diagnosis and surgery. Tuttlingen, Alemanha: Storz, 2010.

5. Nappi C, Di Spiezio Sardo A. State-of-the-art hysteroscopic approaches to pathologies of the genital tract. Tuttlingen, Alemanha: EndoPress, 2014

6. Crispi CP, Machado de Oliveira FM, Damie Junior JC, Pinho de Oliveira MA, Galvão Ribeiro PA. Tratado de endoscopia ginecológica: cirurgia minimamente invasiva. 3. ed. Rio de Janeiro: Revinter, 2012.

7. Coelho Lopes RG. O endométrio. São Paulo: Atheneu, 2011.

8. Gonçalves JW. Ginecologia oncológica. São Paulo: Atheneu, 2014.

9. Berek JS. Tratado de Ginecologia. 14. ed. Berek & Novak, 2010.

10. Kumar V, Abbas AK, Fausto N. Bases Patológicas das Doenças. 7. ed. Robbins & Cotran.

11. Welt CK. Evaluation of the menstrual cycle and timing of ovulation. UpToDate, 2015.

12. Welt CK. Physiology of the normal menstrual cycle. UpToDate, 2015.

13. National Institute for Health and Clinical Excellence. Heavy menstrual bleeding. Clinical Guideline Number 44, 2011. Disponível em: https://www.nice.org.uk/guidance/cg44.

14. Fraser IS, Critchley HO, Broder M, Munro MG. The FIGO recommendations on terminologies and definitions for normal and abnormal uterine bleeding. Semin Reprod Med 2011; 29:383-90.

15. The American College of Obstetricians and Gynecologists (ACOG). Menstruation in girls and adolescents: using the menstrual cycle as a vital sign. Committee Opinion Number 651. Obstet Gynecol 2015; 126:e143-6.

16. Maybin JA, Critchley HOD. Menstrual physiology: implications for endometrial pathology and beyond. Human Reproduction Update 2015; 21(6):748-61.

17. Revel A. Defective endometrial receptivity. Fertil and Steril 2012; 97(5).

18. Matsuzaki S, Canis M, Darcha C, Pouly JL, Mage G. HOXA-10 expression in the mid-secretory endometrium of infertile patients with either endometriosis, uterine fibromas or unexplained infertility. Hum Reprod 2009; 24:3180-7.

19. Taylor HS, Bagot C, Kardana A, Olive D, Arici A. HOX gene expression is al tered in the endometrium of women with endometriosis. Hum Reprod 1999; 14:1328-31.

20. Di Spiezio Sardo A, Florio P, Sosa Fernandez LM et al. The potential role of endometrial nerve fibers in the pathogenesis of pain during endometrial biopsy at office hysteroscopy. Reproductive Sciences 7 May 2014.

21. Bettocchi S, Nappi L, Ceci O, Selvaggi L. What does "diagnostic hysteroscopy" mean today? The role of the new techniques. Curr Opin Obstet Gynecol 2003; 15(4):303-8.

22. Campo R, Molinas CR, Rombauts L et al. Prospective multicentre randomized controlled trial to evaluate factors influencing the success rate of office diagnostic hysteroscopy. Hum Reprod 2005; 20(1):258-63.

23. Guida M, Di Spiezio Sardo A, Acunzo G et al. Vaginoscopic versus traditional office hysteroscopy: a randomized controlled study. Hum Reprod 2006; 21(12):3253-7.

24. Bettocchi S, Selvaggi L. A vaginoscopic approach to reduce the pain of office hysteroscopy. J Am Assoc Gynecol Laparosc 1997; 4(2):255-8.

25. Bradley LD. Overview of hysteroscopy. UpToDate, 2016.

26. ACOG Committee on Practice Bulletins No. 74. Antibiotic prophylaxis for gynecologic procedures. Obstet Gynecol 2006; 108: 225.

27. Bettocchi S, Ceci O, Di Venere R et al. Advanced operative office hysteroscopy without anaesthesia: analysis of 501 cases treated with a 5 Fr. bipolar electrode. Hum Reprod 2002; 17:2435.

28. Maybin JA, Critchley HOD. Menstrual physiology: implications for endometrial pathology and beyond. Human Reproduction Update 2015; 21(6):748-61.

29. Garry R, Hart R, Karthigasu KA, Burke C. A re-appraisal of the morphological changes within the endometrium during menstruation: a hysteroscopic, histological and scanning electron microscopic study. Human Reprod; 24(6):1393-401.

30. Ziegler D, Pirtea P, Galliano D, Cicinelli E, Meldrum D. Optimal uterine anatomy and physiology necessary for normal implantation and placentation. Fertil Steril April 2016; 105(4).

Capítulo 6
MATERIAIS E MEIOS DE DISTENSÃO

Tarina Marques Rubinger

:: INTRODUÇÃO

Até o século XVIII, o tratamento de problemas de origem uterina era sempre clínico e fundamentado nos sinais e sintomas. Assim, as mulheres conviviam com sangramento, dor e infertilidade até que, em meados do século XIX, o interesse na busca por diagnósticos levou a um contínuo desenvolvimento de instrumentos para investigação da cavidade uterina. Os espéculos vaginais antigos deram lugar a sucessivos modelos mais eficientes, e o histeroscópio foi nascendo a partir de instrumentos confeccionados para avalia ção da bexiga.

Em 1865, Desormeaux confeccionou um cistoscópio que foi utilizado por Pantaleoni em 1869 para a primeira histeroscopia. A primeira óptica é atribuída a Nitze (1879).

O sistema Hopkins de lentes data de 1960, quando uma fonte de iluminação externa e a distensão com água já eram uma realidade. O insuflador de CO_2 foi desenvolvido inicialmente por Lindeman, em 1970.

A partir de 1980, os novos histeroscópios desenvolvidos por Hamou tornaram possível a miniaturização dos sistemas ópticos.

Em 2002, Bettocchi desenvolveu sistemas histeroscópicos diferenciados que possibilitaram a realização de um número maior de procedimentos cirúrgicos ambulatoriais, até mesmo sem anestesia.

A histeroscopia trouxe luz ao entendimento das alterações funcionais e morfológicas do útero. Considerada padrão ouro para a avaliação da cavidade uterina, oferece elementos necessários à decisão terapêutica e permite ainda o tratamento de patologias endometriais ou mesmo submucosas, auxiliando os processos de reprodução e contracepção. Como técnica minimamente invasiva, diminui riscos, danos teciduais e tempo de afastamento das atividades normais, mas exige aprendizado e treinamento, principalmente quanto ao manejo dos instrumentos e equipamentos e à solução dos problemas que surgem durante os procedimentos, visando ao sucesso e à prevenção de complicações.

:: HISTEROSCÓPIOS

No momento, as ópticas utilizadas variam em espessura e em ângulo de visão. Quanto à espessura, vão de 2mm (micro-histeroscopia[1]) a 4mm; quanto ao ângulo, de 0 a 70 graus. A angulação da óptica possibilita a melhor progressão ao longo do canal e a identificação de seu eixo e do orifício interno. Além disso, permite ver melhor os óstios tubários e detalhes em cavidades malformadas. Os histeroscópios podem ser ainda rígidos ou flexíveis, os quais raramente são usados em razão de sua fragilidade.

Histeroscópio diagnóstico

A óptica rígida de 30 graus, a mais utilizada, possibilita uma visão mais ampliada da cavidade com menos necessidade de movimentos da cérvice. A óptica com diâmetro em torno de 2,9mm é a mais utilizada. Fina, torna possível um exame de excelente qualidade e geralmente indolor com bainha diagnóstica cilíndrica de 3,8mm (Figura 6.1). A de 2mm é mais fina e frágil e tem seu uso limitado a casos de estenose de canal ou como parte de sistemas compactos, para os quais há até os que integram ópticas de 0,8mm.

Para a óptica de 4mm existe a camisa diagnóstica cilíndrica de 5,1mm. Caso seja necessária apenas a coleta orientada de uma amostra de tecido após a histeroscopia diagnóstica, pode-se utilizar a Pipelle ou mesmo uma pinça de biópsia com cerca de 2mm ou uma cureta aspirativa de Novak de até 3mm.

Histeroscópio cirúrgico

A óptica de 2,9mm é usada em pequenos procedimentos ambulatoriais com o sistema Bettocchi®, que oferece camisa externa de 5,0mm e fluxo contínuo *in-out* para a passagem de instrumentos semirrígidos, como tesouras, pinças de biópsia/apreensão ou *loops* (Figuras 6.2 e 6.3). O sistema Bettocchi® também oferece conjuntos para ópticas de 2 a 4mm e camisas de até 6,5mm (Figura 6.4). Para a óptica de 4mm, a camisa externa é cilíndrica, com camisas internas de 1 ou 2 canais de trabalho para instrumentos como pinça de biópsia ou apreensão e a tesoura (Figuras 6.5 e 6.6).

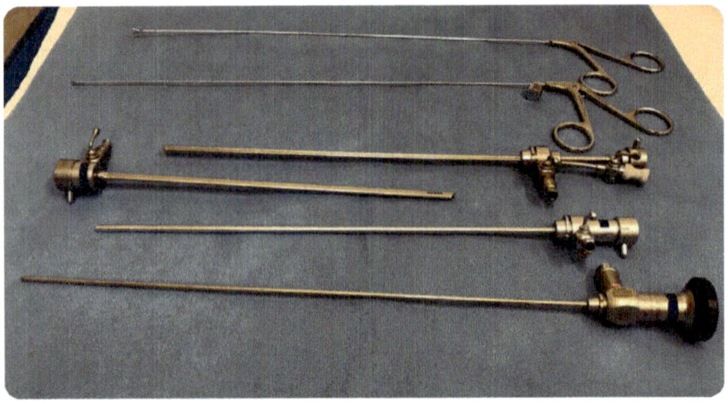

FIGURA 6.1. Histeroscópio de 2,9mm, camisa diagnóstica, camisas cirúrgicas de até 3,5mm, microtesoura e micropinça (Bettocchi®).

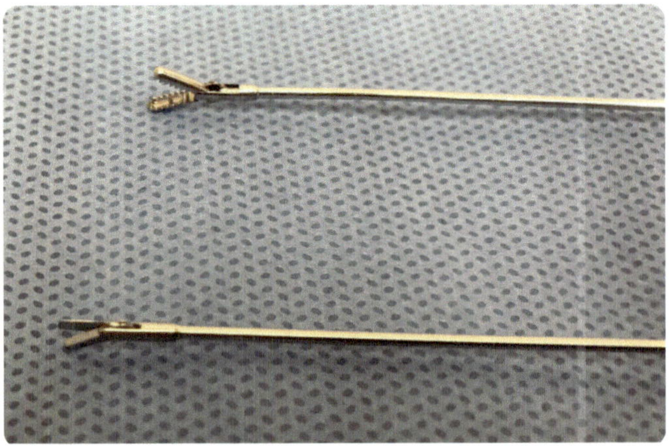

FIGURA 6.2. Micropinça de biópsia e apreensão e microtesoura Bettocchi® para óptica de 2,9mm.

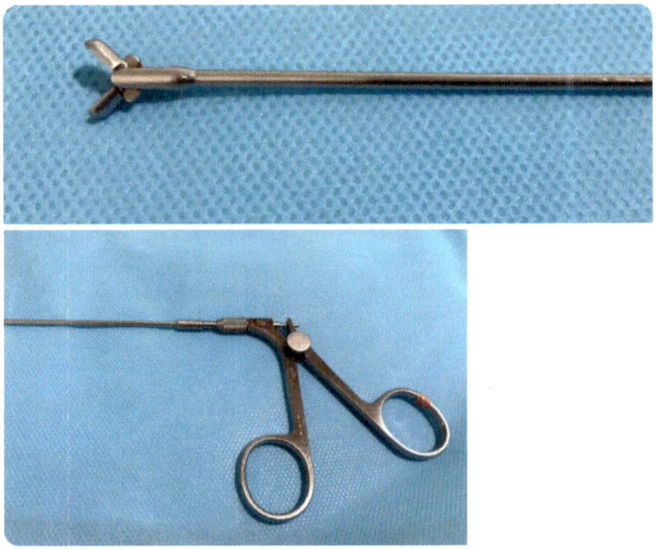

FIGURA 6.3. Pinça de biópsia endometrial para biópsia orientada.

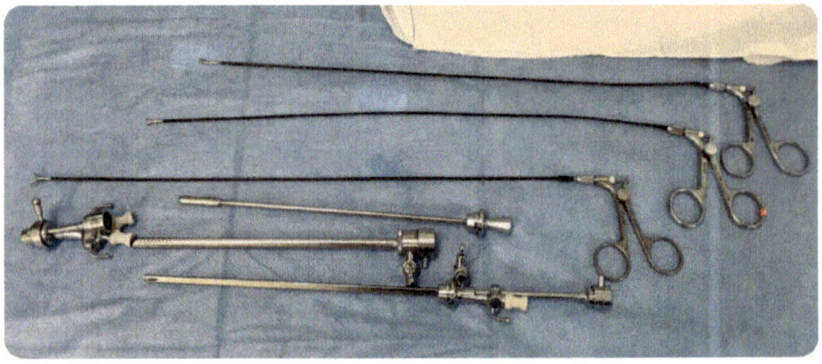

FIGURA 6.4. *Kit* Bettocchi® para óptica de 4mm.

Sistemas compactos

- Bettocchi® Integrated Office Hysteroscope (B.I.O.H.®) 4mm para histeroscopia ambulatorial, incluindo bainha acessória para instrumento de 5Fr.
- Campo TROPHYscope® com óptica de 2mm e camisa externa de 2,9mm, com a possibilidade de mudança para uma camisa operatória de 4,4mm por deslizamento sem a retirada do telescópio, dilatando de maneira atraumática o canal. Possibilita ainda a retirada e a reinserção da óptica pela bainha externa para passagem de minicureta, bem como a reavaliação. Podem ser inseridos microinstrumentos, como tesoura, pinça de biópsia-apreensão, pinça tenáculo-apreensão, minicureta ou mesmo eletrodo de dissecção ou "bola", ambos para fonte bipolar (Figuras 6.6 e 6.7).

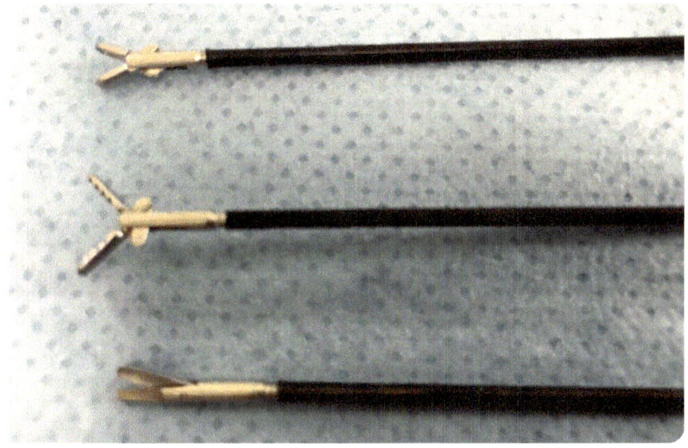

FIGURA 6.5. Instrumentos isolados semirrígidos para Bettocchi® de 4mm.

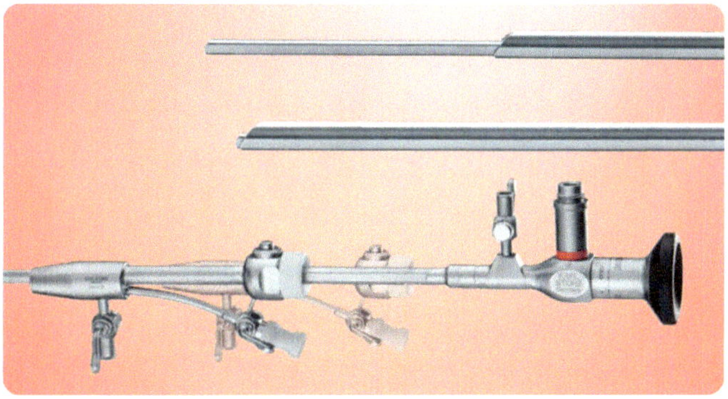

FIGURA 6.6. Campo TROPHYscope® - Karl Storz.

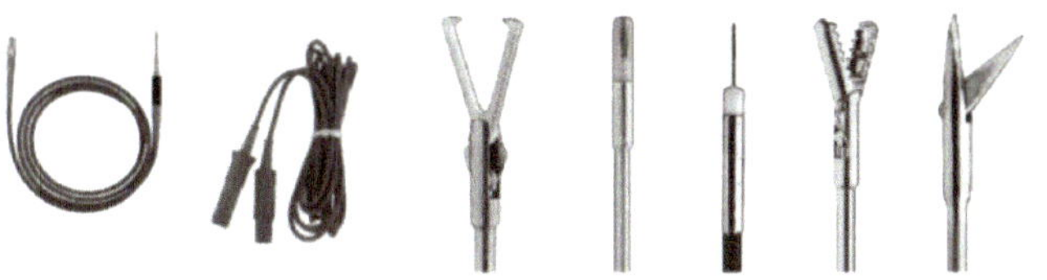

FIGURA 6.7. Tesoura, pinça de biópsia-apreensão, eletrodo de dissecção, eletrodo bola, pinça tenáculo-apreensão, cabo de energia bipolar e cabo de luz de fibra óptica.

Ressectoscópio

O ressectoscópio mais utilizado é o de 26Fr para a óptica de 4mm. Completo com suas duas camisas, interna e externa, tem diâmetro de 8,8mm. Permite fluxo contínuo e possui elemento de trabalho e eletrodos em alça, bola em dois diâmetros (*rollerball*) e bisturi ou Collin (Figura 6.8).

O elemento de trabalho é a parte responsável pelos movimentos e carrega o eletrodo para fonte mono ou bipolar. Os eletrodos mais utilizados são (Figura 6.9):

1. Alça para cortes por fatiamento para tecidos ressecáveis.

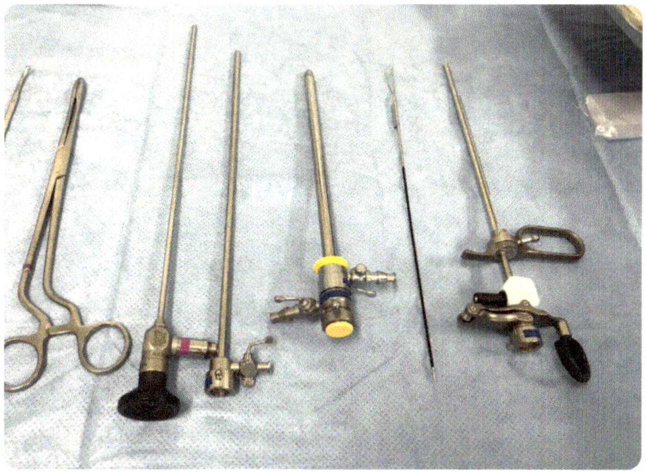

FIGURA 6.8. Histeroscópio de 4mm com camisa diagnóstica de 5,1mm e ressectoscópio com camisas cirúrgicas de até 8,8mm, eletrodo em alça e elemento de trabalho.

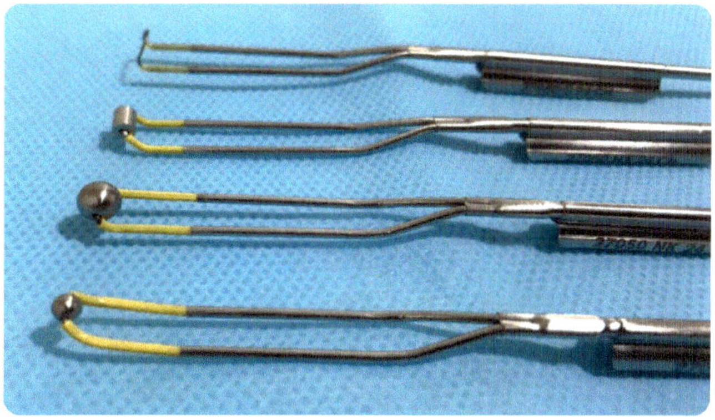

FIGURA 6.9. Eletrodos em esfera em dois tamanhos; barra e alça.

2. Bola (*rollerball*) em dois tamanhos ou barra (*rollerbar*) para fulguração, coagulação e ablação endometrial.
3. Bisturi (*Collin*) para lise de septo, sinéquias mais extensas/Asherman e enucleação de miomas.
4. *Loop* para pólipos.

Há pequenas variações no formato e no emprego, de acordo com a preferência do cirurgião.

O elemento de trabalho é inserido em duas bainhas: a interna introduz o meio de distensão e a externa faz a drenagem (veja a Figura 6.8). A remoção do material é feita durante o procedimento de acordo com a necessidade de liberação do campo operatório. Há para isso um sistema de ressectoscópio bipolar com sucção ativa dos fragmentos, o Chip E-Vac System® (Figura 6.10), da Wolf, que dispensa a interrupção do procedimento para remoção dos fragmentos, e o campo cirúrgico permanece sempre limpo. O fator limitante é o alto custo do equipamento.

É importante a utilização de velas com diâmetro progressivo de 0,5 em 0,5mm (por exemplo, 5,0, 5,5, 6,0, 6,5, 7,0mm etc.) para dilatação mais suave e menos traumática do colo uterino (veja a Figura 6.11).

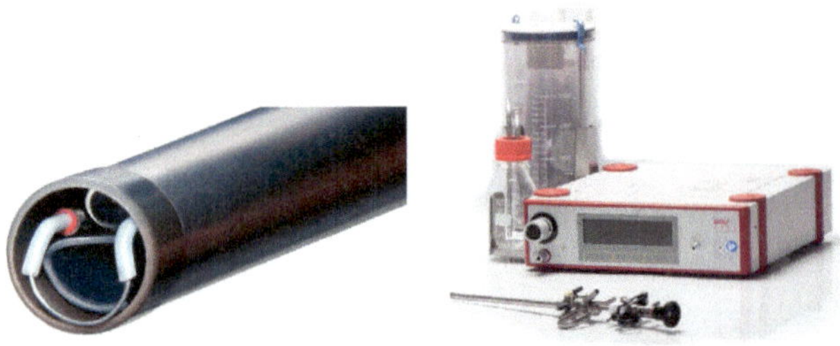

FIGURA 6.10. *Chip* E-Vac System® — Wolf.

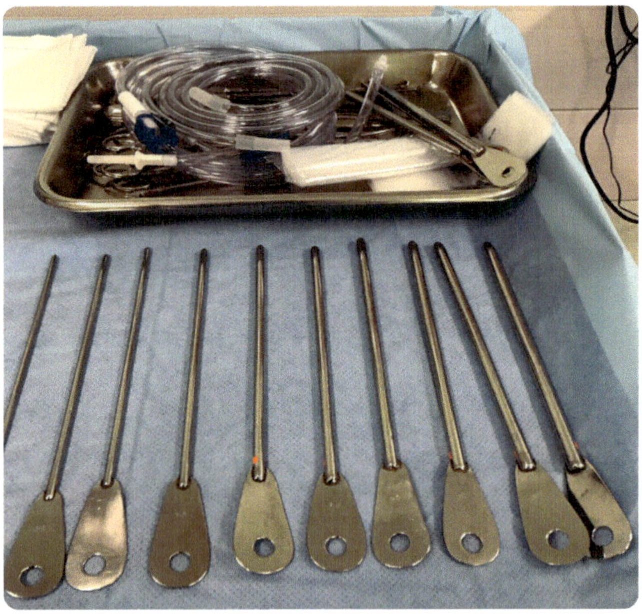

FIGURA 6.11. Bandeja com instrumentos auxiliares para histeroscopia e velas de Hegar.

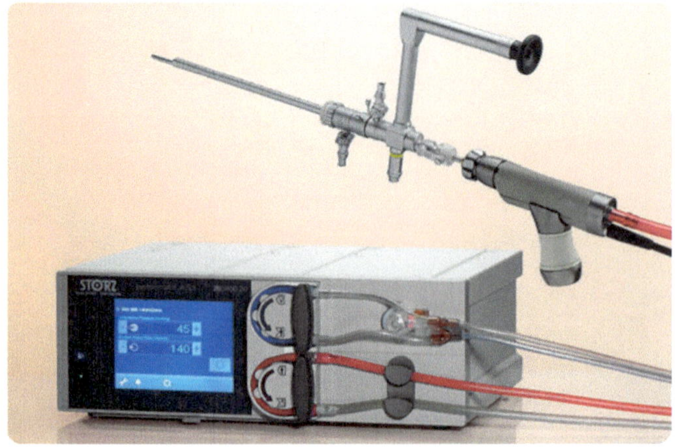

FIGURA 6.12. Sistema Bigatti® — Karl Storz.

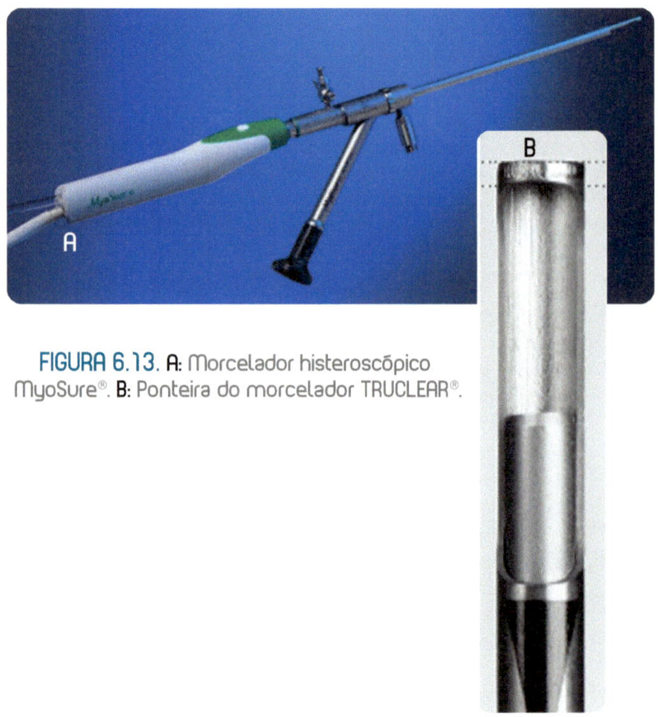

FIGURA 6.13. A: Morcelador histeroscópico MyoSure®. B: Ponteira do morcelador TRUCLEAR®.

Morceladores

Os morceladores se tornaram uma ferramenta interessante no prática cotidiana da histeroscopia ambulatorial. Eles fragmentam e removem os fragmentos de pólipos, restos placentários e miomas de graus 0 e I de até 3cm com diâmetros modestos de 3 a 6mm de camisa externa. São classificados como permanentes e descartáveis. O permanente mais potente é o sistema Bigatti (IBS®), da Storz (Figura 6.12). Entre os que fornecem elementos descartáveis, os mais conhecidos são o morcelador histeroscópico MyoSure® (Figura 6.13*A*), que utiliza por sugestão a bomba de irrigação/sucção Aquilex®, e o TRUCLEAR Resectr®, da Boston Scientific (Figura 6.13*B*). Suas ponteiras variam em formato e diâmetro.

Fontes de energia

O ressectoscópio monopolar utiliza os sistemas geradores de energia convencionais presentes nos centros cirúrgicos (Figuras 6.14 e 6.15). O meio de distensão é uma solução não eletrolítica, como sorbitol ou glicina.

O ressectoscópio bipolar pode ser utilizado com solução isotônica condutora (solução salina), agregando ainda maior segurança. Os geradores são os cautérios convencionais ou seu próprio sistema gerador, como é o caso do Versapoint®, o que reduz sua escala de utilização (Figura 6.16). Os eletrodos específicos são, em geral, mais caros. Sistemas de *laser* por fibra óptica de diversos comprimentos de onda são opções à ressecção (Figura 6.17).

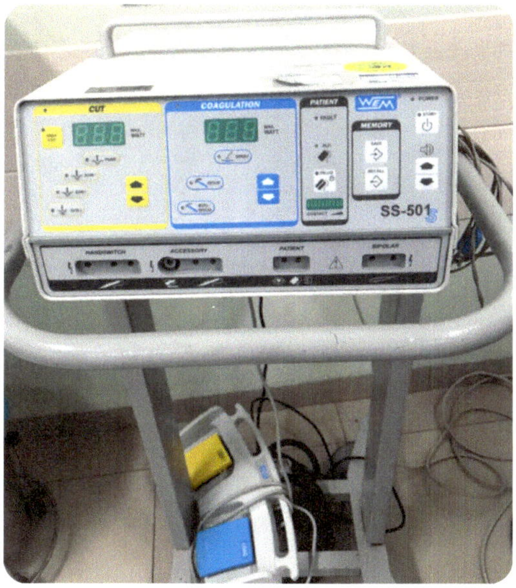

FIGURA 6.14. Cautério monopolar.

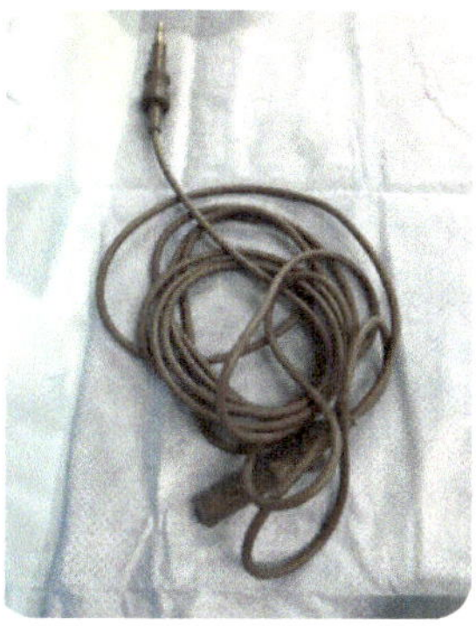

FIGURA 6.15. Cabo de energia para ressectoscópio monopolar.

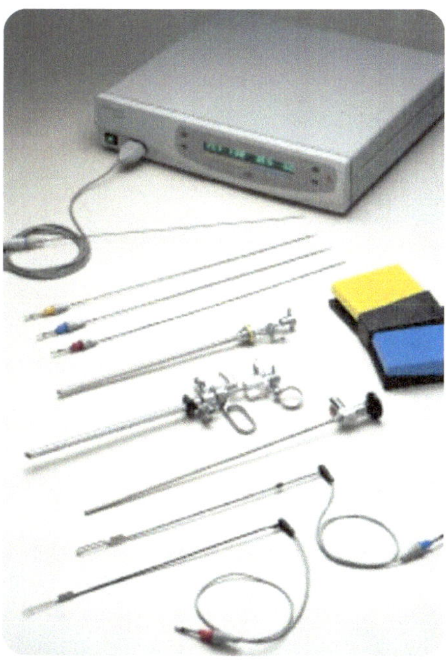

FIGURA 6.16. Ressectoscópio bipolar Versapoint®.

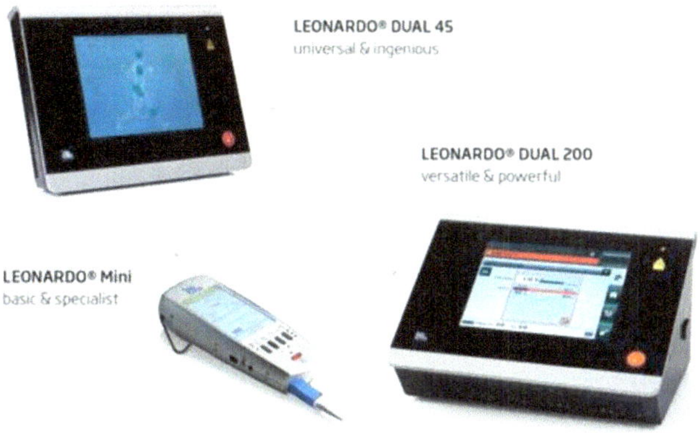

FIGURA 6.17. *Laser* de diodo Leonardo® — Biolitec.

Meios de distensão

Para uma visão panorâmica da cavidade ou mesmo para possibilitar os procedimentos cirúrgicos é necessária uma ótima distensão da cavidade uterina. Para isso são utilizados meios de distensão gasosos ou fluidos de baixa ou alta viscosidade.

Meio gasoso

Indicado para uso em consultórios, o CO_2 é utilizado para histeroscopia diagnóstica ou no máximo para pequenos procedimentos, como biópsia dirigida ou lise de sinéquias, uma vez que a mistura com sangue provoca bolhas, dificultando o procedimento. Necessita de bomba de distensão que forneça controle automático de pressão e de fluxo. A pressão deve ser preestabelecida entre 60 e 100mmHg. Nos aparelhos que fornecem o fluxo, programa-se para 60 a 80mL/min.

Como é improvável que a toxicidade do CO_2 seja atingida durante a histeroscopia, os riscos recaem sobre a possibilidade de reflexo vagal provocado pela sobredistensão, que varia de acordo com fatores pessoais (Figura 6.18), como volume da cavidade, calibre das tubas e do canal istmocervical, existência de obstruções, além da sensibilidade pessoal, do preparo analgésico, dos cuidados e da expertise do examinador. As bolhas podem passar pelas tubas e provocar dor no ombro por irritação subfrênica. Mesmo que raro, há ainda o risco de embolia gasosa com repercussões clínicas.

Meios fluidos

Os fluidos de baixa viscosidade são os mais utilizados por serem baratos e possibilitarem ótima avaliação da cavidade. Para diagnóstico, procedimentos sem corrente ou cirurgias envolvendo energia bipolar, a solução salina 0,9% é a mais indicada, sendo a água bidestilada e o Ringer-lactato outras opções. Para o uso da corrente monopolar é necessária uma solução sem eletrólitos, como sorbitol 3%, glicina 1,5% ou manitol 5%.

Como esses elementos se misturam muito facilmente com sangue, turvando o campo de visão, o ideal para procedimentos cirúrgicos consiste no uso de uma bomba de irrigação com pressão e fluxo determinados e, se possível, um sistema integrado com sucção controlada (Figura 6.19). Em virtude do alto custo da bomba de infusão e de seus equipos, muitos serviços utilizam a gravidade como propulsora do fluido, mas essa medida não é a ideal para a ressectoscopia. Encontram-se disponíveis no mercado equipos descartáveis e permanentes com orçamentos diversos.

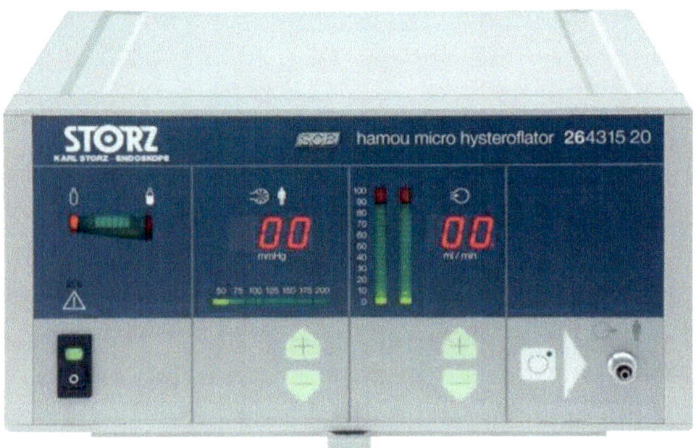

FIGURA 6.18. Bomba de infusão de CO_2.

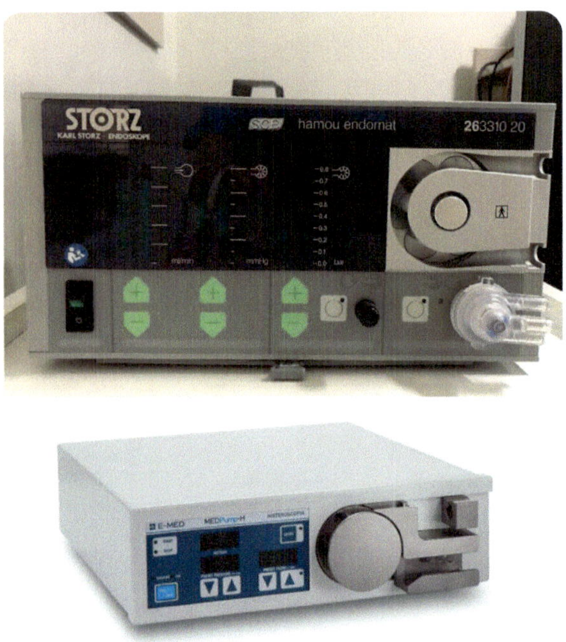

FIGURA 6.19. Bombas de irrigação.

De alta viscosidade, a dextrose 70 é injetada por meio de uma seringa de 50mL através do histeroscópio, não se misturando com sangue e não passando com facilidade pelas tubas ou retornando pelo canal cervical. Em geral, são usadas apenas duas seringas. As desvantagens são a rápida cristalização, tornando necessária a higienização dos instrumentos logo após o uso, e a possibilidade de provocar reação alérgica.

Limpeza e cuidados com o material

Os cuidados com o material têm por objetivo a prevenção da contaminação das pacientes e da equipe que manuseia os instrumentos e equipamentos, além da manutenção da qualidade e do funcionamento do equipamento.

Antes de ser iniciado o procedimento, deve ser checado todo o material, incluindo os equipamentos e medicamentos necessários, a paciente deve ser bem posicionada e todo o conjunto preparado. A mesa cirúrgica deve estar completa para o procedimento, a fonte de energia ligada com a corrente escolhida e os pedais ao alcance confortável do pé.

Após o término do procedimento, todo o material deve ser recolhido para evitar dano e perda de itens, o que pode acarretar *kits* incompletos para os procedimentos futuros (veja a Figura 6.11).

Limpeza

A limpeza deve iniciar tão logo possível, sendo necessário mergulhar o material (exceto o cabo de energia e o histeroscópio) em solução de detergente enzimático, o qual também será utilizado na degermação pré-esterilização, para facilitar a remoção de matéria orgânica. As enzimas utilizadas são lipase, protease e amilase, para gorduras, proteínas e carboidratos, respectivamente. O tempo mínimo de imersão é de 5 minutos antes de ser esfregado o material. Então, escovam-se com atenção os orifícios, cânulas e reentrâncias. Após o enxágue, a secagem completa é realizada com ar comprimido medicinal e o material é embalado[2].

Esterilização

A esterilização pode ser a vapor (autoclave), por peróxido de hidrogênio ou por óxido de etileno (Figura 6.20). O autoclave é o sistema mais rápido e barato, mas as ópticas devem ter selamento próprio certificado para suportar a pressão e a temperatura necessárias para a execução do método. Mesmo assim, a vida útil do material é maior quando esterilizado em óxido de etileno. É imprescindível a utilização de integradores indicadores para controle dentro das embalagens, bem como o controle biológico das máquinas[2] (Figuras 6.20 e 6.21).

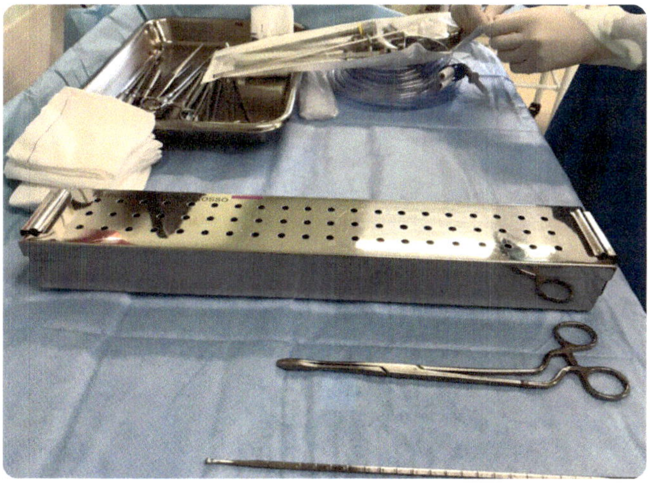

FIGURA 6.20. *Kit* de ressectoscópio em embalagem selada e caixa para histeroscópio.

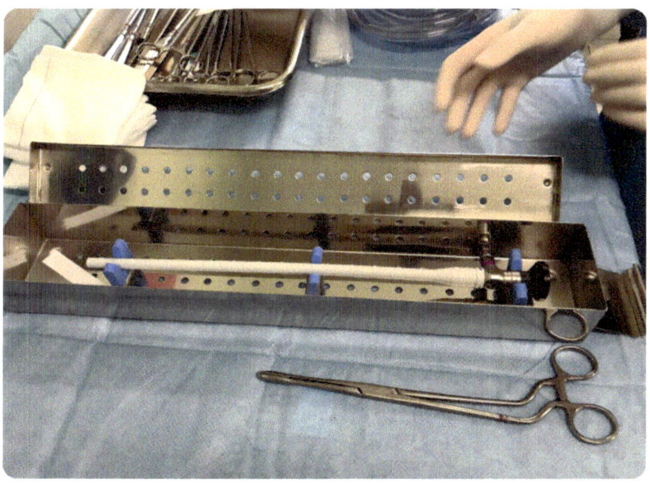

FIGURA 6.21. Histeroscópio bem acondicionado com camisa protetora em caixa própria.

Desinfecção química

Compostos ativos, como substâncias oxidantes (por exemplo, dióxido de cloro e ácido peracético e seus sais) e aldeídos (por exemplo, formaldeído, glutaraldeído e ortoftalaldeído), que interagem quimicamente com os microrganismos, mostram alta eficácia. Substâncias inativas, como os álcoois, fenóis e compostos de amônio, não são recomendadas para desinfecção em endoscopia[2,3].

A desinfecção química só é permitida nos procedimentos endoscópicos realizados por orifícios naturais, mantendo contato com pele e mucosa íntegras, sendo, portanto, possível apenas nas histeroscopias diagnósticas. Para os procedimentos cirúrgicos devem ser empregadas técnicas de esterilização (Resolução-RDC número 06, de 10 de março de 2013[3]).

Glutaraldeído

Utilizado em solução entre 2% e 3,4%, o glutaraldeído é uma substância barata, estável por 14 a 28 dias (veja as recomendações do fabricante) e que não danifica o instrumental, mas a desinfecção química com essa substância foi proibida em razão da toxicidade para os tecidos e para quem os manipula e do risco de esterilização incompleta contra esporos e micobactérias, devendo ser cuidadosamente monitorado o tempo de ação. O glutaraldeído cria um filme residual, exigindo limpeza mais expressiva.

Ácido peracético

O ácido peracético é considerado melhor que o glutaraldeído, não tendo sido identificados microrganismos resistentes, além de ser muito mais seguro para quem o manipula, porém mais corrosivo, danificando mais facilmente o instrumental. Tem odor desagradável de vinagre e pode ser irritante para as vias aéreas. Também é menos estável e precisa ser substituído a intervalos de 24 horas a 7 dias.

Ortoftalaldeído (OPA)

Estável por 7 a 14 dias, o OPA não danifica o instrumental e tem propriedades bactericidas, fungicidas, virucidas e micobactericidas, incluindo as cepas de *M. chelonae* resistentes ao glutaraldeído. Os dados acerca da formação de filme residual são restritos. A manipulação repetida precisa ser cuidadosa, principalmente quanto ao uso de máscara.

Registrado junto à Agência Nacional de Vigilância Sanitária (ANVISA) como desinfetante de alto nível, sob o número 3.0029.0017.001-0, não deve ser utilizado para desinfecção de materiais cirúrgicos no Brasil, sendo necessário um rígido método de controle com indicadores e observação do tempo de uso: até 15 dias ou, se aberto e não utilizado, 75 dias.

Dióxido de cloro

Aprovado pela ANVISA, Food and Drug Administration (FDA), governo do Reino Unido e Comunidade

Europeia, o dióxido de cloro remove o biofilme e é ativo contra gram-negativos e gram-positivos, micobactérias, fungos, protozoários, vírus e até mesmo contra esporos. Sua ação rápida o torna uma opção prática para uso em consultórios e clínicas. No entanto, para evitar danos, deve ser observada a compatibilidade com o fabricante de cada endoscópio.

Imagem

O sistema de imagem é composto por câmera, monitores, iluminação e sistema de documentação. O mercado oferece sistemas integrados de câmera, iluminação e documentação, os quais, no entanto, não são os mais utilizados devido a seu alto custo (Figura 6.22). Assim, a imagem dependerá do conjunto escolhido, o qual deve apresentar um equilíbrio em resolução entre a câmera e o monitor, mas também quanto à qualidade da iluminação.

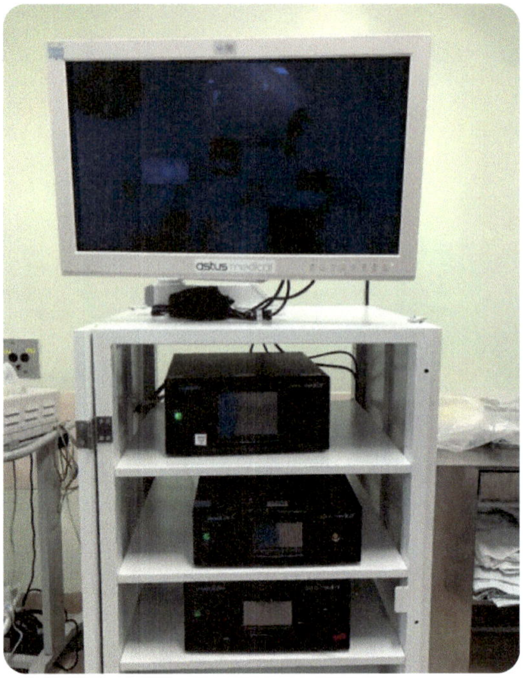

FIGURA 6.22. *Rack* com fonte de luz, câmera e monitor.

Câmeras

As câmeras são compostas por um sistema de lente e *chips*, os quais são formados por múltiplos *pixels*. Há no mercado muitos modelos de câmeras, cuja qualidade varia em sensibilidade e resolução. A primeira é medida em *Lux* e a segunda em *pixels* ou número de linhas. Elas oferecem controle de foco manual ou automático, bem como um sistema de *zoom*. As câmeras *full HD* apresentam qualidade de imagem superior (Figura 6.23). Antes do procedimento, a câmera deve ser calibrada contra uma superfície branca para que as cores visualizadas sejam fidedignas (balanço de branco ou *white balance*).

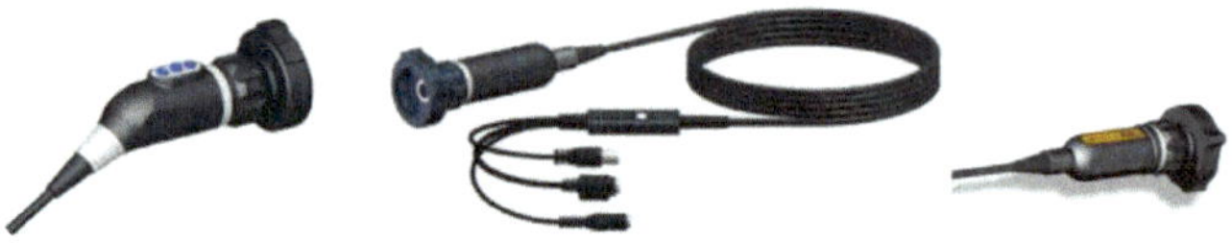

FIGURA 6.23. Microcâmeras.

Iluminação

Os sistemas de iluminação podem ser constituídos de lâmpadas halógenas, xenônio ou, mais recentemente, LED. As halógenas são mais baratas e as de xenônio mais brilhantes, potentes e duradouras. As lâmpadas de LED somaram em intensidade e durabilidade, chegando a fornecer até 50.000 horas de iluminação. Os sistemas condensadores são os mais amplamente utilizados, nos quais a luz é enviada ao histeroscópio por um cabo de fibras de vidro e quanto mais intactas as fibras, maior a iluminação. Há também fontes de luz LED portáteis à bateria, dispensando a necessidade do cabo de luz.

Sistemas de documentação

As imagens podem ser gravadas em DVD, *pen drive*, ou as fotos podem ser impressas (*videoprinter*) no momento da captura. As imagens capturadas podem ser salvas no HD do computador e depois processadas ou gravadas diretamente nesses dispositivos. As grandes empresas que fornecem equipamentos para endoscopia oferecem boas opções, mas é possível utilizar *softwares* especializados, como o Zscan®, no *tablet*, *smartphone* ou computador. As imagens podem ser impressas em alta resolução ou salvas e enviadas para a paciente ou o médico assistente (Figuras 6.24 e 6.25).

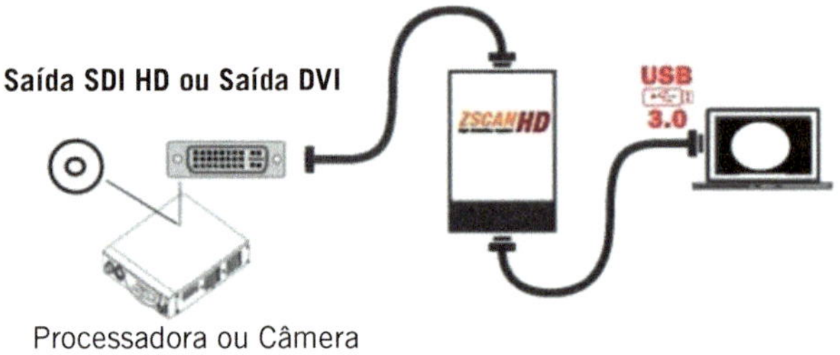

FIGURA 6.24. ZScan® Software.

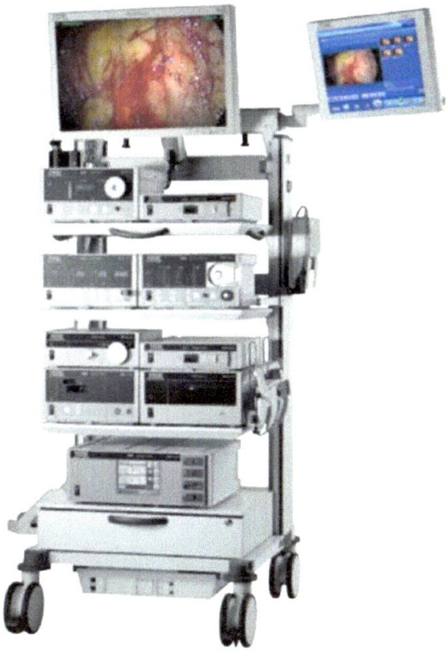

FIGURA 6.25. *Rack* com sistema de documentação AIDA® Storz.

:: CONSIDERAÇÕES FINAIS

A qualidade do material empregado e o entendimento de seu funcionamento, manutenção e esterilização, bem como a escolha adequada dos meios de distensão, são fundamentais para a segurança e o sucesso dos procedimentos histeroscópicos. Muitas das complicações que ocorrem no dia a dia têm relação direta com esses quesitos, e o conhecimento de todos esses aspectos é de responsabilidade intransferível do cirurgião.

REFERÊNCIAS

1. Hamou JE. Hysteroscopie et microhysteroscopie avec un instrument nouveau: le microhysteroscope. Atti II Simposio Internazionale di Endoscopia Ginecologica, Palermo, COFESE Publisher 1981, p 131.

2. Beilenhoff U, Neumann CS, Rey JF et al. ESESGE–ESGENA guideline: Cleaning and disinfection in gastrointestinal endoscopy. Endoscopy 2008; 40:939-57.

3. Manual de desinfecção de equipamentos endoscópicos. SOBEEG. Disponível em: www.anvisa.gov.br.

Capítulo 7
INDICAÇÕES E CONTRAINDICAÇÕES DA HISTEROSCOPIA

Luciano Gibran
Mariana Fava
Fernanda Vieira Lima Arcoverde

:: INTRODUÇÃO

A histeroscopia é considerada o exame padrão ouro para avaliação da cavidade uterina e suas afecções. A histeroscopia diagnóstica possibilita a visualização das estruturas anatômicas uterinas, incluindo canal endocervical, cavidade endometrial e óstios tubários, além de permitir a identificação de achados anormais, como miomas, pólipos e sinéquias, entre outros. A histeroscopia cirúrgica incorpora instrumentos para promover o tratamento dos achados anormais. Atualmente existem diversos instrumentais disponíveis, incluindo o sistema de Bettocchi, o *laser* de diodo, morceladores, o ressectoscópio convencional e o minirressectoscópio, que possibilitam a realização da histeroscopia cirúrgica tanto no ambiente hospitalar como ambulatorial[1].

As histeroscopias diagnóstica e cirúrgica se complementam, auxiliando a identificação e o tratamento das patologias intrauterinas. Neste capítulo serão abordadas as principais indicações e contraindicações.

:: INDICAÇÕES

Infertilidade

Infertilidade é definida como ausência de gravidez clínica após 1 ano ou mais de relações sexuais frequentes e sem uso de métodos contraceptivos. Estima-se uma prevalência de 8% a 12% dos casais ao redor do mundo. O fator uterino representa uma das causas de infertilidade e deve ser investigado inicialmente com a ultrassonografia transvaginal, que torna possível identificar pólipos, miomas submucosos e, eventualmente, malformações uterinas[2,3].

Indica-se a histeroscopia diagnóstica na investigação da infertilidade em casos de alterações nos exames prévios (ultrassonografia transvaginal, histerossalpingografia), risco aumentado de lesões intracavitárias (antecedente de curetagem uterina prévia ou AMIU) e falha em fertilização *in vitro* (FIV) prévia. Alguns autores a indicam para todas as pacientes que irão realizar FIV, mesmo com exames prévios de imagem normais. A histeroscopia possibilita a visualização direta do canal endocervical e da cavidade uterina e consequentemente o diagnóstico de sinéquias uterinas, septo uterino, pólipos, miomas submucosos, adenomiose, endometrite e anomalias do canal endocervical. Também possibilita, em algumas dessas condições, o tratamento durante o exame, seguindo o princípio *see and treat*[4-7].

Dentre os possíveis achados patológicos relacionados com a infertilidade estão os seguintes:

- Os *pólipos endocervicais* (Figura 7.1) acometem cerca de 2% a 5% da população geral, e sua incidência aumenta com a idade. Consistem em uma protrusão hiperplásica da mucosa endocervical e são assintomáticos na maioria das mulheres, podendo ocasionar sangramento intermenstrual e pós-coital, corrimento vaginal e menorragia. No passado, o tratamento preconizado consistia na simples torção e remoção ou curetagem de canal, o que não garantia a remoção da base da lesão. A histeroscopia cirúrgica possibilita a remoção completa do pólipo e de sua base, além de avaliar a cavidade endometrial, uma vez que 25% das mulheres com pólipo endocervical apresentam pólipo endometrial simultaneamente[8,9].

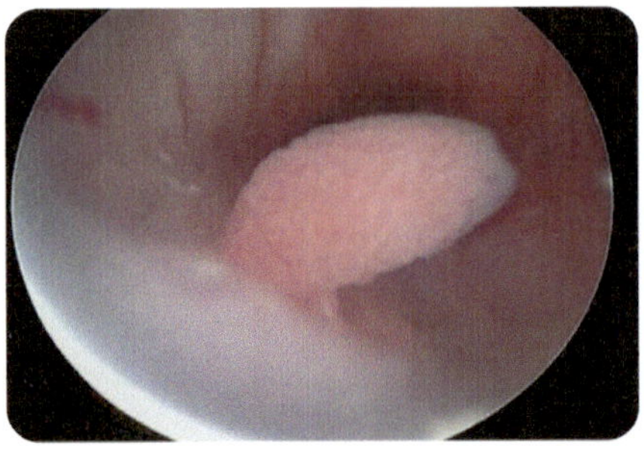

FIGURA 7.1. Pólipo endocervical.

- Os *pólipos endometriais* (Figura 7.2*A* a *C*) se caracterizam como uma proliferação da camada basal do endométrio. Podem provocar infertilidade por dificultar a implantação se ≥ 1cm ou, mais raramente, por oclusão dos óstios tubários, quando cornuais. Em revisão da Cochrane de 2012, que avaliou mulheres com pólipos endometriais que realizariam tratamento de reprodução assistida (inseminação intrauterina [IIU] ou FIV), a remoção histeroscópica dos pólipos endometriais aumentou as taxas de gravidez em comparação com a conduta expectante (63% de taxa de gravidez no grupo operado e 28% no grupo em que foi realizada apenas biópsia da lesão)[10,11].
- *Miomas uterinos,* os tumores benignos mais frequentes do trato reprodutivo, acometem até 70% das mulheres em idade reprodutiva. Os miomas submucosos podem afetar a fertilidade ao interferirem na implantação do embrião por diversos mecanismos, como alteração da contratilidade uterina e modificação dos moduladores de receptividade endometrial. A ressecção de miomas submucosos (Figura 7.3) aumenta as taxas de gestação e deve ser indicada. Estudos recentes mostram a importância da conservação da pseudocápsula na miomectomia a fim de propiciar melhor cicatrização com risco menor de formação de sinéquias e minimizar possíveis impactos em uma gestação futura[12,13].
- A *endometrite crônica* compromete o prognóstico gestacional em termos de abortos de repetição e implantação endometrial. O diagnóstico histeroscópico é sugerido por hiperemia focal/difusa, micropólipos (< 1mm) e edema de mucosa (Figura 7.4*A* e *B*) e deve ser confirmado por anatomopatológico mostrando aumento de plasmócitos. O tratamento antimicrobiano deve ser preferencialmente guiado pela cultura e, caso não disponível ou negativa, empiricamente.
- O *septo uterino* é uma malformação mülleriana que ocorre por falha da reabsorção na 20ª semana embrionária, acometendo até 15 em 1.000 mulheres. Os septos podem ser parciais ou completos, os quais têm aspecto semelhante ao útero bicorno na visão histeroscópica, devendo ser feita a diferenciação por meio de ressonância magnética ou ultrassom 3D. O útero septado é mostrado na

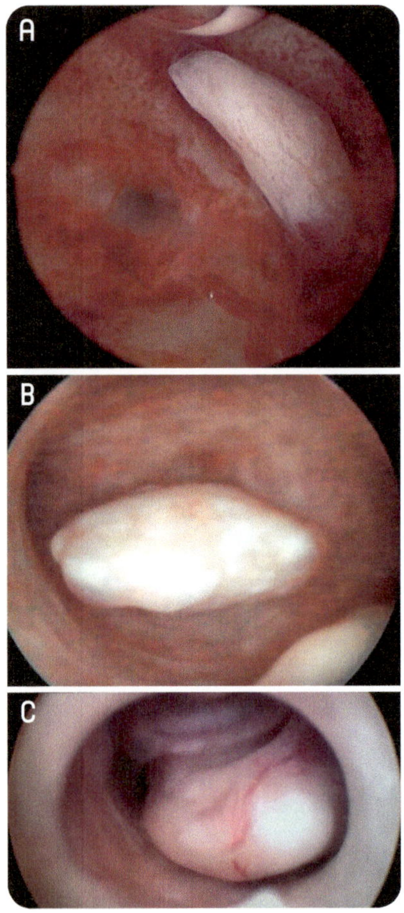

FIGURA 7.2. A a C: Pólipos endometriais.

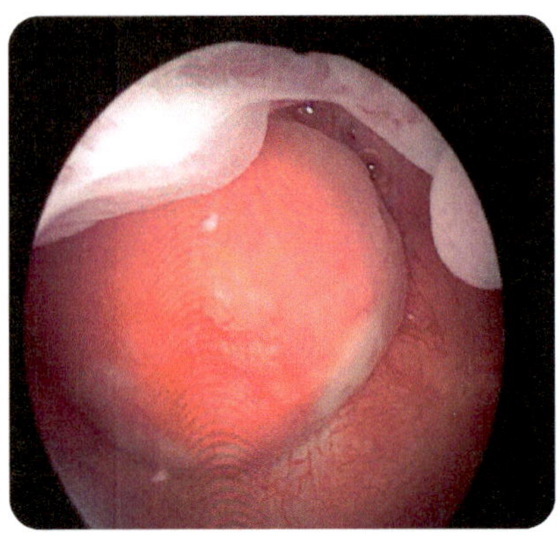

FIGURA 7.3. Mioma submucoso G0.

Figura 7.5. A metroplastia (septoplastia) histeroscópica está associada a aumento das taxas de gestação e nascidos vivos em mulheres com infertilidade e diminuição de abortamentos de repetição[17,18] e é uma indicação de histeroscopia cirúrgica nesse grupo.

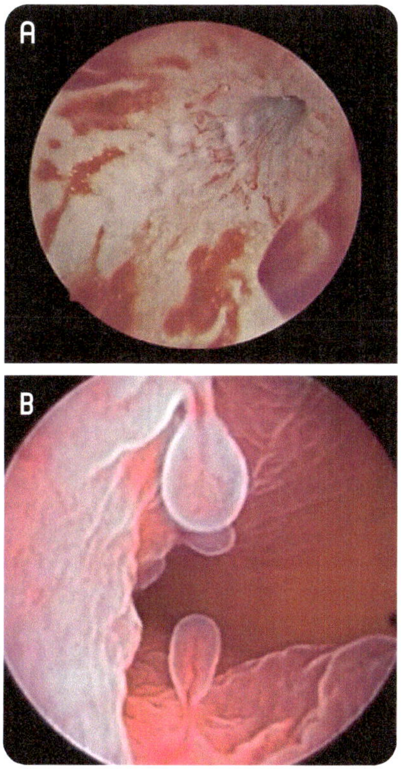

FIGURA 7.4. A e B: Endometrite crônica. Hiperemia focal associada a edema de mucosa, micropólipos e aspecto de morango.

- As *sinéquias* são secundárias à agressão da camada basal do endométrio, especialmente após procedimentos intracavitários do ciclo gravídico-puerperal (curetagem e AMIU), mas também podem ocorrer após miomectomia, metroplastia ou embolização de artérias uterinas. Promovem infertilidade em cerca de 40% dos casos e, quando extensas, podem levar à síndrome de Asherman, caracterizada por oligoamenorreia secundária. A histeroscopia possibilita o diagnóstico preciso com a visualização de aderências entre as paredes uterinas (Figura 7.6). A lise de sinéquias pode ser realizada ambulatorialmente por meio da histeroscopia cirúrgica, com a própria óptica ou com *set* de Bettocchi com tesoura, no caso de sinéquias mucosas. O tratamento adequado, quando possível, promove o retorno do sangramento menstrual e o aumento das taxas de gestação e nascidos vivos[19,20].

- A *adenomiose* é classicamente diagnosticada por meio de ultrassonografia e ressonância magnética da pelve. No entanto, a histeroscopia muitas vezes possibilita a suspeita e o tratamento em casos de adenomiose focal. Sugerem o diagnóstico de adenomiose: endométrio irregular com pequenas "aberturas", aumento da vascularização endometrial, lesões azuladas ou amarronzadas, endométrio em morango e lesões císticas hemorrágicas subendometriais (Figura 7.7). A adenomiose acomete principalmente a parede posterior do útero[21].

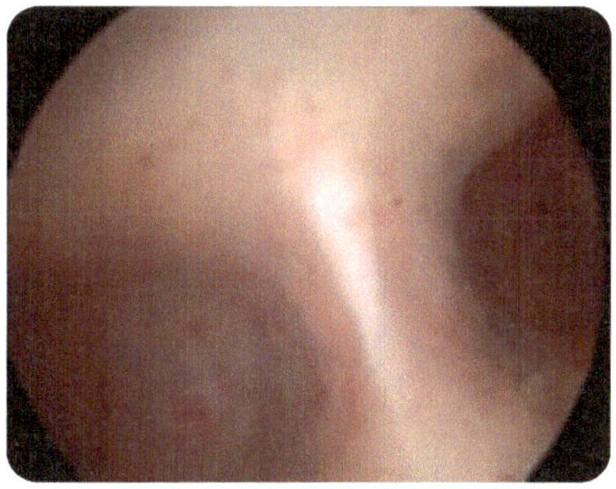

FIGURA 7.5. Septo uterino.

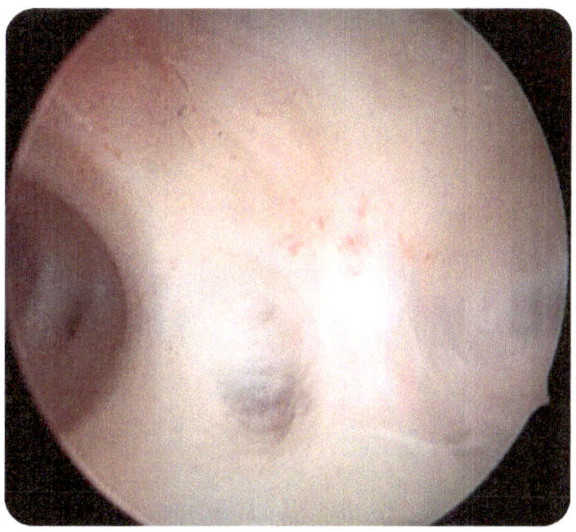

FIGURA 7.6. Sinéquia uterina.

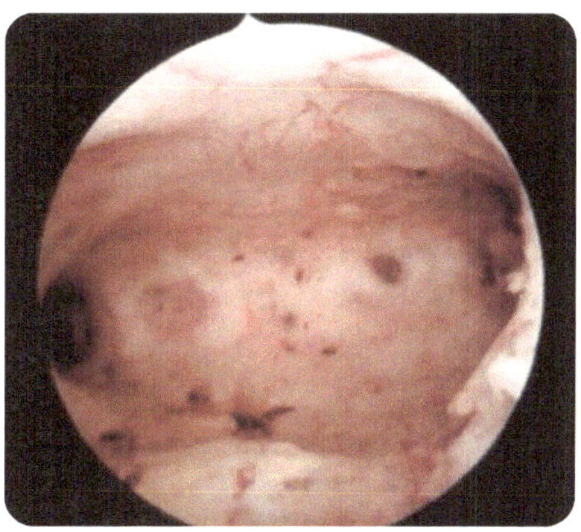

FIGURA 7.7. Adenomiose.

Sangramento uterino anormal

Muitas mulheres procuram o ginecologista em razão de sangramento uterino anormal (SUA), uma condição multifatorial que pode ser atribuída a anormalidades estruturais, como pólipos e miomas, e não estruturais, como coagulopatias e distúrbios ovulatórios, como descrito na classificação PALM-COEIN[22]. A histeroscopia faz parte dos exames diagnósticos e é considerada o padrão ouro para as afecções endometriais, tornando possível o diagnóstico das causas orgânicas do SUA, como pólipos endometriais, miomas submucosos, hiperplasia endometrial e câncer de endométrio (com anatomopatológico associado) e adenomiose, em alguns casos[22].

A prevalência dos pólipos na população geral é de cerca de 15%, podendo atingir 20% a 30% em mulheres com SUA. No entanto, é frequente o achado incidental de pólipos endometriais em mulheres totalmente assintomáticas. Ainda não se sabe ao certo se os pólipos endometriais provocam sangramento, e a etiologia do sangramento parece estar mais relacionada com o próprio mecanismo que conduziu ao aparecimento do pólipo como resposta endometrial alterada ao estímulo hormonal, disfunção inflamatória e alteração da angiogênese. Estudos mostram que mulheres submetidas à histeroscopia cirúrgica para retirada de pólipo, tanto por via ambulatorial como internadas, evoluem com melhora do sangramento em até 80% dos casos[23-25].

Os miomas submucosos alteram a vasculatura endometrial, além de comprometerem a capacidade contrátil do miométrio, sendo uma importante causa de SUA. A histeroscopia diagnóstica possibilita a avaliação e classificação desses miomas, enquanto a cirúrgica é considerada o padrão ouro para seu tratamento, permitindo a remoção hospitalar de miomas submucosos maiores ou ambulatorialmente, nos casos de miomas de até 1cm grau 0 (e eventualmente maiores, a depender do instrumental e da experiência do cirurgião)[26,27].

A istmocele é caracterizada por um defeito em bolsa na parede uterina anterior, secundária à cicatriz de cesariana prévia (Figura 7.8), podendo estar relacionada com sangramento vaginal intermitente, dor pélvica e infertilidade. Seu diagnóstico pode ser estabelecido por meio de ultrassonografia transvaginal. A histeroscopia cirúrgica com ressectoscópio é uma das alternativas terapêuticas para pacientes sintomáticas, em especial nos casos menores em que o miométrio residual seja maior que 2,5 a 3mm[28].

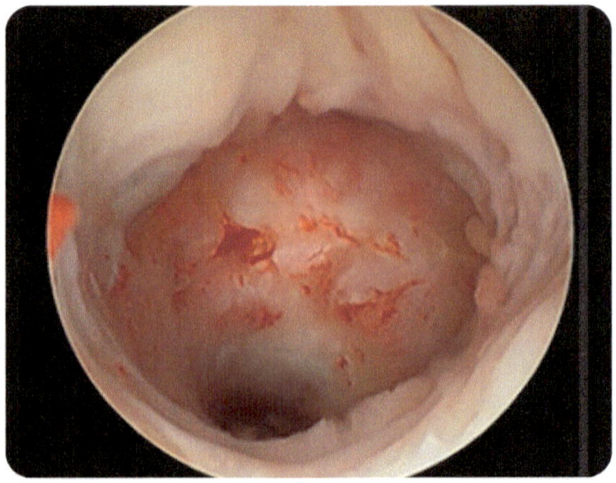

FIGURA 7.8. Istmocele.

O SUA sem causa estrutural identificada pode ser secundário a alterações ovulatórias ou endometriais, dentre outras, e a ablação endometrial pode ser uma alternativa interessante para esse grupo de pacientes. Trata-se de um procedimento que visa à destruição do endométrio para tratamento do SUA, principalmente os de causa endometrial ou ovulatória, como alternativa à histerectomia, sendo realizado através da histeroscopia com ressectoscópio[30]. A ablação, quando bem indicada, diminui o fluxo menstrual, melhora a qualidade de vida relacionada com a menstruação e pode prevenir a histerectomia em até quatro de cada cinco mulheres que realizam o procedimento[29].

As hiperplasias endometriais e o câncer de endométrio serão discutidos em outros capítulos.

Espessamento endometrial

Apesar de não haver indicação de ultrassonografia transvaginal para rastreio de câncer de endométrio ou ovário por não promover a redução da mortalidade, o exame é frequentemente realizado de rotina na prática clínica em razão do fácil acesso e do baixo custo. Com isso, há um crescente diagnóstico de espessamento endometrial, muitas vezes em mulheres assintomáticas. Até 10% a 17% das mulheres na pós-menopausa terão espessamento endometrial, a grande maioria por pólipos inativos.

Segundo as últimas evidências e diretrizes, deve ser indicada a avaliação endometrial com biópsia em mulheres, preferencialmente por histeroscopia, nas seguintes situações (com base na espessura endometrial [EE] medida na ultrassonografia transvaginal – Figura 7.9):

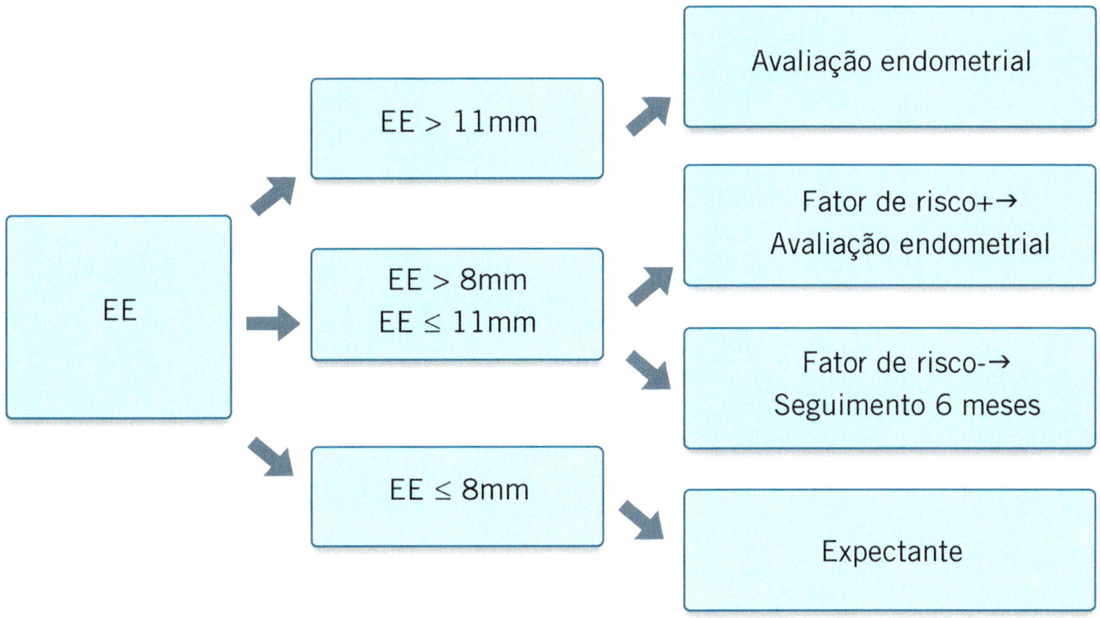

FIGURA 7.9. Fluxograma de condução em caso de espessamento endometrial

Na menacme não existem valores considerados limítrofes para cada fase do ciclo, e a indicação de histeroscopia nessa fase está relacionada com os sintomas ou outras alterações nos exames de imagem (por exemplo, imagem sugestiva de pólipo)[30-34].

Sangramento pós-menopausa

As mulheres com sangramento pós-menopausa deverão ser avaliadas com biópsia endometrial quando a espessura endometrial for ≥ 4mm, a qual poderá ser realizada através de curetagem uterina, biópsia com cureta de Pipelle ou, como padrão ouro, por histeroscopia com biópsia dirigida. Sabe-se que a histeroscopia não diminui o sangramento recorrente em mulheres com sangramento pós-menopausa e biópsia endometrial com resultado benigno. No entanto, estudo de Hanegen *et al.* demonstrou a presença de 6% de lesões malignas e pré-malignas nessas mulheres, reforçando a importância da histeroscopia nesses casos[35,36].

Sabe-se que, após histeroscopia diagnóstica em casos de câncer de endométrio, células malignas e pré-malignas atingem a cavidade abdominal através das tubas uterinas. Entretanto, os estudos mostram que, apesar dessa disseminação de células, não há impacto no prognóstico nem na taxa de mortalidade na comparação de mulheres com câncer de endométrio submetidas à biópsia por curetagem uterina[37].

Os achados histeroscópicos que sugerem malignidade incluem lesões de aspecto cerebroide, presença de tecido sugestivo de necrose, espessamento polipoide, aumento da vascularização, endométrio de aspecto irregular e friável, presença de cistos glandulares e alteração arquitetural das glândulas endometriais (espessamento, dilatação, proliferação irregular)[38,39] (Figura 7.10).

Indicações obstétricas

Restos ovulares e placentários podem ficar retidos após abortos espontâneos ou induzidos e parto vaginal ou cesariana, podendo levar a sangramento aumentado e infecção intrauterina e, a longo prazo, à formação de sinéquias e comprometimento da fertilidade da mulher. A histeroscopia cumpre um papel nesses casos, especialmente após falha dos métodos tradicionais (curetagem e AMIU), para retirada completa do material e em razão do risco menor de sinéquias futuras. Além disso, possibilita a identificação e o tratamento de lesões adjacentes que possam até mesmo ter sido a causa da retenção de material obstétrico[40-42].

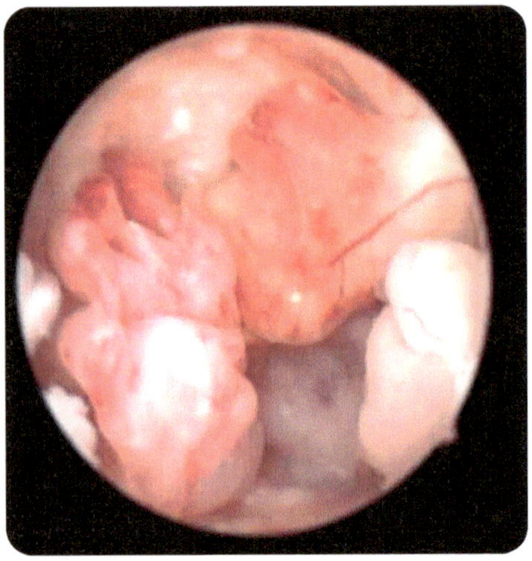

FIGURA 7.10. Lesão sugestiva de malignidade.

Localização de corpos estranhos

O uso de dispositivos intrauterinos (DIU) vem aumentando cada vez mais na prática clínica por oferecer contracepção de alta eficácia, longa duração e reversibilidade. O DIU mal posicionado (Figura 7.11), especialmente baixo, quando sua extremidade atinge ou ultrapassa o orifício interno cervical, deve ser retirado ou reposicionado em virtude do risco de falha contraceptiva. O reposicionamento pode ser feito com boa taxa de sucesso por histeroscopia em ambiente ambulatorial com auxílio da pinça jacaré. A histeroscopia diagnóstica possibilita o reposicionamento, além de visualização da cavidade com identificação e tratamento da possível causa do mau posicionamento do DIU, além de confirmação imediata do reposicionamento (Figura 7.12)[43-45].

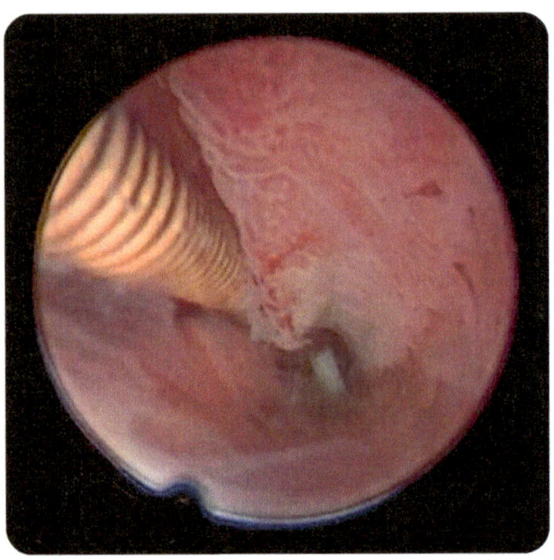

FIGURA 7.11. DIU no canal endocervical.

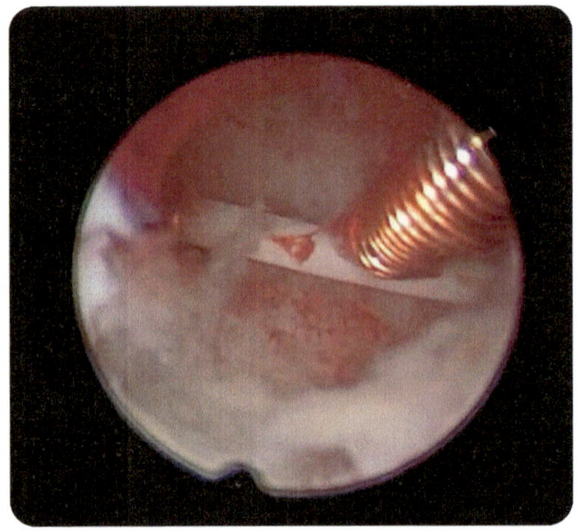

FIGURA 7.12. DIU bem posicionado.

Avaliação de vagina em paciente virgem

A avaliação da vagina e do colo uterino faz parte da rotina ginecológica e do rastreio do câncer de colo uterino. Mulheres sem atividade sexual e com hímen íntegro oferecem uma barreira à avaliação clássica com exame especular. A vaginoscopia possibilita o exame sem ruptura do hímen e completa visualização da mucosa vaginal e cervical. As principais indicações são suspeita de estenose, corrimento vaginal, retirada de corpo estranho, dor pélvica e sangramento anormal, e as taxas de complicações são mínimas[46,47].

Esterilização tubária

Apesar de sua alta eficácia, o Essure®, dispositivo utilizado para esterilização por via histeroscópica através da oclusão tubária, aprovado para uso em 2002, apresentou diversos efeitos adversos e complicações, como dismenorreia, dispareunia, perfuração tubária e alteração menstrual. O Food and Drug Administration (FDA) divulgou essas reclamações e em 2015 iniciou um processo de revisão da segurança do produto com a empresa responsável[48]. Em 2016, a Agência Nacional de Vigilância Sanitária (ANVISA) tomou a mesma atitude no Brasil, exigindo da empresa revendedora estudos que demonstrassem relatórios das pacientes até 12 meses após a introdução do dispositivo. Em fevereiro de 2017, após o não cumprimento dessa exigência, a ANVISA determinou a suspensão da importação e comercialização do dispositivo[49].

Contraindicações

Gestação

Gestação conhecida é uma contraindicação clássica à realização da histeroscopia[1], e programar o procedimento histeroscópico na fase folicular minimiza a chance de realizá-lo inadvertidamente durante a gestação inicial.

Pouco se sabe sobre os possíveis efeitos deletérios do procedimento em uma gestação inicial. Entretanto, evidências crescentes mostram que possivelmente esses efeitos sejam menores do que inicialmente estimados. Erenus relatou um caso de histeroscopia inadvertida durante a fase implantacional, cuja gestação seguiu sem intercorrências[50]. Em 2016, Sanders *et al.* relataram uma série de 25 casos de gestações iniciais associados à presença de dispositivos intrauterinos que foram submetidas à histeroscopia para sua remoção. Nenhuma anomalia fetal foi identificada após o nascimento, e não houve ruptura de saco gestacional, sangramento intraoperatório ou perda gestacional imediata relacionada com o procedimento[51].

Ainda assim, na ausência de indicação precisa para sua realização, a histeroscopia deve ser evitada durante a gestação.

Infecção genital atual

Infecções no trato genital e infecções herpéticas agudas também são contraindicações à realização da histeroscopia[1]. Como o procedimento tem o potencial de disseminar bactérias patogênicas da vagina para a cavidade endometrial e peritoneal através do meio de distensão, evitá-lo na vigência de infecções ativas é questão de bom senso.

Mesmo quando realizado na ausência de sinais infecciosos, a incidência de sinais de infecção após histeroscopia varia de 0,06% a 11,4%, incluindo casos de febre, dor pélvica e também abscesso tubovariano[52]. Relatos raros apontam também para complicações graves e por vezes fatais, como falência hepática fulminante e síndrome de ativação macrofágica, relacionadas com a disseminação do herpes vírus pela histeroscopia[53,54].

Diagnóstico atual de câncer cervical

A histeroscopia não costuma ser realizada em pacientes com diagnóstico conhecido de câncer de colo uterino por conta do risco de hemorragia ou disseminação de células tumorais[1].

Contraindicações relativas

A presença de sangramento excessivo no momento do exame pode prejudicar a visualização da cavidade, tornando o exame de difícil realização e por vezes inconclusivo. Doenças graves associadas que comprometam a estabilidade hemodinâmica durante o exame também são contraindicações relativas.

:: CONSIDERAÇÕES FINAIS

De acordo com a ampla gama de indicações de histeroscopias, tanto para diagnóstico como para tratamento, é possível afirmar com convicção que esse procedimento trouxe benefícios imensuráveis à saúde feminina, tornando possível solucionar de maneira minimamente invasiva problemas outrora tratados com cirurgias radicais, como a histerectomia.

O conhecimento da cavidade uterina por histeroscopia deveria fazer parte do currículo obrigatório do especialista em ginecologia.

REFERÊNCIAS

1. ACOG Technology Assessment No. 13: Hysteroscopy. Obstet Gynecol 2018; 131(5):e151-e156.

2. Medicine PCoASfR. Definitions of infertility and recurrent pregnancy loss: a committee opinion. Fertil Steril 2013; 99(1):63.

3. Vander Borght M, Wyns C. Fertility and infertility: Definition and epidemiology. Clin Biochem 2018; 62:2-10.

4. Di Spiezio Sardo A, Di Carlo C, Minozzi S et al. Efficacy of hysteroscopy in improving reproductive outcomes of infertile couples: a systematic review and meta-analysis. Hum Reprod Update. 2016; 22(4):479-96.

5. Hur C, Rehmer J, Flyckt R, Falcone T. Uterine factor infertility: A clinical review. Clin Obstet Gynecol 2019; 62(2):257-70.

6. Merviel P, Mergui JL, Sananes S, Antoine JM, Salat-Baroux J, Uzan S. Role of hysteroscopy in the diagnosis and treatment of infertility. Presse Med 2000; 29(23):1302-10.

7. Lorusso F, Ceci O, Bettocchi S et al. Office hysteroscopy in an in vitro fertilization program. Gynecol Endocrinol 2008; 24(8):465-9.

8. Stamatellos I, Stamatopoulos P, Bontis J. The role of hysteroscopy in the current management of the cervical polyps. Arch Gynecol Obstet 2007; 276(4):299-303.

9. Coeman D, Van Belle Y, Vanderick G, De Muylder X, De Muylder E, Campo R. Hysteroscopic findings in patients with a cervical polyp. Am J Obstet Gynecol 1993; 169(6):1563-5.

10. Bosteels J, van Wessel S, Weyers S et al. Hysteroscopy for treating subfertility associated with suspected major uterine cavity abnormalities. Cochrane Database Syst Rev 2018; 12:CD009461.

11. Bosteels J, Weyers S, Puttemans P et al. The effectiveness of hysteroscopy in improving pregnancy rates in subfertile women without other gynaecological symptoms: a systematic review. Hum Reprod Update 2010; 16(1):1-11.

12. Carranza-Mamane B, Havelock J, Hemmings R, COMMITTEE REAI, CONTRIBUTOR S. The management of uterine fibroids in

women with otherwise unexplained infertility. J Obstet Gynaecol Can. 2015;37(3):277-285.

13. Tinelli A, Favilli A, Lasmar RB et al. The importance of pseudocapsule preservation during hysteroscopic myomectomy. Eur J Obstet Gynecol Reprod Biol 2019; 243:179-84.

14. Song D, Li TC, Zhang Y et al. Correlation between hysteroscopy findings and chronic endometritis. Fertil Steril 2019; 111(4):772-9.

15. Moreno I, Cicinelli E, Garcia-Grau I et al. The diagnosis of chronic endometritis in infertile asymptomatic women: a comparative study of histology, microbial cultures, hysteroscopy, and molecular microbiology. Am J Obstet Gynecol 2018; 218(6):602.e601-602.e616.

16. Cicinelli E, Matteo M, Trojano G, et al. Chronic endometritis in patients with unexplained infertility: Prevalence and effects of antibiotic treatment on spontaneous conception. Am J Reprod Immunol 2018; 79(1).

17. ASRM@asrm.org PCotASfRMEa, Medicine PCotASfR. Uterine septum: a guideline. Fertil Steril 2016; 106(3):530-40.

18. Venetis CA, Papadopoulos SP, Campo R, Gordts S, Tarlatzis BC, Grimbizis GF. Clinical implications of congenital uterine anomalies: a meta-analysis of comparative studies. Reprod Biomed Online 2014; 29(6):665-83.

19. Khan Z, Goldberg JM. Hysteroscopic management of Asherman's syndrome. J Minim Invasive Gynecol 2018; 25(2):218-28.

20. Deans R, Abbott J. Review of intrauterine adhesions. J Minim Invasive Gynecol 2010; 17(5):555-69.

21. Di Spiezio Sardo A, Calagna G, Santangelo F et al. The role of hysteroscopy in the diagnosis and treatment of adenomyosis. Biomed Res Int 2017; 2017:2518396.

22. Grimbizis GF, Tsolakidis D, Mikos T et al. A prospective comparison of transvaginal ultrasound, saline infusion sonohysterography, and diagnostic hysteroscopy in the evaluation of endometrial pathology. Fertil Steril 2010; 94(7):2720-5.

23. Clark TJ, Stevenson H. Endometrial Polyps and Abnormal Uterine Bleeding (AUB-P): What is the relationship, how are they diagnosed and how are they treated? Best Pract Res Clin Obstet Gynaecol 2017; 40:89-104.

24. Clevenger-Hoeft M, Syrop CH, Stovall DW, Van Voorhis BJ. Sonohysterography in premenopausal women with and without abnormal bleeding. Obstet Gynecol 1999; 94(4):516-20.

25. Cooper NA, Clark TJ, Middleton L et al. Outpatient versus inpatient uterine polyp treatment for abnormal uterine bleeding: randomised controlled non-inferiority study. BMJ 2015; 350:h1398.

26. van Dongen H, de Kroon CD, Jacobi CE, Trimbos JB, Jansen FW. Diagnostic hysteroscopy in abnormal uterine bleeding: a systematic review and meta-analysis. BJOG 2007; 114(6):664-75.

27. Salazar CA, Isaacson KB. Office operative hysteroscopy: An update. J Minim Invasive Gynecol 2018; 25(2):199-208.

28. Setubal A, Alves J, Osório F et al. Treatment for uterine isthmocele, a pouchlike defect at the site of a cesarean section scar. J Minim Invasive Gynecol 2018; 25(1):38-46.

29. Famuyide A. Endometrial ablation. J Minim Invasive Gynecol 2018; 25(2):299-307.

30. ACOG Committee Opinion No. 734 Summary: The role of transvaginal ultrasonography in evaluating the endometrium of women with postmenopausal bleeding. Obstet Gynecol 2018; 131(5):945-6.

31. Alcázar JL, Bonilla L, Marucco J et al. Risk of endometrial cancer and endometrial hyperplasia with atypia in asymptomatic postmenopausal women with endometrial thickness ≥11 mm: A systematic review and meta-analysis. J Clin Ultrasound 2018; 46(9):565-70.

32. Giannella L, Mfuta K, Setti T, Boselli F, Bergamini E, Cerami LB. Diagnostic accuracy of endometrial thickness for the detection of intra-uterine pathologies and appropriateness of performed hysteroscopies among asymptomatic postmenopausal women. Eur J Obstet Gynecol Reprod Biol 2014; 177:29-33.

33. Laiyemo R, Dudill W, Jones SE, Browne H. Do postmenopausal women with thickened endometrium on trans-vaginal ultrasound in the absence of vaginal bleeding need hysteroscopic assessment? A Pilot Study. J Obstet Gynaecol 2016; 36(2):223-6.

34. Famuyide AO, Breitkopf DM, Hopkins MR, Laughlin-Tommaso SK. Asymptomatic thickened endometrium in postmenopausal women: malignancy risk. J Minim Invasive Gynecol 2014; 21(5):782-6.

35. Clark TJ, Barton PM, Coomarasamy A, Gupta JK, Khan KS. Investigating postmenopausal bleeding for endometrial cancer: cost-effectiveness of initial diagnostic strategies. BJOG 2006; 113(5):502-10.

36. van Hanegem N, Breijer MC, Slockers SA et al. Diagnostic workup for postmenopausal bleeding: a randomised controlled trial. BJOG 2017; 124(2):231-40.

37. Ben-Arie A, Tamir S, Dubnik S et al. Does hysteroscopy affect prognosis in apparent early-stage endometrial cancer? Int J Gynecol Cancer 2008; 18(4):813-9.

38. Triolo O, Antico F, Palmara V, Benedetto V, Panama S, Nicotina PA. Hysteroscopic findings of endometrial carcinoma. Evaluation of 104 cases. Eur J Gynaecol Oncol 2005; 26(4):434-6.

39. Ianieri MM, Staniscia T, Pontrelli G et al. A new hysteroscopic risk scoring system for diagnosing endometrial hyperplasia and adenocarcinoma. J Minim Invasive Gynecol 2016; 23(5):712-8.

40. Goldenberg M, Schiff E, Achiron R, Lipitz S, Mashiach S. Managing residual trophoblastic tissue. Hysteroscopy for directing curettage. J Reprod Med 1997; 42(1):26-8.

41. Capmas P, Lobersztajn A, Duminil L, Barral T, Pourcelot AG, Fernandez H. Operative hysteroscopy for retained products of conception: Efficacy and subsequent fertility. J Gynecol Obstet Hum Reprod 2019; 48(3):151-4.

42. Smorgick N, Barel O, Fuchs N, Ben-Ami I, Pansky M, Vaknin Z. Hysteroscopic management of retained products of conception: meta-analysis and literature review. Eur J Obstet Gynecol Reprod Biol 2014;173:19-22.

43. Golightly E, Gebbie AE. Low-lying or malpositioned intrauterine devices and systems. J Fam Plann Reprod Health Care 2014; 40(2):108-12.

44. Ber A, Seidman DS. Management of the malpositioned levonorgestrel-releasing intrauterine system. Contraception 2012; 85(4):369-73.

45. Kuzel D, Hrazdirova L, Kubinova K, Dundr P, Cibula D, Mara M. Hysteroscopic management of displaced levonorgestrel-releasing intrauterine system. J Obstet Gynaecol Res 2013; 39(5):1014-8.

46. Sirakov M, Veltova L. Vaginoscopy – a modern method in pediatric-adolescent gynecology. Akush Ginekol (Sofiia) 1989; 28(3):67-70.

47. Nakhal RS, Wood D, Creighton SM. The role of examination under anesthesia (EUA) and vaginoscopy in pediatric and adolescent gynecology: a retrospective review. J Pediatr Adolesc Gynecol 2012; 25(1):64-6.

48. Walter JR, Ghobadi CW, Hayman E, Xu S. Hysteroscopic Sterilization With Essure: Summary of the U.S. Food and Drug Administration Actions and Policy Implications for Postmarketing Surveillance. Obstet Gynecol 2017; 129(1):10-9.

49. Sanitária ANdV. Suspensão da importação, comercialização, distribuição e divulgação do dispositivo de contracepção permanente essure®. In:2017.

50. Erenus M, Sezen D. Ongoing pregnancy in a woman who inadvertently underwent office hysteroscopy during early pregnancy. Fertil Steril 2005; 83(1):211-2.

51. Sanders AP, Fluker MR, Sanders BH. Saline hysteroscopy for removal of retained intrauterine contraceptive devices in early pregnancy. J Obstet Gynaecol Can 2016; 38(12):1114-9.

52. Florio P, Nappi L, Mannini L et al. Prevalence of infections after in-office hysteroscopy in premenopausal and postmenopausal women. J Minim Invasive Gynecol 2019; 26(4):733-9.

53. Price TM, Harris JB. Fulminant hepatic failure due to herpes simplex after hysteroscopy. Obstet Gynecol 2001; 98(5 Pt 2):954-6.

54. Désidéri-Vaillant C, Exbrayat S, Sapin-Lory J, Lambrechts D, Rouxel M, Nicolas X. Hemophagocytic syndrome due to Herpes simplex virus after hysteroscopy. J Gynecol Obstet Biol Reprod (Paris) 2012; 41(7):672-5.

Capítulo 8

HISTEROSCOPIA AMBULATORIAL: TÉCNICA, INDICAÇÕES E CONTRAINDICAÇÕES

Walter Antônio Prata Pace
Giselle Barandier Teixeira Esmeraldo
Ana Cláudia Miranda Scalioni
João Oscar de Almeida Falcão Júnior
Francisco de Assis Nunes Pereira

:: INTRODUÇÃO

A histeroscopia (termo derivado do grego, *hysteros* = útero e *scopy* = olhar), exame de avaliação direta da cavidade uterina e do colo uterino através da técnica de endoscopia, é considerada o padrão ouro para avaliação de patologias intrauterinas e cervicais[1,2].

Existem dois tipos de histeroscopia: a diagnóstica e a cirúrgica. A histeroscopia diagnóstica, como o próprio nome sugere, é utilizada para uma avaliação inicial e geral da cavidade uterina, a qual pode ser realizada ambulatorialmente, sem necessidade de anestesia. Já a histeroscopia cirúrgica está indicada em situações que exigem uma intervenção, como em miomas submucosos, septos uterinos e pólipos. Algumas dessas intervenções, no entanto, podem ser realizadas sem anestesia, sem a necessidade de dilatação cervical e sem corrente elétrica, o que diminui o tempo do procedimento, os índices de complicações e os custos, além de permitir ambulatorialmente o modelo *ver e tratar*[3,4].

Assim, podem ser desfeitas sinéquias endometriais (também classificadas como grau 1, leves ou mínimas) e realizadas polipectomias (pólipos de até 2cm, preferencialmente), bem como a biópsia endometrial. Neste capítulo será enfatizada a técnica de histeroscopia ambulatorial. A técnica de histeroscopia cirúrgica de maior complexidade será abordada adiante, nos capítulos referentes a cada patologia uterina.

:: HISTÓRIA

Nos anos 1970, a histeroscopia era realizada por meio da chamada "técnica tradicional". Essa técnica envolvia o uso de espéculo e fórceps cervical para visualização e exame do colo uterino, sendo utilizado gás carbônico (CO_2) como meio de distensão da cavidade uterina. Como o histeroscópio apresentava um grande diâmetro, era obrigatória a dilatação cervical com o uso de anestesia local ou geral prévia, seguida de internação após o procedimento[5].

Na década de 1980, avanços tecnológicos propiciaram o advento de uma técnica menos dolorosa e menos invasiva com a fabricação de histeroscópios de calibre menor (até 5mm). Com isso aumentou o número de procedimentos realizados ambulatorialmente, sem dilatação cervical, anestesia ou internação, e o exame foi ganhando mais aceitação na prática clínica, evidenciando suas vantagens em comparação com as técnicas às cegas de investigação uterina[6].

:: TÉCNICA

Antes mesmo de o exame ser iniciado, poderá ser realizado algum preparo farmacológico para analgesia. Antiespasmódicos, anti-inflamatórios e anestésicos locais para bloqueio cervical podem ser utilizados na histeroscopia diagnóstica ambulatorial[7-9]; no entanto, não existem evidências que comprovem sua eficácia. Além disso, pode ser avaliada a utilização de medicamentos para preparo cervical, mas também não há evidências científicas claras sobre a melhor opção e a maior efetividade com seu uso[10,11].

O ambiente para realização do exame deve ser adequado e dispor de uma sala ampla e equipada com uma equipe preparada. Na prática clínica, as pacientes ansiosas costumam ter uma experiência mais dolorosa durante o exame, sendo aconselhável oferecer um ambiente acolhedor e descontraído, pois a paciente estará consciente durante todo procedimento. Devem ser evitadas quaisquer intercorrências antes do exame. A seguir, a técnica histeroscópica ambulatorial se encontra descrita passo a passo.

Posição da paciente

A posição adequada para melhores visualização e acesso é o decúbito dorsal, com a cabeça e os ombros ligeiramente elevados e os membros inferiores em dupla flexão com a ajuda de suportes (posição de litotomia). As nádegas devem ultrapassar ligeiramente a borda inferior da mesa de exame, que deve ser bipartida e estar com sua porção inferior rebatida inferiormente.

Aparelhos e meios de distensão

Como descrito no capítulo anterior, podem ser utilizados histeroscópios rígidos ou flexíveis, preferencialmente de formato oval, com diâmetro menor que 5mm (a forma que mais se assemelha à aparência do canal cervical). Os meios de distensão mais utilizados são o gás carbônico e o soro fisiológico. A solução salina é preferida por ser mais confortável para a paciente, ter custo menor e fornecer uma visão melhor em caso de sangramento intrauterino[12,13].

Vaginoscopia

A técnica *no-touch*, descrita por Bettocchi em 1997, consiste na introdução do histeroscópio diretamente na região inferior da vagina sem auxílio de espéculo ou pinça[14]. Essa técnica reduz o desconforto da paciente e possibilita a realização do exame mesmo em pacientes virgens, com estenose ou atrofia genital grave[15]. Insere-se então o meio de distensão a uma pressão de 30 a 40mmHg, provocando a distensão gradual e indolor do canal vaginal. À medida que ocorre a distensão, progride-se com o histeroscópio, avaliando a cavidade vaginal até a identificação do orifício externo do colo uterino. Nesse ponto é possível avaliar a presença de patologias cervicais e de fundo de saco.

Exame do canal cervical

Os histeroscópios atuais têm uma angulação da óptica em torno de 12 a 30 graus. Para a introdução do histeroscópio pelo orifício externo (OE) do colo uterino, a imagem necessária (ou seja, do orifício ou canal cervical) deve aparecer na metade inferior da tela e não em seu centro[9,16,17]. Após passar pelo OE, o histeroscópio é cuidadosamente movido para a frente até o orifício interno (OI) do colo uterino. Deve-se introduzir o aparelho sempre no meio do canal, evitando trauma nas bordas. A manobra correta para progressão do aparelho pelo OI consiste em introduzi-lo transversalmente, ou seja, girá-lo 90 graus. O canal cervical é avaliado tanto durante a introdução como à retirada do histeroscópio. Nessa fase, as dificuldades encontradas estão relacionadas com as alterações anatômicas, como presença de estenose do canal cervical, pólipos ou tumores.

Embora as complicações da histeroscopia (perfuração uterina, infecção, hemorragia, entre outras) sejam incomuns, estudos observaram que quase metade dessas complicações estava relacionada com a dificuldade de introdução do histeroscópio pelo colo uterino[18-20]. A estenose do colo uterino é mais frequente em mulheres nulíparas ou pós-menopáusicas[21]. Pacientes com procedimentos cervicais prévios apresentam taxa de incidência de estenose de 10,2% após conização com *laser* e de 4,3% após excisão eletrocirúrgica[22].

Os métodos disponíveis para superar a estenose cervical são: dilatação farmacológica com uso de análogo de prostaglandinas (por exemplo, misoprostol), dilatadores mecânicos (por exemplo, velas de Hegar), dilatadores higroscópicos, hidrodilatação, estrogenoterapia (em paciente com hipoestrogenismo) e, por fim, incisão em cruz[23]. Também pode ser utilizado o material acessório do próprio histeroscópio, como pinças e tesouras, para divulsionar os tecidos fibróticos identificados no trajeto cervical sob visualização direta do histeroscópio, superando-se a estenose à medida que se progride com o aparelho durante o procedimento.

Avaliação da cavidade uterina

Inicialmente, após passar pelo colo uterino, com a ópica voltada para cima, obtém-se uma visão panorâmica da cavidade uterina. Progredindo com o histeroscópio, avaliam-se as paredes anterior e fúndica. Girando a óptica 90 graus em sentido horário, avaliam-se a parede lateral esquerda e o óstio tubário esquerdo. Já no sentido anti-horário, analisam-se a parede lateral direita e o óstio tubário direito. Por fim, com um giro em 180 graus da posição inicial é verificada a parede posterior do útero.

O desenvolvimento dos histeroscópios com sistema de fluxo contínuo e presença de camisa, através dos quais podem ser introduzidos instrumentos operacionais (como pinças de apreensão e tesouras), possibilitou o tratamento das patologias uterinas e cervicais em ambiente ambulatorial sem anestesia ou internação[4]. Cabe lembrar que a inervação uterina se encontra no miométrio e na camada serosa, sendo o endométrio e suas patologias desprovidos de sensibilidade[24]. No entanto, uma técnica cuidadosa é de suma importância para evitar a penetração profunda do miométrio superficial durante a ressecção de lesões. Recomendam-se, então, a aplicação das menores pressões de distensão possíveis e a execução de procedimentos mais breves por meio de técnicas cirúrgicas eficientes.

:: INDICAÇÕES

A histeroscopia diagnóstica, por ser o melhor método de avaliação do canal cervical uterino e de toda a cavidade endometrial, possibilita a avaliação do formato da cavidade uterina e de lesões endometriais ou externas que possam alterá-la ou deformá-la[1,2]. Dessa maneira, a histeroscopia ambulatorial pode ser utilizada para:

- Avaliação e diagnóstico diferencial de alterações intracavitárias já identificadas em outros tipos de exames.
- Identificação, localização e retirada de corpo estranho, auxílio para retirada de dispositivo intrauterino.
- Localização de restos ovulares.
- Controle de doenças trofoblásticas gestacionais.
- Controle após cirurgias uterinas (cesariana, miomectomia, metroplastia).
- Avaliação de causas de infertilidade.
- Identificação de amenorreia de origem uterina.
- Auxílio para o diagnóstico de malformações e sinéquias uterinas.
- Diagnóstico e exérese de pólipos endocervicais/endometriais.

O exame histeroscópico também promove a visão direta e o acesso fácil ao endométrio que, por isso, oferece maior eficiência na biópsia endometrial, feita assim de forma dirigida. Com as atuais condições e técnicas para realização do procedimento em ambiente ambulatorial, as indicações se multiplicaram e hoje ele pode ser realizado à mínima suspeita de patologia intracavitária[25]. Portanto, a histeroscopia diagnóstica pode ser utilizada ainda para:

- Avaliação de metrorragias, sangramento pós-menopausa e sangramento uterino anormal.
- Diagnóstico e investigação de hiperplasias endometriais.
- Suspeição e avaliação de fatores prognósticos do carcinoma de colo ou endométrio.

:: CONTRAINDICAÇÕES

A suspeita ou a presença de gravidez contraindica a realização do exame. Além disso, a infecção aguda é importante contraindicação em virtude do risco de ascendência bacteriana pelas tubas uterinas até a cavidade pélvica. O sangramento uterino abundante deve ser também considerado, pois prejudica a visualização ao exame e, consequentemente, o diagnóstico preciso. Útero com volume muito aumentado, com histerometria superior a 12cm, tem sua avaliação comprometida em razão da dificuldade de distensão adequada de uma cavidade muito volumosa, além de possivelmente exceder o alcance do aparelho às estruturas localizadas distalmente nessas cavidades maiores.

A suspeita de patologia maligna de endométrio, por sua vez, não é mais considerada impedimento à realização do exame, uma vez que estudos mais recentes demonstraram ausência de disseminação neoplásica, principalmente em estágios precoces da doença, para diagnóstico, ou de alterações no prognóstico da paciente com a realização da histeroscopia[5,25,26].

REFERÊNCIAS

1. Di SpiezioSardo A, Bettocchi S, Spinelli M et al. Review of new office-based hysteroscopic procedures 2003-2009. J Minim Invasive Gynecol 2010; 17:436-48.

2. Di SpiezioSardo A, Bettocchi S, Bramante S, Guida M, Bifulco G, Nappi C. Office vaginoscopic treatment of an isolated longitudinal vaginal septum: a case report. J Minim Invasive Gynecol 2007; 14:512-55.

3. Saridogan E, Tilden D, Sykes D, Davis N, Subramanian D. Cost-analysis comparision of outpatient see-and-treat hysteroscopy service with other hysteroscopy service models. J Minim Invasive Gynecol 2010; 17(4):518-25.

4. Marsh FA, Rogerson LJ, Duffy SR. A randomized controlled trial comparing outpatient versus day case endometrial polypectomy. BJOG 2006; 113(8):896-901.

5. Bettocchi S, Ceci O, Spinelli ML et al. Office hysteroscopy. Ref Gynecol Obstet 2010; 12:1-9.

6. Bettocchi S, Ceci O, Vicino M, Marello F, Impedovo L, Selvaggi L, Diagnostic inadequacy of dilatation and curettage. Fertil Steril 2001; 75:803-5.

7. Ahmad G, O'Flynn H, Attarbashi S, Duffy JMN, Watson A. Pain relief for outpatient hysteroscopy. Cochrane 2010; 11.

8. Paulo AAS, Solheiro MHR, Paulo COS, Afreixo VMA. What proportion of women refers moderate to severe pain during office hysteroscopy with a mini-hysteroscope? A systematic review and meta-analysis. Arch Gynecol Obstet 2016; 293:37-46.

9. Guida M, Di SpiezioSardo A, Acunzo G et al. Vaginoscopic versus traditional office hysteroscopy: a randomized controlled study. Hum Reprod 2006; 21:3253-7.

10. Valle C, Solano JA, Rodríguez A, Alonso M. Pain management in outpatient hysteroscopy. GMIT 2016; 5(4):141-7

11. Al-Fozan H, Firwana B, Al Kadri H, Hassan S, Tulandi T. Preoperative ripening of the cervix before operative hysteroscopy. Cochrane 2015; 4.

12. Pellicano M, Guida M, Zullo F, Lavitola G, Cirillo D, Nappi C. Carbon dioxide versus normal saline as a uterine distension medium for diagnostic vaginoscopic hysteroscopy in infertile patients: a prospective, randomized, multicenter study. Fertil Steril 2003; 79:418-21.

13. Pluchino N, Ninni F, Angioni S et al. Office vaginoscopic hysteroscopy in infertile women: effects of gynecologist experience, instrument size, and distention medium on patient discomfort. J Minim Invasive Gynecol 2010; 17:344-50.

14. Bettocchi S, Selvaggi L. A vaginoscopic approach to reduce the pain of office hysteroscopy. J Am Assoc Gynecol Laparosc 1997; 4:255-8.

15. Di Spiezio Sardo A, Calagna G, Di Carlo C. Tips and tricks in office hysteroscopy. Gynecology and Minimally Invasive Therapy 2015; 4(1):3-7.

16. Sagiv R, Sadan O, Boaz M, Dishi M, Schechter E, Golan A. A new approach to office hysteroscopy compared with traditional hysteroscopy: a randomized controlled trial. Obstet Gynecol 2006; 108:387-92.

17. Sharma M, Taylor A, Di Spiezio Sardo A et al. Outpatient hysteroscopy: traditional versus the 'no-touch' technique. BJOG 2005; 112:963-7.

18. Jansen FW, Vredevoogd CB, van Ulzen K, Hermans J, Trimbos JB, Trimbos- Kemper TC. Complications of hysteroscopy: a prospective, multicenter study. Obstet Gynecol 2000; 96:266-70.

19. Shveiky D, Rojansky N, Revel A, Benshushan A, Laufer N, Shushan A. Complications of hysteroscopic surgery: "Beyond the learning curve". J Minim Invasive Gynecol 2007; 14(2):218-22.

20. Umranikar S, Umranikar A, Cheong Y. Hysteroscopy and hysteroscopic surgery. Obstet Gynaecol Reprod Med 2010; 20(6):167-73.

21. Polyzos NP, Zavos A, Valachis A et al. Misoprostol prior to hysteroscopy in premenopausal and postmenopausal women. A systematic review and meta-analysis. Hum Reprod Update 2012; 18:393-404.

22. Walid MS, Heaton RL. An invisible stenotic cervix. Arch Gynecol Obstet 2011; 283(1):121-2.

23. Relph S, Lawton T, Broadbent M, Karoshi M. Failed hysteroscopy and further management strategies. TOG 2016; 18(1):65-8.

24. Bettocchi S, Ceci O, Nappi L et al. Operative office hysteroscopy without anesthesia: analysis of 4863 cases performed with mechanical instruments. J Am Gynecol Laparosc 2004; 11:59-61.

25. Damain JC, Soares T, Freitas WA et al. Tratado de videoendoscopia e cirurgia minimamente invasiva em ginecologia. Rio de Janeiro: Revinter, 2007: 770-802.

26. Chang YN, Zhang Y, Wang YJ, Wang LP, Duan H. Effect of hysteroscopy on the peritoneal dissemination of endometrial cancer cells: a meta-analysis. Fertil Steril 2011; 96(4):957-61.

Capítulo 9
COMPLICAÇÕES EM HISTEROSCOPIA

Reginaldo Guedes Coelho Lopes

:: INTRODUÇÃO

As complicações são mais comuns na histeroscopia cirúrgica sob anestesia do que na ambulatorial, sendo a maioria dos casos de pequena gravidade e geralmente previsível. Quando não são respeitadas as contraindicações ao procedimento, as complicações são mais frequentes. A real incidência das complicações é difícil de ser quantificada em virtude das dificuldades dos autores em publicá-las. Esquematicamente, elas podem ser divididas em duas categorias: as da histeroscopia ambulatorial e as da histeroscopia em centro cirúrgico.

Segundo Shveiky *et al.*, existe uma curva de aprendizado proporcional ao número de complicações em histeroscopia, sendo mais frequentes as que acontecem em centro cirúrgico, incidindo em 3% dos procedimentos, a maioria no processo de dilatação cervical.

:: COMPLICAÇÕES DA HISTEROSCOPIA AMBULATORIAL

A histeroscopia ambulatorial é uma técnica bastante segura de avaliação da cavidade uterina. Não exige internação hospitalar e é caracterizada pela rapidez em sua realização. No entanto, algumas complicações podem ocorrer.

Complicações anestésicas

Apesar de se tratar de um procedimento ambulatorial, alguns autores optam pela aplicação de anestesia local, podendo ser feito o bloqueio paracervical ou mesmo a anestesia intracervical. Inicialmente, cabe citar a possibilidade de reação alérgica ao anestésico, que pode provocar desde uma simples erupção cutânea até um choque anafilático.

Outras complicações são decorrentes da absorção do anestésico e podem atuar nos sistemas cardiovascular e respiratório, podendo acarretar bradicardia, hipotensão e até mesmo choque e parada cardíaca. No sistema respiratório podem ocorrer depressão respiratória e apneia. Por agirem no sistema nervoso central, os anestésicos podem ocasionar náuseas, vômitos, desorientação espacial ou convulsões.

Também pode ser cogitada a ocorrência de lesão arterial em paramétrios, quando do bloqueio paracervical, o que raramente acontece, quase não havendo descrição na literatura. Como se sabe, os dentistas costumam proceder à anestesia local com os mesmos anestésicos em seus consultórios e complicações anestésicas não são relatadas com frequência. De qualquer maneira, deve-se estar prevenido e ter sempre à disposição adrenalina, anti-histamínicos, broncodilatadores e oxigênio.

Laceração cervical e falso trajeto

A manipulação inadequada do colo uterino pode causar lacerações, geralmente de pequena monta, as quais são mais comuns quando se faz a apreensão do lábio anterior do colo uterino com a pinça de Pozzi. A grande maioria das histeroscopias ambulatoriais dispensa essa técnica, tornando a laceração cervical um evento raro. Se acontecer e houver sangramento, pode-se tamponar, cauterizar ou até mesmo suturar.

A realização de um falso trajeto é mais corriqueira. Por vezes, o canal cervical é estenosado ou se trata de útero em retroversão ou anteversão acentuada. Nessa situação, é fundamental comprovar que não se está no canal cervical e retirar o histeroscópio.

Observa-se uma estrutura tubular com paredes irregulares sem o epitélio glandular típico do canal cervical. Pode-se tentar nova introdução, o que por vezes não se consegue, sendo obrigatório o adiamento do exame por 15 dias. Caso a introdução seja intempestiva, pode-se perfurar o útero. Nesse caso, o sangramento geralmente é pequeno em razão da pressão de distensão. A melhor maneira de prevenir essa complicação é por meio de uma introdução delicada, sempre sob visão direta. O histeroscópio não é um histerômetro.

Complicações decorrentes do meio de distensão

Embolia gasosa

Ainda há serviços que utilizam gás carbônico como meio de distensão nos procedimentos de histeroscopia diagnóstica. A maioria, no entanto, usa meios líquidos, como soro fisiológico, dextrano, manitol ou glicina. Observa-se uma tendência mundial de uso mais disseminado de soro fisiológico, por permitir uma imagem melhor, causar menos dor e possibilitar a realização de procedimentos cirúrgicos. Além disso as complicações relacionadas com o CO_2 são raras, uma vez que esse gás é muito solúvel no sangue.

Em geral, fluxos de CO_2 entre 40 e 60mL/min e pressão intrauterina abaixo de 100mmHg são inócuos. Em 1975, Lindemann realizou estudos em animais com perfusão de CO_2 diretamente em veia femoral com fluxo de 100mL/min e não houve registro de modificação do eletrocardiograma, do pH sanguíneo, da pressão parcial de oxigênio (PO_2) e do bicarbonato. A possibilidade de embolia pulmonar, segundo Labastida, é teórica, desde que sejam usados fluxo e pressão adequados.

Alguns autores, entretanto, documentaram esse tipo de complicação. Mahmoud e Fraser, em 1994, relataram três casos de embolia gasosa, nos quais haviam sido utilizados equipamentos inadequados, adaptados de instrumental utilizado em urologia. Todas as pacientes estavam sob anestesia geral e tiveram boa recuperação. Contudo, mesmo após 2 anos sem qualquer outro caso de embolia, os autores abandonaram essa prática improvisada.

Brink, também em 1994, descreveu um caso de embolia pulmonar por CO_2 em paciente submetida à histeroscopia durante uma investigação laparoscópica por suspeita de gravidez ectópica. Ele utilizou pressão intrauterina de 150mmHg e fluxo de CO_2 de 100mL/min. Tratava-se na realidade de abortamento incompleto, e a paciente, após o exame, se submeteu à curetagem uterina. A embolia foi diagnosticada 4 minutos após a curetagem. Os autores concluíram que a histeroscopia poderia ser contraindicada em pacientes com história de abortamento incompleto. A paciente apresentou boa recuperação.

Em 1996, Corson relatou o caso de uma paciente de 27 anos de idade submetida à histeroscopia com anestesia geral por dificuldade da passagem da óptica pelo canal cervical. A dilatação cervical foi realizada com dificuldade até 5mm e em seguida foi introduzido o histeroscópio com pressão intrauterina de 70mmHg. Após 9 minutos, a paciente desenvolveu quadro clínico de embolia pulmonar e permaneceu em coma por 7 dias, recuperando-se com dano neural.

Siegler, em 1990, relatou o caso de uma paciente que teve ruptura de tuba uterina obstruída por uso de pressão intrauterina excessiva. A hipotermia por CO_2 como nas laparoscopias é evento muito raro.

A posição de Trendelenburg, em que o útero se posiciona em um nível superior ao coração, deve ser evitada durante a histeroscopia diagnóstica com CO_2. Caso ocorra uma passagem excessiva de CO_2 para o meio intravascular, há a necessidade de término imediato do exame, ventilação da paciente e suportes pulmonar e vascular.

A embolia ocorre por absorção vascular do CO_2, seja no canal cervical, seja na cavidade uterina. Com a absorção, o gás se dirige ao ventrículo direito do coração, ocorrendo a imediata insuficiência cardíaca direita e a queda do fluxo na artéria pulmonar e da pressão arterial por redução do débito cardíaco, o que pode acarretar choque e óbito. Pode haver ainda um fenômeno denominado embolia paradoxal por aumento da pressão do lado direito do coração e abertura do forame oval em 15% a 20% das pacientes. Com a passagem do CO_2 para a circulação arterial, ele pode se dirigir a outros locais, como o cérebro, complicando sobremaneira o quadro clínico.

Passagem do meio de distensão pelas tubas

O fluxo de CO_2 desde o canal cervical até a cavidade uterina pode teoricamente transportar para a cavidade peritoneal, através das tubas, microrganismos, células tumorais de um carcinoma endometrial e células endometriais normais. Segundo Labastida, o uso de pressão e fluxo adequados reduz muito esses riscos. Uma pressão de até 100mmHg não abre os óstios tubários. Pressões maiores fazem o gás passar pelas tubas, e a única alternativa para manter a pressão acima de 100mmHg consiste em aumentar o fluxo, aumentando o risco de passagem.

Em 1994, Schmitz e Nahhas publicaram o caso de uma paciente na pós-menopausa que se submeteu à histeroscopia ambulatorial por sangramento uterino anormal com diagnóstico de carcinoma endometrial e 3 semanas depois foi submetida à histerectomia abdominal. Durante a cirurgia foi realizado um lavado peritoneal e identificada a presença de células endometriais malignas. Os autores aventaram a possibilidade de essas células terem sido transportadas à cavidade peritoneal pela histeroscopia.

Egarter relatou, em 1996, o caso de uma paciente de 56 anos que seria submetida à histerectomia com anexectomia bilateral por adenocarcinoma endometrial. Inicialmente foi realizada uma lavagem peritoneal e o líquido recolhido. A citologia foi negativa. Em seguida, Egarter usou a histeroscopia com pressão intrauterina de 150mmHg. Nova citologia foi recolhida e apresentou resultado positivo. Após a cirurgia não foi realizada qualquer terapia coadjuvante e após 12 meses de pós-operatório não havia sinal de doença recorrente.

Damião *et al.* realizaram estudo no Hospital do Servidor Público Estadual de São Paulo em 76 pacientes submetidas à histeroscopia com CO_2 sob baixa pressão. Um grupo era constituído de pacientes que seriam submetidas à histerectomia total abdominal por afecções benignas e o outro grupo era formado por portadoras de adenocarcinoma endometrial que também seriam submetidas à cirurgia abdominal. A histeroscopia foi realizada 15 minutos antes das cirurgias. O exame do lavado peritoneal mostrou não haver passagem de células endometriais quando a histeroscopia foi realizada com pressões intrauterinas de 70mmHg.

Embora a passagem dessas células possa acontecer, a viabilidade e a implantação peritoneal são discutíveis. Em 1997, Benifla estudou 30 pacientes que seriam submetidas à histeroscopia operatória para o tratamento de diversas afecções, e todas haviam sido submetidas à histeroscopia ambulatorial pelo menos 30 dias antes. Antes da cirurgia, líquido peritoneal foi recolhido por laparoscopia para a pesquisa da presença de células endometriais, e todas as mulheres apresentaram resultado negativo. Após a cirurgia histeroscópica, Benifla fez nova coleta, e em sete casos (23,3%) o resultado da pesquisa foi positivo. O líquido utilizado foi a glicocola.

Em 1996, ao analisar 300 histeroscopias, Bracco observou dois casos (0,79%) de doença inflamatória pélvica por *Chlamydia trachomatis.* Ambas as pacientes apresentavam cultura positiva antes do exame. Em casuística de 6.180 histeroscopias, Gaglione (1996) teve seis pacientes (0,1%) que desenvolveram doença inflamatória pélvica leve após o exame.

A seleção adequada das pacientes e o uso da técnica correta e do instrumental adequado reduzem drasticamente a incidência dessas complicações. Não há relatos de aumento da incidência de endometriose pélvica em pacientes submetidas à histeroscopia diagnóstica. Vale ressaltar a necessidade de abandono do uso do gás carbônico como meio de distensão em histeroscopias ambulatoriais e sua troca por solução fisiológica.

Perfuração uterina

Como a introdução do histeroscópio ambulatorial é realizada sob visão direta, a perfuração uterina é evento raro. Quando acontece, visibilizam-se alças intestinais ou epíplon e é difícil a distensão da cavidade uterina. O exame deve ser interrompido e o histeroscópio retirado sob visão direta, não devendoser realizado qualquer outro procedimento complementar (por exemplo, biópsia endometrial).

Em caso de perfuração de fundo uterino, raramente há lesão de vaso miometrial calibroso, sendo suficiente manter a paciente em repouso por 2 horas para observar a pressão arterial e as perdas sanguíneas. Nas perfurações de paredes laterais, o risco de lesão de vasos calibrosos é maior, e a paciente deve ser hospitalizada para realização de ultrassonografia transvaginal, eventualmente laparoscopia, mantendo-se internada por pelo menos 24 horas. Novo exame histeroscópico poderá ser realizado após 30 dias. Segundo Labastida, as seguintes condições favorecem a perfuração:

- Manobras bruscas ou não controladas visualmente.
- Confundir um óstio tubário com o orifício interno do colo.
- Anteversão e retroversão uterinas acentuadas.
- Cateterismos tubários.
- Cicatrizes uterinas.
- Úteros gravídicos.
- Doença trofoblástica.
- Procedimentos cirúrgicos, como lise de sinéquias.

A perfuração também pode acontecer durante a realização de biópsia orientada, devendo ser adotada a mesma conduta usada em caso de perfuração no momento do exame histeroscópico. Em todos os casos de perfuração uterina, é recomendável o uso de antibioticoterapia profilática (cefazolina 1g EV).

Em 1996, Gubbini publicou casuística de 14.000 histeroscopias ambulatoriais realizadas no período de 13 anos, registrando seis casos de perfuração uterina, todos sem gravidade. Em casuística pessoal de 2.600 histeroscopias ambulatoriais, não tivemos nenhum caso de perfuração. No Hospital do Servidor Público Estadual de São Paulo, houve cinco casos de perfuração uterina sem gravidade em 21.000 histeroscopias ambulatoriais realizadas.

Complicações decorrentes da própria paciente

Enfermidades cardiovasculares graves

A indicação de histeroscopia deve ser avaliada com extremo rigor nesse grupo de pacientes. Por vezes, pode ocorrer uma reação neurovegetativa, como hipotensão e reflexo vagal, que atinge uma gravidade maior. Se a indicação for imperativa, o exame deve ser realizado em ambiente hospitalar com assistência cardiovascular e respiratória disponível. Em casos mais graves, deve-se avaliar a possibilidade de realizar a histeroscopia sob anestesia geral.

Pacientes com sangramento

A realização da histeroscopia ambulatorial na vigência de sangramento aumenta a chance de embolia gasosa em razão da abertura dos vasos sanguíneos, o que pode acontecer quando se usa CO_2 como meio de distensão. Nesses casos, aguarda-se cessar o sangramento ou, ainda melhor, a histeroscopia é realizada com meio líquido.

Gravidez

A realização de histeroscopia ambulatorial é evento raro na gravidez. Em virtude do aumento da vascularização e da elasticidade uterina, pode ser necessária maior quantidade de CO_2, o que aumenta o risco de embolia gasosa. Segundo Labastida, nessas situações é recomendável o uso de pressões entre 60 e 70mmHg e fluxos de 20 a 30mL. A lesão do nervo óptico pela luz do histeroscópio é uma possibilidade teórica importante. Nesse caso também é melhor a utilização de solução fisiológica como meio de distensão.

Infecções

Respeitadas as contraindicações, é muito rara a ocorrência de infecções após a realização de histeroscopia ambulatorial. As pacientes com cervicites em geral e principalmente por *Chlamydia trachomatis* devem ser tratadas para só depois se submeterem à histeroscopia. Segundo Bracco *et al.*, para as pacientes com infecção prévia por *Chlamydia trachomatis* o risco de infecção com a histeroscopia ambulatorial é de 0,79%. É possível que a resistência bacteriana às soluções líquidas utilizadas para desinfecção de alto nível aumente a incidência de infecções. Há uma tendência mundial de esterilização dos histeroscópios em autoclaves, e a transmissão dos vírus das hepatites B e C, resistentes a diversas soluções utilizadas, entre as pacientes submetidas à histeroscopia é nesse momento uma possibilidade teórica, não havendo trabalhos científicos que comprovem essa hipótese.

Dor e reflexo vagal

Principal ocorrência durante a histeroscopia ambulatorial, a dor é maior quando se utiliza CO_2 como meio de distensão, quanto mais baixa é a paridade da paciente por via vaginal e quanto maior o calibre do histeroscópio, bem como na pós-menopausa e em colos uterinos com estenoses. A cooperação da paciente é fundamental. O médico deve fornecer todas as explicações a respeito do exame, além, é claro, de desenvolver boa técnica e introduzir o histeroscópio com suavidade e sempre sob visão direta.

A inervação parassimpática uterina pode ser estimulada já no canal cervical ou durante a distensão da cavidade uterina, ocasionando um reflexo vagal geralmente associado à dor referida pela paciente, a qual pode se queixar de náusea, sudorese, tontura e sensação de desmaio. Além da sintomatologia clínica, são detectadas queda da frequência cardíaca e hipotensão. Sua ocorrência é maior quando são usados CO_2 e histeroscópios de calibre maior.

Caso a reação vagal seja clinicamente importante, deve-se interromper imediatamente o exame. Em geral, isso melhora o quadro clínico e torna desnecessária a adoção de outras medidas. Em casos severos, pode-se usar atropina intramuscular. Alguns histeroscopistas utilizam de rotina, 30 minutos antes da histeroscopia, meia ampola de atropina por via sublingual, e a incidência de reflexo vagal é de aproximadamente 1%.

Complicações da histeroscopia ambulatorial operatória

A partir do advento do histeroscópio de Bettocchi, diversos procedimentos cirúrgicos passaram a ser realizados em ambulatório, desde biópsias dirigidas até lise de sinéquias, lise de septos uterinos, colocação de dispositivos intratubários, polipectomia ou mesmo miomectomia. Para esses procedimentos é necessária a introdução na cavidade uterina de pinças preensoras, tesouras, eletrodos e outros instrumentais mais específicos, como *laser* e dispositivos intratubários para anticoncepção, o que pode ocasionar diversas complicações, desde lesões térmicas até perfurações uterinas e tubárias.

Nesse aspecto, as complicações se assemelham muito às que ocorrem com as histeroscopias em centro cirúrgico. Cabe salientar que o diâmetro do instrumental aqui utilizado é bem menor que o usado em centro cirúrgico. Os cuidados com as complicações são os mesmos destinados às que ocorrem em centro cirúrgico.

:: COMPLICAÇÕES DA HISTEROSCOPIA OPERATÓRIA EM CENTRO CIRÚRGICO

Na histeroscopia operatória, as complicações também são incomuns, havendo poucos relatos na literatura. O número reduzido de relatos pode ser explicado pelo receio de publicá-los até mesmo em razão das implicações médico-legais. As complicações podem ocorrer em vários momentos do procedimento cirúrgico e podem ser divididas em grupos.

Complicações anestésicas

A histeroscopia não adiciona nenhum risco maior à anestesia, a não ser pela possibilidade de passagem excessiva do meio de distensão para o intravascular. Em geral, as histeroscopias operatórias são realizadas com anestesia peridural ou raquianestesia, e as complicações anestésicas são aquelas inerentes a esse tipo de anestesia.

Complicações traumáticas

As complicações traumáticas são mais comuns na histeroscopia operatória do que na ambulatorial por ser necessária a dilatação cervical para a introdução de instrumental de calibre maior que o utilizado no procedimento ambulatorial. Como complicações traumáticas podem ser citadas as cervicais e as perfurações uterinas. Segundo Donnez, essas complicações acontecem em 1% a 9% das cirurgias histeroscópicas.

Lacerações cervicais

As lacerações cervicais podem ser decorrentes da tração da pinça de Pozzi ou da dilatação do canal cervical e não têm maiores consequências, senão o sangramento. A prevenção é possível com o uso de velas de dilatação calibradas a cada 0,5mm, com o primeiro centímetro de cada vela do mesmo diâmetro da vela que a precedeu.

A possibilidade de falsos trajetos é real, principalmente nos úteros com acentuada ante ou retroversão. O toque vaginal antes do início da dilatação é importante para uma boa avaliação da posição e do volume uterino. Algumas lacerações cervicais podem necessitar de sutura.

O uso de laminária 24 horas antes da cirurgia pode facilitar a dilatação cervical, mas tem como inconveniente a possibilidade de dilatar demais o colo uterino, dificultando a distensão uterina por retorno do meio líquido. Alguns autores preconizam o uso de misoprostol, na dose de 200μg, 24 horas antes da cirurgia. São fatores de risco para dilatação cervical: uso prévio de análogo do GnRH, nuliparidade, estenose cervical e pós-menopausa.

Perfuração uterina

A perfuração uterina pode ser suspeitada quando a vela de dilatação introduzida é maior que o esperado pelo tamanho uterino. Também não se consegue a distensão da cavidade uterina, pois o líquido passa para a cavidade peritoneal. Por último, pode-se fazer o diagnóstico mediante a visibilização de alças intestinais ou epíplon através da cavidade uterina.

Caso seja confirmada a perfuração uterina, não se deve realizar ou dar prosseguimento à cirurgia. De acordo com a perfuração, nova cirurgia pode ser remarcada para 60 dias depois. Se a perfuração ocorreu antes da cirurgia propriamente dita, isto é, durante a dilatação cervical, a laparoscopia não costuma ser necessária, bastando o controle clínico de 24 horas com a paciente internada.

Se a perfuração aconteceu durante a cirurgia, principalmente com o uso de corrente elétrica, é recomendada a realização de laparoscopia com cauterização ou sutura, se houver sangramento no ponto de perfuração. A laparoscopia também confirma se houve lesão de alças intestinais próximas ao útero.

As cirurgias histeroscópicas com risco maior de perfuração são as de lise de sinéquias, principalmente quando próximas ao fundo uterino, as de ressecção do septo uterino e as de abordagem do mioma intramural. Segundo Valle, as perfurações acontecem em 2 a 3 em cada 1.000 lises de sinéquias fúndicas e laterais ou, de acordo com Hassiakos, em 1% das ressecções de septos.

Outra possibilidade de perfuração uterina ou tubária consiste na tentativa de canulação do óstio tubário. Segundo Cooper *et al.*, ocorre perfuração uterina em 1% a 10% do total de cirurgias, dependendo da experiência do histeroscopista, do material utilizado, das particularidades da paciente e da complexidade do procedimento (Figuras 9.1 a 9.3).

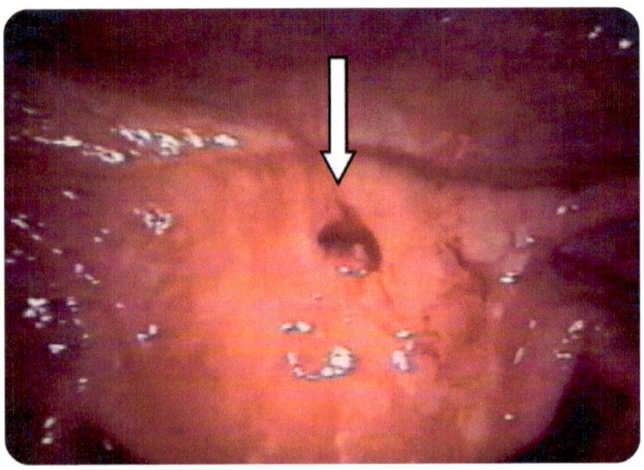

FIGURA 9.1. Imagem laparoscópica de perfuração uterina em parede anterior durante cirurgia histeroscópica.

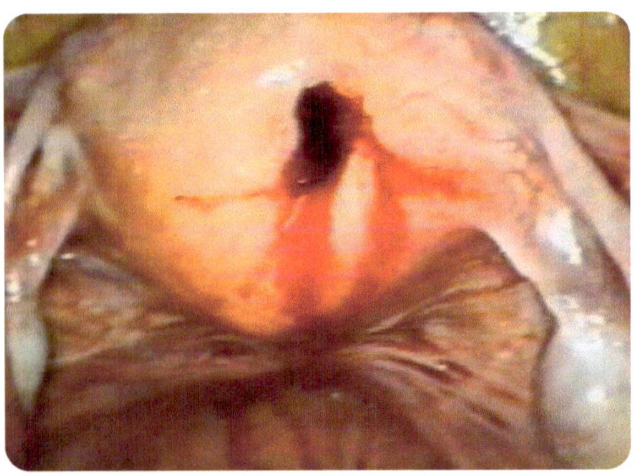

FIGURA 9.2. Imagem laparoscópica de perfuração uterina fúndica.

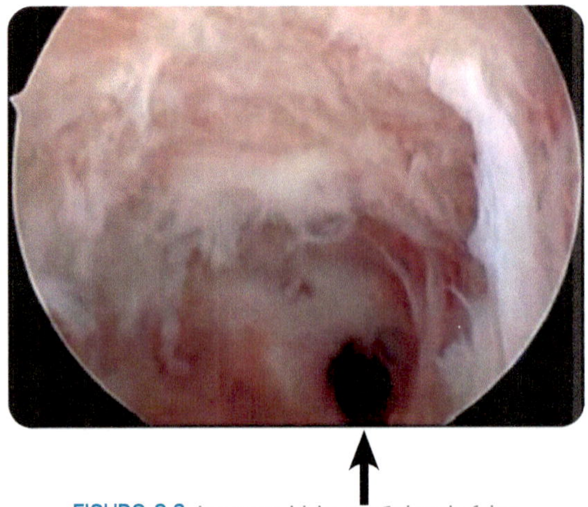

FIGURA 9.3. Imagem histeroscópica de falso trajeto na parte inferior (*seta*). Observe que o tecido ao redor em nada se parece com a endocérvice.

Complicações relacionadas com o meio de distensão

Na maioria dos casos, as histeroscopias operatórias são realizadas com meios de distensão líquidos. Embora não seja recomendado, usa-se excepcionalmente o CO_2. O meio gasoso deve ser evitado, pois geralmente ocorre a abertura de vasos sanguíneos, e o procedimento é executado sob pressão intrauterina de 100mmHg. Essa combinação pode provocar embolia gasosa. Por outro lado, o CO_2 se mistura com o sangue, dificultando a visão.

Em nosso meio são mais utilizados o manitol diluído a 3% ou 4% em água destilada e a glicina a 1,5%, quando se usa corrente elétrica monopolar. Quando se usa a corrente elétrica bipolar, a substância mais utilizada é o soro fisiológico, sendo menos utilizados o sorbitol a 3%, a solução de Ringer lactato e o dextrano 70.

A passagem excessiva de líquido para o intravascular, também conhecida como *overload*, ocorre em 1,1% das pacientes de alto risco, como as submetidas a ressecções de miomas submucosos. Segundo Hulka, em 1988 ocorreu em 0,34% das histeroscopias operatórias nos EUA, caindo para 0,20% em 1991 e subindo para 0,30% em 1993. Essa complicação é mais frequente quando se trabalha em regime de pressões elevadas mesmo com superfície endometrial intacta. Pressões acima de 100mmHg não melhoram a visibilização da cavidade uterina, acarretando apenas maior passagem de líquido pelas tubas uterinas e fazendo mais líquido ser infundido, o que aumenta a reabsorção pelas paredes uterinas. As improvisações para a infusão de líquido na cavidade uterina aumentam o risco de complicações.

O volume infundido eletronicamente e o retorno do líquido de distensão devem ser rigorosamente controlados. Em caso de um débito de até 1.000mL entre o infundido e o retornado, o risco de complicações por intravasamento é pequeno. A partir daí, deve-se avaliar caso a caso. Se o final da cirurgia está próximo, é possível terminá-la. Caso contrário, a cirurgia deve ser suspensa e o restante do procedimento realizado em um segundo tempo cirúrgico.

Com a utilização de corrente elétrica bipolar e soro fisiológico como meio de distensão, a síndrome de intravasamento é menos frequente. Por outro lado, isso não pode ser motivo para o relaxamento da vigilância do volume de líquido infundido e retornado. Com soro fisiológico é possível fixar o limite de 1.500mL de débito. São poucos os relatos na literatura sobre a ocorrência de síndrome de intravasamento com soro fisiológico. Os casos relatados aconteceram em cirurgias muito prolongadas e em cirurgias sem controle adequado da pressão de infusão.

Complicações com manitol e glicina (fluidos de baixa viscosidade)

Como ressaltado anteriormente, a pressão de infusão não deve ultrapassar a pressão arterial média da paciente: em geral, 100mmHg. Nenhum aparelho consegue medir a pressão intrauterina real. A pressão que o aparelho de infusão eletrônica fornece é a de infusão, e a intrauterina costuma ser 15mmHg mais baixa.

As consequências da reabsorção maciça são a hiponatremia e a hipo-osmolaridade. Casos mais graves podem ocasionar edema agudo de pulmão, edema cerebral, coma e morte. Como as cirurgias costumam ser realizadas com anestesia de bloqueio, é possível perceber algum grau de confusão mental da paciente, tosse intensa e poliúria, através de sonda vesical. As mulheres mais jovens parecem ser mais suscetíveis a essa complicação, quando comparadas com as pacientes na pós-menopausa. Provavelmente isso se deve ao fato de a progesterona endógena inibir a enzima adenosina trifosfato de sódio e potássio. Consequentemente, o uso de análogos do GnRH no pré-operatório diminuiria a possibilidade de ocorrência de *overload*.

Além do monitoramento do volume de líquido infundido e retornado, também é possível dosar o sódio sanguíneo a cada 15 minutos. Dosagens abaixo de 130mmol/L devem levar à interrupção do processo. Se o nível estiver abaixo de 120mmol/L (hiponatremia grave), deve-se repor o sódio com infusão EV de cloreto de sódio a 3% ou 5%, sendo possível, também, o uso de diuréticos. Em caso de hiponatremia grave, pode ocorrer insuficiência cardíaca congestiva com bradicardia, hipotensão, espasmos musculares, sensação de fraqueza extrema e convulsão, o que pode acarretar o óbito. A convulsão é decorrente do edema cerebral. O controle rigoroso do volume líquido, a distensão uterina controlada e uma boa técnica cirúrgica são a melhor prevenção contra essa síndrome.

Se o meio de distensão for manitol a 5%, pode-se prescindir de diuréticos para impedir um somatório de efeitos. O nível de oxigenação da paciente deve ser mantido com a infusão de oxigênio nasal por cateteres.

A metabolização da glicina pode promover a produção de amônia e, em situações de reabsorção líquida maciça, levar à encefalite amoniacal com quadro de confusão mental. Não é necessário nenhum medicamento, pois a regressão costuma ser espontânea.

Complicações com dextrano 70 (alta viscosidade)

No Brasil, o dextrano não é muito utilizado como meio de distensão uterina, e as principais complicações decorrentes de seu uso são edema agudo de pulmão, coagulopatias e reações alérgicas, podendo causar choque anafilático. O edema pulmonar parece estar relacionado com as propriedades osmóticas do dextrano 70, o qual também é um potente expansor plasmático. Segundo Lukacsko, a cada 100mL infundidos, o plasma sofre uma expansão de 860mL e, como afirma Witz, uma paciente de 60kg, após infusão de 350mL de dextrano, tem seu volume plasmático duplicado. De acordo com Leake, o edema pulmonar causado pelo dextrano é decorrente da ação tóxica diretamente na vascularização pulmonar.

A coagulopatia decorrente do uso de dextrano parece estar relacionada com a quantidade infundida, a qual, a partir de certa ponto, começa a desenvolver uma ação anticoagulante.

As reações alérgicas vão desde prurido e reações urticariformes até o choque anafilático.

O tratamento do edema pulmonar resultante do uso de dextrano consiste no fornecimento de boa oxigenação, mantendo suporte ventilatório, e no controle da diurese, o que é dificultado pela vida média de alguns dias do dextrano. A prevenção da coagulopatia é obtida por meio do controle do volume infundido, uma vez que essa complicação é dose-dependente. O tratamento das reações alérgicas consiste no uso de anti-histamínicos ou corticoides.

Complicações hemorrágicas

O sangramento intraoperatório resulta de lesão da musculatura da parede uterina e, segundo Donnez, sua incidência varia de 0 a 22%. Essa discrepância pode ser justificada pela experiência de cada cirurgião e o tipo de afecção tratada. As cirurgias com risco maior de sangramento são as que penetram profundamente o miométrio, como as miomectomias de miomas submucosos com porção intramural importante e a ablação do endométrio.

O diagnóstico é subjetivo e estabelecido de acordo com a quantidade de sangramento no intra ou no pós-operatório. Inicialmente, deve-se tentar a coagulação elétrica e, em caso de insucesso ou de diagnóstico de sangramento abundante estabelecido no pós-operatório, pode-se tentar o tamponamento uterino com sonda de Foley, a qual é introduzida na cavidade uterina e tem seu balão preenchido com 15mL de líquido. Após 3 horas, metade do líquido é retirada e, se não houver mais sangramento por 1 hora, a sonda pode ser retirada. Se o sangramento persistir ou for muito volumoso, o balão poderá ser deixado por 12 horas.

Medidas mais radicais, como ligadura de artérias uterinas e histerectomia, raramente são tomadas. O uso de substâncias vasopressoras deve ser feito com cuidado em razão dos efeitos colaterais. A utilização dos análogos do GnRH no pré-operatório parece diminuir esse tipo de complicação.

Scoccia *et al.* relataram o caso de duas pacientes que apresentaram sangramento genital importante no quarto e 18º dias de pós-operatório de ressecção histeroscópica de septo. Ambas foram tratadas com estrogênio EV com parada do sangramento. Segundo os autores, essa é uma ótima opção em pacientes sem história prévia de tromboembolismo.

Complicações infecciosas

As complicações infecciosas são raras em cirurgias histeroscópicas e, segundo Donnez, costumam ocorrer em 0,25% a 1% dos procedimentos, sendo mais frequentes naqueles mais prolongados e com grande manipulação. Os sintomas iniciais surgem 72 horas após a cirurgia com febre, corrimento vaginal de odor fétido e dor abdominal. Em geral, não é necessária a internação hospitalar, costumando ser suficiente o uso de antibióticos de largo espectro VO. A prevenção é possível com o uso de antibiótico profilático (cefazolina) durante a cirurgia. Uma consequência indesejada é a possibilidade de formação de sinéquias, principalmente nas pacientes com desejo reprodutivo.

Segundo Rullo *et al.*, os fatores de risco para esse tipo de complicação são:

- Assepsia inadequada.
- Procedimentos cirúrgicos longos.
- Ressecções intrauterinas extensas.
- Entrada e saída do ressectoscópio com muita frequência.
- Doença inflamatória pélvica prévia.
- Tecidos ressecados deixados no interior da cavidade uterina ao final da cirurgia.

Complicações decorrentes do uso de corrente elétrica

As lesões de órgãos e estruturas próximas ao útero por corrente elétrica ou *laser* podem ocorrer com ou sem perfuração uterina, as quais são mais raras e geralmente acontecem na abordagem de miomas intramurais em úteros com paredes finas, podendo também ocorrer na região dos óstios tubários e em cicatrizes de cesárea.

A maior parte das lesões abdominais acontece em caso de perfuração uterina com o uso de *laser* ou corrente elétrica. Nesse caso, a laparoscopia deve ser realizada para avaliação abdominal e eventualmente a laparotomia. Por vezes, é difícil a investigação de todo o intestino por laparoscopia.

Em caso de lesões de alça intestinal sem perfuração uterina, o diagnóstico não é estabelecido durante a cirurgia histeroscópica. Cabe lembrar que sempre é possível a aderência de uma alça intestinal à serosa uterina, e a paciente evolui no pós-operatório com febre, dor abdominal, sinais de peritonite e leucocitose. Nesses casos, a laparoscopia pode ajudar, mas a laparotomia é geralmente considerada melhor.

Outras complicações

Complicações mais raras são:

- Hematometra após cirurgia.
- Sinéquias uterinas após cirurgias.
- Complicações obstétricas, como ruptura uterina, placenta de inserção baixa, acretismo placentário e abortamentos de repetição.
- Adenomiose pós-ablação endometrial por fragmentos endometriais que em virtude da pressão penetrariam a musculatura uterina.
- Síndrome da obstrução tubária por fragmentos de endométrio, em ablações endometriais.
- Quebra de instrumental, como alças elétricas, dentro da cavidade uterina.

De acordo com Agostini *et al.*, nas pacientes que engravidam após metroplastia histeroscópica é maior o risco de apresentações fetais anômalas, recém-nascidos de baixo peso e parto por cesárea. Segundo os autores, as pacientes devem ser informadas dessa possibilidade antes da cirurgia histeroscópica.

Em relação à formação de sinéquias intrauterinas em pacientes com desejo reprodutivo, Revaux *et al.* propõem algumas medidas preventivas, preconizando a colocação de agentes mecânicos (DIU) no pós-operatório imediato, a utilização de fluidos (Seprafilm® e Hyalobarrier®) e a estrogenoterapia no pós-operatório. O uso de fluidos é recente e ainda necessita de experimentos maiores para sua ampla utilização na prática histeroscópica.

Em 2006, Sentilhes *et al.* publicaram levantamento de literatura a respeito da ruptura uterina após cirurgia histeroscópica, coletando relatos entre 1980 e 2006, e encontraram 18 casos. Desse total, 16 eram decorrentes de ressecção de septo uterino e lise de sinéquias (89%). A maioria (14,78%) das pacientes havia feito a ressecção com corrente elétrica monopolar, três delas (16,5%) com tesoura rígida e uma (5,5%) com *laser*. As rupturas ocorreram entre 1 mês e 5 anos após a cirurgia e entre a 19ª e a 41ª semana de gravidez. Em 12 casos (66,5%) não houve trabalho de parto. Foram registradas quatro mortes fetais e uma materna. Segundo os autores, a preferência deve ser dada ao uso de corrente elétrica bipolar nas cirurgias histeroscópicas.

:: CONSIDERAÇÕES FINAIS

Xia *et al.* analisaram 35 complicações em 12.921 histeroscopias cirúrgicas e 2.221 diagnósticas. Do total, foram nove casos de sangramentos importantes no intraoperatório, onze de perfurações uterinas, um de embolia gasosa, quatro com complicações infecciosas, quatro de hematometras após ablação do endométrio, um de carcinoma endometrial 8 anos após ablação endometrial, e cinco pacientes desenvolveram síndrome de intravasamento. Após análise do tratamento dessas complicações, os autores concluíram que:

- O balão de Foley é um método simples e eficaz para tratar o sangramento intraoperatório excessivo.
- A lise histeroscópica de sinéquias uterinas é uma cirurgia de risco para perfuração uterina.
- A monitorização ultrassonográfica ou laparoscópica durante cirurgia histeroscópica não previne a perfuração uterina.
- O controle eletrônico da pressão intrauterina e do tempo cirúrgico é importante na prevenção da síndrome de intravasamento.

Duan *et al.* também publicaram uma análise a respeito de 36 complicações em histeroscopias cirúrgicas realizadas entre 1993 e 2004. Foram onze casos de perfuração uterina, cinco de sangramento, três de síndrome de intravasamento, um de embolia gasosa, quatro de síndrome de esterilização pós-ablação e doze de sinéquias indesejadas. Segundo os autores, as complicações ocorreram em cirurgias mais complexas, com níveis de pressão intrauterina mais elevados, e em cirurgias com abordagem miometrial profunda.

Kayatas *et al.* relataram as complicações encontradas em 5.474 histeroscopias realizadas entre os anos de 2005 e 2012. O evento mais frequente foi a perfuração uterina (0,27%), contabilizando 0,06% das histeroscopias ambulatoriais e 1% das operatórias.

As inovações tecnológicas têm facilitado bastante os procedimentos histeroscópicos sem aumento nas taxas de complicações. Bahar *et al.* avaliaram as complicações em um grupo de mulheres submetidas a cirurgias histeroscópicas com corrente elétrica monopolar e bipolar e não encontraram diferenças significativas nos índices de complicações. Van Kerkvoorde *et al.* também analisaram as complicações em histeroscopias ambulatoriais precedidas de vaginoscopia e relataram apenas um caso em 1.028 procedimentos.

As complicações decorrentes da esterilização histeroscópica em razão da colocação de dispositivo intratubário são discutidas no Capítulo 25.

A introdução da histeroscopia representou um grande avanço em ginecologia e resultou na melhora acentuada do diagnóstico e tratamento das afecções da cavidade uterina. Como em todos os métodos recentes, as complicações costumam ser frequentes, mas são reduzidas com o tempo e o acúmulo de experiência do ginecologista, tornando o método cada vez mais seguro.

O entendimento correto do equipamento e o conhecimento dos limites do útero e de quem pratica a técnica são primordiais para a obtenção de bons resultados. A histeroscopia ambulatorial tem um índice muito baixo de complicações, ao passo que a operatória é mais complexa e introduz novos elementos, como a corrente elétrica, ocasionando complicações um pouco mais frequentes e sérias, sendo fundamental que o ginecologista respeite as contraindicações, identifique corretamente as complicações e saiba como tratá-las. Com isso ele certamente estará desenvolvendo e aperfeiçoando um método que é uma conquista da humanidade.

BIBLIOGRAFIA

Agostini A, De Guibert F, Salari K, Crochet P, Bretelle F, Gamerre M. Adverse obstetric outcomes at term after hysteroscopic metroplasty. J Minim Invasive Gynecol 2009; 16(4):454-7.

Baggish MS, Barbot J, Valle RF. Complications of hysteroscopic surgery. In: Diagnostic and operative hysteroscopy. St Louis, Missouri: Mosby, 1999.

Bahar R, ShimonovitzM, Benshushan A, Shushan A. Case-control study of complications associated with bipolar and monopolar hysteroscopic operations. J Minim Invasive Gynecol 2013; 20(3):376-80.

Bellingham FR. Outpatient hysteroscopy – problems. Aust NZ Obstet Gynaecol 1997; 37:202-5.

Benifla JL, Darai E, Filippini F, Combrouze FW, Crequat J, Madelenat P. Operative hysteroscopy may transport endometrial cells into the peritoneal cavity: report of a prospective longitudinal study. Gynaecol Endosc 1997; 6:151-3.

Bracco PL, Vassallo AM, Armentano G. Complicanze infettive dopo isteroscopia diagnostica. Minerva Ginecol 1996; 48:293-8.

Brink DM, Fawcus S, Marot N. Carbon dioxide embolism following diagnostic hysteroscopy. Br J Obstet Gynaecol 1994; 101:717-8.

Cooper JM, Brady RM. Intraoperative and early posoperative complications of operative hysteroscopy. Obstet Gynecol Clin 2000; 27:2.

Corson SL, Brooks PG, Soderstrom RM. Gynecologic endoscopic gas embolism. Fertil Steril 1996; 65:529-3.

Damião RS, Lopes RGC, Santos ES et al. Passagem de células endometriais para a cavidade peritoneal durante histeroscopia diagnóstica. Rev Bras Ginecol Obstet 2006; 29(6):285-90.

Donnez J, Nisolle M. Complications of hysteroscopic surgery in gynecology. In: An atlas of laser operative laparoscopy and hysteroscopy. New York: Parthenon, 1994.

Duan H, Xia EL, Zhang M et al. Zhonghua Fu Chan Ke Za Zhi 2005; 40(7):435-7.

Egarter C, Krestan C, Kurz C. Abdominal dissemination of malignant cells with hysteroscopy. Gynecol Oncol 1996; 63:143-4.

Finikiotis G. Side-effects and complications of outpatient hysteroscopy. Aust NZ Obstet Gynaecol 1993; 33:61-2.

Gaglione R, Cinque B, Paparatti L, Pistilli E: Hysteroscopy: a milestone in gynaecology. Gynaecol Endosc 1996; 5:319-22.

Gubbini G, Linsalata I, Stagnozzi R et al. Isteroscopia diagnostica ambulatoriale: 14000 casi. Minerva Ginecol 1996; 48:383-90.

Hassiakos DK, Zourlas PA. Transcervical division of uterine septa. Obstet

Gynecol Surv 1990; 45:165-73.

Hulka JA, Peterson HB, Phillips JM. Operative hysteroscopy: American Association of Gynecologic Laparoscopists, 1993 membership survey. J Am Assoc Gynecol Laparosc 1995; 2:131-2.

Julian TM. Hysteroscopic complications. J Low Genit Tract Dis 2002; 6(1):39-47.

Kayatas S, Meseci E, Tosun OA, Arinkan SA, Uygur L, Api M. Experience of hysteroscopy indications and complications in 5.474 cases. Clin Exp Obstet Gynecol 2014; 41(4):451-4.

Labastida NR. Tratado y atlas de histeroscopia. Barcelona: Salvat, 1990.

Leake JF, Murphy AA, Zacur HA. Noncardiogenic pulmonary edema: a complication of operative hysteroscopy. Fertil Steril 1987; 48:497-99.

Lindemann HI, Berci C. Textbook of endoscopy and hysteroscopy. Appleton-Century-Crofts, 1976.

Loffer FD. Complications of hysteroscopy – their cause, prevention, and correction. J Am Assoc Gynecol Laparosc 1995; 3:11-26.

Lukacsko P. Noncardiogenic pulmonary edema secondary to intrauterine instillation of 32% dextran 70. Fertil Steril 1985; 54:560-1.

Mahmoud F, Fraser IS. CO_2 hysteroscopy and embolism. Gynaecol Endosc 1994; 3:91-5.

Oliveira MAP, Raymundo TS, Panisset KSP, Ofeiche FOPA, Mendes CP, Westarb SJ. Complicações. In: Crispi C et al. (eds.) Tratado de Videoendoscopia e Cirurgia Minimamente Invasiva em Ginecologia. 2. ed. Rio de Janeiro: Revinter, 2007.

Paschopoulos M, Polyzos NP, Lavasidis LG, Vrekoussis T, Dalkalitsis N, Paraskevaidis E. Safety issues of hysteroscopic surgery. Ann N Y Acad Sci 2006; 1092:229-34.

Revaux A, Ducarme G, Luton D. Prevention of intrauterine adhesions after hysteroscopic surgery. Gynecol Obstet Fertil 2008; 36(3):311-7.

Rullo S, Boni T. Broad ligament abscess after operative hysteroscopy. Clin Exp Obstet Gynecol 1995; 22:240-2.

Sentilhes L, Sergent F, Berthier A, Catalã L, Descamps P, Marpeau L. Uterine rupture following operative hysteroscopy. Gynecol Obstet Fertil 2006; 34(11):1064-70.

Schmitz MJ, Nahhas WA. Hysteroscopy may transport malignant cells into the peritoneal cavity. Eur J Gynaecol Oncol 1994; 15:121-4.

Shveiky D, Rojansky N, Revel A, Benshushan A, Laufer N, Shushan A. Complications of hysteroscopic surgery: "Beyond the learning curve". J Minim Invasive Gynecol 2007; 14(2):218-22.

Siegler AM, Valle RF, Lindemann HJ. Therapeutic hysteroscopy: indications and techniques. St Louis: CV Mosby, 1990: 53-61.

Valle RF, Sciarra JJ. Intrauterine adhesions: Hysteroscopic diagnosis, classification, treatment and reproductive outcome. Am J Obstet Gynecol 1988; 158:1459-70.

Van Kervoorde TC, Veersema S, Timmermans A. Long-term complications of office hysteroscopy: analysis of 1028 cases. J Minim Invasive Gynecol 2012; 19(4):494-7.

Witz CA, Schenken RS, Silverberg KM et al. Complications associated with the absorption of hysteroscopic fluid media. Fertil Steril 1993; 60:745-56.

Xia E, Xia E, Chen F. Severe complications of hysteroscopic surgeries: an analysis of 35 cases. Zhonghua Fu Chan Ke Za Zhi 2001. Oct; 36(10):596-9.

Capítulo 10
HISTEROSCOPIA E O COLO UTERINO

Eduardo Cunha da Fonseca
Camila Rios Bretas

:: INTRODUÇÃO

Procedimento amplamente utilizado em ginecologia, a histeroscopia consiste em um método prático, eficaz e preciso na avaliação da estrutura e função do colo, canal e cavidade uterinos, podendo ser considerada segura em virtude do baixo risco de complicações (0,13% e 0,95% para procedimentos diagnósticos e operatórios, respectivamente), como perfuração uterina, sobrecarga de fluidos, infecção e sangramento.

A avaliação pré-operatória do colo é fundamental, pois várias condições podem dificultar ou impossibilitar a realização da histeroscopia, como atresia vaginal, obliteração do orifício externo e/ou interno e duplicações do canal (Figuras 10.1 e 10.2). A presença de sinais de infecção, como secreção purulenta cervical e dor à manipulação uterina, contraindica momentaneamente o procedimento, que deve ser adiado para período posterior ao tratamento com antibióticos.

O sangramento uterino anormal pode estar relacionado com doenças específicas do colo, como pólipos endocervicais, miomas paridos e câncer cervical, que vão exigir abordagens específicas. Além disso, o colo uterino pode ser um obstáculo à introdução do histeroscópio em razão da estenose, especialmente em mulheres pós-menopáusicas, nulíparas e multíparas sem partos vaginais.

A dilatação difícil e/ou inadequada do colo está associada a várias das complicações imputadas à histeroscopia, como dor, sangramento, lacerações, criação de falso trajeto e perfuração uterina. O preparo prévio do colo pode minimizar essas complicações. Outra preocupação é a possibilidade de associação da histeroscopia ao risco de complicações futuras, como estenose de colo e incompetência istmocervical.

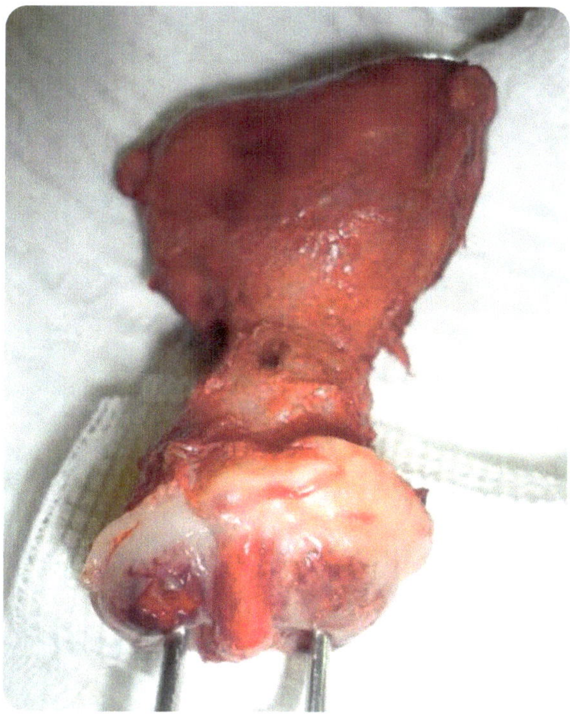

FIGURA 10.1. Peça cirúrgica – Orifício externo duplicado.

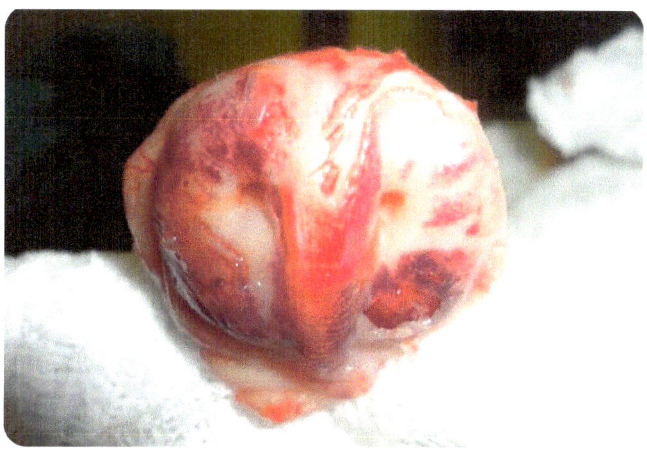

FIGURA 10.2. Peça cirúrgica – Colo uterino com dois orifícios externos.

:: ANATOMIA E HISTOLOGIA DO COLO UTERINO

O colo uterino está localizado em posição caudal ao istmo uterino e tem cerca de 3 a 4cm de comprimento, com a parede formada principalmente por tecido fibroso e uma quantidade menor de músculo liso (10%). A borda inferior do canal, denominada *orifício externo do colo*, contém uma transição de epitélio escamoso estratificado não queratinizado na porção vaginal e epitélio simples colunar no canal. Entre os dois epitélios se encontra a junção escamocolunar, cuja transformação dinâmica pode dar origem a um epitélio metaplásico. O orifício externo é caracteristicamente circular nas nulíparas e em fenda nas multíparas.

O canal endocervical mede cerca de 3 a 4cm de comprimento e é revestido por epitélio colunar, secretor de muco. Junto à borda superior do canal endocervical está o *orifício interno do colo*, de formato ovalado (Figura 10.3), onde o estreito canal do colo se torna contínuo com a cavidade endometrial.

A irrigação arterial é realizada pelos ramos cervicais das artérias uterinas que estão localizados nas posições de 3 e 9 horas do colo. As veias cervicais, paralelas às artérias cervicais, drenam o sangue venoso no plexo hipogástrico. A drenagem linfática ocorre para as cadeias ilíacas comum, interna e externa, obturadoras e parametriais. A inervação do colo vem do plexo hipogástrico e apresenta terminações nervosas sensoriais extensas na endocérvice e escassas na ectocérvice.

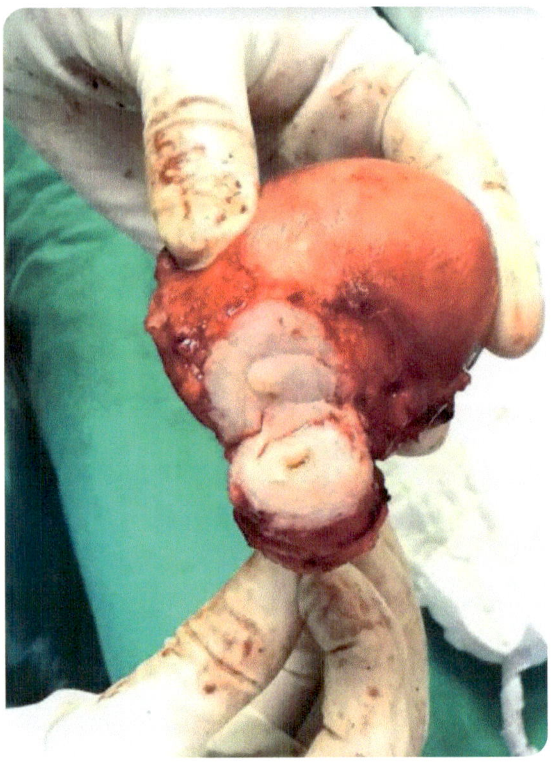

FIGURA 10.3. Peça cirúrgica – Formato ovalado do orifício interno do colo.

Durante a histeroscopia, o canal cervical apresenta mucosa com pregas, criptas e muco cervical cristalino (Figura 10.4). Eventualmente podem ser vistos *cistos de Naboth*, que são tumores translúcidos contendo muco. No caso de atrofia ocorre diminuição das pregas e criptas, permitindo a exposição do estroma fibroso subjacente que é visibilizado como anéis concêntricos (Figura 10.5).

Outro achado frequente são os pólipos endocervicais, que podem ou não estar exteriorizados pelo orifício externo (Figuras 10.6 e 10.7). Geralmente benignos, apresentam coloração avermelhada, vascularização abundante e sangramento fácil.

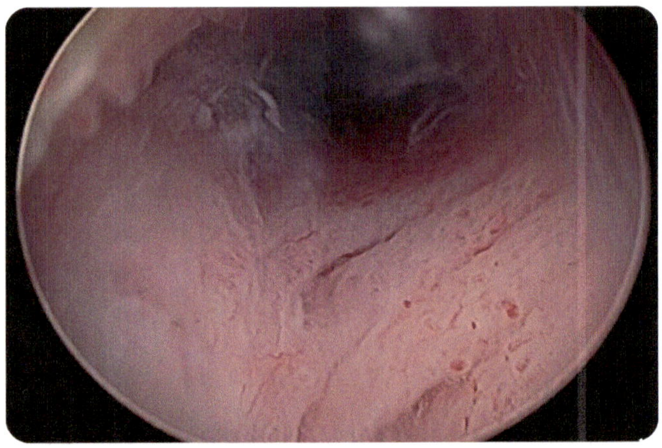

FIGURA 10.4. Canal cervical com criptas e muco em paciente na pré-menopausa.

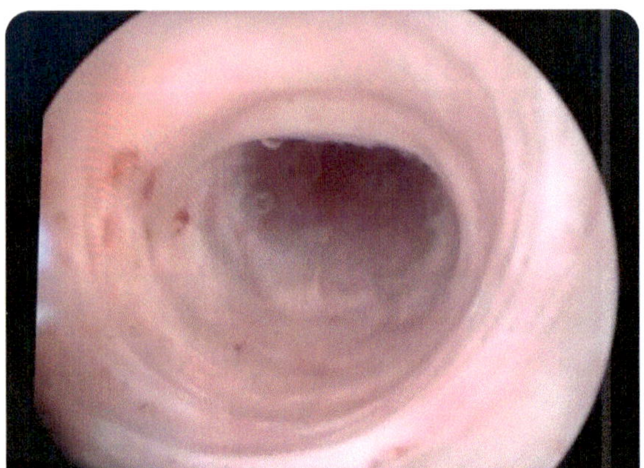

FIGURA 10.5. Canal cervical com atrofia em paciente na pós-menopausa, o que possibilita a visibilização dos anéis concêntricos sob estroma fibroso subjacente.

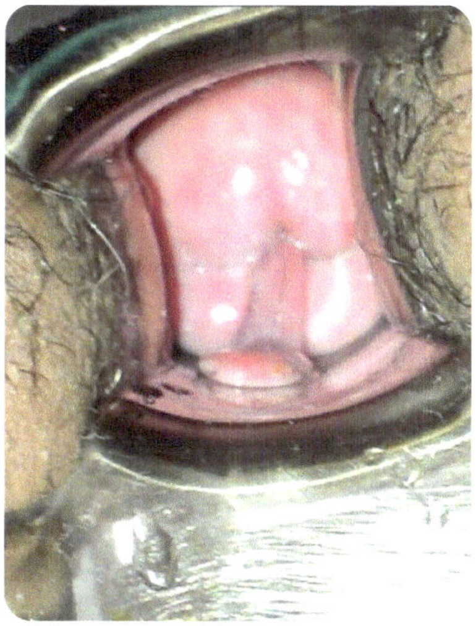

FIGURA 10.6. Pólipo cervical exteriorizado pelo orifício externo do colo.

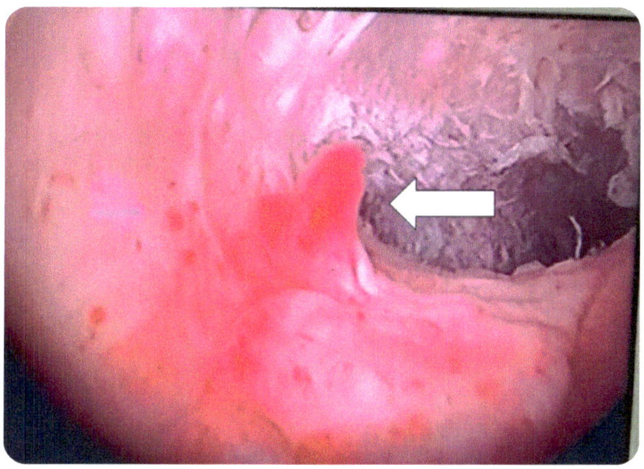

FIGURA 10.7. Pequeno pólipo endocervical evidenciado durante histeroscopia.

:: PREPARO DO COLO

Dilatação cervical difícil ou inadequada é responsável por aproximadamente metade das complicações associadas à histeroscopia, como introdução dolorosa e/ou difícil do histeroscópio, lacerações de colo, criação de falso trajeto, sangramento e perfuração uterina.

A estenose cervical está relacionada com cirurgias cervicais prévias (conização, traquelectomia e cauterizações extensas), atrofia, nuliparidade, ausência de partos vaginais anteriores e tumores (miomas, pólipos e carcinomas), distorcendo o canal.

As pacientes com estenose cervical podem ser beneficiadas pelo preparo do colo antes do procedimento para ajudar a suavizar o colo uterino, facilitando a dilatação e a entrada na cavidade uterina e reduzindo assim as complicações. Vários agentes são utilizados com esse intuito, como prostaglandinas sintéticas (misoprostol) e naturais (dinoprostona), dilatadores osmóticos sintéticos (Dilapan-S®) e naturais (laminária) e estrogênios de uso tópico.

Outra abordagem que pode facilitar o acesso ao útero consiste na introdução do histeroscópio sob controle ultrassonográfico.

Misoprostol

O misoprostol é um análogo sintético da prostaglandina E1 muito eficaz no amadurecimento e dilatação cervical, cujo mecanismo de ação ainda não foi esclarecido. Pode ser administrado por via oral, vaginal, retal ou sublingual, tem início de ação em 12 minutos e ainda se mantém disponível na corrente sanguínea após 4 a 6 horas.

Na histeroscopia ambulatorial, em mulheres na pós-menopausa, seu uso parece não apresentar benefício, além de estar associado a aumento da prevalência de complicações e efeitos colaterais, como diarreia, náusea e febre. Em mulheres pré-menopáusicas, os estudos evidenciam resultados conflitantes em termos de dor (pouca ou nenhuma redução após a administração) e, sobretudo, alta prevalência de efeitos colaterais e cancelamento por hemorragia após o uso de misoprostol. Portanto, seu uso rotineiro para preparo do colo e dilatação não é recomendado para a histeroscopia ambulatorial.

Na histeroscopia cirúrgica, por outro lado, o uso prévio de misoprostol se mostrou superior ao placebo em vários estudos clínicos, com diminuição de lacerações uterinas e criação de falso trajeto. A administração de 200 a 400µg de misoprostol, de 8 a 12 horas antes da cirurgia, alcançou melhor resultado, atingindo uma dilatação pré-operatória de até 7,5mm. Entretanto, o uso de misoprostol está associado a mais efeitos colaterais, como dor pré-operatória, sangramento vaginal e febre.

A via de administração pode ser oral ou vaginal, ambas apresentando resultados semelhantes. A dose mais utilizada é a de 400µg, e o período mais adequado entre a administração do misoprostol e o procedimento cirúrgico parece ser de pelo menos 6 horas para a obtenção do máximo de dilatação com o mínimo de dor intraoperatória.

No Brasil, o uso do misoprostol é exclusivamente hospitalar, o que exige certo tempo de internação antes do procedimento e dificulta sua utilização rotineira. Ainda não há consenso sobre quais pacientes devem receber a medicação antes da histeroscopia cirúrgica.

Dinoprostona, dilatadores osmóticos e estrogênios

A dinoprostona é uma prostaglandina natural pouco disponível no país. Os estudos sugerem que o misoprostol oral é mais eficaz e apresenta menos efeitos colaterais do que a dinoprostona para o preparo cervical.

Os dilatadores osmóticos são substâncias com propriedades osmóticas que tiram água do colo, ocasionando seu amolecimento e dilatação. A laminária se origina de uma alga (*Laminaria japonica*), enquanto o Dilapan-S® é feito de acrílico. Esses dilatadores são confeccionados em forma de cilindros de diferentes diâmetros que devem ser introduzidos no colo uterino após cuidadosa antissepsia, até atingirem o orifício interno, onde são deixados por 24 a 48 horas.

Vários estudos sugerem que o uso da laminária tem eficácia comparável ao do misoprostol para o preparo cervical. No entanto, esse uso é muito limitado em razão do incômodo causado pela colocação e da inconveniência posológica.

A administração de estrogênios vaginais às pacientes pós-menopáusicas que serão submetidas à histeroscopia cirúrgica é muito comum em ginecologia. Embora facilite a introdução e manipulação do espéculo, bem como diminua a ardência vaginal pós-operatória, não há melhora da dilatação cervical nem diminuição das complicações associadas ao uso. A associação estrogênios-misoprostol apresentou melhores resultados do que o uso isolado de misoprostol em estudo com pequeno número de casos (Adel *et al.*, 2016).

:: ESTENOSE CERVICAL

Qualquer procedimento cirúrgico realizado no colo pode causar lesões cervicais com consequente estenose cervical no futuro. Isso provavelmente pode ocorrer em virtude do trauma cervical durante a dilatação progressiva com velas de Hegar, além de poder ser causado por extensão de aderências intrauterinas, que podem obstruir parcial ou completamente o óstio uterino interno. Outros fatores que influenciam o desenvolvimento de estenose cervical incluem estado pós-menopausa, nuliparidade e cirurgia prévia. O processo de formação das aderências tem início imediatamente ou em até 2 a 4 semanas após a cirurgia e pode progredir com o tempo.

A histeroscopia poderia teoricamente estar associada à maior incidência de estenose cervical. Entretanto, a incidência de estenose após histeroscopia foi bastante baixa nos poucos estudos prospectivos que avaliaram essa complicação tardia.

:: INCOMPETÊNCIA ISTMOCERVICAL

A incompetência istmocervical se caracteriza pela incapacidade da gestação de atingir o termo em razão de alterações estruturais ou insuficiência funcional do colo uterino e ocorre em 0,5% a 1% de todas as gestações, apresentando um risco de recorrência de até 30%. Costumam ocorrer perdas no segundo ou no início do terceiro trimestre.

O processo de amadurecimento cervical, a incompetência istmocervical e os mecanismos envolvidos durante o parto prematuro ainda são incompletamente compreendidos. As propriedades anatômicas e funcionais do colo podem ser prejudicadas por cirurgias, traumas e dilatações cervicais sucessivas.

Alguns estudos mostraram a associação de perdas prematuras entre 20 e 31 semanas de gestação a vários procedimentos intracervicais, como a conização. Por outro lado, em estudo prospectivo, Jansen *et al.* (2000) não encontraram associação entre a histeroscopia e a incompetência cervical em acompanhamento de 1 ano após o procedimento.

Não existem dados suficientes que tenham avaliado diretamente o impacto da histeroscopia operatória na infertilidade e nas gestações subsequentes. Assim, acredita-se que a histeroscopia pode ser considerada um procedimento seguro e que não têm influência adversa em gestações futuras.

:: AVALIAÇÃO DO COLO UTERINO – PESQUISA DO CANAL CERVICAL

A histeroscopia é útil na avaliação do canal cervical, possibilitando o diagnóstico de diversas patologias cervicais, além da pesquisa de sangramento anormal, infertilidade, anomalias de desenvolvimento sexual e dor pélvica.

Outra utilidade seria na abordagem do canal em casos de colposcopia insatisfatória (junção escamocolunar não visível) ou lesão entrando pelo canal sem limite apical visível. Classicamente, tenta-se transformar uma colposcopia insatisfatória em satisfatória mediante a utilização de estrogênio ou espéculos endocervicais (pinça de Kogan ou Menckel). Se não surtir efeito, a conduta vai se basear em citologia endocervical ou curetagem de canal que, se positivas, indicam conização diagnóstica. Nesses casos, a abordagem do canal pode ser feita por meio de microcolpo-histeroscopia ou endocervicoscopia.

Descrita em 1979 por Hamou, a microcolpo-histeroscopia combina histeroscopia, colposcopia e avaliação citológica microscópica de contato com magnificação *in vivo*. Essa técnica exige a disponibilidade do histeroscópio de contato e de profissional com grandes conhecimentos de microscopia e citologia, o que diminui sua aplicabilidade. Outra limitação é o fato de não atingir as criptas glandulares profundas, diminuindo a sensibilidade do método.

Já a endocervicoscopia é uma técnica que associa à histeroscopia ambulatorial convencional a instilação de ácido acético a 3%, à semelhança da colposcopia, facilitando a visibilização de lesões porventura existentes. No mesmo momento é realizada a biópsia dirigida das lesões suspeitas. Embora não apresente maiores dificuldades técnicas, o método é pouco utilizado no Brasil.

A histeroscopia também torna possível a avaliação do acometimento cervical no câncer de endométrio com acurácia semelhante à da ressonância nuclear magnética, viabilizando a realização de cirurgias e histerectomias menos amplas e diminuindo o tempo operatório e a morbidade cirúrgica. Apesar dos benefícios apontados, o uso da histeroscopia para o estadiamento de endométrio ainda é tema controverso na literatura.

:: PONTOS CRÍTICOS E CONSIDERAÇÕES FINAIS

- A histeroscopia possibilita a avaliação singular do canal cervical e a identificação, localização e tratamento de suas lesões.
- A avaliação pré-operatória é fundamental para a exclusão de doenças específicas do colo.
- A presença de infecção uterina contraindica a realização da histeroscopia.
- Não está indicado o preparo do colo antes da histeroscopia ambulatorial.
- O preparo do colo antes da histeroscopia cirúrgica pode diminuir as complicações.
- O método mais eficaz de preparo do colo é o misoprostol.
- A possível associação entre histeroscopia e estenose de colo e/ou incompetência istmocervical não foi comprovada.

BIBLIOGRAFIA

Adel NM, Elzayat AR, Awad MH et al. Cervical priming by vaginal or oral misoprostol before operative hysteroscopy: A double-blind, randomized controlled trial. Journal of Minimally Invasive Gynecology Nov/Dec 2016; 23(7).

Al-Fozan H, Firwana B, Al Kadri H, Hassan S, Tulandi T. Preoperative ripening of the cervix before operative histeroscopy. Cochrane Database Syst Rev 2015 Apr 23; (4):CD005998. Epub 2015 Apr 23.

Best Practice in Outpatient Hysteroscopy. RCOG Green-top Guideline No. 59. 2014.

Bifulco G. Endocervicoscopy: A new technique for the diagnostic work-up of cervical intraepithelial neoplasia allowing a tailored excisional therapy in young fertile women. Fertil Steril Dec 2010; 94(7).

Casadei L, Piccolo E, Manicuti C et al. Role of vaginal estradiol pretreatment combined with vaginal misoprostol for cervical ripening before operative hysteroscopy in postmenopausal women. Obstet Gynecol Sci. 2016 May; 59(3):220-6.

Cerda IM. Endocervicocolposcopia: Método exploratório complementario a la colposcopia. Mostrando su efectividad. Revista de Enfermidades del Tracto Inferior 2013; 7(1).

Chainarong C. Clinical use of misoprostol in nonpregnant women: Review article. Journal of Minimally Invasive Gynecology July/Aug 2010; 17(4).

Cicinelli E, Marinaccio M, Barba B et al. Reliability of diagnostic fluid hysteroscopy in the assessment of cervical invasion by endometrial carcinoma: A comparative study with transvaginal sonography and MRI. Gynecologic Oncology 2008; 111:55-6.

Deffieux X, Guthier T, Menager N et al. Hysteroscopy: guidelines for clinical practice from the French College of Gynaecologists and Obstetricians. European Journal of Obstetrics & Gynecology and Reproductive Biology 2014; 178114-22.

Graham A, Datta S. Outpatient hysteroscopy. Obstetrics, Gynaecology and Reproductive Medicine 26:1. DOI: http://dx.doi.org/10.1016/j.ogrm.2015.11.001.

Guy W, Desindes S, Takser L et al. Cervical ripening using vaginal misoprostol before hysteroscopy: A double-blind randomized trial. Journal of Minimally Invasive Gynecology Nov/Dec 2008; 15(6).

Jansen FW, Vredevoogd CB, Ulzen VK, Hermans J, Trimbos JB, Trimbos-Kemper TC. Complications of hysteroscopy: a prospective, multicenter study. Obstet Gynecol 2000; 96:266-70.

Johary J et al. Use of hhysteroscope for vaginoscopy or hysteroscopy in adolescents for the diagnosis and therapeutic management of gynecologic disorders: A systematic review. J Pediatr Adolesc Gynecol 2015; 28:29e37.

Kerkvoorde TC, Veersema S, Timmermans A. Long-term complications of office hysteroscopy: Analysis of 1028 cases. J Minim Invasive Gynecol 2012 (March). 10.1016/j.jmig.2012.03.003

Moffat R, Bergsma N, Sartorius G et al. Does prior hysteroscopy affect pregnancy outcome in primigravid infertile women? Am J Obstet Gynecol 2014; 211:130.e1-6.

Munro M. Complications of hysteroscopic and uterine resectoscopic surgery. Obstet Gynecol Clin N Am 2010; 10(37):399-425.

Sardo ADS, Calanga G, Carlo C et al. Tips and tricks in office hysteroscopy. Gynecology and Minimally Invasive Therapy 2015; 4:3e7.

Sardo ADS, Guida M, Bettocchi S et al. Role of hysteroscopy in evaluating chronic pelvic pain. Fertil Steril Oct 2008; 90(4).

Sardo DS et al. Efficacy of a polyethylene oxide–sodium carboxymethylcellulose gel in prevention of intrauterine adhesions after hysteroscopic surgery. Journal of Minimally Invasive Gynecology April 22, 2011. doi:10.1016/j.jmig.2011.04.07.

Shaw RW, Luesley D, Monga AK. Gynaecology. Elsevier Health Sciences, 1 de out de 2010.

Usama FM. Optimal timing of misoprostol administration in nulliparous women undergoing office hysteroscopy: A randomized double-blind placebo-controlled study. Fertil Steril Jul 2016; 106(1):0015-0282.

Valle RF. Development of hysteroscopy: From a dream to a reality, and its linkage to the present and future. Journal of Minimally Invasive Gynecology 2007; 14:407-18.

Watson LF, Rayner JA, King J, Jolley D, Forster D. Intracervical procedures and the risk of subsequent very preterm birth: A case-control study. Acta Obstet Gynecol Scand 2012; 91:204-10.

Zhuo Z, Yu H, Jiang X et al. A systematic review and meta-analysis of randomized controlled trials on the effectiveness of cervical ripening with misoprostol administration before hysteroscopy. International Journal of Gynecology and Obstetrics 2016; 132: 272-7.

Capítulo 11
AVALIAÇÃO PRÉ-OPERATÓRIA

Cláudia Navarro Carvalho Duarte Lemos
Inês Katerina Damasceno Cavallo Cruzeiro
Izabelle Castro Bolina Batista

:: INTRODUÇÃO

A avaliação pré-operatória tem por objetivo analisar o estado clínico da paciente de modo a otimizar sua condição para reduzir a morbidade e a mortalidade durante e após o procedimento cirúrgico. Essa avaliação exige a realização de anamnese, exame físico adequado e, quando necessário, exames complementares, os quais serão definidos a partir de dados encontrados no relato da paciente e no exame físico, bem como da necessidade de monitoramento das condições clínicas específicas que possam sofrer alterações durante a cirurgia.

A partir da indicação cirúrgica, ao considerar a histeroscopia cirúrgica a melhor opção de tratamento, o cirurgião deverá avaliar o risco envolvido e se há condições para a realização do procedimento.

Anamnese detalhada e exame físico são as etapas mais importantes na avaliação pré-operatória para estimar o risco cardíaco, as complicações pulmonares e/ou infecciosas e determinar a capacidade funcional da paciente. O exame ginecológico investiga se a anatomia da paciente possibilita a cirurgia. A realização prévia da histeroscopia diagnóstica, por sua vez, tornará possível a avaliação mais precisa da localização e extensão da lesão.

A avaliação pré-operatória da histeroscopia cirúrgica segue os mesmos preceitos de qualquer procedimento operatório, acrescidos de suas peculiaridades, tipo de anestesia e meio de distensão utilizado. Os principais riscos associados são aqueles relacionados com a perfuração uterina e a sobrecarga hídrica. Pouco pode ser feito no pré-operatório para evitar essas complicações, além da escolha do instrumental adequado e da prudência de se estar apto a realizar o procedimento e a abordagem de suas possíveis complicações.

Este capítulo se destina a mostrar a relevância do pré-operatório para o sucesso da histeroscopia cirúrgica, considerando os seguintes objetivos:

1. Diminuição da morbidade cirúrgica.
2. Minimização de custos e suspensões de cirurgias.
3. Avaliação e otimização da saúde da paciente.
4. Planejamento da anestesia e cuidados peroperatórios.
5. Diminuição da ansiedade da paciente.

Ao recomendar a histeroscopia cirúrgica, o cirurgião, por meio de uma linguagem clara e de fácil entendimento, deverá esclarecer para a paciente o motivo da indicação e explicar também as etapas, os benefícios e os riscos do procedimento, bem como as potenciais consequências de sua não realização. As complicações do ato operatório devem ser informadas. Os esclarecimentos devem estar contidos em um documento – o *Termo de Consentimento Livre e Esclarecido* – que será assinado pelo médico e pela paciente e anexado ao prontuário. O objetivo desse termo é garantir o respeito à autonomia da paciente mediante o conhecimento de informações pertinentes ao procedimento a ser realizado. O documento é também um meio de resguardar o médico, garantindo que ele concedeu à paciente todas as informações referentes ao procedimento, como orientado pelo Código de Ética Médica.

:: AVALIAÇÃO PRÉ-ANESTÉSICA

Após a indicação do ato cirúrgico e como parte do pré-operatório, a paciente deve ser submetida a uma avaliação pré-anestésica, conforme determina a Resolução CFM 1.802/2006, que dispõe sobre a prática do ato anestésico. Segundo a Resolução, antes de qualquer anestesia, exceto nas situações de urgência, é indispensável conhecer com a devida antecedência as condições clínicas da paciente, cabendo ao médico anestesiologista decidir sobre a conveniência ou não da prática do ato anestésico de modo soberano e intransferível.

Nos procedimentos histeroscópicos, embora seja da competência do anestesista a indicação da melhor técnica anestésica a ser utilizada no procedimento, deve ser sempre considerada a importância de manter a paciente acordada para melhor monitoramento de possível confusão mental por intoxicação hídrica. Para os procedimentos eletivos, recomenda-se que a avaliação pré-anestésica seja realizada em consulta médica antes da admissão na unidade hospitalar. Nesta, com base na condição clínica da paciente e no procedimento proposto, o médico anestesiologista solicitará ou não exames complementares e/ou a avaliação por outros especialistas, lembrando que o profissional que fará a avaliação pré-anestésica não precisa ser necessariamente o mesmo que realizará a anestesia.

O histórico familiar, o uso contínuo de medicamentos, alergias, intervenções cirúrgicas e anestésicas prévias, bem como suas eventuais complicações, devem ser sempre interrogados. Tabagismo, etilismo e drogadição, quando presentes, devem ser desencorajados. O exame físico deverá ser completo, não devendo se restringir à avaliação cardiovascular e respiratória. A avaliação das vias respiratórias é de extrema importância para a determinação das condições de intubação, bem como acesso venoso, pulsos e local das punções.

As pacientes cirúrgicas são categorizadas de acordo com o risco pela Sociedade Americana de Anestesia (ASA):

- **ASA 1:** paciente sem doença.
- **ASA 2:** paciente com doença sistêmica leve.
- **ASA 3:** paciente com doença sistêmica grave.
- **ASA 4:** paciente com doença sistêmica que representa constante risco de morte.
- **ASA 5:** paciente moribunda sem expectativa de sobrevivência sem cirurgia.
- **ASA 6:** paciente doadora de órgãos em morte cerebral.

:: RISCO CIRÚRGICO

A avaliação do risco cirúrgico é complementar, mas não substitui a avaliação pré-anestésica, sendo geralmente realizada por um cardiologista e mais indicada para as pacientes com risco cardiovascular aumentado.

Muitas escalas pré-operatórias foram publicadas, mas a maioria não é usada na prática clínica em virtude de sua reduzida praticidade e difícil memorização. A classificação de Goldman (Quadro 11.1) é uma das mais utilizadas, e desde sua publicação, em 1977, outros autores fizeram modificações, associando parâmetros clínicos, cirúrgicos e laboratoriais.

QUADRO 11.1. Classificação de Goldman

Fator de risco	Nº de pontos
Antecedentes	
Idade > 70 anos	5
IAM nos últimos 6 meses	10
Exame físico	
Estase jugular ou terceira bulha (ICC)	11
Estenose aórtica importante	3
Eletrocardiograma	
Ritmo não sinusal ou ESSV frequentes	7
Mais de 5 ESV por minuto	7
Condições gerais	
$PaO_2 < 60mmHg$; $PaCO_2 > 50mmHg$; $HCO_3 < 20mEq/L$; $K < 3,0mEq/L$; ureia > 50mg/dL; creatinina > 3,0mg/dL; hepatopatia.	3
Tipo de cirurgia	
Intra-abdominal, intratorácica, aórtica	3
Emergência	4

IAM: infarto agudo do miocárdio; ICC: insuficiência cardíaca congestiva; ESSV: extrassístoles supraventriculares; ESV: extrassístoles ventriculares.

Grau de risco I: 0 a 5 pontos – 0,7% de complicação; 0,2% de óbito. Grau de risco II: 6 a 12 pontos – 5% de complicação; 2% de óbito. Grau de risco III: 13 a 25 pontos – 11% de complicação; 2% de óbito. Grau de risco IV: 26 ou mais pontos – 22% de complicação; 56% de óbito.

:: EXAMES COMPLEMENTARES

A solicitação indiscriminada de exames complementares e sem real indicação às pacientes no período pré-operatório é uma prática a ser evitada. Esses exames aumentam a possibilidade de encontrar alterações, ocasionando uma demanda por investigação mais aprofundada e aumentando os gastos (públicos ou privados) e o tempo decorrido entre o diagnóstico e a cirurgia em si, mesmo que na maioria das vezes essas alterações não tenham a capacidade de mudar o prognóstico per e pós-operatório.

Exames pré-operatórios em pacientes saudáveis raramente irão alterar as condutas médicas ou predizer complicações durante ou após o procedimento cirúrgico. Estudos mostram que uma em cada 300 pacientes, mesmo quando assintomática, fica alarmada diante de resultados de exames alterados (mesmo sem significar doença) e apenas uma em cada 1.746 se beneficia da descoberta. O exame pré-operatório útil é aquele que sugere uma mudança na conduta durante o cuidado com a paciente.

As pacientes que se beneficiam dos exames laboratoriais são aquelas que apresentam fatores de risco, sintomas ou dados na história que tornam os exames necessários. Exames pré-operatórios anormais em pacientes assintomáticas têm baixo valor preditivo, ou seja, a porcentagem de pacientes assintomáticas que apresentam exames alterados e estão realmente doentes é pequena. Para ser útil, o exame deve:

a) Indicar grande risco de morbidade peroperatória que pode ser reduzido com tratamento pré-operatório.
b) Evidenciar alterações não detectáveis pela anamnese e o exame físico.
c) Ter patologia investigada com alta prevalência para justificar o risco do rastreio.
d) Ter boas sensibilidade e especificidade para proporcionar uma boa relação custo/benefício.

Um dos riscos da histeroscopia cirúrgica é ser realizada na vigência de gravidez, devendo idealmente ser realizada na primeira fase do ciclo. A dosagem sérica do ß-HCG, associada a uma anamnese detalhada, pode afastar esse risco.

Com base na classificação do risco cirúrgico da ASA, o National Institute of Health and Clinical Excellence (NICE) publicou em 2016 diretriz sobre quais exames complementares devem ser solicitados no período pré-operatório das pacientes com cirurgias eletivas, considerando também o porte da cirurgia. Para a histeroscopia cirúrgica de pequeno porte é recomendada a solicitação dos seguintes exames (Quadro 11.2):

- **Dosagem sérica de glicoemoglobina (HbA1c) para pessoas com diabetes:** oferecer se não tiverem sido testadas nos últimos 3 meses.
- **Testes de urina:** não oferecer rotineiramente, apenas em caso de sintomas.
- **Radiografia de tórax:** não oferecer rotineiramente, apenas em caso de doença pulmonar obstrutiva crônica instável, patologia cardíaca instável ou sintomas respiratórios que a justifiquem.
- **Ecocardiografia (ECO):** considerar ECO de repouso se a pessoa tiver um sopro cardíaco e qualquer sintoma cardíaco (incluindo dispneia, pré-síncope, síncope ou dor torácica) ou sinais ou sintomas de insuficiência cardíaca. Antes de solicitar, realizar eletrocardiograma (ECG) de repouso.

QUADRO 11.2. Exames pré-operatórios recomendados pelo NICE 2016

Exame	ASA 1	ASA 2	ASA 3 ou 4
Hemograma	Não rotineiramente	Não rotineiramente	Não rotineiramente
Coagulograma	Não rotineiramente	Não rotineiramente	Não rotineiramente
Função renal	Não rotineiramente	Não rotineiramente	Considerar risco IRA
Ecocardiograma	Não rotineiramente	Não rotineiramente	Se sinais ou sintomas de IC ou cardiopatia conhecida ou não tiver exame nos últimos 12 meses
Gasometria arterial	Não rotineiramente	Não rotineiramente	Não rotineiramente

IC: insuficiência cardíaca; IRA: insuficiência renal aguda.

No entanto, na prática rotineira da cirurgia vídeo-histeroscópica é preciso ser mais liberal na inclusão de exames de urina para afastar possível infecção urinária insuspeitada, uma vez que sintomas pós-operatórios e mesmo complicações cirúrgicas associados a esse tipo de procedimento podem se apresentar como aspectos que confundem o diagnóstico, retardando a abordagem adequada.

:: ANTICOAGULAÇÃO

Apesar de a histeroscopia ser em geral uma cirurgia de curta duração e permitir a deambulação precoce, o que reduz o risco de tromboembolismo venoso (TEV), algumas pacientes podem se beneficiar do uso profilático de anticoagulantes. Os fatores de risco para o desenvolvimento de trombose venosa podem ser classificados como temporários ou permanentes, adquiridos ou hereditários. Todas as condições clínicas que levam direta ou indiretamente ao desenvolvimento de fatores básicos de estase venosa, lesão endotelial vascular ou que potencializem estados de trombofilia podem ser considerados fatores clínicos de risco. A profilaxia pode ser realizada por meio de medidas gerais e medicamentos.

Medidas físicas

- **Elevação dos membros inferiores:** em pacientes impossibilitadas de deixar o leito, a elevação dos membros inferiores que compense a diferença de cerca de 10cm de altura em supino entre as veias da região poplítea e a veia femoral se opõe à estase venosa e é considerada útil para a prevenção em estudos não controlados.
- **Movimentação ativa e passiva dos membros inferiores.**
- **Deambulação precoce:** constituiu-se no primeiro método físico de prevenção da TEV.
- **Meias elásticas de compressão graduada (MECG):** indicação primária por aumentar a velocidade do fluxo venoso na veia femoral. Convém preferir as que vão até a coxa, mas as que alcançam o joelho também são eficientes.
- **Compressão pneumática intermitente externa dos membros inferiores (CPI):** a insuflação sequencial de manguitos, dos pés à panturrilha, aumenta significativamente o fluxo venoso e exerce ação fibrinolítica. Altamente eficaz, pode substituir ou ser acrescentada aos esquemas com agentes antitrombóticos.
- **Filtros de veia cava inferior (permanentes e temporários):** usados para prevenir TEV em pacientes de risco alto ou muito alto e que estejam impossibilitadas de receber anticoagulantes ou que tenham antecedentes de insucesso com as medidas usuais. Filtros temporários (até 14 dias) podem ser usados em situações de risco igualmente temporárias.

Profilaxia farmacológica

- **Heparina não fracionada (HNF):** doses subcutâneas (SC) entre 10.000 e 15.000UI ao dia, fracionadas em duas a três vezes, conhecidas como minidoses, conseguem impedir a formação de trombos venosos. Não alteram as provas de coagulação, não exigindo controle laboratorial, e apresentam pouco risco de sangramento maior.
- **Heparina não fracionada dose-ajustada:** em geral, inicia-se com 3.500UI SC a cada 8 horas, ajustando a dose para manter o tempo de tromboplastina parcial ativada (TTPa) no limite superior da normalidade. Altamente eficiente na profilaxia da formação de trombos venosos, exige controle laboratorial e apresenta pequeno risco de sangramento maior.
- **Heparina de baixo peso molecular (HBPM):** com maiores biodisponibilidade e meia-vida plasmática, ação mais estável e menor indução de trombocitopenia, a HBPM tem efeitos iguais ou ligeiramente superiores aos da HNF em impedir a trombogênese venosa e apresenta risco hemorrágico menor, podendo ser usada uma vez ao dia; no entanto, em situações de risco muito alto, seriam mais eficazes duas doses diárias. Prescinde de controle laboratorial.
- **Cumarínicos:** doses ajustadas de cumarínicos para a razão normalizada internacional (RNI) ficar entre 2 e 3 são muito eficazes, mas exigem controle laboratorial. Minidoses fixas de 1mg ao dia, com o objetivo de manter a RNI em torno de 1,5, também têm sido eficazes em impedir trombose venosa, destacadamente em pacientes com cateteres intravenosos centrais.
- **Dextrano:** reduz a viscosidade plasmática, a adesividade e a agregação plaquetária e diminui a polimerização da fibrina. Utilizado sobretudo em pacientes com história de trombocitopenia induzida por heparina, em pacientes com quadros neurológicos agudos e em neurocirurgia (perioperatório), sua eficácia em prevenir TEP é semelhante à da HNF. Há risco de anafilaxia, nefrotoxicidade e sobrecarga hídrica. A dose usual de dextrano 40 é de 500mL EV durante 6 horas uma vez ao dia.
- **Danaparoide sódico (Orgaran®):** esse heparinoide com relação anti-Xa/IIa maior que as HBPM tem boa biodisponibilidade e meia-vida também maior que a das HBPM, não necessitando monitorização laboratorial. A dose usual é de 750UI anti-Xa duas vezes ao dia. Sua eficácia e percentual de sangramento se assemelham aos da HNF. Não há relato de trombocitopenia induzida por essa droga, a qual se torna uma opção nesse contexto.

- **Inibidores diretos da trombina:** o representante mais conhecido dessa classe é a hirudina recombinante (ou desirudina), que age diretamente tanto na trombina livre como na ligada à fibrina sem necessitar de cofatores. Em algumas situações, mostrou-se mais eficaz que a HBPM na prevenção de TEV. A dose usual da desirudina é de 15mg SC duas vezes ao dia. Ainda não disponível no país.

Nas pacientes cirúrgicas, o uso de HBPM pode ser iniciado 2 horas antes em dosagens para risco moderado e 12 horas antes para pacientes com risco alto e muito alto, para evitar sangramento intraoperatório. Em ambos os casos, seu uso deve ser seguido de aplicação diária no pós-operatório imediato e enquanto persistir o risco.

Em pacientes submetidas a anestesias espinhais (peridural/epidural, bloqueio subaracnóideo/raquianestesia) têm sido relatadas complicações, apesar de raras, com o uso de doses profiláticas de HBPM (hematomas espinhais ou epidurais), as quais são ainda mais raras com o uso de minidoses de HNF. Quando se opta pela profilaxia com HBPM, é preferível o bloqueio subaracnóideo. História de sangramento, uso de outras medicações que afetam a hemostasia e acidentes de punção contraindicam a anestesia espinhal em vigência de anticoagulação profilática.

As pacientes que já utilizam anticoagulantes orais devem interrompê-los 5 dias antes e realizar novo exame no dia que antecede a cirurgia, devendo a RNI estar abaixo de 1,5. Nas pacientes com alto risco de trombose, deve-se estabelecer uma estratégia de transição, iniciando HBPM ou HNF em infusão contínua quando a RNI estiver abaixo de 2. As heparinas devem ser suspensas 6 horas antes da cirurgia, para a infusão de HNF, e de 12 a 24 horas antes, para a última dose de HBPM. A anticoagulação deve ser reiniciada assim que a hemostasia esteja assegurada, o que geralmente acontece em 12 horas após o procedimento.

:: INTERAÇÕES MEDICAMENTOSAS

Durante a avaliação pré-operatória, o anestesiologista e o cirurgião devem interrogar a paciente sobre o uso de medicamentos, inclusive os fitoterápicos, e estar familiarizados com seus efeitos potenciais durante o procedimento cirúrgico. O Quadro 11.3 mostra as principais drogas a serem suspensas no pré-operatório, o motivo e o tempo de suspensão.

:: INDICAÇÃO DE ANTIBIOTICOPROFILAXIA

A vagina é colonizada fisiologicamente por uma flora bacteriana. Logo, acredita-se que procedimentos transcervicais possam aumentar o risco de contaminação da cavidade uterina.

A maioria das diretrizes internacionais recomenda a profilaxia antibiótica para os casos de cirurgia ginecológica, mas não para as pacientes submetidas à cirurgia histeroscópica, mesmo que as evidências científicas sejam limitadas ou inconsistentes (nível B).

Até o momento não existem evidências que comprovem que a profilaxia antibiótica pode ou não ajudar na prevenção de infecções em cirurgias minimamente invasivas.

QUADRO 11.3. Interações medicamentosas

Medicamento	Ação	Suspensão
Efedra	Sangramento aumentado e arritmias	24 horas
Alho	Inibe agregação plaquetária (dose-dependente)	7 dias
Ginseng	Inibe agregação plaquetária e acentua a hipoglicemia	7 dias
Gingko biloba	Inibe fator ativador plaquetário	36 horas
Valeriana	Potencializa barbitúrico	Gradativa
Erva-de-são-joão	Diminui a ação dos anticoagulantes	5 dias
Anti-inflamatório não esteroide	Antiagregante plaquetário	3 dias
Inibidores da monoaminoxidase	Interação com agentes adrenérgicos ou anticolinérgicos (causando hipertensão grave) ou com opioides (podendo causar uma síndrome serotoninérgica grave, síndrome extrapiramidal, agitação, cefaleia, febre, convulsões, coma e morte)	15 dias
Hipoglicemiante oral	Risco de hipoglicemia	8 a 12 horas
Hipoglicemiante oral de longa duração	Risco de hipoglicemia e de potencializar a acidose lática	24 a 72 horas

BIBLIOGRAFIA

American Society of Anesthesiologists. Practice Advisory for Preanesthesia Evaluation: An Updated Report by the American Society of Anesthesiologists Task Force on Preanesthesia Evaluation. Anesthesiology 2012; 116(3):522-38.

Ang-Lee MK, Moss J, Yuan CS. Herbal medicines and perioperative care. JAMA 2001 Jul; 286(2):20.

Comissão de Circulação Pulmonar da Sociedade Brasileira de Pneumologia e Tisiologia. Recomendações para a prevenção do tromboembolismo venoso. J Pneumologia 2000; 26(3).

Fernandes, EO, Guerra EE, Pitrez AB et al. Avaliação pré-operatória e cuidados em cirurgia eletiva: recomendações baseadas em evidências. Revista da AMRIGS 2010 Abr-Jun; 54(2):240-58.

Fleisher LA, Joshua A, Beckman. Guidelines on perioperative cardiovascular evaluation and care for noncardiac surgery: A report of the American College of Cardiology/American Heart Association Task Force on Practice Guidelines. Journal of the American College of Cardiology 2008 Aug; 52(9)793-4.

Giordano LA, Giordano MV, Giordano EB, Silva RO. Preoperative exams in elective gynecological surgeries. Femina 2009 Nov; 37(11):619-25.

Gualandro DM, Yu PC, Calderaro D et al. II Diretriz de Avaliação Perioperatória da Sociedade Brasileira de Cardiologia. Arq Bras Cardiol 2011; 96(3 supl.1):1-68.

Laganà AS, Vitale SG, Muscia V et al. Endometrial preparation with Dienogest before hysteroscopic surgery: a systematic review. Arch Gynecol Obstet 2017 Mar; 295(3):661-7.

Muzii L, Di Donato V, Boni T et al. Antibiotics prophylaxis for operative hysteroscopy: A multicenter randomized controlled clinical study. Reproductive Sciences. 2017; 24(4):534-8.

Nada AM, Elzayat AR, Awad MH et al. Cervical priming by vaginal or oral misoprostol before operative hysteroscopy: A double-blind, randomized controlled trial. J Minim Invasive Gynecol 2016 Nov-Dec; 23(7):1107-12.

Nappi L, Sardo ADS, Spinelli M et al. A multicenter, double-blind, randomized, placebo-controlled-study to assess whether antibiotic administration should be recommended during office operative hysteroscopy. Reproductive Sciences 2012; 20(7):755-61.

National Institute for Clinical Excellence. Preoperative tests: the use of routine preoperative tests for elective surgery. London: NICE, 2016.

Nelson G, Altman AD, Nick A et al. Guidelines for pre and intra-operative care in gynecologic/oncology surgery: Enhanced Recovery After Surgery Society recommendations. Gynecology Oncology 2016 Feb; 140(2):313-22.

Orkin FK. Practice standards: the Midas touch or the emperor's new clothes? Anesthesiology 1989; 70:567-71.

Pauker SG, Kopelman RI. Interpreting hoofbeats: can Bayes help clear the haze? N Eng J Med 1992; 327:1009-13.

Terra-Filho M, Menna-Barreto SS. Manejo perioperatório de pacientes em uso de anticoagulantes orais. J Bras Pneumol 2010 Mar; 36(1):54-7.

Zhuo Z, Yu H, Jiang X. A systematic review and meta-analysis of randomized controlled trials on the effectiveness of cervical ripening with misoprostol administration before hysteroscopy. International Journal of Gynaecology and Obstetrics. 2016 Mar; 132(3):272-7.

Capítulo 12
SITUAÇÕES ESPECIAIS EM CIRURGIA HISTEROSCÓPICA

Sálua Oliveira Calil de Paula

:: INTRODUÇÃO

A histeroscopia é uma técnica minimamente invasiva e de alta acurácia para o estudo do canal cervical, da cavidade uterina e dos óstios tubários, sendo o método de escolha para diagnóstico e tratamento das patologias intrauterinas[1,2].

Por se tratar de técnica segura e com taxas baixas de complicações, o número de procedimentos histeroscópicos tem aumentado de maneira significativa, especialmente entre as mulheres idosas e com comorbidades. No entanto, todo procedimento cirúrgico tem potencial de agressão ao organismo e pode alterar a integridade anatomofisiológica[2,3].

Para que o ato cirúrgico seja bem-sucedido são necessárias, no pré-operatório, a aceitação e a compreensão da paciente de todo o processo.

A normalidade metabólica e as adequadas reservas nutricionais, respiratórias e cardiovasculares são requesitos importantes para o êxito do procedimento.

:: AVALIAÇÃO PRÉ-OPERATÓRIA

A avaliação pré-operatória tem por objetivo a otimização da condição clínica da paciente candidata à cirurgia para reduzir a morbidade e a mortalidade perioperatória, sendo importantes a anamnese, o exame físico adequado e, quando necessários, os exames complementares, os quais são definidos a partir de dados sugestivos encontrados na história e no exame físico[4].

É essencial reconhecer e monitorar as condições clínicas específicas que possam sofrer alterações durante as cirurgias ou procedimentos associados, lançando mão de avaliações de especialistas, como a cardiológica e a pré-anestésica, entre outras. Além disso, é necessário avaliar a necessidade de acompanhamento multidisciplinar ao longo de toda a internação, especialmente nos casos de maior complexidade cirúrgica.

Os objetivos da avaliação clínica pré-operatória são:

- Diagnosticar condições clínicas que aumentam o risco cirúrgico.
- Reduzir a morbimortalidade perioperatória.
- Diagnosticar outras afecções que exijam tratamento cirúrgico (possível abordagem simultânea).
- Fundamentar a relação médico-paciente com base no respeito e na confiança.
- Favorecer a educação e a orientação da paciente em relação aos acontecimentos perioperatórios[4,5].

:: SITUAÇÕES ESPECIAIS

Diabetes mellitus (DM)

Mais de 50% das pacientes diabéticas são candidatas a alguma cirurgia pelo menos uma vez na vida. No Brasil, segundo dados da Organização Mundial da Saúde, a estimativa da doença entre a população adulta é de 8,1%, sendo mais frequente em mulheres[6,7].

Além do risco de complicações cirúrgicas em decorrência de complicações crônicas associadas ao DM, como doença arterial coronariana e nefropatia, o próprio ato anestésico-cirúrgico pode afetar agudamente o controle glicêmico e ter diversas repercussões negativas[8].

A preparação adequada dessas mulheres pode reduzir significativamente os riscos de complicações, bem como o tempo de internação[8].

Em relação aos procedimentos cirúrgicos com técnicas minimamente invasivas, como a histeroscopia, além dos cuidados peroperatórios estabelecidos, devem ser tomadas algumas precauções, especialmente quanto aos meios de distensão.

O meio gasoso com dióxido de carbono, utilizado na histeroscopia diagnóstica, não representa risco de maiores complicações para as mulheres diabéticas com função respiratória normal[3,9]. Por outro lado, alguns sistemas de distensão fluidos devem ser utilizados com cautela nessas mulheres. O sorbitol 3% é uma solução hiposmolar que deve ser evitada em diabéticas por ser degradado no fígado em glicose e frutose, podendo acarretar hiperglicemia no pós-operatório[10].

Doenças pulmonares

O tabagismo está associado à incidência maior de complicações mesmo na ausência de doença pulmonar obstrutiva crônica (DPOC), havendo evidências de que a cessação do tabagismo por pelo menos 4 a 6 semanas reduza esse risco[11,12].

A prevalência de complicações pulmonares pós-operatórias varia de 5% a 70%, e a DPOC e a asma constituem os fatores de risco mais importantes. Assim, convém verificar sempre se há infecção ativa ou exacerbação de doença pulmonar preexistente para que o tratamento seja estabelecido antes do procedimento cirúrgico proposto[12].

Os procedimentos histeroscópicos podem ser realizados nessas mulheres, mas com algumas cautelas. Nas pacientes com função pulmonar inadequada devem ser preferidos meios de distensão líquidos, pois o dióxido de carbono é eliminado na primeira passagem pelos pulmões, o que prejudica as mulheres com disfunção pulmonar[3].

Hipertensão arterial crônica

Aproximadamente 30% da população adulta brasileira apresentam hipertensão arterial, sendo mais de 60% desse percentual representados pelos idosos, que contribuem direta ou indiretamente para 50% das mortes por doença cardiovascular. O diagnóstico prévio de hipertensão arterial sistêmica é a condição médica mais comum para o adiamento de uma cirurgia[13,14].

Durante um procedimento cirúrgico, importantes alterações hemodinâmicas podem ocorrer, as quais são mais pronunciadas nas pacientes com hipertensão arterial. O conhecimento crescente da fisiopatologia da hipertensão e da terapêutica anti-hipertensiva e o desenvolvimento de novos anestésicos e relaxantes musculares com efeitos hemodinâmicos mínimos, além de protocolos de controle da dor no período pós-operatório, têm contribuído para minimizar as complicações relacionadas com o perioperatório da paciente hipertensa.

A hipertensão arterial está associada a casos de hipertrofia ventricular, disfunção sistólica, insuficiência renal e eventos cerebrovasculares. Durante o perioperatório, deve ser levado em consideração o manuseio de volume de líquidos, infundido e absorvido, durante o procedimento, sempre buscando um estreito controle do balanço hídrico. Pacientes hipertensas têm geometria ventricular e elasticidade arterial alteradas, principalmente as idosas[4,8,13].

Por isso, é de extrema importância o respeito aos preceitos básicos das técnicas de histeroscopia nos casos de pacientes hipertensas, especialmente aquelas com comorbidades associadas. Apesar de se tratar de procedimento minimamente invasivo, o controle rigoroso da infusão do meio de distensão, com monitoramento da entrada e da saída, é fundamental nesses casos. Meios líquidos de distensão, como manitol 5% e dextrano 70%, devem ser evitados em virtude do risco maior de edema agudo de pulmão[15,16].

Insuficiência renal e insuficiência hepática

Mulheres com insuficiência renal são frequentemente submetidas a procedimentos cirúrgicos, e as várias complicações inerentes a essa condição clínica podem promover grande morbidade e aumentar a mortalidade. Desse modo, é fundamental a avaliação cuidadosa de vários parâmetros clínicos relevantes[4,17,18].

A anamnese e o exame físico são imprescindíveis na avaliação clínica. A etiologia da doença renal é importante devido às comorbidades associadas, como doença cardiovascular, além de hipercalemia precoce em pacientes com DM. A pesquisa detalhada de complicações da uremia, como anemia, doença cardiovascular e distúrbio da coagulação, além dos medicamentos em uso, é essencial em uma boa avaliação pré-operatória[4,17].

Mulheres com insuficiência renal e que necessitam de tratamento com histeroscopia cirúrgica devem utilizar preferencialmente meios de distensão mais bem tolerados em caso de intravasamento, como soro fisiológico e Ringer lactato, ambos de uso restrito à energia bipolar[19,20]. Além disso, os meios hiposmolares (sorbitol, manitol e glicina) e o dextrano 70 devem ser evitados em razão do risco maior de edema pulmonar[15,16].

As pacientes com diagnóstico de insuficiência hepática que apresentam patologia intrauterina passível de tratamento com histeroscopia devem evitar a utilização do meio de distensão líquido com glicina, a qual é metabolizada no fígado por desaminação para amônia e transaminação para outros aminoácidos, o que restringe seu uso em pacientes hepatopatas[15,20].

:: CONSIDERAÇÕES FINAIS

A histeroscopia cirúrgica é um procedimento minimante invasivo com taxas baixas de complicação, a maioria registrada quando essas situações especiais não são observadas ou quando as técnicas não são adequadamente respeitadas. Quando é elevado o número ou a gravidade das comorbidades, deve-se analisar criteriosamente a relação custo-benefício do procedimento.

REFERÊNCIAS

1. ACOG. ACOG technology assessment in obstetrics and gynecology. Number 4, August 2005: hysteroscopy. Obstet Gynecol 2005; 106:439-42.

2. Keltz JG, Gutierrez J, Schortz J, Mehta S, Levie MD, Chudnoff SG. Is office hysteroscopy an option for everyone? Factors associated with inability to complete office hysteroscopy. Journal of Minimally Invasive Gynecology 2016; 23(7):S45-S45.

3. Pellicano M, Guida M, Zullo F, Lavitola G, Cirillo D, Nappi C. Carbon dioxide versus normal saline as a uterine distension medium for diagnostic vaginoscopic hysteroscopy in infertile patients: a prospective, randomized, multicenter study. Fertil Steril 2003; 79:418-21.

4. Wodlin NB, Nilsson L. The development of fast-track principles in gynecological surgery. Acta Obstet Gynecol Scand 2013; 92:17-27.

5. Aydeniz B, Gruber IV, Schauf B, Kurek R, Meyer A, Wallwiener D. A multicenter survey of complications associated with 21,676 operative hysteroscopies. Eur J Obstet Gynecol Reprod Biol 2002; 104:160-4.

6. World Health Organization. Disponível em: http://www.who.int/campaigns/world-health-day/2016/en/. Acesso em 17/04/2017.

7. World Health Organization. Disponível em: http://www.who.int/diabetes/country-profiles/bra_en.pdf?ua=1/. Acesso em 17/04/2017.

8. Bertoluci MC, Pimazoni-Netto A, Pires AC et al. Diabetes and cardiovascular disease: from evidence to clinical practice – Position Statement 2014 of Brazilian Diabetes Society. Diabetology and Metabolic Syndrome 2014; 6:58.

9. Corson SL, Hoffman JJ, Jackowski J, Chapman GA. Cardiopulmonary effects of direct venous CO2 insufflation in ewes: a model for CO2 hysteroscopy. J Reprod Med 1988; 33:440-4.

10. Baggish MS, Brill AI, Rosensweig B, Barbot JE, Indman PD. Fatal acute glycine and sorbitol toxicity during operative hysteroscopy. J Gynecol Surg 1993; 9:137-43.

11. Wong J, Lam DP, Abrishami A, Chan MT, Chung F. Short-term preoperative smoking cessation and postoperative complications: a systematic review and meta-analysis. Can J Anaesth 2012; 59:268-79.

12. Graybill WS, Frumovitz M, Nick AM et al. Impact of smoking on perioperative pulmonary and upper respiratory complications after laparoscopic gynecologic surgery. Gynecol Oncol 2012; 125:556-60.

13. Scala LC, Magalhães LB, Machado A. Epidemiologia da hipertensão arterial sistêmica. In: Moreira SM, Paola AV; Sociedade Brasileira de Cardiologia. Livro Texto da Sociedade Brasileira de Cardiologia. 2. ed. São Paulo: Manole, 2015:780-5.

14. Sociedade Brasileira de Cardiologia. Departamento de Hipertensão Arterial. VII Diretrizes brasileiras de hipertensão. Arq Bras Cardiol 2016; 107(3 Supl. 3):1-83.

15. Phillips DR, Milim SJ, Nathanson HG, Phillips RE, Haselkorn JS. Preventing hyponatremic encephalopathy: comparison of serum sodium and osmolality during operative hysteroscopy with 5.0% mannitol and 1.5% glycine distention media. J Am Assoc Gynecol Laparosc 1997; 4:567-76.

16. Munro MG. Complications of hysteroscopic and uterine resectoscopic surgery. Obstet Gynecol Clin North Am 2010; 37:399-425.

17. Lima EQ, Dirce MT, Castro I, Yu L. Mortality risk factors and validation of severity scoring systems in critically ill patients with acute renal failure. Ren Fail 2005; 27(5):547-56.

18. Chertow GM, Burdick E, Honour M, Bonventre JV, Bates DW. Acute kidney injury, mortality, length of stay, and costs in hospitalized patients. J Am Soc Nephrol 2005; 16(11):3365-70.

19. Darwish AM, Hassan ZZ, Attia AM, Abdelraheem SS, Ahmed YM. Biological effects of distension media in bipolar versus monopolar resectoscopic myomectomy: a randomized trial. J Obstet Gynaecol Res 2010; 36:810-7.

20. Berg A, Sandvik L, Langebrekke A, Istre O. A randomized trial comparing monopolar electrodes using glycine 1.5% with two different types of bipolar electrodes (TCRis, Versapoint) using saline, in hysteroscopic surgery. Fertil Steril 2009; 91:1273-8.

Capítulo 13
USO DA ELETROCIRURGIA EM HISTEROSCOPIA

Armando Romeo
Mariana da Cunha Vieira

:: INTRODUÇÃO

O uso da eletrocirurgia no dia a dia das cirurgias ginecológicas demanda um conhecimento cada vez maior acerca dos princípios da eletrofisiologia. Particularmente quando se trata da histeroscopia, a esse conhecimento deve ser acrescentado o comportamento peculiar presente quando a eletrociurgia é aplicada em modo bipolar e monopolar, imerso em meio líquido, seja este eletrolítico ou não.

É fundamental que o cirurgião saiba fazer o correto *set up* do eletrobisturi para sua utilização otimizada em laparoscopia ou histeroscopia. Assim, é essencial que, além do cirurgião principal, toda a equipe cirúrgica, envolvendo cirurgião assistente, instrumentador, enfermeiro e circulante de sala, tenha um excelente conhecimento sobre a eletrocirurgia em geral e o desempenho que o moderno eletrobisturi pode alcançar na cirurgia. O mau uso desses instrumentos pode provocar desde dano tecidual às pacientes até graves complicações.

Por ser a histeroscopia um procedimento que exige a distensão constante da cavidade uterina, é fundamental a escolha de um meio de distensão adequado, seja ele gasoso, atualmente em desuso, seja líquido. Desse modo, é essencial entender a fisiologia geral da corrente elétrica para compreender o que ocorre em nível tecidual e celular quando é acionado o pedal do eletrobisturi, principalmente com relação ao efeito de corrente de um instrumento elétrico imerso em meio de distensão (Figura 13.1).

No Capítulo 6 são discutidos os diferentes meios de distensão, os quais representam parte importante

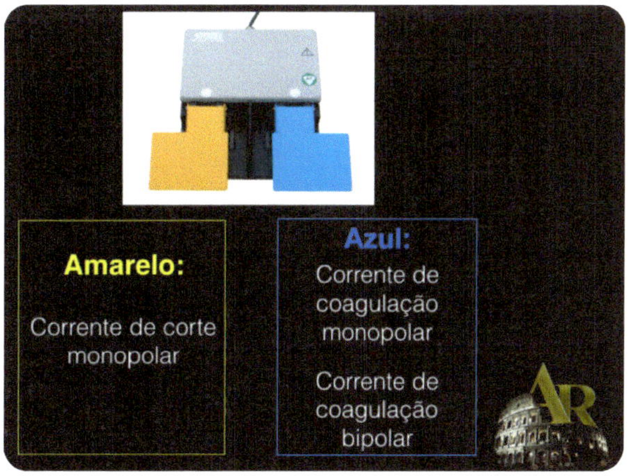

FIGURA 13.1. Representação do pedal do eletrobisturi com o tipo de corrente associada ao pedal amarelo e azul.

na aplicação dos efeitos da eletrocirurgia na histeroscopia, uma vez que o meio de distensão escolhido se baseia na modalidade de corrente a ser utilizada.

Neste capítulo será explicado, em termos gerais, como são geradas e compostas as correntes de coagulação e de corte, que são as mais usadas em cirurgia histeroscópica, bem como os diferentes modos de aplicação (monopolar e bipolar). Enfim, serão apontados os riscos e as possíveis complicações decorrentes do uso indevido da corrente elétrica.

:: PRINCÍPIOS DE ELETROFISIOLOGIA

A falta de cuidado e de conhecimento em relação aos princípios de aplicação da corrente elétrica e seus efeitos no corpo humano pode ser responsável por danos severos. A seguir, será descrita a fisiologia dos

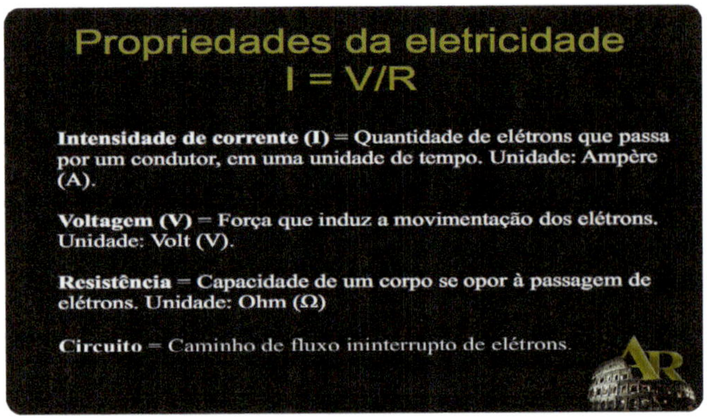

FIGURA 13.2. Resumo dos principais conceitos de eletricidade envolvidos na eletrocirurgia.

princípios de eletricidade (Figura 13.2), bem como os efeitos da passagem da corrente elétrica em um condutor (tecido humano ou meio líquido).

Para melhor compreensão da corrente elétrica será utilizado um exemplo muito simples para explicar os princípios que colocam em movimento um fluxo de elétrons dentro de um condutor. Considere um grupo de elétrons em repouso; nesse caso os elétrons serão representados por indivíduos alinhados dentro de um condutor.

Para despertá-los é preciso fornecer um grande impulso (didaticamente, considere como um chute no primeiro da fila que, quando desperto, empurra o segundo, o qual, ao despertar, desperta o terceiro, o quarto, e assim sucessivamente). Com esse *efeito-cascata* de estimulação dos elétrons é criado um fluxo ou uma onda de fluxo eletrônico que, quando ocorre em apenas uma direção, é chamada de fluxo eletrônico contínuo ou corrente elétrica contínua (Figura 13.3*A* e *B*).

Se ocorrer um chute em direção contrária ao primeiro impulso realizado, essa onda eletrônica voltará à origem e, nesse caso, a corrente eletrônica terá apresentado dois sentidos opostos e por isso será denominada corrente alternada (Figura 13.4*A* e *B*).

Quando ocorre essa alternância de polaridade, o elétron realiza um percurso de ida e de volta, completando um ciclo, o qual será chamado de frequência. Essa alternância de polaridade pode ocorrer de maneira mais lenta (Figura 13.5*A*) ou mais rápida (Figura 13.5*B*), ocasionando uma frequência maior ou menor. A medida de um ciclo por segundo é mensurada em Hertz.

O impulso inicial, ou o chute que desencadeou esse princípio, é a voltagem ou diferença de potencial, cuja unidade de medida é Volts (V). A quantidade

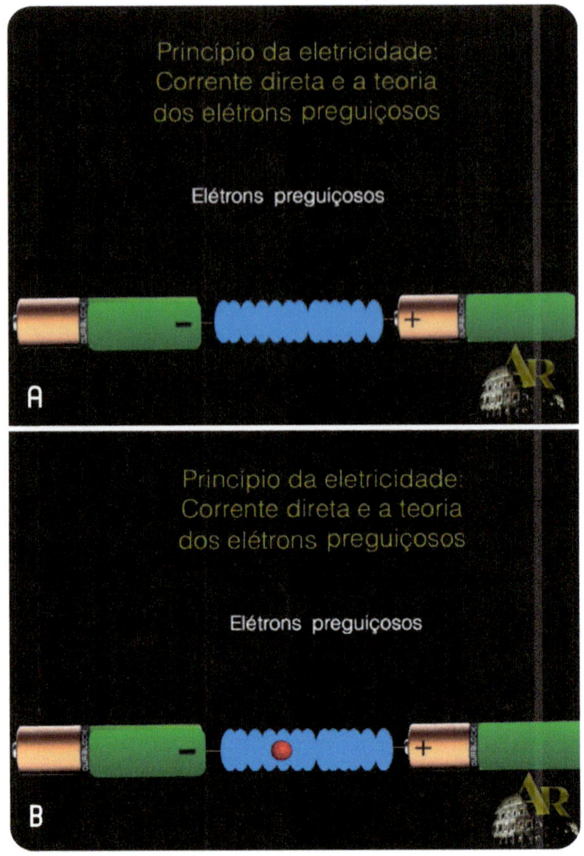

FIGURA 13.3. A: Ilustração dos elétrons em repouso. B: Ilustração dos elétrons apresentando fluxo unidirecional (corrente elétrica contínua).

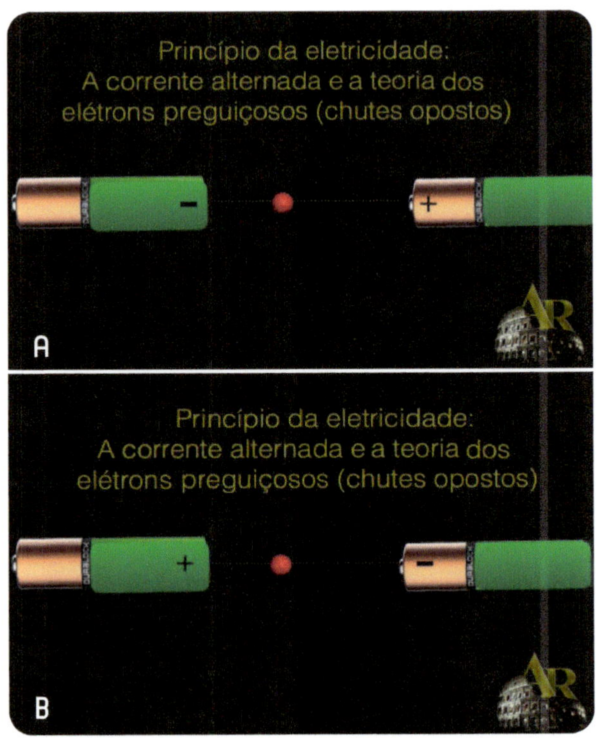

FIGURA 13.4. A: Ilustração do fluxo bidirecional de elétrons entre os dois polos (corrente alternada). B: Ilustração representando a alternância de polaridade entre o polo positivo e o negativo que ocorre na corrente alternada.

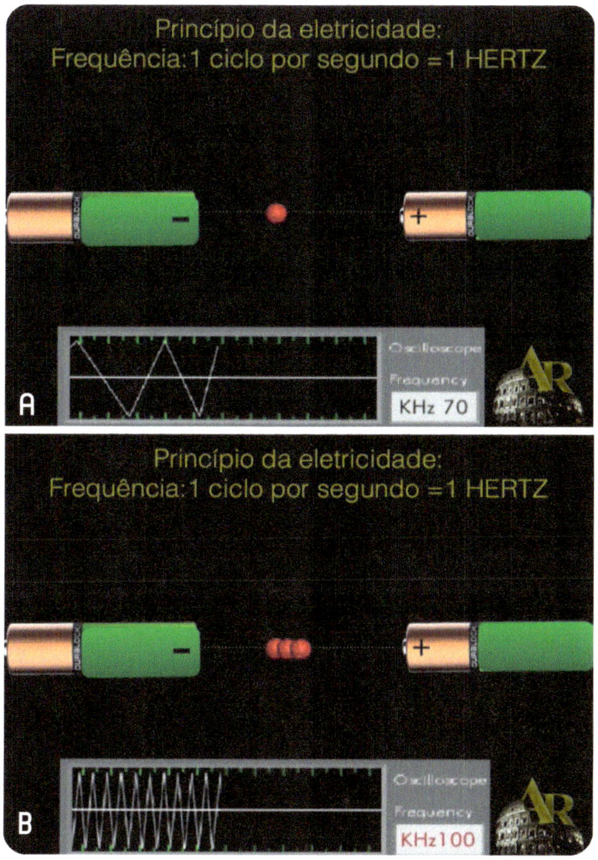

FIGURA 13.5. **A:** Representação de uma alternância de polaridade mais lenta, ocasionando uma frequência menor (70kHz). **B:** Representação de uma alternância de polaridade mais rápida, ocasionando uma frequência maior (100kHz).

de elétrons (representada pelo número de indivíduos despertados) colocada em movimento é denominada intensidade de corrente elétrica e é mensurada em Ampere.

Até aqui não foi considerado um fato importante: para onde esses elétrons estão se movendo? Cada condutor, seja líquido, gasoso ou sólido, é composto por átomos e elétrons que podem dificultar a passagem desses elétrons. Na corrente contínua, esse obstáculo que provoca engarrafamento e choque de elétrons do meio condutor será chamado de resistência elétrica. Já na corrente alternada, essa dificuldade oferecida pelos elétrons do condutor é denominada impedância. A medida utilizada, tanto da resistência elétrica como da impedância, é o Ohm, que originou a famosa *Lei de Ohm* (Figura 13.6).

Essa lei determina que um número de elétrons (ou a intensidade ou densidade de corrente elétrica) é diretamente proporcional à voltagem (representada pelo chute) e inversamente proporcional à resistência ou impedância (ilustrada pelo engarrafamento de indivíduos). Assim, quanto maior a resistência do cor-

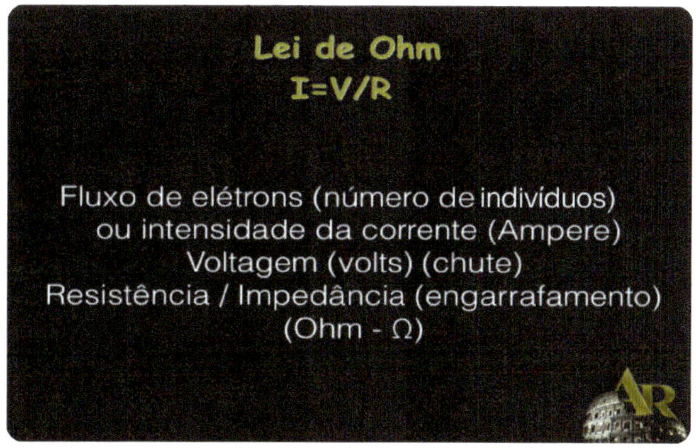

FIGURA 13.6. Definição da Lei de Ohm.

po condutor, menor será o número de elétrons que conseguirão atravessar esse corpo. Consequentemente, para aumentar a intensidade de corrente elétrica deverá ser aumentada a voltagem (chute). Eventualmente, a passagem dos elétrons pode ocasionar danos aos átomos ou elétrons do corpo condutor, e é nesse momento que ocorrem os efeitos gerados quando uma corrente elétrica cruza um material, seja sólido, gás ou líquido. São eles:

A. Efeito térmico (efeito Joule).
B. Efeito farádico.
C. Efeito eletrolítico.

Desses três efeitos, o efeito térmico, também chamado de efeito Joule, é o que mais interessa no dia a dia da eletrocirurgia.

Efeito térmico (efeito Joule)

Esse efeito é causado por choques entre os elétrons da corrente elétrica (indivíduos) e os do corpo do condutor, os quais, aumentando a oscilação e a relativa excitação, geram calor com o aumento da temperatura do corpo condutor (Figura 13.7*A* a *D*).

O aumento da temperatura promovido pelo efeito térmico depende de uma constante do tecido (k), do tempo de aplicação da corrente elétrica (pisada de pedal) e, de modo determinante, do quadrado da fração do número de intensidade da corrente elétrica dividido pela superfície de eletrodo (pinça em contato com o tecido) (Figura 13.8).

Isso significa que nas grandes superfícies o número de elétrons se espalha e por isso não há altas temperaturas; já nas pequenas superfícies, a intensidade ou o número de elétrons se concentra em um espaço menor

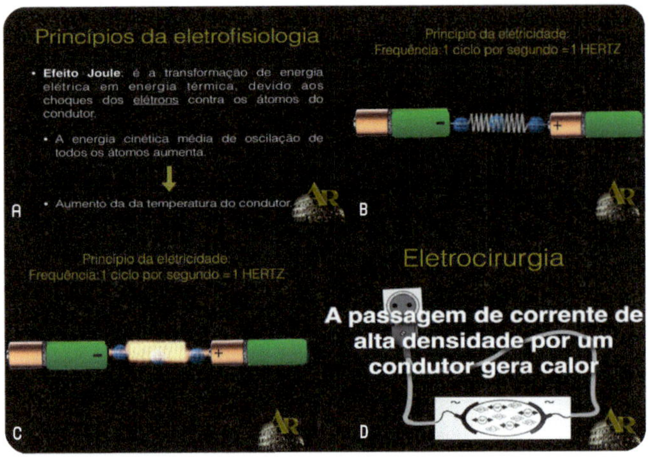

FIGURA 13.7. A: Definição dos princípios do efeito Joule. B: Ilustração da passagem da corrente elétrica em um corpo condutor. C: Ilustração do efeito da passagem da corrente elétrica em um corpo condutor, em que o aumento da excitação dos elétrons promove aumento de temperatura e consequentemente a produção de calor. D: Ilustração da consequência da passagem de corrente elétrica em um corpo condutor.

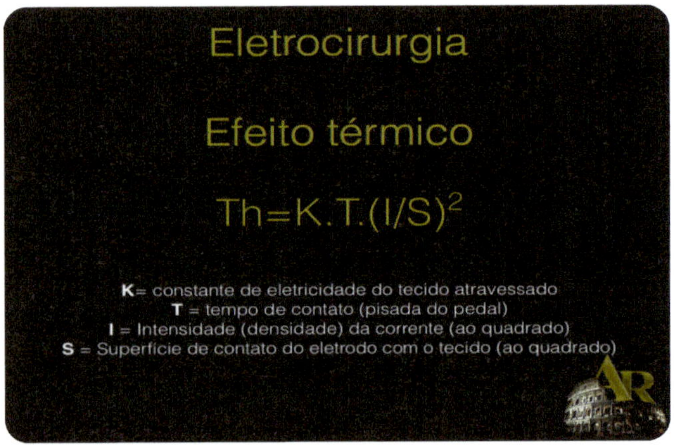

FIGURA 13.8. Definição da fórmula utilizada para o cálculo da quantidade de calor e energia liberada em consequência do efeito Joule.

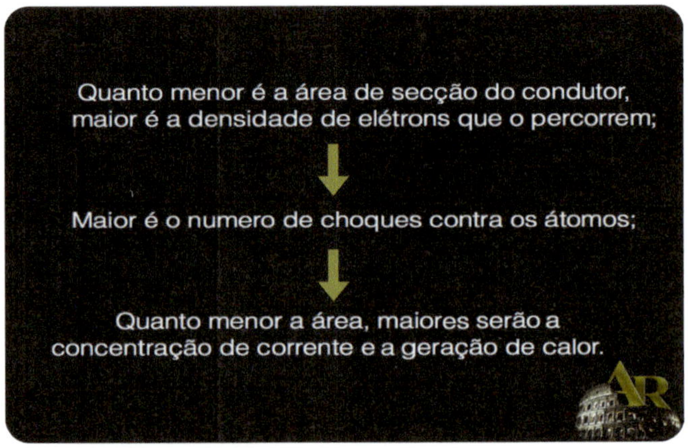

FIGURA 13.9. Resumo da relação entre a superfície de contato do eletrodo com o tecido e o aumento de temperatura decorrente do efeito Joule.

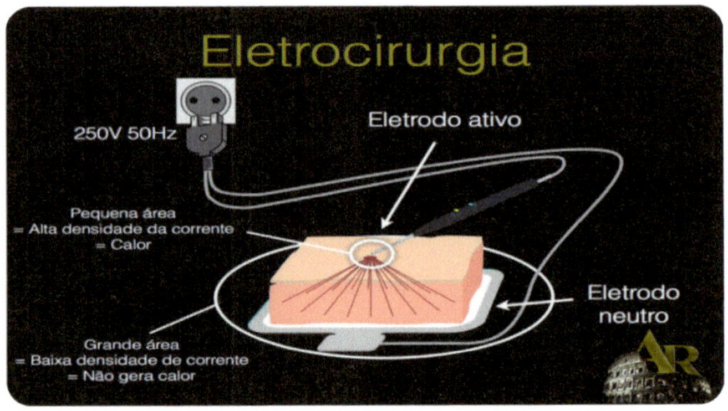

FIGURA 13.10. Ilustração da relação entre a superfície de contato do eletrodo com o tecido e o aumento de temperatura decorrente do efeito Joule.

(afunilamento), promovendo uma quantidade maior de choques contra os átomos e favorecendo um aumento enorme da temperatura (Figuras 13.9 e 13.10).

Quando os primeiros cientistas e engenheiros estudaram o efeito da corrente elétrica no corpo humano, observaram que, além do efeito térmico, surgiram outros dois efeitos desastrosos para o paciente: o efeito eletrolítico e o efeito farádico.

Efeito eletrolítico

O efeito eletrolítico é provocado pela passagem de uma carga elétrica negativa (elétrons) através da membrana eletrostática de uma molécula, a qual, ao mudar de polaridade, se desagrega (por exemplo, uma molécula de sal [Na^+Cl^-], cruzada de elétrons à baixa frequência, se dissocia, gerando sódio [Na^+] e cloreto [Cl^-]) (Figura 13.11*A* e *B*).

Desse modo, a eletrólise consiste na desestruturação dos compostos iônicos de uma solução após a aplicação de corrente elétrica em decorrência da migração dos íons para os eletrodos de carga oposta (Figura 13.12*A* a *C*). Esse efeito determina um desequilíbrio hidroeletrolítico no corpo humano, o que pode promover graves complicações, como o óbito.

Efeito farádico

Outro efeito negativo é o efeito farádico. Quando atravessam o corpo humano, os elétrons cruzam nervos e gânglios nervosos, provocando a excitação dos feixes motores, o que pode causar um tremor muscular contínuo na paciente.

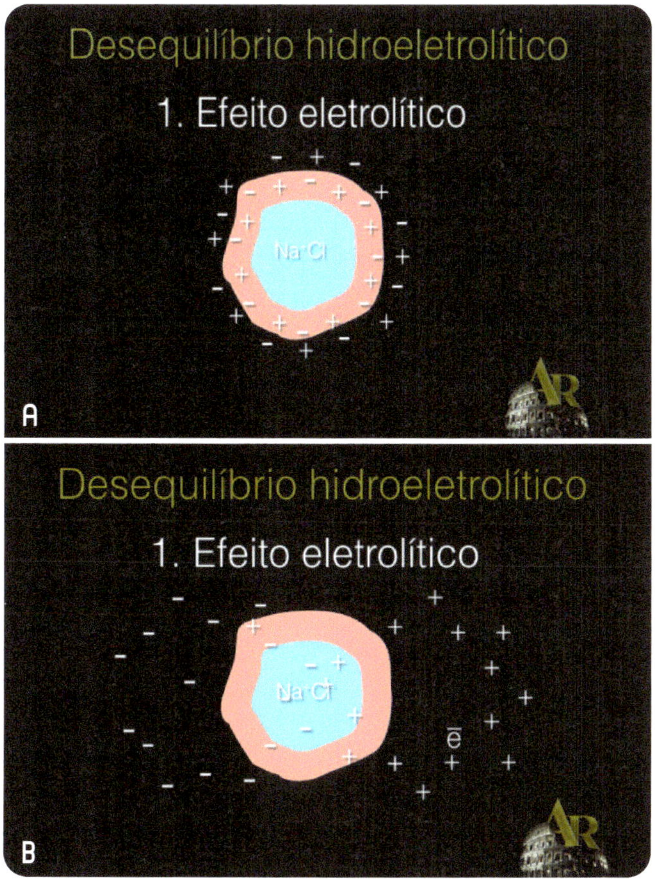

FIGURA 13.11. **A:** Ilustração de uma molécula de sal [Na^+Cl^-]. **B:** Ilustração da desagregação da molécula de sal [Na^+Cl^-], gerando sódio [Na^+] e cloreto [Cl^-] devido ao efeito eletrolítico provocado pela passagem do elétron.

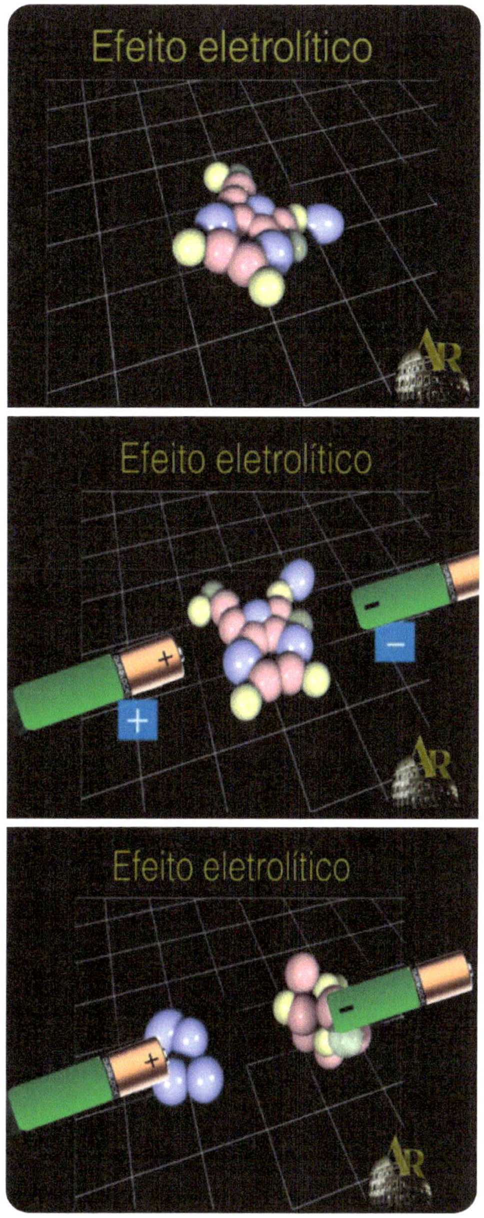

FIGURA 13.12. **A:** Representação de um composto iônico de uma solução. **B:** Representação da aplicação de corrente a um composto iônico de uma solução. C Representação da desagregação molecular em decorrência da migração dos íons para os eletrodos de carga oposta.

Deve-se a Jacques-Arsène D'Arsonval a descoberta da neutralização dos efeitos eletrolítico e farádico em virtude da aplicação da corrente elétrica no corpo humano. Ele descobriu que, excitando e acelerando os elétrons, esses são submetidos a frequências muito elevadas (superiores a 100kHz), nas quais os efeitos negativos não mais ocorrem, ou seja, D'Arsonval observou que, quando os elétrons atingem velocidades altas, não há mudança da polaridade na membrana eletrostática dos átomos, uma vez que na ida ocorre a troca da polaridade e na volta (sentido contrário) há o retorno à polaridade original.

Assim, com a utilização de frequências superiores a 100kHz, esse processo acontece de maneira tão acelerada que não há tempo para a ocorrência da desagregação molecular, anulando o efeito hidroeletrolítico (Figura 13.13*A*). Esse notável aumento da frequência de oscilação dos elétrons em corrente alternada impede o cruzamento dos glânglios nervosos e nervos em razão da distribuição externa na bainha nervosa, ocasionando assim uma migração dos elétrons em direção à pele da paciente, o que a isenta desses dois efeitos indesejáveis, restando apenas o efeito térmico (Figura 13.13*B*).

É possível afirmar que todos os modernos eletrobisturis trabalham em frequências entre 300kHz e 3,3MHz (*high frequency eletro-bisturi*) (Figura 13.14), evitando a ocorrência de efeitos indesejáveis, como o eletrolítico e o farádico, restando apenas o efeito Joule da corrente.

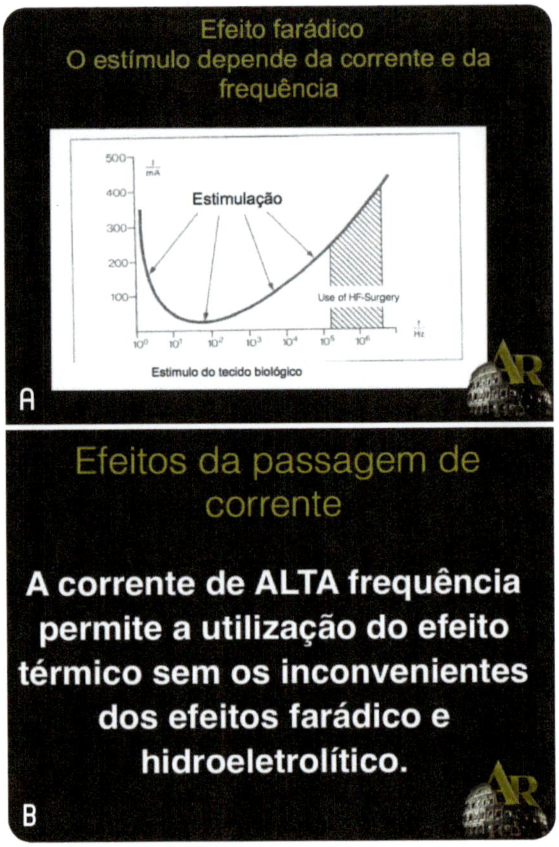

FIGURA 13.13. **A:** Gráfico correlacionando o aumento da frequência de oscilação dos elétrons ao estímulo gerado no tecido biológico. **B:** Conceito dos efeitos obtidos pelo uso da corrente de alta frequência.

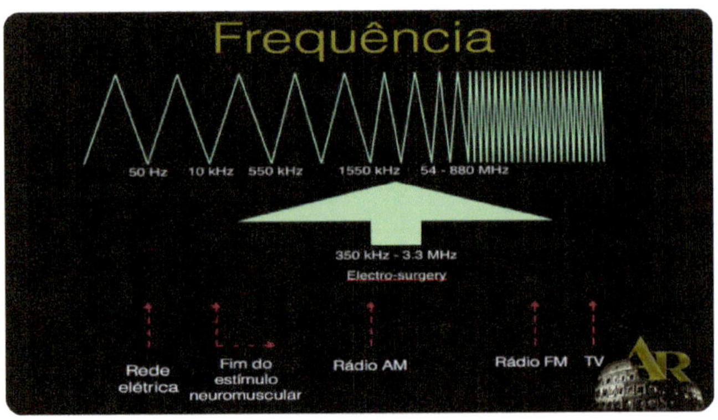

FIGURA 13.14. Ilustração das frequências utilizadas nos modernos eletrobisturis.

Corrente de corte e corrente de coagulação: potência

O que acontece quando se pisa no pedal azul ou no amarelo do eletrobisturi? A resposta pode ser encontrada na Figura 13.15.

Como a composição da corrente de corte e da corrente de coagulação é totalmente diferente, a aplicação de cada tipo de corrente no corpo humano promove um comportamento distinto no tecido celular.

A corrente elétrica que permite esquentar um tecido celular gera um efeito térmico (Joule) que favorece o aumento da temperatura de no máximo 70 a 80°C, ocasionando a evaporação da parte líquida (visível como bolhas) da célula. Esta permanecerá totalmente desidratada e com sua proteína coagulada (Figura 13.16). Essa corrente, também chamada de pulsante, é uma típica corrente de coagulação.

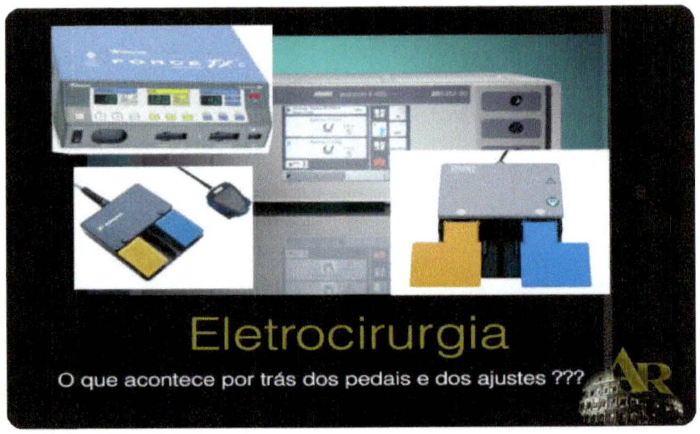

FIGURA 13.15. Ilustração dos geradores de energias e dos pedais dos eletrobisturis.

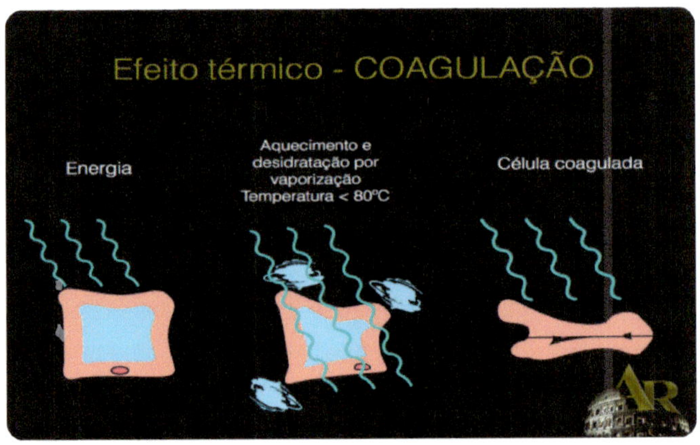

FIGURA 13.16. Representação de efeito da corrente de coagulação no tecido celular.

Como se pode observar na Figura 13.17, a onda da corrente de coagulação, ao passar pelo zero, "resfria" o tecido, evitando que seja superada a temperatura de 80°C. Se for gerada uma corrente que aquece a célula a uma temperatura superior a 100°C em milissegundos, será alcançada uma concentração muito grande de elétrons em determinado ponto, obtendo uma completa explosão celular que transforma o tecido em fumaça (Figura 13.18). Essa típica corrente é chamada de corrente de corte. Como se pode perceber a partir da Figura 13.19, sua onda denota alta densidade de corrente, que é necessária para cortar o tecido.

Corrente de corte ou corrente de coagulação, qual é a mais segura? Como a paciente faz parte do circuito elétrico monopolar, para retornar ao eletrobisturi a corrente deve cruzar o corpo da paciente e voltar através de uma placa neutra fixada corretamente em uma parte de seu corpo (Figura 13.20).

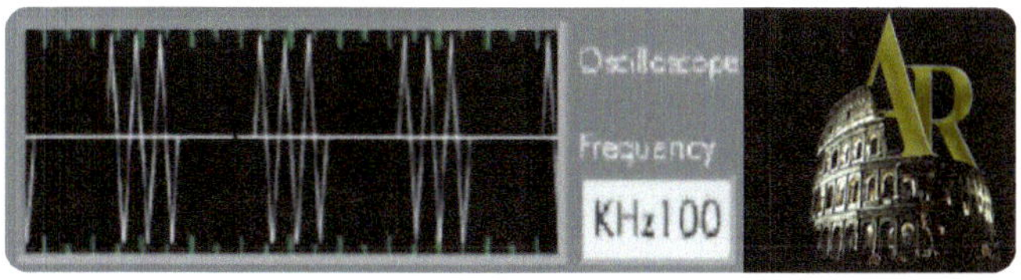

FIGURA 13.17. Representação da onda da corrente de coagulação.

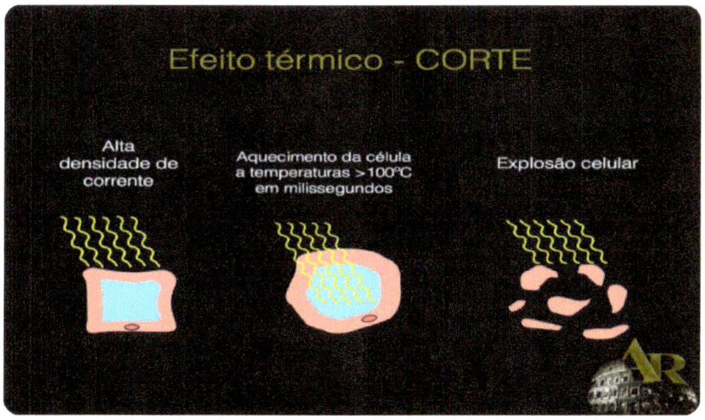

FIGURA 13.18. Representação de efeito da corrente de corte no tecido.

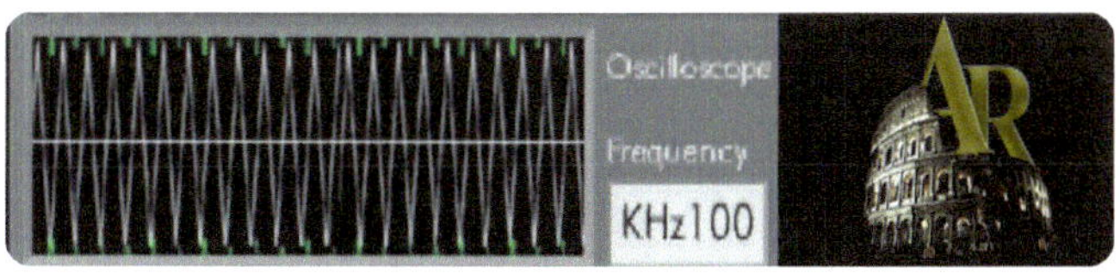

FIGURA 13.19. Representação da onda da corrente de corte.

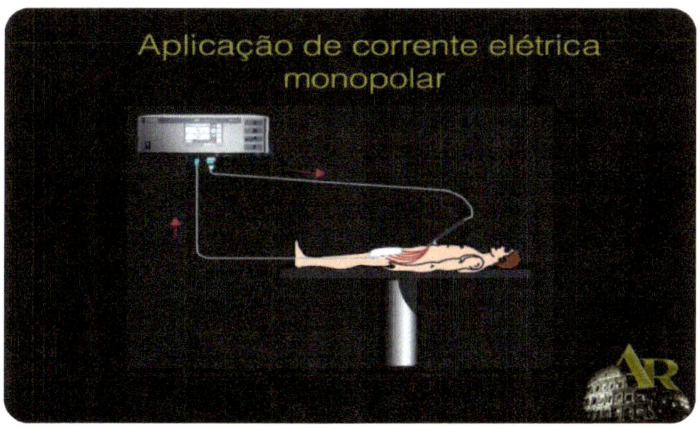

FIGURA 12.20. Ilustração do circuito elétrico em modalidade monopolar.

Para melhorar a compreensão, convém entender o conceito de potência elétrica. Para ajustar o eletrobisturi, as palavras mais utilizadas são sobe/baixa, mas quais são exatamente os valores que estão subindo ou baixando no eletrobisturi? O que se modifica no gerador é a potência elétrica (Watt = Volt × Ampere) do eletrocoagulador. Então, quando se aumenta a capacidade da corrente elétrica de superar determinado obstáculo de impedância, representado por um tecido, deve-se aumentar também a potência, ou seja, elevar a intensidade da corrente elétrica e ao mesmo tempo o chute ou voltagem para realizar determinado trabalho, seja de corte, seja de coagulação. Enfim, ao se elevar a potência, aumenta-se o estímulo aos elétrons (voltagem) e com isso o número de elétrons (intensidade de corrente elétrica) circulantes no corpo humano.

A partir do exemplo mostrado na Figura 13.21 é possível perceber que 80 watts de potência podem ser compostos de 2 volts × 40 amperes, mas também podem ser alcançados a partir de 40 volts × 2 amperes. Desse modo, a corrente de corte é composta de baixa voltagem e alta amperagem – de maneira ilustrativa, um pequeno chute (2 volts) pode colocar em movimento 40 indivíduos. Já na corrente de coagulação ocorre o oposto, ou seja, um fortíssimo chute de 40 volts pode ser aplicado a somente dois indivíduos.

Portanto, deduz-se que a corrente de coagulação aplicada em modalidade monopolar é mais perigosa, já que uma intensa força eletromotriz (40 volts) vem aplicada a somente dois elétrons que durante seu percurso de retorno no corpo da paciente em direção à placa neutra podem causar danos a órgãos, como veias, artérias e ureteres. Já a corrente de corte é mais segura, uma vez que os 40 elétrons apresentam pouca força eletromotriz (2 volts), retornando à placa neutra com menos risco de causar danos. Essa explicação pode ser utilizada também na histeroscopia, em que o uso da corrente de corte é mais seguro que a utilização da corrente de coagulação, quando aplicadas de modo monopolar.

Como será visto a seguir, durante a aplicação da corrente elétrica na histeroscopia é possível utilizar o eletrobisturi para aplicar, de modo monopolar ou bipolar, a mesma corrente de coagulação ou de corte (Figura 13.22).

Assim, na aplicação em modo bipolar da corrente elétrica, a concentração de corrente de ida e de volta acontece somente entre as mandíbulas da pinça,

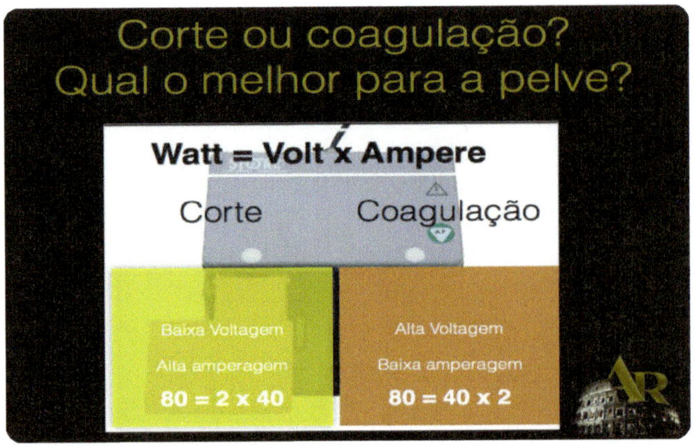

FIGURA 13.21. Comparação da voltagem e da amperagem aplicadas em corrente de corte e corrente de coagulação, respectivamente.

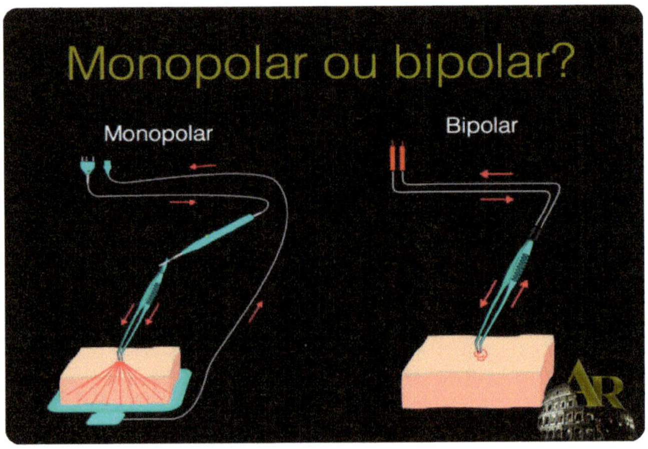

FIGURA 13.22. Representação da aplicação da corrente elétrica em modos monopolar e bipolar, respectivamente.

então a corrente pode causar dano apenas ao tecido que estará entre as pontas da pinça, ou seja, tanto o polo ativo como o neutro estão contidos no instrumento (Figura 13.23).

Por isso, teoricamente não é necessário o uso da placa neutra para seu funcionamento. Na prática, porém, isso não ocorre, pois a aplicação da placa neutra se dá por dois motivos: para evitar o alarme do eletrobisturi e para que se esteja pronto para o uso da modalidade monopolar em caso de rápida conversão laparotômica por dano vascular, o que raramente ocorre em histeroscopia.

Quando a corrente é utilizada em modo monopolar, essa retorna após sua aplicação através da paciente em uma placa que representa o polo neutro, o que representa um risco térmico, elétrico e de *coupling* (acoplamento direto). É fundamental direcionar uma especial atenção a esses riscos quando se utiliza um aparelho laparoscópico ou histeroscópico em modo monopolar.

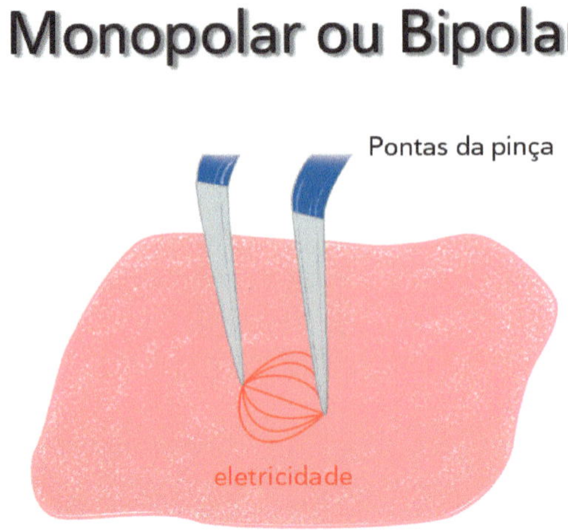

FIGURA 13.23. Ilustração da corrente elétrica em modalidade bipolar, em que o circuito elétrico se concentra apenas no tecido envolvido nas mandíbulas da pinça.

Dessa maneira, o efeito eletrocirúrgico pode ser influenciado por diversos fatores, como tempo de contato com o tecido, configuração do aparelho de energia, formato do eletrodo (densidade de corrente), aplicação de corrente de corte ou de coagulação, condição do tecido (muito vascularizado ou tecido adiposo) e distância entre o polo ativo e o polo neutro (placa). Vale ressaltar que um tecido coagulado é um mau condutor de corrente elétrica, pois, ao se coagular a célula, a parte líquida do tecido é retirada, o que aumenta automaticamente sua impedância. Em outras palavras, um tecido com líquido é um bom condutor, ao passo que um sem líquido apresenta alta impedância e é um mau condutor.

Como se sabe, a cavidade uterina é um espaço totalmente virtual, e para se trabalhar nesse espaço é necessário utilizar um meio de distensão gasoso ou líquido que expanda a cavidade, tornando possível sua visualização adequada e a aplicação da corrente elétrica com o auxílio de um eletrobisturi histeroscópico, como o ressectoscópio. Com isso a corrente elétrica vem aplicada dentro da cavidade uterina, com o instrumento elétrico totalmente imerso em meio líquido. O líquido selecionado depende da modalidade de corrente aplicada: se em modo monopolar ou bipolar.

:: ENERGIA EM MEIO LÍQUIDO

O uso da eletricidade no meio líquido possibilitou o tratamento de patologias dentro da bexiga, da próstata e do útero. Até algum tempo atrás essas patologias eram abordadas apenas por via laparotômica, sendo necessária a abertura do abdome e da parede de órgãos, o que, por sua vez, está associado a risco maior de trauma tecidual.

Em ginecologia, ressecções intrauterinas se tornaram extremamente populares e são cada vez mais frequentes. De fato, atualmente, a maioria das patologias intrauterinas pode ser tratada por meio da histeroscopia cirúrgica, considerada o procedimento de escolha para o tratamento de pólipos endometriais, miomas submucosos, aderências intrauterinas (síndrome de Asherman), ressecção de septo uterino e tratamento de sangramento uterino anormal refratário à terapia medicamentosa. A cirurgia histeroscópica oferece inúmeros benefícios em relação à laparotomia: menos tempo de anestesia, diminuição do trauma cirúrgico, da morbidade pós-operatória e da permanência hospitalar, breve retorno às atividades regulares e risco menor de complicação cirúrgica.

A cirurgia endoscópica no meio líquido torna fundamental o uso da corrente de alta frequência. Para esses procedimentos, no entanto, é essencial um claro conhecimento sobre os princípios da corrente de alta frequência e seu comportamento no meio líquido, especialmente em uma área restrita e artificialmente distendida como é o caso da cavidade uterina.

Gerador eletrocirúrgico para cirurgia em meio líquido

A cirurgia em meio líquido utiliza maiores potência e voltagem por mais tempo e um número maior de ativações por procedimento, comparada a outros procedimentos cirúrgicos. Portanto, os equipamentos eletrocirúrgicos usados na cirurgia em meio líquido são geradores de alta frequência, que tipicamente atingem a potência máxima de 400 watts.

Como visto previamente, o efeito térmico desejado da corrente de alta frequência depende de diversos fatores, como a resistência específica de cada tecido, a densidade da corrente, o tipo de eletrodo, a duração da aplicação e o tipo de corrente. Portanto, o efeito é suscetível a variações durante o procedimento e mesmo durante uma única ativação, uma vez que o tecido pode apresentar variações de impedância e profundidade.

:: MEIOS DE DISTENSÃO

O corte cirúrgico realizado em um meio líquido exige correntes mais elevadas, uma vez que o líquido dissipa o calor e dispersa mais a corrente que um ambiente gasoso.

O fluxo constante do meio de distensão auxilia não só a remoção de fragmentos ressecados e bolhas, para melhorar a visibilidade, mas também a eliminação dos sais liberados pelas células à medida que são destruídas, o que de outro modo faria aumentar a condutividade da solução.

Os meios de distensão líquidos podem ser divididos em de alta e baixa viscosidade. Na histeroscopia, atualmente são usados para distensão uterina apenas os líquidos de baixa viscosidade porque os de alta viscosidade, como o dextrano 70 a 32%, estão associados a risco aumentado de complicações, como desequilíbrio hidroeletrolítico, anafilaxia e coagulação intravascular disseminada. Além disso, em razão de sua alta viscosidade, esses líquidos podem danificar os equipamentos histeroscópicos.

Quando se analisam os meios de distensão de baixa viscosidade, convém levar em consideração outra característica fundamental: se ele apresenta características eletrolíticas, como é o caso do soro fisiológico e da solução de Ringer lactato, ou se exibe escassez de eletrólitos em sua composição, como a glicina a 1,5%, o sorbitol a 3%, a dextrose a 5% e o manitol a 5%.

O meio de distensão a ser escolhido (eletrolítico ou não) vai depender principalmente do equipamento selecionado pelo cirurgião, isto é, se a fonte de energia a ser utilizada for monopolar ou bipolar. Como os eletrólitos são bons condutores de eletricidade, um meio de distensão eletrolítico resultaria em dispersão de corrente, cuja extensão depende da concentração da solução eletrolítica usada. A dispersão da corrente evita uma densidade de corrente elevada. Assim, um efeito cirúrgico como um corte não ocorrerá ou exigirá uma potência de saída enorme, que pode variar de acordo com a composição da solução eletrolítica utilizada. Por exemplo, uma solução de cloreto de sódio a 0,9% conduz 1.700 vezes melhor a corrente elétrica que as soluções de manitol-sorbitol.

Desse modo, os meios contendo eletrólitos (soro fisiológico e solução de Ringer lactato) não podem ser usados em modalidade monopolar, uma vez que conduzem corrente elétrica, podendo ser usados apenas com instrumentos em modo bipolar. Assim, ao se optar por um equipamento bipolar, é possível usar soluções eletrolíticas, já que a passagem da corrente elétrica se limita entre as duas extremidades da alça, havendo percurso de energia somente no tecido compreendido entre as alças. Quando se escolhe uma alça monopolar, deve ser usado um meio de distensão não eletrolítico, uma vez que a corrente elétrica passa da alça do eletrodo em direção à placa neutra. Caso o fluido usado contenha eletrólitos, haverá condução de corrente elétrica na passagem da energia pelo corpo da paciente, causando graves danos.

É preferível o uso de fluidos eletrolíticos isotônicos para a histeroscopia, pois não perturbam o equilíbrio osmolar entre o fluido intracelular e o meio extracelular e previnem a ocorrência de alterações de osmolaridade após sua absorção intravascular. As soluções de glicose podem se tornar saturadas ou se caramelizar em temperaturas elevadas. Esse efeito tende a ocorrer quando se utilizam alguns tipos de geradores. Embora os riscos de absorção de fluidos estejam associados principalmente a fluidos pobres em eletrólitos, a absorção de grandes volumes de fluido eletrolítico também pode causar sobrecarga de fluidos e acarretar edema pulmonar ou insuficiência cardíaca congestiva. Assim, durante o procedimento, é fundamental o controle do balanço da entrada e saída de fluxo. Quando a pressão de irrigação é muito elevada, é maior o risco de síndrome de *overload* (intravasamento).

Os meios de distensão pobres em eletrólitos mais utilizados em histeroscopia são principalmente a glicina e o sorbitol-manitol, os quais estão mais frequentemente associados a complicações, como hipervolemia, hiponatremia e síndrome de sobrecarga hídrica.

Em relação aos meios líquidos, é possível supor que a aplicação da modalidade bipolar, por permitir a utilização da solução fisiológica, estaria associada a risco menor de complicações intraoperatórias, quando comparada com a modalidade monopolar.

:: HISTEROSCOPIA E ENERGIA

Histeroscopia cirúrgica

O instrumento utilizado para aplicação da corrente elétrica na cavidade uterina é um ressectoscópio (Figura 13.24). Com esse instrumento é realizada a histeroscopia cirúrgica em sala operatória.

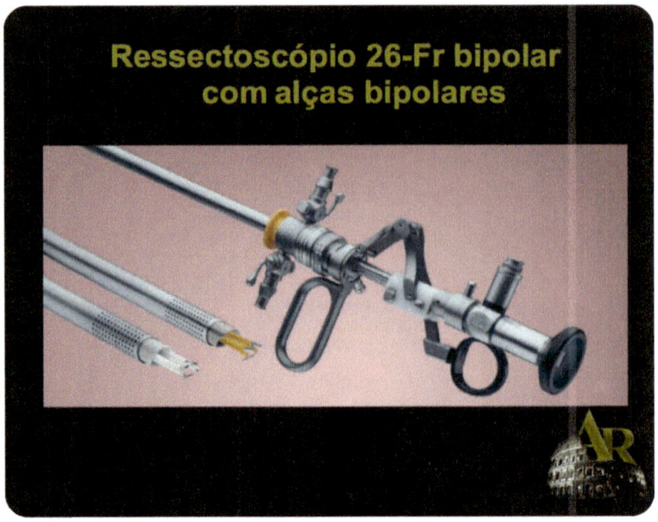

FIGURA 13.24. Ilustração do ressectoscópio 26-Fr com alças bipolares para histeroscopia realizada em centro cirúrgico.

O ressectoscópio montado é tipicamente constituído de quatro elementos concêntricos (Figura 13.25), os quais, de dentro para fora, são os seguintes:

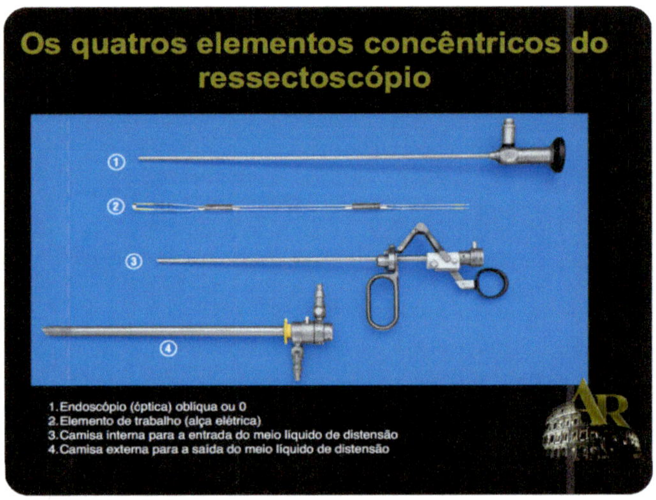

FIGURA 13.25. Ilustração do ressectoscópio com seus componentes.

1. Endoscópio (óptica) oblíqua ou 0 grau.
2. Elemento de trabalho (alça elétrica) com corte passivo: a amplitude de movimentação da alça é de 4cm, e a alça tem 7mm de diâmetro.
3. Camisa interna para a entrada do meio líquido de distensão.
4. Camisa externa para a saída do meio líquido de distensão (de maneira alternativa, essas duas camisas podem ser combinadas em uma única com duas saídas independentes, uma para entrada e outra para saída do meio líquido de distensão).

O formato da alça de eletrodos utilizados para corte e coagulação tem extrema importância para a aplicação de corrente de corte na histeroscopia moderna. Atualmente, os principais tipos de alça de eletrodos são apresentados nas Figuras 13.26 e 13.27.

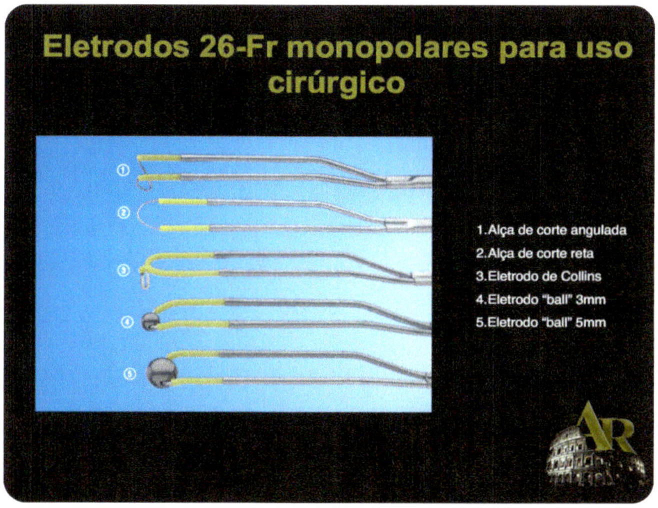

FIGURA 13.26. Ilustração dos eletrodos monopolares.

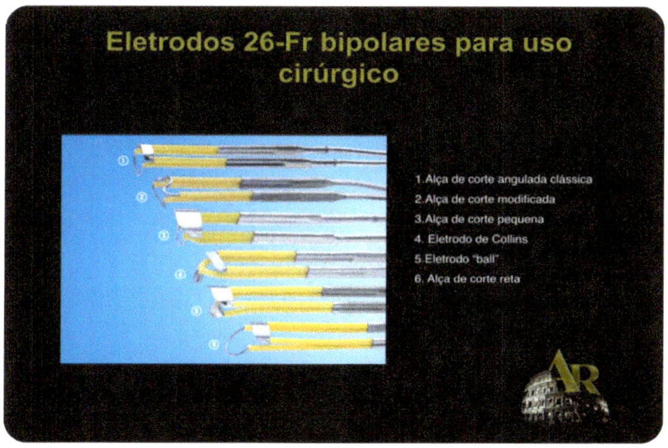

FIGURA 13.27. Ilustração dos eletrodos bipolares.

Histeroscopia ambulatorial e eletrocirurgia

O advento dos eletrodos bipolares 5Fr, que se acoplam ao canal operatório do histeroscópio de 4 e 5mm, aumentou muito o número de patologias tratadas em ambiente ambulatorial e reduziu o de pacientes encaminhadas para tratamento em sala operatória com anestesia e dilatação cervical.

Os eletrodos 5Fr mais utilizados atualmente são mostrados na Figura 13.28.

Ao se referir à histeroscopia ambulatorial *(office hysteroscopy)*, não se pode deixar de citar o minirressectoscópio de Gubbini de 16Fr. Graças a seu diâmetro reduzido, esse instrumento possibilitou a aplicação da técnica clássica de *slicing* em ambiente ambulatorial, ajudando a impulsionar ainda mais o conceito de *ver e tratar* da histeroscopia moderna (Figura 13.29).

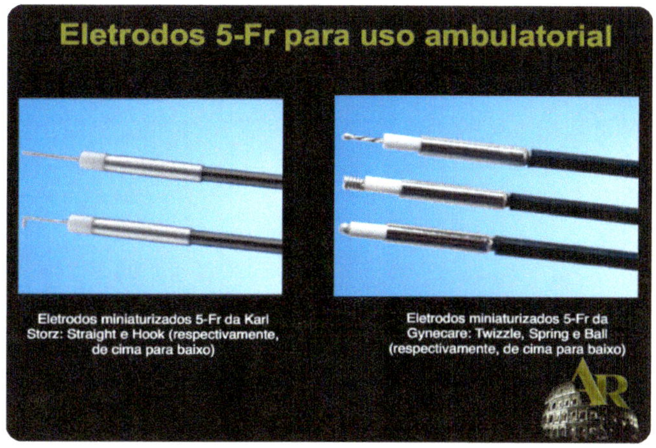

FIGURA 13.28. Ilustração dos eletrodos miniaturizados de 5Fr mais utilizados em cirurgia histeroscópica ambulatorial.

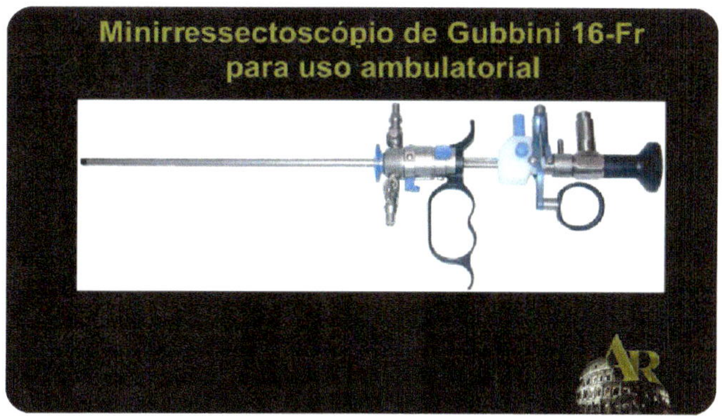

FIGURA 13,29. Ilustração do minirressectoscópio de Gubbini de 16Fr para uso em histeroscopia ambulatorial.

Relembrando a função do efeito térmico: $Th = K \times T \times (I/S)^2$, percebe-se claramente que o formato da alça elétrica na histeroscopia influencia diretamente os efeitos da corrente elétrica no tecido (Figura 13.30).

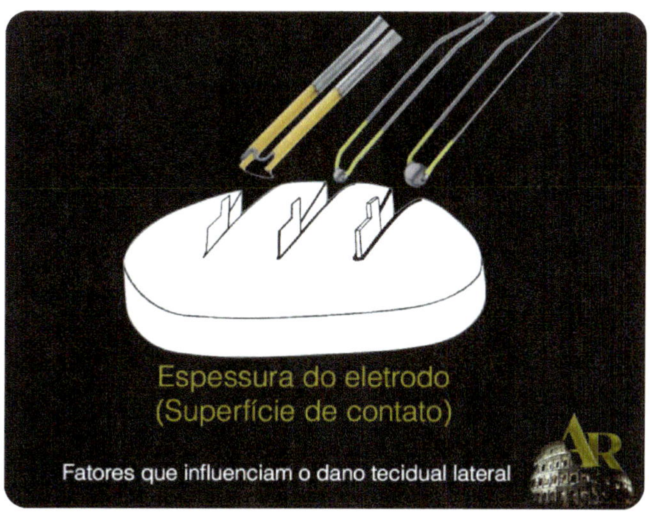
Espessura do eletrodo
(Superfície de contato)
Fatores que influenciam o dano tecidual lateral

FIGURA 13.30. Representação da influência da espessura do eletrodo no efeito da corrente elétrica no tecido.

Como as alças finas proporcionam densidades de corrente muito altas, são produzidos cortes eficazes. Com o aumento da secção transversal da alça a densidade da corrente diminui. A diminuição da densidade exige mais tempo de aplicação da corrente para atingir o efeito térmico desejado, o que, por sua vez, resultaria em um efeito térmico mais profundo e em um grau maior de necrose. O diâmetro da alça é escolhido de acordo não apenas com as características de corte, mas também com a vida útil do eletrodo. Não é incomum que essas alças de corte se rompam ou se deformem após alguns procedimentos, o que costuma ocorrer com frequência maior quando são utilizadas saídas de potência subótimas, o que resultaria na disseminação de eletrodos ao longo da superfície do tecido e em um estresse na estrutura da alça.

Enfim, com a aplicação da corrente de modalidade monopolar o posicionamento do eletrodo neutro exige extremo cuidado, influenciando de maneira determinante o retorno da corrente elétrica e o possível efeito térmico na pele da paciente, podendo provocar queimadura e dano térmico. A aplicação em modalidade bipolar não exige o uso de placa neutra externa, uma vez que esse componente já faz parte do instrumental do ressectoscópio (Figura 13.31).

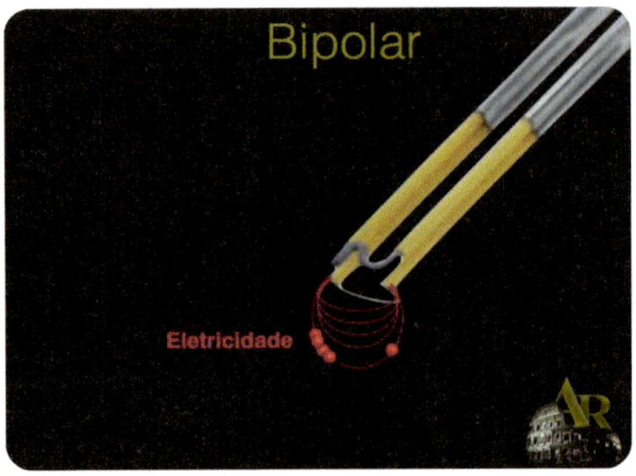

13.31. Ilustração do circuito elétrico em modalidade bipolar aplicado em um ressectoscópio.

:: APLICAÇÃO DE PLACA DE RETORNO

Como os procedimentos de alta frequência em meio líquido usam corrente monopolar em saídas de alta potência, é essencial uma placa de retorno. O local preferido para a aplicação da placa é a superfície anterior da coxa, por estar mais próxima da região onde será aplicada energia e no maior grupamento muscular e por ser uma área muito bem vascularizada (líquido).

Uma vez a paciente esteja em posição de litotomia com os campos cirúrgicos colocados, caso a placa neutra não seja colocada previamente, sua aplicação por baixo dos campos cirúrgicos sobre a coxa se torna muito difícil. Durante o procedimento, a enfermagem pode inserir a placa de retorno na panturrilha da paciente, pois é facilmente acessível. A corrente retornando à placa iria então encontrar a articulação do joelho, que, além de ser um local de estreitamento, é também uma região de aumento de impedância. Essa combinação de afunilamento e alta impedância pode resultar em aquecimento e possivelmente em lesão térmica intra-articular.

:: EFEITO TÉRMICO NAS RESSECÇÕES INTRAUTERINAS

No tecido imediatamente adjacente à alça de corte, a aplicação de corrente eletrocirúrgica pode resultar no aumento calculado de temperatura até 5.500°C, o que aumenta o risco de condução da corrente através da parede uterina para sua superfície serosa, resultando em lesão térmica do intestino, que pode estar em contato com o útero.

O útero humano é caracterizado por miométrio relativamente espessado (em geral > 1,5cm) e endométrio fino (1 a 2mm) (Figura 13.32).

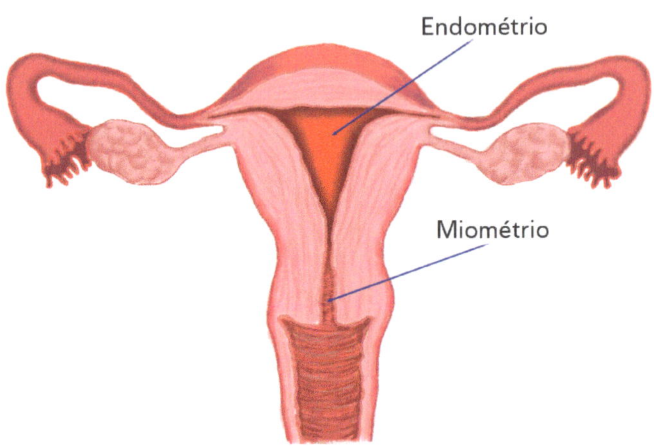

FIGURA 13.32. Ilustração do sistema genital feminino, evidenciando o endométrio e o miométrio.

Nas ressecções endometriais, o fato de apenas pequena parte do miométrio ser ressecada com intuito de remover todo o endométrio, como na ablação endometrial, garante uma margem substancial de segurança. No entanto, problemas podem surgir quando a corrente é aplicada na área cornual, onde a parede uterina tem aproximadamente 4mm de espessura. Assim, a margem de segurança na região cornual é muito mais estreita. A espessura de apenas 4mm e a relativa inacessibilidade, além da dificuldade de aproximação da alça do ressectoscópio nesse local, não deixam muito espaço para erro, especialmente quando se considera que a alça mais comumente usada (histeroscópio de 27Fr) tem 7mm de diâmetro. Assim, deve-se ter muito cuidado ao realizar ressecções na área cornual, uma vez que a chance de perfuração é relativamente maior.

Em síntese, a energia térmica gerada na eletrocirurgia é influenciada pela interação de três fatores:

1. Circulação do meio de distensão frio.
2. Efeito dissipador de calor do fluxo sanguíneo uterino.
3. Efeito de isolamento das paredes grossas do útero em outros locais que não a região cornual.

Em estudo realizado *in vitro* para avaliar os danos térmicos na eletrocirurgia intrauterina, verificou-se que a maior duração de exposição da corrente de alta frequência estava associada a uma área maior de dano térmico com maior difusão térmica. Assim, a duração da ativação da corrente também é um fator importante na cirurgia em meio líquido.

:: CONSIDERAÇÕES FINAIS

O conhecimento adequado da eletrocirurgia visa auxiliar o cirurgião a obter a máxima eficiência do eletrobisturi e com isso melhorar o resultado cirúrgico associado a menores e menos frequentes complicações. Atualmente, os novos geradores de energia fornecem correntes elétricas de alta frequência que são consideradas mais seguras, uma vez que evitam efeitos indesejáveis, como o eletrolítico e o farádico, restando apenas o efeito Joule da corrente. Desse modo, além da configuração correta do aparelho de energia, durante o procedimento cirúrgico devem ser considerados outros fatores que influenciam o efeito eletrocirúrgico, como:

- Tempo de contato com o tecido (acionamento do pedal).
- Formato do eletrodo (formato da alça elétrica).
- Aplicação de corrente de corte ou de coagulação.
- Condição do tecido (muito vascularizado ou tecido adiposo).
- Distância entre o polo ativo e o polo neutro (local da placa neutra).

Na histeroscopia, convém sempre avaliar a patologia a ser tratada, a modalidade de energia disponível e o meio de distensão a ser utilizado para a obtenção de melhores resultados cirúrgicos. A tendência de miniaturização dos equipamentos, associada à utilização da eletrocirurgia, tem aumentado cada vez mais o número de procedimentos que podem ser realizados em regime ambulatorial.

BIBLIOGRAFIA

AAGL Practice Report: Practice Guidelines for the Management of Hysteroscopic Distending Media. Journal of Minimally Invasive Gynecology, March/April 2013.

Baker VL, Adamson GD. Intrauterine pressure and uterine distention. J Am Assoc Gynecol Laparosc 1996; 3:S53.

Berg A, Sandvik L, Langebrekke A, Istre O. A randomized trial comparing monopolar electrodes using glycine 1.5% with two different types of bipolar electrodes (TCRis, Versapoint) using saline, in hysteroscopic surgery. Fertil Steril 2009; 91:1273.

Bettocchi S, Ceci O, Nappi L et al. Operative office hysteroscopy without anesthesia: Analysis of 4863 cases performed with mechanical instruments. J Am Assoc Gynecol Laparosc 2004; 11(1):59-61.

Campo R, Van Belle Y, Rombauts L et al. Office mini-hysteroscopy. Hum Reprod Update 1999; 5:73-81.

Clark TJ, Gupta JK. Handbook of outpatient hysteroscopy: A complete guide to diagnosis and therapy. Boca Raton, FL: CRC Press, 2005: 2.

Crispi CP, Machado de Oliveira FM, Damie Junior JC, Pinho de Oliveira MA, Galvão Ribeiro PA. Tratado de endoscopia ginecológica: cirurgia minimamente invasiva. 3. ed. Rio de Janeiro: Revinter, 2012.

Della-Badia C et al. Endometrial ablation eletro-bisturis: review of a manufacturer and user facility eletro-bisturi experience database. J Minim Invasive Gynecol 2007 Jul-Aug; 14(4):436-41.

Duffy S. A study of the safety and application of electrosurgery in the treatment of refractory dysfunctional uterine bleeding. MD Thesis. University College Cork, Cork, Ireland, 1993.

Emanuel MH. New developments in hysteroscopy. Best Pract Res Clin Obstet Gynaecol. 2013 Jun; 27(3):421-9.

Farrugia M. Electrosurgery on the uterus: An investigation of the local and systemic effects. PhD thesis, University of London, London, UK, 2008.

Guida M, Pellicano M, Zullo F et al. Outpatient operative hysteroscopy with bipolar electrode: a prospective multicentre randomized study between local anaesthesia and conscious sedation. Hum Reprod 2003; 18:840-3.

Indman PD, Brooks PG, Cooper JM, Loffer FD, Valle RF, Vancaillie TG. Complications of fluid overload from resectoscopic surgery. J Am Assoc Gynecol Laparosc1998; 5:63-7.

Kumar A. A simple technique to reduce fluid intravasation during endometrial resection. J Am Assoc Gynecol Laparosc 2004; 11:83-5.

Kung RC, Vilos GA, Thomas B et al. A new bipolar system for performing operative hysteroscopy in normal saline. J Am Assoc Gynecol Laparosc 1999; 6(3):331-6.

Litta P, Bonora M, Pozzan C et al. Carbon dioxide versus normal saline in outpatient hysteroscopy. Hum Reprod 2003; 18:2446-9.

Mazzon I. Manual of resettoscopic surgery. Anagni: Real & Virtual, 1999.

Mencaglia L, Albuquerque Neto LC. Histeroscopia diagnóstica. São Paulo: Medsi, 2002.

Mencaglia L, Albuquerque Neto LC. Histeroscopia cirúrgica. São Paulo: Medsi, 2004.

Mencaglia L, Albuquerque Neto LC, Arias Alvarez RA. Manual of hysteroscopy: diagnostic, operative and office hysteroscopy. Tuttlingen, Alema–nha: Storz, 2014.

Mencaglia L, Hamou JE. Manual of hysteroscopy: diagnosis and surgery. Tuttlingen, Alemanha: Storz, 2010.

Nagele F, Bournas N, O'Connor H, Broadbent M, Richardson R, Magos A. Comparison of carbon dioxide and normal saline for uterine distension in outpatient hysteroscopy. Fertil Steril 1996; 65:305-9.

Nappi C, Di Spiezio Sardo A. State-of-the-art hysteroscopic approaches to pathologies of the genital tract. Tuttlingen, Alemanha, 2014.

Paschopoulos M, Kaponis A, Makrydimas G et al. Selecting distending medium for out-patient hysteroscopy. Does it really matter? Hum Reprod 2004; 19:2619-25.

Sharma M, Taylor A, di Spiezo Sardo A et al. Outpatient hysteroscopy: traditional versus the 'no-touch' technique. BJOG 2005; 112:963-7.

Siegler AM. Therapeutic hysteroscopy. Acta Europ Fertilit 1986; 17:467-71.

Soderstrom RM. Distending the uterus: what medium is best? Clin Obstet Gynecol 1992; 35:225-8.

Taylor PJ, Hamou JE. Hysteroscopy. J Reprod Med 1983; 28:359-89.

Umranikar S, Clark TJ, Saridogan E et al. BSGE/ESGE guideline on management of fluid distension media in operative hysteroscopy. Gynecol Surg 2016; 13:289-303.

Wattiez A, Khandwala S, Bruhat MA. Electrosurgery in operative surgery. Oxford: Blackwell Science, 1995.

Capítulo 14
HISTEROSCOPIA E INFERTILIDADE

Walter Antônio Prata Pace
João Oscar de Almeida Falcão Júnior
Francisco de Assis Nunes Pereira
Kleber de Melo Morais

:: INTRODUÇÃO

A infertilidade é hoje um dos principais desafios na assistência à saúde da mulher. A dificuldade de conceber pode atingir até 80 milhões de pessoas em todo o mundo, e estima-se que 1 em cada 6 pessoas experimentará alguma forma de infertilidade durante sua vida reprodutiva[1]. Essa prevalência parece estar aumentando especialmente em virtude das mudanças de comportamento da mulher moderna, que tem postergado a primeira gravidez e experimentado maior liberdade sexual, o que acaba acarretando maiores riscos reprodutivos. A impossibilidade de conceber tem profundo impacto na vida dos casais, comprometendo aspectos essenciais dos indivíduos. Assim, a abordagem assertiva da propedêutica e terapêutica da infertilidade é de extrema importância na atenção à saúde.

A histeroscopia é instrumento fundamental no arsenal do ginecologista, principalmente do esterileuta. Técnica que possibilita a avaliação direta da cavidade uterina, a histeroscopia se apresenta não só como método diagnóstico, mas também como método terapêutico para as patologias intrauterinas.

A ideia de acessar a cavidade uterina e tratar suas patologias de maneira direta através do colo uterino já vem sendo há muitos anos trabalhada na medicina. A primeira histeroscopia foi descrita em 1869, quando Panteleoni, utilizando endoscópio rudimentar, cauterizou com nitrato de prata pólipo uterino em uma paciente puérpera. No entanto, o desenvolvimento efetivo da técnica só foi possível e consolidado na década de 1980, marcadamente após a introdução de sistemas ópticos e instrumental miniaturizados desenvolvidos e divulgados por Jacques Hamou a partir de 1979. No Brasil, nossa equipe de histeroscopia foi uma das pioneiras, atuando desde 1985[2].

A partir desse ponto foi possível obter, de maneira prática e reprodutível, a visibilização direta e o acesso à cavidade uterina por meio da histeroscopia e um novo campo se abriu para a abordagem das lesões intracavitárias. Assim, já há algum tempo a histeroscopia alcançou o *status* de exame padrão ouro para a cavidade uterina[2-6] e pode ser realizado com taxa de sucesso acima de 98% em nível ambulatorial[6,7].

:: HISTEROSCOPIA E INFERTILIDADE

A infertilidade é a segunda indicação mais comum para a realização de histeroscopia. Seu caráter invasivo e, talvez, questões como custo e disponibilidade, principalmente no Brasil, são os principais limitadores da técnica.

A complementação propedêutica de outros exames na avaliação diagnóstica da cavidade pélvica é a mais importante indicação da histeroscopia nas pacientes inférteis. As características do exame tornam os resultados imediatos com localização precisa das lesões, sua extensão e mapa topográfico, além de ser o único método capaz de executar biópsias sob visibilização direta de lesões suspeitadas e tratamento de algumas condições intrauterinas[8,9].

Os principais exames realizados para o rastreamento das lesões endometriais são a histerossalpingografia (HSG) e a ultrassonografia (US), a qual ocupa cada vez mais espaço na rotina *médica*, graças aos incessantes avanços nos equipamentos, como o advento da US endovaginal, da dopplerfluxometria e da técnica de histerossonografia. Esses aspectos, somados ao fato de ser um exame não invasivo, deram à US maior acurácia diagnóstica, menor relação custo/exame e, consequentemente, maiores aceitação e difusão do método. No entanto, a US e a HSG são métodos indiretos de obtenção de imagem e, em algumas situações, seus achados podem não permitir definições diagnósticas.

Tem sido demonstrada a maior especificidade da histeroscopia em relação à US, bem como sua grande sensibilidade para detecção de patologias da cavidade uterina. Os estudos indicam uma sensibilidade de 79% a 100% contra 54% a 100% para a histeroscopia e a US, respectivamente, com especificidade entre 89,4% e 100% contra 60% e 90%[5,10-12]. Cabe ressaltar que algumas alterações endometriais que muitas vezes se apresentam à US apenas como espessamentos endometriais, com aumento da vascularização focal ou difusa, metaplasia óssea e mesmo pequenas lesões pediculadas, como pólipos, poderão ser mais bem diferenciadas sob visibilização direta.

A HSG com infusão de solução salina na cavidade uterina melhora a visibilização do endométrio e a acurácia diagnóstica da US. Com a HSG, a sensibilidade da US endovaginal, de aproximadamente 67%, passa para 87%, e sua especificidade passa de 89% para 91%; o valor preditivo positivo aumenta de 88% para 92% e o valor preditivo negativo, de 71% para 86%[13,14]. A relação custo/benefício a posiciona como uma interessante alternativa à histeroscopia diagnóstica[15]; no entanto, seu papel no arsenal propedêutico ainda necessita de melhor definição.

Da mesma maneira, grande número de estudos demonstra que, quando da investigação da cavidade uterina nos casos de infertilidade, a histeroscopia tem maior acurácia que a HSG[16,19]. Kessler e Lancet[16] relatam que aproximadamente dois terços dos achados histeroscópicos não se correlacionavam com os achados da HSG e que mais da metade das sinéquias diagnosticadas na HSG não foi vista sob visibilização direta do histeroscópio. Wang *et al.*[19] identificaram, em um grupo de 79 mulheres com HSG normal, 28 com achados anormais à histeroscopia (uma taxa 35,4% de falso-negativos); identificaram também 15,6% de resultados falso-positivos (das 135 pacientes com achados anormais à HSG, 21 apresentavam cavidade normal à histeroscopia). Nesse estudo, a HSG apresentou sensibilidade de 80,3% e especificidade de 70,1%.

Esses achados foram confirmados mais recentemente por Wadhwa *et al.*, que, em estudo prospectivo com 108 mulheres que apresentavam infertilidade primária e secundária, obtiveram resultados muito similares[20]. Nesse contexto se impõe o uso da histeroscopia para melhor definição diagnóstica dos achados de exames básicos, como a US e a HSG, uma vez que erros diagnósticos podem ter impacto importante no custo, no tempo e na estrutura psicológica do casal sob investigação e tratamento de infertilidade.

A histeroscopia acrescenta à propedêutica de infertilidade uma análise singular do canal cervical e do istmo, possibilitando o estudo do muco, do epitélio cervical, da mucosa e das criptas endocervicais e identificando possíveis alterações e sequelas pós-traumáticas ou pós-curetagem, bem como lesões sugestivas de alterações neoplásicas da região endocervical. Lesões como as causadas no istmo por cesarianas podem levar a estenoses ou formação de recessos teciduais com vascularização local que não raro são responsáveis por sangramentos periovulatórios.

Esses achados não podem ser considerados causas diretas de infertilidade, mas podem ser muito úteis para o melhor entendimento da estrutura do aparelho reprodutor da paciente avaliada. A histeroscopia tem papel importante também no tratamento dessa patologia e apresenta resultados bastante satisfatórios, sendo a abordagem terapêutica menos invasiva disponível. A técnica consiste na remoção do abaulamento abaixo da cicatriz de modo a tornar possível a drenagem direta do fluxo menstrual. Essa abordagem, em estudo prospectivo de 41 pacientes com infertilidade e *spotting,* alcançou resolução de 100% do sangramento uterino anormal e gravidez em todos os casos em até 24 meses[21]. Ao procedimento pode ser associada a cauterização dos vasos visíveis com *rollerball*, o que melhoraria a sintomatologia de sangramento[22-24] (Figura 14.1).

Outro aspecto de relevância é a capacidade da histeroscopia de visibilizar aspectos funcionais do endométrio. O estudo histeroscópico dá acesso a aspectos como vascularização endometrial, espessura do endométrio e densidade, distribuição e características das glândulas endometriais. Como ressaltado

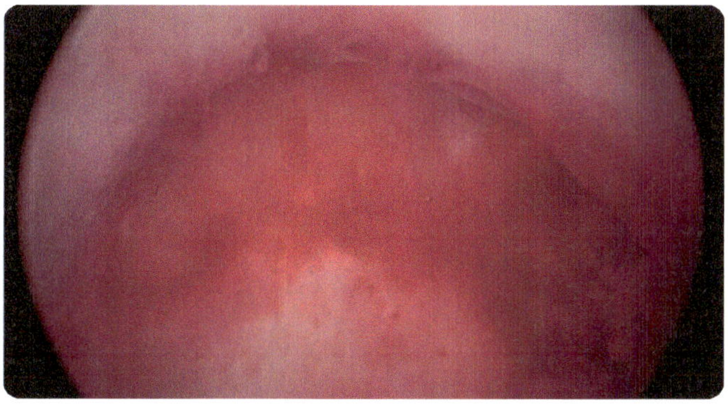

FIGURA 14.1. Visão histeroscópica de istmocele.

previamente, essas características podem fornecer evidências sobre a presença de patologias que podem ter efeito negativo na receptividade endometrial, como distrofias endometriais, endometrites e adenomiose, bem como definir os melhores locais para biópsias.

A atenção dispensada a esses aspectos tem promovido melhor entendimento desses processos e uma definição mais acurada dos parâmetros histeroscópicos para seu diagnóstico. Observa-se hoje uma importante prevalência de endometrite crônica em pacientes com infertilidade sem causa aparente, e seu diagnóstico e tratamento se associam a taxas maiores de gravidez e nascidos vivos nesse grupo de pacientes[25].

Como instrumento diagnóstico, uma das limitações da histeroscopia é a análise da patência tubária, essencial na avaliação primária do casal infértil, aspecto que tem como padrão de avaliação a HSG. No entanto, a histeroscopia também tem sido inserida como alternativa para essa avaliação. Mardanjan *et al.* propuseram a utilização da histeroscopia ambulatorial, sem anestesia, associada à US endovaginal antes e depois do procedimento histeroscópico, para avaliação de líquido no fundo de saco de Douglas e a consequente inferência da patência tubária. Nesse estudo foi demonstrado que essa associação é um instrumento acurado para avaliação de patência tubária em mulheres inférteis[26].

Outra possibilidade consiste na utilização da histeroscopia ambulatorial para cromotubagem seletiva. Estudo com 49 pacientes inférteis demonstrou especificidade e sensibilidade de 87,8% e 85,7% com valor preditivo positivo de 70,6% e valor preditivo negativo de 94,7% para essa técnica[27]. Esses achados ampliam as possibilidades de utilização da técnica na abordagem do casal infértil.

Apesar de todos esses aspectos e de existirem situações especiais, como a falha repetida de implantação, em que há evidências de aumento das taxas de gravidez nas pacientes submetidas à histeroscopia mesmo na ausência de sinais de anormalidades intrauterinas[28], estudos que investigaram o uso rotineiro da histeroscopia antes da realização de fertilização *in vitro* (FIV) não demonstraram impacto positivo da realização do procedimento nas taxas de gravidez em pacientes sem anormalidades à avaliação ecográfica[29-31].

Histeroscopia no tratamento da infertilidade

As patologias mais frequentemente diagnosticadas por meio da histeroscopia são pólipos, miomas submucosos, malformações congênitas do útero e sinéquias, e o papel dessas patologias na infertilidade ainda é motivo de grandes controvérsias na literatura. No entanto, o caráter minimamente invasivo e os índices baixos de complicações associadas ao tratamento histeroscópico dessas doenças fazem da cirurgia histeroscópica a primeira escolha para essa abordagem.

Pólipos

Nas pacientes com diagnóstico de pólipos endometriais, estudos comparativos entre aquelas com cavidade uterina sem alterações e as com pólipos uterinos mostraram aumento de cerca de duas vezes nas taxas de gravidez após a realização de polipectomia[32-35]. Além disso, uma revisão sistemática revelou que a polipectomia histeroscópica tem custo-efetividade favorável quando realizada antes de inseminação intrauterina ou FIV[36]. Quanto à natureza, ao tamanho e à localização do pólipo, ainda não existe consenso sobre sua relação com as taxas de fecundidade[37-41].

Apesar da maior incidência de abortamento entre as pacientes com pólipos endometriais (Figura 14.2), parece não haver relação direta entre a causa e o efeito. No entanto, diante de situações de abortamentos de repetição sem causa aparente, avaliando-se os riscos e benefícios, convém proceder à extirpação da lesão polipoide[42].

Miomas

Os leiomiomas podem interferir na fertilidade por alterarem/deformarem a cavidade uterina, obstruírem as trompas, alterarem a anatomia tubovariana,

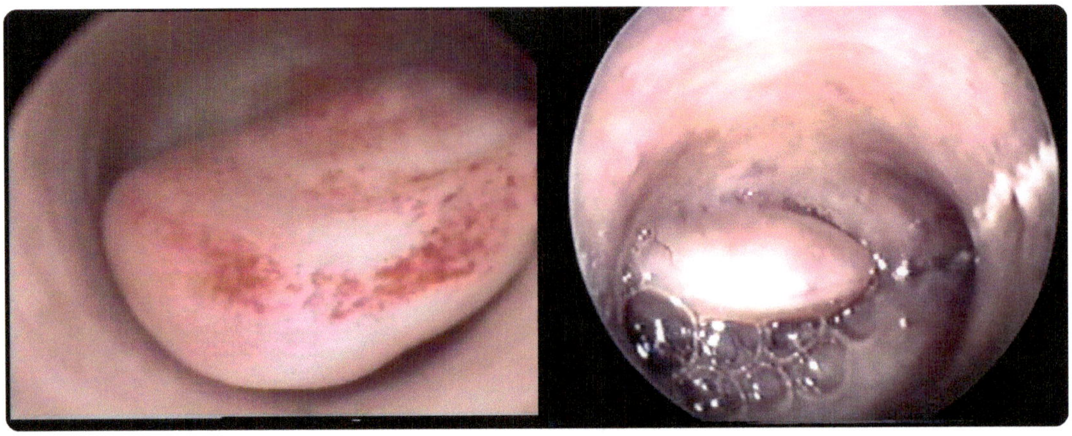

FIGURA 14.2. Pólipos endometriais.

modificarem a contratilidade uterina, dificultando a nidação, causarem inflamação crônica do endométrio, secretarem maior quantidade de enzimas endócrinas e dificultarem o fluxo menstrual[43].

Os efeitos negativos dos leiomiomas são dependentes de sua localização e tamanho, sendo os submucosos (Figura 14.3) os que mais interferem na fertilidade, em comparação com os intramurais e subserosos. O leiomioma submucoso aumenta em 22% a 47% o risco de abortamento[44].

A via histeroscópica é recomendada como procedimento padrão para o tratamento de leiomiomas localizados ou predominantemente situados na cavidade uterina, sendo algumas vezes necessário mais de um tempo cirúrgico para a remoção completa do mioma[45].

A ressecção histeroscópica dos leiomiomas submucosos pediculados é mais fácil do que a dos sésseis e alguns aspectos devem ser avaliados no planejamento de sua abordagem, como tamanho, margem livre da serosa, número, localização e extensão da invasão intramural, a fim de estabelecer o grau de dificuldade para a remoção completa, podendo ser necessária uma segunda intervenção. Quando os limites da técnica não são respeitados, há risco de perfuração uterina ou mesmo de órgãos adjacentes durante o procedimento.

Algumas abordagens minimizam as aderências, como a introdução de cateter com balão na cavidade uterina até 1 semana após a miomectomia, o uso de altas doses de estrogênios para estimular a proliferação endometrial e a colocação de DIU; entretanto, nenhuma dessas condutas conta com evidências científicas que as tornem recomendáveis. A segunda histeroscopia cirúrgica (*second-look*) para lise de aderências também já foi proposta, mas nenhum estudo comprova sua eficácia[46].

Um dos métodos de abordagem histeroscópica consiste na lise das aderências com pinças e tesouras, utilizando histeroscópio e visibilização direta.

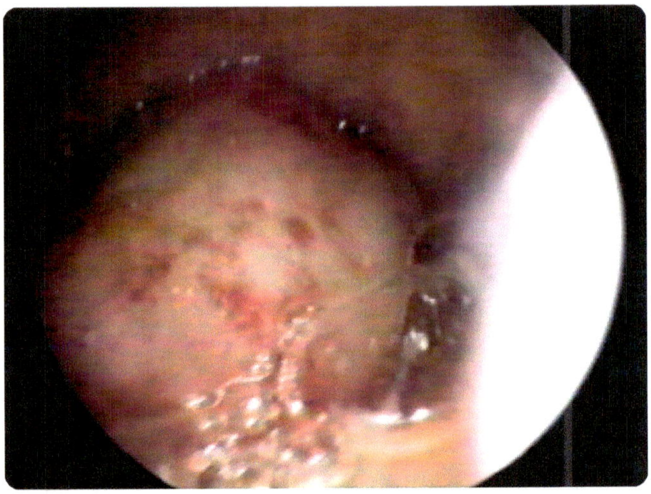

FIGURA 14.3. Mioma submucoso.

Sinéquias

Por ser realizada sob visão direta, possibilitando o reconhecimento de toda a cavidade uterina, além de proporcionar melhor avaliação da extensão da doença, a histeroscopia cirúrgica deve ser considerada o tratamento de escolha nos casos de sinéquias. Em geral, as aderências frouxas e centrais são liberadas mais facilmente, enquanto as marginais e densas são mais difíceis de identificar e seccionar e estão sob risco maior de perfuração[47].

Essa abordagem reduz a possibilidade de perda gestacional tardia em vista da menor dilatação cervical e de menos complicações decorrentes da utilização de energia (lesão endometrial)[48]. Estudos que avaliaram pacientes com sinéquias uterinas evidenciaram taxas em torno de 60% de fecundidade e de 40% de nascidos vivos após histeroscopia cirúrgica para lise das aderências[48,49]. Outros estudos registraram queda significativa das taxas de perdas gestacionais de repetição após realização do tratamento cirúrgico, com aumento nas taxas globais de nascidos vivos de aproximadamente 20% para 65%[40,51].

Cabe salientar que em situações de grandes obstruções cavitárias os riscos de lesões histeroscópicas inadvertidas aumentam muito em razão da dificuldade técnica inerente ao procedimento, e as chances de sucesso, no que diz respeito ao caráter reprodutivo, não aumentam tanto assim. Assim, esses casos devem ser individualizados para verificação dos benefícios e desvantagens em submeter essas pacientes ao procedimento histeroscópico[52].

Septos e metaplasia óssea

Septos uterinos e metaplasias ósseas são situações mais raras, mas a histeroscopia também é o tratamento preferencial nesses casos.

Os septos uterinos resultam do defeito de fusão dos ductos de Müller durante a vida fetal. A paciente apresenta um corpo uterino único externamente, mas tem um septo longitudinal que divide a cavidade uterina em duas, partindo da região fúndica e avançando em direção ao colo (pode dividir parcial ou totalmente a cavidade). Costumam ser assintomáticos até que a paciente engravide, quando podem causar abortamentos de repetição ou trabalho de parto prematuro. Com a metroplastia (a secção de septos uterinos), é ótimo o prognóstico para as próximas gestações, atingindo a taxa de 85% de nascidos vivos[53,54].

A metaplasia óssea é intrigante patologia em que tecido ósseo é encontrado dentro da cavidade endometrial. A etiologia dessa doença não está bem definida, e várias teorias são propostas: calcificação e ossificação distróficas de restos de abortamento retidos na cavidade uterina; metaplasia de célula estromal multipotencial latente, ocasionando a transformação de tecido endometrial em tecido ósseo; endometrite crônica, que também levaria à metaplasia de células endometriais multipotentes em consequência da resposta inflamatória; alterações metabólicas, como hipercalcemia, hipervitaminose D, hipofosfatemia ou hiperparatireoidismo; e traumas de repetição. O tratamento consiste na retirada das lesões sob visão histeroscópica.

Endometrite crônica

A endometrite crônica (EC), uma doença infecciosa crônica associada à inflamação persistente do endométrio, tem prevalência desconhecida na população em geral, e muitas vezes sua sintomatologia é sutil e inespecífica. As principais queixas associadas são sangramento uterino anormal, desconforto pélvico e leucorreia[55,56]. O diagnóstico definitivo é obtido mediante biópsia e confirmação histológica. Existem crescentes evidências de maior prevalência de EC nas pacientes inférteis, especialmente naquelas com falhas repetidas de implantação nos tratamentos de FIV.

Estudos sugerem que a EC pode interferir negativamente na implantação embrionária, impedindo a adequada decidualização do endométrio, e alterar a expressão de proteínas (citocinas, fatores de crescimento e proteínas apoptóticas) envolvidas com a receptividade do endométrio. Além disso, o uso de antibioticoterapia com cobertura de agentes gram-negativos e intracelulares parece melhorar os resultados reprodutivos de pacientes com quadro de falhas repetidas de implantação nos programas de FIV.

A histeroscopia, por meio da visibilização direta da cavidade, pode identificar sinais do processo inflamatório com aumento da vascularização local, hiperemia endometrial, micropolipose endometrial, fragilidade tecidual com sangramento da superfície acometida mesmo ao mínimo trauma e assim direcionar a biópsia endometrial. A obtenção da amostra tecidual de maneira dirigida poderia significar menor dano tecidual em situações de biópsias repetidas, uma vez que a recomendação atual é de confirmação da resolução do quadro com nova biópsia após a antibioticoterapia. No entanto, mais estudos são necessários para definir melhor o real impacto da EC nas pacientes inférteis[57].

:: CONTRAINDICAÇÕES AO TRATAMENTO HISTEROSCÓPICO

As contraindicações à realização da histeroscopia cirúrgica são basicamente as mesmas da histeroscopia diagnóstica e incluem doença inflamatória pélvica aguda, neoplasia endometrial ou cervical, gestação e sangramento ativo. A maioria dessas contraindicações é relativa.

Atualmente, a histeroscopia vem assumindo papel de destaque no tratamento conservador do câncer de endométrio, sendo utilizada como ferramenta na abordagem dos estádios iniciais, quando é necessária a preservação da fertilidade. O diagnóstico de câncer de endométrio, a patologia maligna ginecológica mais comum nos países desenvolvidos, é mais frequente na pós-menopausa, mas sua incidência em pacientes entre 20 e 44 anos tem aumentado, e estima-se que aproximadamente 7% das pacientes com esse diagnóstico se encontram nessa faixa etária.

Além disso, é crescente o número de pacientes que protelam a primeira gravidez, o que aumenta a chance de surgimento do diagnóstico de câncer de endométrio antes da definição da prole. Assim, tratamentos capazes de preservar a fertilidade são cada vez mais importantes. A histeroscopia tem sido indicada para ressecção do tumor primário, mais frequentemente em associação ao tratamento com progesterona, e apresentado resultados promissores em pacientes com diagnóstico de hiperplasia endometrial complexa com atipias e nos adenocarcinomas endometrioides de grau 1. Rigorosa seleção das candidatas e orientação adequada sobre os riscos e benefícios devem embasar a decisão, sempre compartilhada, quanto à melhor abordagem em cada caso[58-60].

Atualmente, o sangramento é uma contraindicação apenas nos casos de hemorragias volumosas, pois, como é utilizado o meio líquido, quase sempre é possível a visibilização adequada com a lavagem contínua da cavidade uterina.

Em cirurgias histeroscópicas mais complexas, como miomectomias extensas, sinéquias graves ou ressecções de endométrio, devem ser consideradas de risco maior as doenças hepáticas, renais ou cardíacas graves, em virtude da possibilidade de descompensação clínica em casos de sobrecarga hídrica ou distúrbios hidroeletrolíticos.

Vale destacar ainda como contraindicações a falta de equipamentos adequados e a inexperiência do cirurgião.

:: PREPARO PRÉ-OPERATÓRIO

A paciente candidata à histeroscopia cirúrgica deve realizar previamente uma avaliação de risco cirúrgico anestésico por meio de anamnese cuidadosa, exame físico detalhado e exames complementares preconizados de acordo com a faixa etária.

Todas as pacientes devem ser submetidas previamente a uma histeroscopia diagnóstica, pois o diagnóstico prévio é importante no planejamento cirúrgico, assim como na definição da real indicação da histeroscopia cirúrgica.

Outro exame complementar necessário na preparação das pacientes é a US. A avaliação ecográfica do útero e dos anexos pode identificar outras patologias não visíveis à histeroscopia, promovendo melhor avaliação espacial da pelve e do próprio miométrio. A identificação de patologias associadas possibilita melhor avaliação da indicação do método ou a programação de abordagens múltiplas no mesmo tempo cirúrgico, ainda que por outra via.

O conhecimento da situação dos órgãos adjacentes ao útero melhora as condições de abordagem de possíveis complicações peroperatórias, como perfurações ou falsos trajetos. A avaliação adequada do miométrio tem especial importância no estudo dos miomas submucosos. A US é exame fundamental na adequada mensuração e classificação dos miomas, na caracterização de sua porção intramural, bem como na definição da margem livre miometrial entre a borda distal do mioma e a serosa uterina, dados que são determinantes na decisão a respeito da operabilidade via histeroscópica da patologia.

A evolução constante da US com a introdução de técnicas suplementares, como a histerossonografia e mesmo a US tridimensional, aumentou a capacidade de avaliação das patologias uterinas, melhorando a definição da topografia das lesões intracavitárias, bem como das estruturas adjacentes ao útero. No entanto, independentemente da técnica empregada, a US pode sofrer interferência significativa de outras alterações associadas no próprio útero ou em estruturas adjacentes, presença de gases ou mesmo da obesidade da paciente, produzindo sombras ou apagamento de contornos e dificultando a análise adequada do quadro (Figura 14.4). Nessas situações, a ressonância nuclear magnética (RNM) pode ser de grande valia em razão de sua grande acurácia na avaliação de tecidos moles, promovendo a análise de diversos planos da região estudada com precisão no que se refere à espessura tecidual e aos limites entre as estruturas pélvicas. Suas principais limitações ainda são o custo e a disponibilidade.

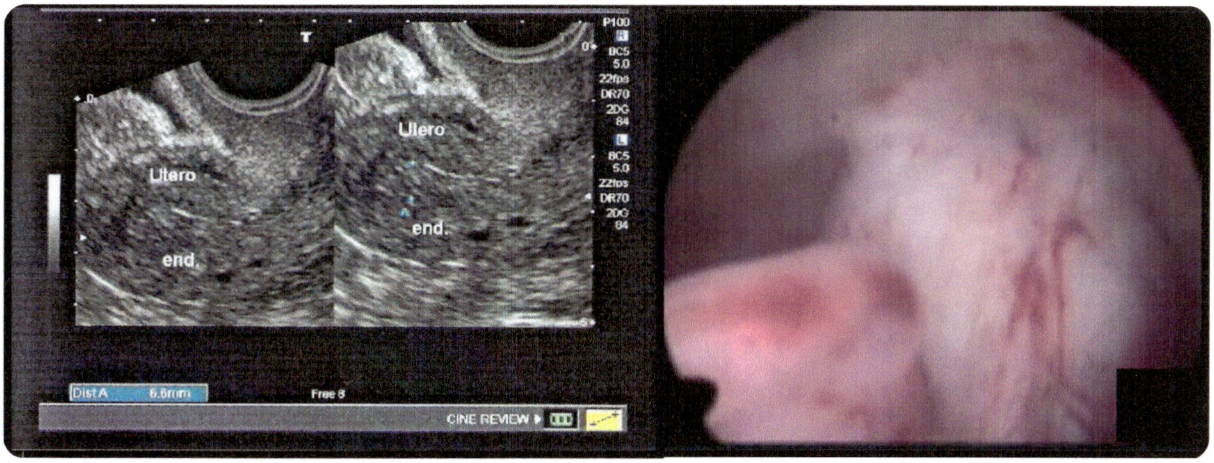

FIGURA 14.4. Ultrassonografia com espessamento endometrial. A análise após histeroscopia identifica pólipo endometrial.

Em determinadas situações, como em caso de hiperplasia polipoide difusa, sangramento uterino candidato à ablação endometrial e mioma submucoso de grande volume, o preparo endometrial pode ser necessário antes da histeroscopia cirúrgica. As medicações mais utilizadas com esse objetivo são análogos de GnRH, progestínicos e anticoncepcionais hormonais. Os primeiros promovem bloqueio do ovário e consequentemente atrofia endometrial, como os demais medicamentos, e ainda têm ação demonstrada na diminuição de 30% a 40% do volume de miomas. Associam-se ainda à redução significativa da vascularização miometrial.

Em alguns casos de atrofia cervical importante (como pacientes nulíparas na pós-menopausa) pode ser necessário o preparo do colo para permitir a dilatação no momento da cirurgia. Com esse objetivo pode ser utilizado o estrogênio ou o misoprostol, entre outros. Os resultados desse preparo pré-operatório são controversos, em especial no que diz respeito à diminuição dos índices de complicações. Oppegaard *et al.*[61], em estudo randomizado duplo-cego, demonstraram que o misoprostol, utilizado por via vaginal antes dos procedimentos histeroscópicos, facilitou a dilatação do colo apenas em pacientes na pré-menopausa, mas não foi possível identificar diminuição significativa dos índices de complicações associadas ao procedimento.

:: COMPLICAÇÕES

As possíveis complicações da histeroscopia são:

- **Trauma cervical:** a dilatação cervical é um dos momentos mais importantes da histeroscopia cirúrgica. Traumas podem ser causados pela pinça de Pozzi ou pela dilatação com as velas de Hegar, impossibilitando o prosseguimento do procedimento em algumas ocasiões.
- **Falso trajeto:** ocorre mais comumente durante a dilatação cervical. Nem sempre é possível identificar novamente o trajeto endocervical no mesmo momento, pois este ficou comprimido, muitas vezes exigindo a remarcação da cirurgia.
- **Perfuração uterina:** ocorre quando qualquer instrumento (histerômetro, velas de Hegar, óptica, ressectoscópio) é introduzido intempestivamente na cavidade uterina e promove a ruptura de alguma de suas paredes. A conduta é dependente do calibre do instrumento que ocasionou a ruptura, assim como da parede que foi lesionada e se no momento estava sendo utilizada corrente elétrica. Perfurações causadas por instrumentos de menor calibre sem uso de corrente elétrica, e que não apresentem sangramento importante, podem ser acompanhadas de maneira expectante. Por outro lado, lesões causadas por instrumentos de grosso calibre com uso de corrente elétrica ou que apresentem sangramento ativo importante devem ser abordadas por meio da investigação da cavidade abdominal (laparoscopia ou laparotomia) para hemostasia e avaliação da possibilidade de lesão de estruturas adjacentes.
- **Hemorragia:** o sangramento aumentado pode acontecer em casos de perfuração uterina, assim como de lesão de vasos importantes (por exemplo, artérias uterinas). A hemorragia pode ser tratada com o uso de sonda de Foley intracavitária por 24 horas, ligadura ou embolização das artérias uterinas

ou histerectomia, em caso de sangramento persistente importante.

- **Embolia gasosa:** a embolia gasosa ocorre principalmente com o uso de CO_2 como meio de distensão, quando o colo uterino está pérvio e permite a entrada de ar atmosférico, ou quando ocorre a entrada de ar nas mangueiras dos meios de distensão. O risco de ocorrência aumenta quando são usadas altas pressões de infusão de CO_2 ou quando a paciente é colocada em posição de Trendelenburg, pois a pressão nos vasos uterinos estará negativa em relação ao coração. A embolia gasosa é um evento grave, ocasionando hipoxia, taquicardia, taquipneia e hipotensão, e deve ser reconhecida e tratada de imediato, muitas vezes em UTI.
- **Lesões traumáticas ou térmicas de vísceras vizinhas:** são documentadas em caso de perfuração com o uso de corrente elétrica. Sempre que ocorrer esse tipo de perfuração, deverá ser obrigatoriamente realizado o inventário da cavidade abdominal por meio de laparoscopia ou laparotomia, para a identificação de possíveis lesões em órgãos adjacentes, como bexiga ou alças intestinais, que devem ser adequadamente tratadas. Existe ainda a possibilidade de lesões térmicas de vísceras vizinhas sem perfuração uterina, principalmente quando são operadas lesões situadas na região cornual e em pacientes menopausadas, pois nessas circunstâncias a parede uterina pode estar extremamente delgada. Essas lesões costumam se manifestar 48 horas após o procedimento.
- **Síndrome do intravasamento:** ocorre quando há absorção de quantidade significativa de meio de distensão hiposmolar, ocasionando hiponatremia e hemodiluição. Em casos graves, pode haver edema e herniação do tronco cerebral. Como grande número de equipamentos disponíveis para histeroscopia cirúrgica utiliza corrente monopolar, são usados meios de distensão não eletrolíticos, que são hiposmolares. Em todos os procedimentos, o cirurgião deve verificar o balanço hídrico a cada 10 ou 15 minutos, ou seja, calcular o volume infundido menos o volume recuperado. Esse resultado representará o volume absorvido pela paciente. Se esse valor atingir 1.000mL, o procedimento deverá ser interrompido e concluído em outro momento. Essa complicação é menos frequente quando está disponível o histeroscópio que utiliza energia bipolar, pois o soro fisiológico pode ser usado como meio de distensão.
- **Anafilaxia:** de ocorrência raríssima, foi descrita em alguns casos em que se utilizou dextrano (meio distensor de alta viscosidade). Deve ser identificada e tratada imediatamente com as medidas necessárias.

As repercussões clínicas dessas complicações, na maioria das vezes, são mínimas, mas podem ser potencialmente fatais em alguns casos, em especial quando têm seu diagnóstico retardado. Em mãos experientes, a incidência de complicações é baixa e a gravidade, excepcional.

:: HISTEROSCOPIA CIRÚRGICA AMBULATORIAL

Desde sua origem, a histeroscopia tem como uma de suas principais características a possibilidade de ser realizada em ambiente ambulatorial. Camisas histeroscópicas com canal de trabalho que tornam possível a utilização de pinças para biópsias e pequenas tesouras já haviam sido idealizadas desde a miniaturização do instrumental, obtida por Hamou no início da difusão do método. No entanto, somente a partir da década de 1990 as modificações introduzidas por Bethocchi deram à histeroscopia cirúrgica ambulatorial uma nova perspectiva, representando um grande avanço para a técnica.

Essas alterações têm como base a diminuição ainda maior dos diâmetros do instrumental obtida principalmente com a mudança do formato das camisas e a introdução de camisas com entrada e saída de fluidos, possibilitando um fluxo contínuo dos meios de distensão durante o procedimento. Esses aspectos viabilizaram o uso rotineiro de meios de distensão líquidos como primeira escolha e levaram ao desenvolvimento da técnica de histeroscopia sem toque, em que a manipulação dos genitais da paciente se restringe ao mínimo necessário. Essa técnica elimina o uso de espéculos, da pinça de Pozzi e de anestesias no colo. Somadas, essas mudanças promoveram menos desconforto, menos sangramento e a diminuição da incidência de sintomas associados ao reflexo vagal. O fluxo contínuo também melhora a visibilização da cavidade, em especial na presença de sangramentos, característica indispensável para a realização de procedimentos cirúrgicos.

Assim, com a evolução do equipamento, a histeroscopia cirúrgica ambulatorial, antes praticamente restrita a biópsias dirigidas, à retirada de corpos estranhos e à ressecção de lesões muito pequenas e sinéquias localizadas, tem avançado cada vez mais para a realização de polipectomias, lise de sinéquias mais extensas e mesmo miomectomias. Os principais limites da técnica estão relacionados com a tolerabilidade da paciente ao procedimento, a habilidade do cirurgião e o tamanho da lesão. Em virtude da subjetividade dos parâmetros tolerabilidade e habilidade, o tamanho da lesão passa a ser relativo, e é observada a constante ampliação dos limites da histeroscopia ambulatorial, impossibilitando sua clara demarcação. A chave para a definição da melhor técnica é a individualização de cada caso.

:: CONSIDERAÇÕES FINAIS

A histeroscopia se apresenta hoje como complemento ao arsenal propedêutico na infertilidade, o que aumenta as possibilidades e a acurácia diagnósticas. O acesso ao método é cada vez maior, possibilitando sua utilização com mais frequência na avaliação do casal infértil. Essa posição tende a se estabelecer, apesar de não significar a substituição ou mesmo a exclusão de quaisquer exames já definidos na propedêutica rotineira de avaliação. Deve ser sempre incluída quando houver a suspeita de patologias intrauterinas, com boa relação custo-benefício, em especial quando se levam em conta seu perfil minimamente invasivo, tolerabilidade, posição de padrão ouro na avaliação da cavidade uterina e pequeno impacto no custo final, considerando técnicas como FIV ou injeção intracitoplasmática de espermatozoides (ICSI).

Vale ressaltar ainda o forte impacto emocionalmente negativo da identificação de patologias da cavidade uterina com potencial implicação nos resultados de gravidez após falhas de procedimentos de reprodução assistida, sendo discutível também seu papel terapêutico nas lesões da cavidade uterina, onde se apresenta como instrumento mais preciso, menos traumático e de custo menor na abordagem dessas lesões. Assim, a histeroscopia pode ser considerada fundamental na abordagem do casal infértil.

REFERÊNCIAS

1. A Policy Audit on Fertility. Analysis of 9 EU Countries. ESHRE, 2017.

2. Pace WAP, Barros FSV. Histeroscopia cirúrgica. In: Viana LC, Geber S, Martins M. Ginecologia. Belo Horizonte: Medsi, 1998.

3. Emanuel MH et al. A prospective comparison of transvaginal ultrasonography and diagnostic hysteroscopy in the evaluation of patients with abnormal uterine bleeding: clinical implications. Am J Obstet Gynecol 1995; 172(2 Pt 1):547-52.

4. Rudigoz RC et al. Hysterosonographic study of the uterine cavity. J Gynecol Obstet Biol Reprod (Paris); 1995: 24(7):697-704.

5. Loverro G et al. Diagnostic accuracy of hysteroscopy in endometrial hyperplasia. Maturitas 1996; 25(3):187-91.

6. Vercellini P et al. The role of transvaginal ultrasonography and outpatient diagnostic hysteroscopy in the evaluation of patients with menorrhagia. Hum Reprod 1997; 12(8):1768-71.

7. Nagele F et al. Hysteroscopy in women with abnormal uterine bleeding on hormone replacement therapy: a comparison with postmenopausal bleeding. Fertil Steril 1996; 65(6):1145-50.

8. Baggish MS, Sze EH. Endometrial ablation: a series of 568 patients treated over an 11-year period. Am J Obstet Gynecol 1996; 174(3):908-13.

9. Roger V et al. Role of diagnostic hysteroscopy in the exploration of postmenopausal metrorrhagia. Presse Med 1998; 27(25):1294-5.

10. Karlsson B et al. Comparative study of transvaginal sonography and hysteroscopy for the detection of pathologic endometrial lesions in women with postmenopausal bleeding. J Ultrasound Med 1994; 13(10):757-62.

11. Alcazar JL, Laparte C. Comparative study of transvaginal ultrasonography and hysteroscopy in postmenopausal bleeding. Gynecol Obstet Invest 1996; 41(1):47-9.

12. Towbin NA, Gviazda IM, March CM. Office hysteroscopy versus transvaginal ultrasonography in the evaluation of patients with excessive uterine bleeding. Am J Obstet Gynecol 1996; 174(6):1678-82.

13. Schwarzler P et al. An evaluation of sonohysterography and diagnostic hysteroscopy for the assessment of intrauterine pathology. Ultrasound Obstet Gynecol 1998; 11(5):337-42.

14. Turner RT, Berman AM, Topel HC. Improved demonstration of endometrial polyps and submucous myomas using saline-enhanced vaginal sonohysterography. J Am Assoc Gynecol Laparosc 1995; 2(4):421-5.

15. Saidi MH et al. Comparison of sonography, sonohysterography, and hysteroscopy for evaluation of abnormal uterine bleeding. J Ultrasound Med 1997; 16(9):587-91.

16. Kessler I, Lancet M. Hysterography and hysteroscopy: a comparison. Fertil Steril 1986; 46(4):709-10.

17. Prevedourakis C et al. Hysterosalpingography and hysteroscopy in female infertility. Hum Reprod 1994; 9(12):2353-5.

18. Golan A et al. Hysteroscopy is superior to hysterosalpingography in infertility investigation. Acta Obstet Gynecol Scand 1996; 75(7):654-6.

19. Wang CW et al. Comparison of hysterosalpingography and hysteroscopy in female infertility. J Am Assoc Gynecol Laparosc 1996; 3(4):581-4.

20. Wadhwa L, Rani P, Bhatia P. Comparative prospective study of hysterosalpingography and hysteroscopy in infertile women. J Hum Reprod Sci 2017; 10(2):73-8.

21. Gubbini G, Centini G, Nascetti D et al. Surgical hysteroscopic treatment of cesarean-induced isthmocele in restoring fertility: prospective study. J Minim Invasive Gynecol; 2011 Mar-Apr; 18(2):234-7.

22. Falcão Jr JOA, Caetano JPJ. Histeroscopia e infertilidade. Femina 2002; 30(8):533-6.

23. Wang CJ, Huang HJ, Chao A, Lin YP, Pan YJ, Horng SG. Challenges in the transvaginal management of abnormal uterine blee-

ding secondary to cesarean section scar defect. Eur J Obstet Gynecol Reprod Biol 2011 Feb; 154(2):218-22.

24. Feng YL, Li MX, Liang XQ, Li XM. Hysteroscopic treatment of postcesarean scar defect. J Minim Invasive Gynecol 2012 Jul-Aug; 19(4):498-502.

25. Cicinelli E et al. Chronic endometritis in patients with unexplained infertility: Prevalence and effects of antibiotic treatment on spontaneous conception. Am J Reprod Immunol 2018; 79(1). Doi: 10.1111/aji.12782.

26. Mardanaian F, Rouholamin S, Nazemi M. Evaluation of efficacy of transvaginal sonography with hysteroscopy for assessment of tubal patency in infertile women regarding diagnostic laparoscopy. Adv Biomed Res 2018; 25(7):101.

27. Carta G et al. Office hysterocopic-guided selective tubal chromopertubation: acceptability, feasibility and diagnostic accuracy of this new diagnostic non-invasive technique in infertile women. Hum Fertil 2018; 21(2):106-111.

28. Gao M et al. Hysteroscopy prior to repeat embryo transfer may improve pregnancy outcomes for asymptomatic women with repeated implantation failure. J Obstet Gynaecol Res 2015; 41(10):1569076.

29. Armstrong SC et al. Baseline anatomical assessment of the uterus and ovaries in infertile women: systematic review of the evidence on wich assessment methods are the best and most effective in terms of improving fertility outcomes. Hum Reprod Update. 2017; 23(5):533-547

30. El-Toukhy T et al. Hysteroscopy in recurrent in-vitro fertilization failure (TROPHY): a multicenter, randomized controlled trial. Lancet 2016 25; 387(10038):2614-21.

31. Di Spiezio Sardo A et al. Efficacy of hysteroscopy in improving reproductive outcomes of infertile couples: a systematic review and meta-analysis. Hum Reprod Update 2016; 22(4):479-96.

32. Perez-Medina T et al. Endometrial polyps and their implication in the pregnancy rates of patients undergoing intrauterine insemination: a prospective, randomized study. Hum Reprod 2005; 20(6):1632-5.

33. Varasteh NN et al. Pregnancy rates after hysteroscopic polypectomy and myomectomy in infertile women. Obstet Gynecol 1999; 94(2):168-71.

34. Spiewankiewicz B et al. The effectiveness of hysteroscopic polypectomy in cases of female infertility. Clin Exp Obstet Gynecol 2003; 30(1):23-5.

35. Shokeir TA, Shalan HM, El-Shafei MM. Significance of endometrial polyps detected hysteroscopically in eumenorrheic infertile women. J Obstet Gynaecol Res 2004; 30(2):84-9.

36. Mouhayar T et al. Hysteroscopic polypectomy prior to infetility treatment: A cost analysis and systematic review. Eur J Obstet Gynecol Reprod Biol 2017; 213:107-15.

37. Stamatellos I et al. Pregnancy rates after hysteroscopic polypectomy depending on the size or number of the polyps. Arch Gynecol Obstet 2008; 277(5):395-9.

38. Yanaihara A et al. Location of endometrial polyp and pregnancy rate in infertility patients. Fertil Steril 2008; 90(1):180-2.

39. Hereter LCO, Pasciial MA., Repercusion de la presencia de polipos endometriales en un cyclo de FIV. Prog Obstet Ginecol 1998; 41:5-7.

40. Isikoglu M et al. Endometrial polyps smaller than 1.5 cm do not affect ICSI outcome. Reprod Biomed Online 2006; 12(2):199-204.

41. Lass A et al. The effect of endometrial polyps on outcomes of in vitro fertilization (IVF) cycles. J Assist Reprod Genet 1999; 16(8):410-5.

42. Taylor E, Gomel V. The uterus and fertility. Fertil Steril 2008; 89(1):1-16.

43. Myomas and reproductive function. Fertil Steril 2008; 90(5 Suppl):S125-30.

44. Klatsky PC et al. Fibroids and reproductive outcomes: a systematic literature review from conception to delivery. Am J Obstet Gynecol 2008, 198(4):357-66.

45. Bosteels J et al. The effectiveness of hysteroscopy in improving pregnancy rates in subfertile women without other gynaecological symptoms: a systematic review. Hum Reprod Update 16(1):1-11.

46. Warnbourg S et al. Prevention and treatment of intra-uterine synechiae: Review of the literature. J Gynecol Obstet Biol Reprod 2015; 44(4):366-79.

47. Capella-Allouc S et al. Hysteroscopic treatment of severe Asherman's syndrome and subsequent fertility. Hum Reprod 1999; 14(5):1230-3.

48. Pace S et al. Endoscopic treatment of intrauterine adhesions. Clin Exp Obstet Gynecol 2003; 30(1):26-8.

49. Hamou J, Salat-Baroux J, Siegler AM. Diagnosis and treatment of intrauterine adhesions by microhysteroscopy. Fertil Steril 1983; 39(3):321-6.

50. Goldenberg M et al. Managing residual trophoblastic tissue. Hysteroscopy for directing curettage. J Reprod Med 1997; 42(1):26-8.

51. Katz Z et al. Reproductive outcome following hysteroscopic adhesiolysis in Asherman's syndrome. Int J Fertil Menopausal Stud 1996; 41(5):462-5.

52. McComb PF, Wagner BL. Simplified therapy for Asherman's syndrome. Fertil Steril 1997; 68(6):1047-50.

53. Grimbizis GF et al. Clinical implications of uterine malformations and hysteroscopic treatment results. Hum Reprod Update 2001, 7(2):161-74.

54. Karadag B et al. Reproductive performance after hysteroscopic metroplasty in infertile women: complete versus partial uterine septum. Clin Exp Obstet Gynecol 2016; 43(4):584-7.

55. Kitaya K, Matsubayashi H, Yamaguchi K et al. Chronic endometritis: potential cause of infertility and obstetric and neonatal complications. Am J Reprod Immunol 2016; 75:13-22.

56. Kannar V, Lingaiah HK, Sunita V. Evaluation of endometrium for chronic endometritis by using syndecan-1 in abnormal uterine bleeding. J Lab Physicians 2012; 4:69-73.

57. Vitagliano A, Saccardi C, Noventa M et al. Effects of chronic endometritis therapy on in vitro fertilization outcome in women with repeated implantation failure: a systematic review and meta-analysis. Fertil Steril July 2018; 110(1)-103-12.

58. De Marzi et al. Hysteroscopic resection in fertility-sparing surgery for atypical hyperplasia and endometrial cancer: Safety and efficacy. Journal of Minimally Invasive Gynecology 2015; 22(7):1178-82.

59. Elyashiv et al. Hysterscopic resection of premalignant and malignant endometrial polyps: Is it a safe alternative to hysterectomy? Journal of Minimally Invasive Gynecology 2017; 24(7):1200-3.

60. Corzo et al. Updates on conservative management of endometrial cancer. Journal of Minimally Invasive Gynecology 2018; 25(2):308-13.

61. Oppegaard KS et al. Does self-administered vaginal misoprostol result in cervical ripening in postmenopausal women after 14 days of pre-treatment with estradiol? Trial protocol for a randomised, placebo-controlled sequential trial. Bjog 2008; 115(7):917-e10.

Capítulo 15

HISTEROSCOPIA EM CASO DE SANGRAMENTO UTERINO ANORMAL

Walter Antônio Prata Pace
Ana Luíza Loiola Pace
Gabriela Loiola Pace
Júlia Alves Dias

:: INTRODUÇÃO

O sangramento uterino anormal (SUA) consiste em qualquer alteração na frequência, duração e/ou quantidade de sangramento no período menstrual ou qualquer sangramento fora desse período. Nesse contexto, é considerado um ciclo menstrual normal aquele que dura, em média, 28 dias, podendo sofrer variações de 7 dias para mais ou para menos, com fluxo de 2 a 6 dias. Comum no consultório de ginecologia, o SUA representa um terço das queixas ginecológicas e corresponde a 25% das cirurgias ginecológicas. Essa desordem tem diversas etiologias e apresentações e afeta mulheres de todas as idades[1-3].

Para simplificar a memorização das principais etiologias do SUA e guiar os profissionais, a Federação Internacional de Ginecologia e Obstetrícia (FIGO) criou o mnemônico PALM-COEIN (Quadro 15.1)[2,4].

QUADRO 15.1. Classificação do sangramento uterino anormal segundo a Federação Internacional de Ginecologia e Obstetrícia - FIGO (PALM-COEIN)

Causas estruturais (PALM)	Causas não estruturais (COEIN)
Pólipos	**C**oagulopatia
Adenomiose	**O**vulatória
Leiomioma	**E**ndometrial
Malignidade e hiperplasia	**I**atrogênica
	Não classificada

Fonte: Mahmud A et al. The role of hysteroscopy in diagnosis of menstrual disorders. Best Practice & Research Clinical Obstetrics and Gynaecology, 2015. Disponível em: http://dx.doi.org/10.1016/ j.bpobgyn.2015.03.023.

As principais causas de SUA variam de acordo com a faixa etária em que a mulher se encontra, sendo de extrema importância saber diferenciá-las. Além disso, as etiologias devem ser classificadas como locais, sistêmicas ou relacionadas com o uso de medicamentos[1].

:: PERÍODO PRÉ-MENSTRUAL

Durante a infância, qualquer sangramento deve ser considerado anormal, e as principais causas são vulvovaginites, neoplasias, doenças dermatológicas, traumatismo, violência sexual ou corpo estranho. Ademais, convém diferenciar, durante o exame físico, a origem do sangramento, que pode ser vaginal, uterino, uretral ou retal, sendo o vaginal o mais comum. Em caso de sangramento uterino verdadeiro, faz-se necessária a pesquisa de aumento dos níveis estrogênicos por puberdade precoce, ingestão acidental de estrogênio exógeno ou neoplasia ovariana.

:: ADOLESCÊNCIA E PERÍODO PERIMENARCA

Na adolescência, em razão do início da idade reprodutiva e das alterações hormonais vivenciadas pela mulher, a principal causa de SUA são os ciclos anovulatórios em virtude da imaturidade do eixo hipotálamo-hipófise-ovário e dos distúrbios da coagulação. Nunca se deve esquecer de investigar causas como violência sexual e corpo estranho[3].

:: PERÍODO REPRODUTIVO

Nas mulheres na menacme não grávidas, as causas mais comuns de SUA são as patologias estruturais uterinas, como fibroses, pólipos endometriais, leiomiomatose e adenomiose, as disfunções ovulatórias, os distúrbios da coagulação, as causas infecciosas e inflamatórias e as neoplasias[1].

:: PERÍODO PERIMENOPAUSA

Presente em aproximadamente 70% das consultas ginecológicas em mulheres na perimenopausa, o SUA nessa faixa etária tem como principal etiologia os ciclos anovulatórios, assim como nas mulheres na perimenarca, devido à disfunção do eixo hipotálamo-hipófise-ovário.

:: PERÍODO PÓS-MENOPAUSA

Por fim, no período pós-menopausa, a maioria dos casos de SUA tem origem benigna, principalmente por atrofia endometrial. Nesse grupo, no entanto, é imprescindível a investigação para hiperplasia e neoplasia endometrial em casos de SUA em virtude da maior incidência nessa faixa etária[3].

:: HISTEROSCOPIA COMO FERRAMENTA DIAGNÓSTICA

A histeroscopia consiste em um método diagnóstico e terapêutico que possibilita a visibilização da cavidade uterina por meio de uma câmera. Trata-se de um procedimento minimamente invasivo, que pode ser realizado em nível ambulatorial ou cirúrgico. Além disso, a histeroscopia é uma excelente ferramenta no manejo do SUA por auxiliar seu diagnóstico a partir da exclusão de patologias que precisariam de tratamento adicional, como câncer, hiperplasia endometrial, miomas submucosos ou pólipos endometriais[5].

Na conduta diante de uma mulher com SUA, no entanto, antes de ser solicitada uma histeroscopia, deve-se proceder à coleta detalhada de informações na anamnese e solicitar outros exames complementares inicialmente. É de fundamental importância perguntar a data da última menstruação, se a paciente é sexualmente ativa e qual o método contraceptivo por ela utilizado, para a exclusão de uma possível gravidez e dos efeitos colaterais do método contraceptivo de escolha. Além disso, devem ser solicitados um teste de ß-HCG, hemograma completo e uma ultrassonografia pélvica, de preferência por via transvaginal[6].

A histeroscopia ambulatorial, ao contrário de procedimentos como a dilatação cervical e a curetagem uterina, torna possível a visibilização completa da cavidade endometrial, da endocérvice e dos óstios tubários, sendo um método de altas eficácia e sensibilidade. Além disso, possibilita a realização de biópsias dirigidas da lesão a ser enviada para estudo anatomopatológico, promovendo um diagnóstico mais certeiro das anormalidades intrauterinas[6]. Algumas metanálises já mostraram o alto nível de acurácia diagnóstica do exame, com boas sensibilidade e especificidade, para câncer endometrial, pólipo e miomas submucosos (Figura 15.1). O diagnóstico de hiperplasia endometrial melhora quando acompanhado do exame histológico (Quadro 15.2)[1,4,5,7].

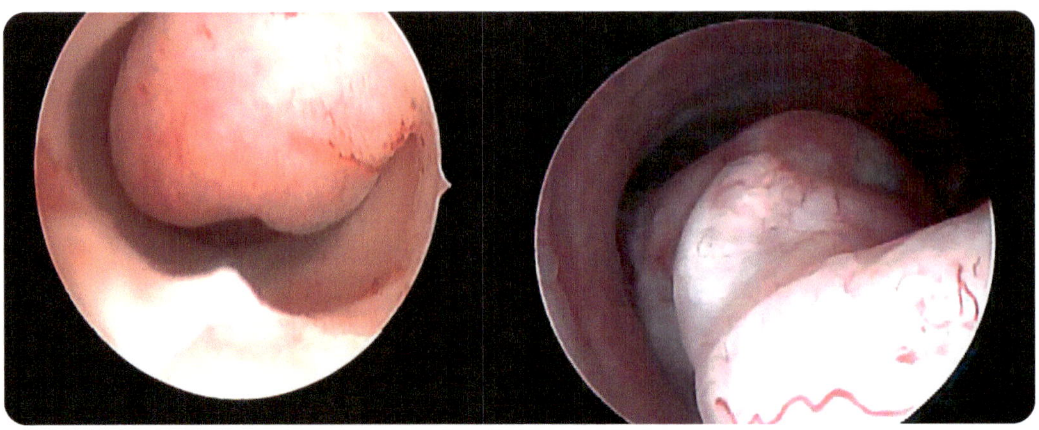

FIGURA 15.1. Visibilização de mioma submucoso **(A)** e pólipo endometrial **(B)** à histeroscopia diagnóstica. (Arquivo pessoal.)

QUADRO 15.2. Sensibilidade e especificidade da histeroscopia para patologias endometriais

Patologia	Sensibilidade (IC 95%)	Especificidade (IC 95%)
Pólipos endometriais	95,4% (87,4-98,4)	96,4% (93,7-98,0)
Miomas submucosos	97,0% (89,8-99,2)	98,9% (93,3-99,8)
Câncer endometrial	82,6% (66,9-91,8)	99,7% (98,1-99,9)
Hiperplasia endometrial	75,2% (55,4-88,1)	91,5% (85,7-95,0)

IC: intervalo de confiança.

Fonte: Mahmud A et al. The role of hysteroscopy in diagnosis of menstrual disorders. Best Practice & Research Clinical Obstetrics and Gynaecology, 2015. Disponível em: http://dx.doi.org/10.1016/ j.bpobgyn.2015.03.023.

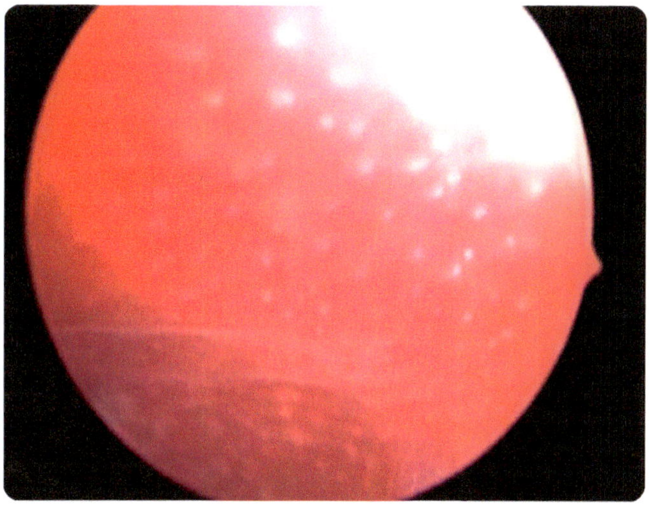

FIGURA 15.3. Imagem sugestiva de endometrite à histeroscopia diagnóstica. Hiperemia difusa e edema de mucosa endometrial. (Arquivo pessoal.)

Por outro lado, para o diagnóstico de adenomiose, causa importante de SUA, a sensibilidade da histeroscopia é baixa. A avaliação da superfície endometrial pode mostrar alterações sutis, cujo valor patológico ainda não foi comprovado, embora não sejam sinais patognomônicos de alterações adenomióticas no miométrio, como hipervascularização, padrão de morango, defeitos endometriais e cistos hemorrágicos submucosos (Figura 15.2). A associação da histeroscopia ao exame ultrassonográfico e à biópsia pode ser benéfica[8].

A endometrite crônica também é condição relacionada com SUA. Em vigência dessa inflamação, a histeroscopia pode exibir hiperemia endometrial, micropólipos e edema de mucosa (Figura 15.3). Entretanto, a biópsia endometrial com imuno-histoquímica evidenciando a presença de plasmócitos (anticorpos CD138) é o padrão ouro para seu diagnóstico[9,10].

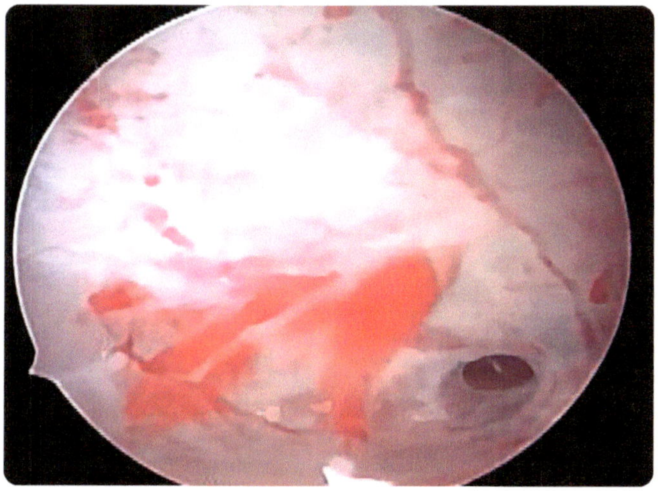

FIGURA 15.2. Imagem sugestiva de adenomiose à histeroscopia diagnóstica. Observe a hipervascularização na região cornual. (Arquivo pessoal.)

Concomitantemente à inspeção da cavidade endometrial e de suas estruturas, à passagem da óptica pelo canal vaginal é possível visibilizar patologias vaginais, as quais podem contribuir para o quadro de SUA[6].

Além disso, com a evolução da histeroscopia, a sedação da paciente e a internação hospitalar não são mais necessárias para a realização do procedimento, o qual também se revelou um exame bem tolerado pelas pacientes, promovendo recuperação rápida[6,11]. Desse modo, a histeroscopia vem sendo considerada cada vez mais o padrão ouro para diagnóstico e manejo das pacientes com SUA, superando outras modalidades de avaliação da cavidade endometrial, como a curetagem e a biópsia com Pipelle[1,2,5,6].

As indicações para histeroscopia ambulatorial variam de acordo com a faixa etária da mulher. Por ser o SUA uma desordem mais comum entre a perimenopausa e a pós-menopausa, a histeroscopia diagnóstica será mais indicada para esse grupo de mulheres[2]. Entretanto, em razão da maior incidência de malignidade em mulheres na pós-menopausa, é necessária uma abordagem mais rápida para o diagnóstico precoce[6]. Desse modo, mulheres com SUA e ultrassonografia transvaginal evidenciando espessamento endometrial (> 4mm em mulheres sem uso de terapia de reposição hormonal e > 8mm em mulheres em uso de terapia de reposição hormonal) devem ser encaminhadas para um serviço de histeroscopia ambulatorial o mais precocemente possível para diagnóstico e tratamento de uma possível lesão maligna (Figura 15.4).

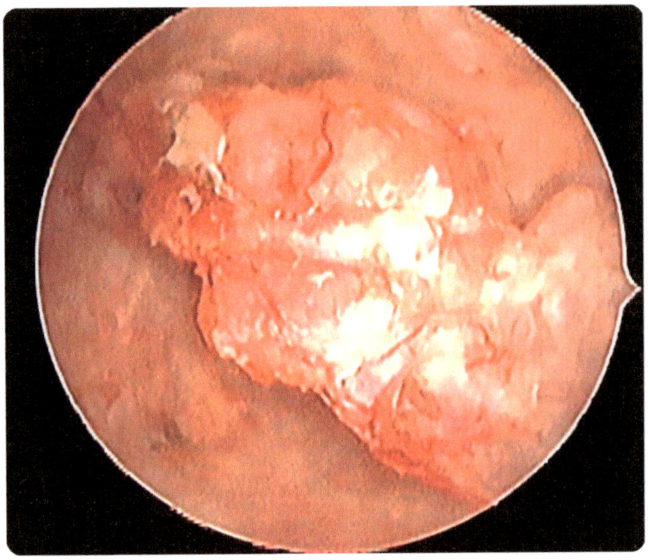

FIGURA 15.4. Pólipo endometrial com sinais sugestivos de malignidade. Lesão irregular com área de necrose e vascularização atípica. (Arquivo pessoal.)

Nas demais situações, antes de indicar a histeroscopia, o profissional deve avaliar individualmente cada caso, considerando a idade da paciente, a duração e a intensidade dos sintomas, bem como o impacto na qualidade de vida, além de levantar os possíveis diagnósticos diferenciais[6].

As complicações da histeroscopia ambulatorial são extremamente raras. No entanto, por ser realizada sem anestesia e sedação, a paciente comumente relata dor durante o procedimento, a qual geralmente é aliviada e cessa logo após a finalização[6].

:: HISTEROSCOPIA COMO FERRAMENTA TERAPÊUTICA

Em muitos casos, a histeroscopia ambulatorial possibilita o diagnóstico e o tratamento da causa do sangramento em um mesmo momento, o que a torna mais conveniente para a paciente, e promove a resolução das queixas e sintomas mais rapidamente. Além disso, a realização da histeroscopia em ambiente ambulatorial diminui os custos para o serviço e pode aumentar sua eficiência[6].

Nos casos de SUA por causas endometriais, a histeroscopia ambulatorial pode ser usada como ferramenta diagnóstica e terapêutica ao mesmo tempo, sendo também considerada a opção com o melhor custo-benefício para as pacientes com SUA que desejam engravidar e para as mulheres com refratariedade ao DIU de levonorgestrel (DIU-LNG) usado como terapia inicial. Como primeira linha de tratamento em mulheres com sangramento disfuncional e que não têm desejo de engravidar no momento é recomendada a inserção do DIU-LNG, sendo a histeroscopia ambulatorial eficiente para sua inserção em mulheres com algumas condições limitadoras, como colo uterino estreito (nulíparas, apenas partos cesáreos, biópsia de colo prévia), anatomia uterina modificada (flexão/retroversão acentuada, fibrose) ou pacientes que apresentam condições que dificultam o acesso ao trato genital inferior (obesidade, ansiedade ou mobilidade reduzida).

Nos casos refratários ou que apresentam rejeição ao DIU-LNG, a histeroscopia pode prover informações relevantes sobre seu posicionamento ou a presença de outras patologias focais, lesões endometriais ou aumento do volume uterino. Durante a histeroscopia também pode ser realizado o procedimento de ablação endometrial nas mulheres que não têm desejo reprodutivo ou que apresentam contraindicação ou não desejam a inserção do DIU-LNG.

Em alguns casos de SUA decorrente da presença de pólipos, é possível a realização da polipectomia durante a histeroscopia ambulatorial.

Por sua vez, os leiomiomas que cursam com SUA são, na maioria das vezes, os submucosos e os intramurais com componente submucoso. Nos casos de leiomiomas classificados como grau 0, é possível proceder à ablação ou à remoção direta por meio da histeroscopia. Se a remoção não for possível durante a histeroscopia ambulatorial, esta é útil para a programação da remoção cirúrgica desses miomas por meio da histeroscopia cirúrgica ou de outro método mais invasivo e para averiguar a necessidade de tratamentos medicamentosos adjuvantes.

Além disso, em casos de SUA que envolvem hiperplasia endometrial e malignidade, a histeroscopia é útil no diagnóstico de lesões globais ou focais e possibilita a realização de biópsia direcionada dessas lesões (Figura 15.5). Muitas vezes é feita uma biópsia direcionada ou mesmo a remoção completa de uma lesão, como pólipo endometrial por histeroscopia. Desse modo podem ser realizados tanto o diagnóstico como o tratamento inicial de uma lesão maligna. Habitualmente, essa abordagem deve ser associada a uma terapia progestogênica e a histeroscopias ambulatoriais de controle.

Assim, é indiscutível o papel da histeroscopia na terapêutica das mais diversas causas do SUA. Principalmente diante de causas endometriais, pólipos e leiomiomas submucosos, a histeroscopia pode ser tanto diagnóstica como terapêutica[12].

A histeroscopia cirúrgica, além de ser realizada em ambiente seguro e controlado, torna possível a sedação, bloqueando o desconforto da paciente durante o procedimento, podendo ainda ser usada em muitos momentos, como no tratamento definitivo de diversas causas de SUA. Nesse contexto, é possível a extração de múltiplos leiomiomas e de pólipos endometriais, além da realização de biópsias e de ablações endometriais, no tratamento de hiperplasias endometriais e infertilidade[1].

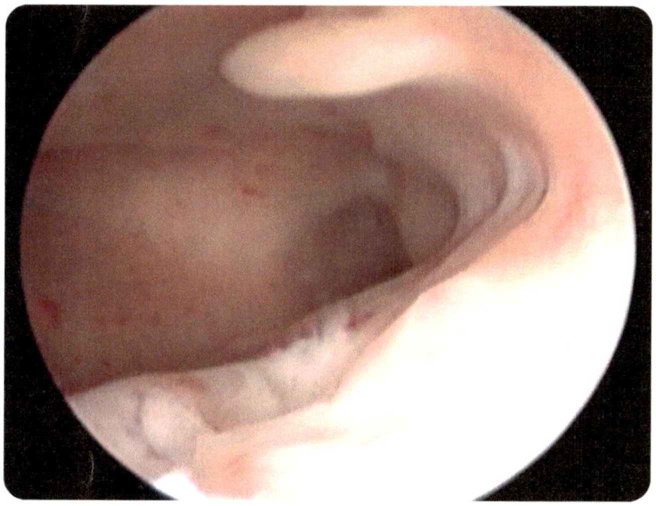

FIGURA 15.5. Visão histeroscópica de espessamento endometrial. (Arquivo pessoal.)

:: CONSIDERAÇÕES FINAIS

A histeroscopia, tanto ambulatorial como cirúrgica, está cada vez mais presente no arsenal disponível para o manejo das pacientes com SUA, possibilitando, de maneira minimamente invasiva, a visibilização direta da cavidade endometrial e de possíveis lesões causadoras do SUA. Desse modo, é considerada atualmente o padrão ouro para diagnóstico e tratamento de diversas patologias intrauterinas, como pólipos, leiomiomas e hiperplasia endometrial, tornando seu entendimento essencial para a prática médica do ginecologista.

REFERÊNCIAS

1. Kaunitz A. Approach to abnormal uterine bleeding in nonpregnant reproductive-age women. In: Barbieri RL, Levine D, Chakrabarti A, editors. https://wwwuptodatecom/. Literature review current through: Aug 2020. I This topic last updated: Dec 19, 2019. ed. https://www.uptodate.com2019/.

2. Sinha P, Yadav N, Gupta U. Use of Hysteroscopy in Abnormal Uterine Bleeding: An Edge Over Histopathological Examination. J Obstet Gynaecol India. 2018;68(1):45-50.

3. Schorge J, Schaffer J, Halvorson L. Williams. Distrito Federal: McGraw-Hill Interamericana, 2009.

4. Mahmud A, Smith P, Clark J. The role of hysteroscopy in diagnosis of menstrual disorders. Best Pract Res Clin Obstet Gynaecol 2015; 29(7):898-907.

5. Gkrozou F, Dimakopoulos G, Vrekoussis T et al. Hysteroscopy in women with abnormal uterine bleeding: a meta-analysis on four major endometrial pathologies. Arch Gynecol Obstet 2015; 291(6):1347-54.

6. Kolhe S. Management of abnormal uterine bleeding – focus on ambulatory hysteroscopy. Int J Womens Health 2018; 10:127-36.

7. van Dongen H, de Kroon CD, Jacobi CE, Trimbos JB, Jansen FW. Diagnostic hysteroscopy in abnormal uterine bleeding: a systematic review and meta-analysis. BJOG 2007; 114(6):664-75.

8. Gordts S, Grimbizis G, Campo R. Symptoms and classification of uterine adenomyosis, including the place of hysteroscopy in diagnosis. Fertil Steril 2018; 109(3):380-8.e1.

9. Song D, Li TC, Zhang Y et al. Correlation between hysteroscopy findings and chronic endometritis. Fertil Steril 2019; 111(4):772-9.

10. Song D, Feng X, Zhang Q et al. Prevalence and confounders of chronic endometritis in premenopausal women with abnormal bleeding or reproductive failure. Reprod Biomed Online 2018; 36(1):78-83.

11. Moawad NS, Santamaria E, Johnson M, Shuster J. Cost-effectiveness of office hysteroscopy for abnormal uterine bleeding. JSLS 2014; 18(3).

12. Cooper NA, Robinson LL, Clark TJ. Ambulatory hysteroscopy and its role in the management of abnormal uterine bleeding. J Fam Plann Reprod Health Care 2015; 41(4):284-91.

Capítulo 16

MALFORMAÇÕES MÜLLERIANAS E HISTEROSCOPIA

João Oscar de Almeida Falcão Júnior
Gabriela Braga Menezes
Karla de Carvalho Schettino
Francisco de Assis Nunes Pereira
Walter Antônio Prata Pace

:: INTRODUÇÃO

As malformações uterinas incluem um amplo espectro de anomalias congênitas decorrentes de defeitos de formação, fusão ou absorção de septos de ductos müllerianos. Essas anomalias têm sido associadas a aumento na taxa de aborto, gestação ectópica, parto prematuro e outros resultados fetais adversos. Além disso, as malformações genitais femininas frequentemente estão associadas a outras anormalidades, principalmente distúrbios do desenvolvimento renal.

A verdadeira prevalência das anomalias uterinas congênitas é de difícil avaliação e irá variar de acordo com a definição e classificação adotadas, o método diagnóstico utilizado e a população estudada. A prevalência de anomalias uterinas apontada em metanálise de 2011 foi de 5,5% na população geral, 8,0% em mulheres inférteis e 13,3% naquelas com história de aborto espontâneo. A anomalia uterina mais comumente diagnosticada na população geral é o útero arqueado (3,9%), seguido dos defeitos de canalização (2,3%) e do útero bicorno (0,4%).

Estima-se que os fatores uterinos possam ser responsáveis por 10% a 50% das perdas gestacionais recorrentes. O útero septado é a anormalidade uterina mais comumente associada a esse quadro. Composto de tecido fibromuscular, o septo é mal vascularizado e pode acarretar má implantação, resultando em abortamento precoce. Em gestações mais avançadas, em virtude de hipoplasia uterina, incompetência cervical, anormalidades funcionais do útero e defeitos de perfusão placentária relacionados com anormalidades de invasão trofoblástica podem causar restrição do crescimento fetal intrauterino, má apresentação fetal e parto prematuro. A metroplastia via histeroscópica para correção de úteros septados promove a melhora dos resultados gestacionais.

Acredita-se que a etiologia da maioria das malformações uterinas seja multifatorial. O risco estimado de recorrência para parentes de primeiro grau é de 1% a 5%. Diversos estudos tentam identificar genes potencialmente envolvidos em malformações uterinas humanas, mas com resultados inconclusivos até o momento. Além de fatores genéticos, existem evidências do envolvimento de fatores ambientais em sua gênese, como exposição a alguns fármacos.

:: EMBRIOGÊNESE

Os sistemas urinário e genital se desenvolvem a partir do mesoderma intermediário que, durante a dobra inicial do embrião, forma uma crista longitudinal (crista urogenital) ao longo de cada lado da aorta abdominal primitiva. Essa crista se divide para formar as cristas nefrogênicas e genitais. As cristas nefrogênicas dão origem aos rins mesonéfricos (mesonefro) e aos ductos mesonéfricos (ductos de Wolff). Esses ductos mesonéfricos conectam os rins mesonéfricos (rim primitivo) à cloaca, que é uma abertura comum onde se juntam os tratos urinário, genital e gastrointestinal embrionários.

O botão uretérico, que se origina no ducto mesonéfrico, se estende para formar o ducto metanéfrico e induz a diferenciação dos metanefros para a formação do rim funcional definitivo. O mesonefro degenera ao fim do primeiro trimestre. O par de ductos paramesonéfricos (ductos de Müller) se desenvolve a partir de uma invaginação do epitélio celômico, por volta da sexta semana, e cresce ao longo dos ductos mesonéfricos. As porções caudais dos ductos müllerianos terminam atrás da cloaca, a qual se divide com a formação do septo urorretal, por volta da sétima semana, e é separada para criar o reto e o seio urogenital.

O sexo genético é definido na fertilização pela presença dos cromossomos sexuais: XX ou XY. No entanto, os primeiros estágios do desenvolvimento genital e gonadal fetal são indiferenciados. Os primórdios dos órgãos genitais são constituídos pelos ductos mesonéfricos e paramesonéfricos. Nos humanos, o gene denominado *região determinante do sexo do Y* (*SRY*) é o fator determinante de testículo. Na presença de *SRY*, as gônadas se desenvolvem como testículos, e a produção de hormônio antimülleriano pelas células de Sertoli e de testosterona pelas células de Leydig culminará com a involução dos ductos müllerianos e o desenvolvimento do ducto de Wolff, que dará origem à genitália interna masculina.

Na ausência de hormônios testiculares, a diferenciação genital feminina ocorre independentemente do sexo genético e tem início em torno da sexta semana de gestação da embriogênese. Na ausência de hormônio antimülleriano e testosterona ocorre a involução dos ductos de Wolff, e os ductos müllerianos se alongam para alcançar o seio urogenital em torno da décima semana. Depois, ocorre uma fusão lateral dos dois ductos müllerianos emparelhados, formando o canal uterovaginal.

A conclusão da regressão do septo da linha média por apoptose ocorre em torno da 20ª semana, dando origem à cavidade uterina e aos dois terços superiores da vagina. As porções cranianas não fundidas dos ductos müllerianos se transformam nas tubas uterinas. O seio urogenital dará origem à bexiga, à uretra, ao terço inferior da vaginal e às glândulas vestibulares maiores (Bartholin), uretrais e parauretrais (Skene). Anomalias uterinas congênitas surgem de qualquer agenesia, defeitos de fusão ou defeitos de absorção desse septo. A estreita relação espacial entre o ducto mesonéfrico e o ducto paramesonéfrico é frequentemente considerada a explicação para a grande associação de malformações uterinas aos distúrbios do desenvolvimento renal e urológico em até 20% a 30% das pacientes.

:: CLASSIFICAÇÃO

A definição e a classificação das anomalias são de extrema importância. O sistema de classificação mais utilizado até o momento foi criado pela Sociedade Americana de Medicina Reprodutiva (American Fertility Society [AFS]) em 1988 (Figura 16.1), mas apresenta sérias limitações em termos de categorização das anomalias, utilidade clínica e simplicidade de aplicação. Em 2013, a Sociedade Europeia de Reprodução Humana e Embriologia (ESHRE) e a Sociedade Europeia de Endoscopia Ginecológica (ESGE) propuseram um sistema de classificação (Figura 16.2) atualizado, tendo como base a anatomia e a origem embrionária de cada anomalia.

Anomalias uterinas

- **U0 (útero normal):** qualquer útero com linha interostial reta ou curva, mas com um entalhe interno na linha média do fundo não superior a 50% da espessura da parede uterina.
- **U1 ou o útero dismórfico:** incorpora todos os casos sem alterações do contorno uterino, mas com formato anormal da cavidade uterina, excluindo septos. A classe I é subdividida em três categorias:
  - **U1a ou útero em forma de T:** caracterizado por estreitamento da cavidade em decorrência de paredes laterais espessadas com correlação de dois terços de corpo uterino e um terço de colo.
  - **U1b ou útero infantil:** também se caracteriza por estreitamento da cavidade uterina, sem espessamento lateral da parede, e uma correlação inversa de um terço de corpo uterino e dois terços de colo.
  - **U1c:** inclui todas as deformidades menores da cavidade uterina.
- **U2 ou útero septado:** incorpora todos os casos com fusão e absorção anormal do septo da linha média e é definido como o útero com contorno normal e uma septação interna na linha média do fundo, excedendo 50% da espessura da parede, podendo dividir parcial ou completamente a cavidade uterina, incluindo, em alguns casos, o colo uterino e/ou a vagina. A classe U2 é dividida em duas subclasses de acordo com o grau de deformidade do corpo uterino:

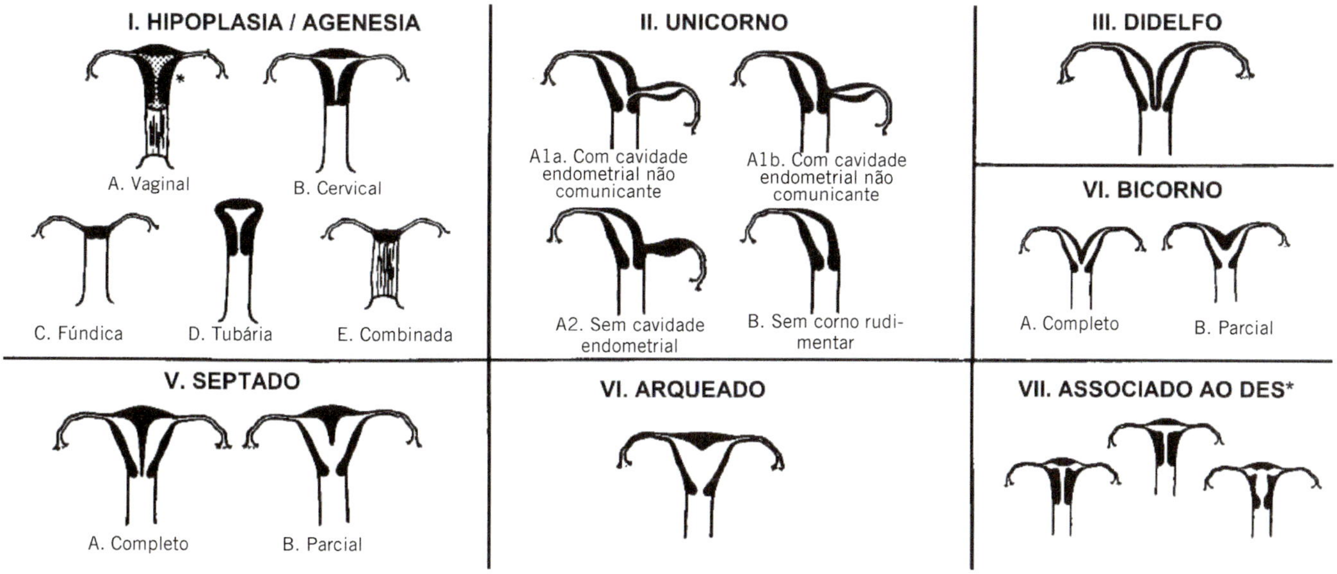

FIGURA 16.1. Classificação das malformações uterinas segundo a Sociedade Americana de Medicina Reprodutiva (American Fertility Society [AFS]) - 1988. (*Associado ao uso de dietilestilbestrol [*DES*].)

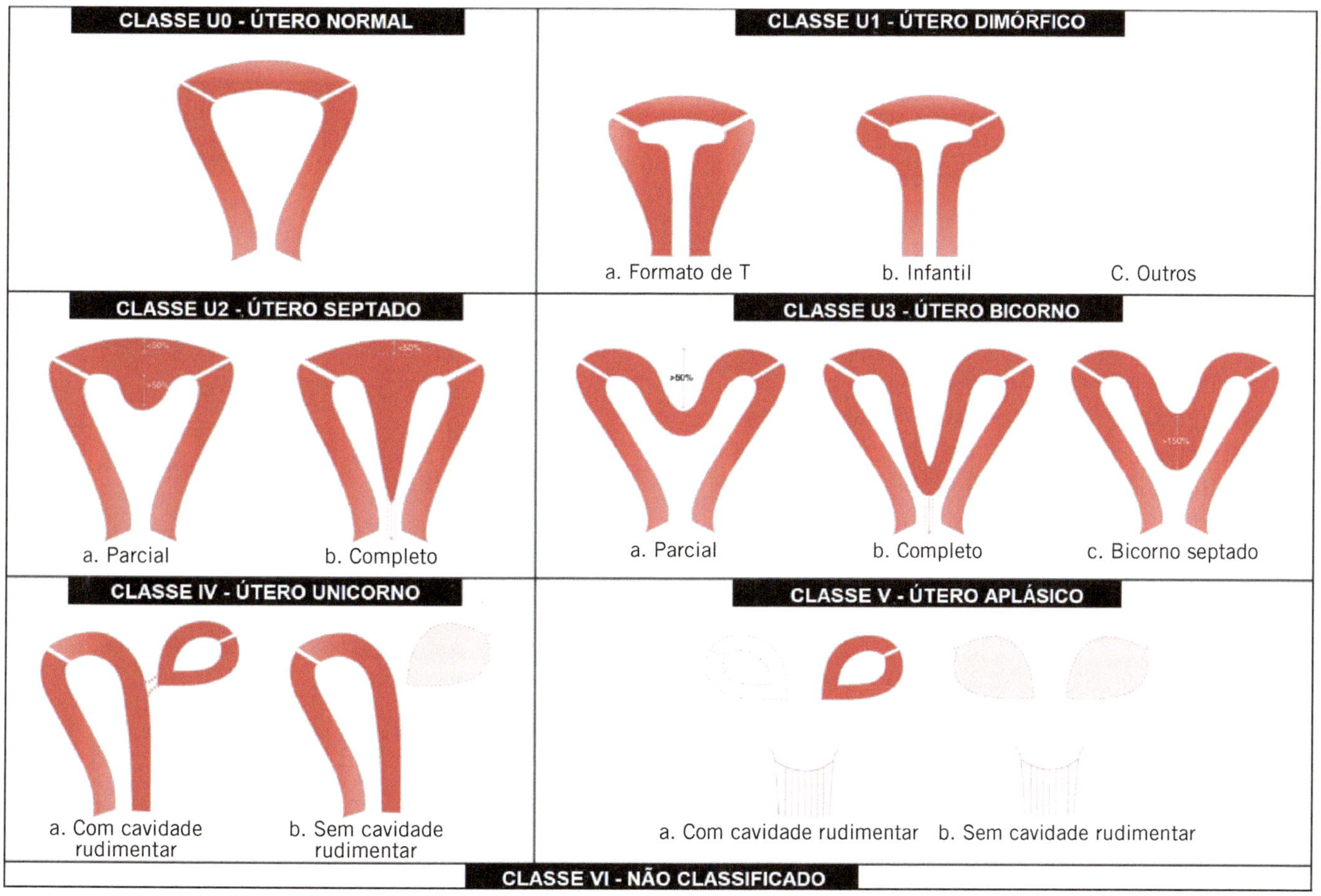

FIGURA 16.2. Classificação das malformações uterinas segundo a Sociedade Europeia de Reprodução Humana e Embriologia (ESHRE) e a Sociedade Europeia de Endoscopia Ginecológica (ESGE) - 2013. (Adaptada de Grimbizis *et al.*, 2013.)

- **U2a ou útero septado parcial:** acima do nível do orifício cervical interno.
- **U2b ou útero septado completo:** até o nível do óstio cervical interno.

- **U3 ou útero bicorno:** incorpora todos os casos de defeitos de fusão, sendo definido como o útero com fundo anormal e caracterizado pela presença de um recuo externo na linha média do fundo, excedendo 50% da espessura da parede uterina, podendo dividir parcial ou completamente o corpo uterino, incluindo, em alguns casos, o colo uterino e/ou a vagina. A classe U3 se divide em três subclasses de acordo com o grau de deformidade do corpo uterino:
  - **U3a ou útero bicorno parcial:** caracterizado por recuo do fundo, dividindo parcialmente o corpo uterino acima do nível do colo.
  - **U3b ou útero bicorno completo:** caracterizado por recuo do fundo externo, dividindo completamente o útero até o nível do colo uterino.
  - **U3c ou útero septado bicorno:** caracterizado pela presença de defeito de absorção além da fusão. Nessas pacientes, a largura do recuo fúndico da linha média excede em 150% a espessura da parede uterina, o que pode ser parcialmente tratado por meio de secção transversal via histeroscopia. Além disso, essas pacientes podem apresentar ou não a coexistência de alteração cervical (por exemplo, colo uterino duplo/útero didelfo) e/ou defeitos vaginais.
- **U4 ou hemiútero:** incorpora todos os casos de desenvolvimento unilateral do útero. A parte contralateral pode ser incompletamente formada ou ausente. Trata-se de um defeito de formação. A classe U4 é dividida em duas subclasses, a depender da presença ou não de uma cavidade funcional rudimentar.
  - **U4a ou hemiútero com uma cavidade rudimentar (funcional):** caracterizado pela presença de uma comunicação ou não com corno contralateral funcional.
  - **U4b ou hemiútero sem cavidade rudimentar (funcional):** caracterizado pela presença de corno contralateral não funcional ou por aplasia da parte contralateral.
- **U5 ou útero aplásico:** incorpora todos os casos de aplasia uterina. Consiste em um defeito de formação caracterizado pela ausência de qualquer desenvolvimento total ou unilateral da cavidade uterina. No entanto, em alguns casos pode haver cornos rudimentares com cavidade bi ou unilateral, enquanto em outros poderia haver remanescentes uterinos sem cavidade. Além disso, cabe notar que em pacientes com útero aplásico geralmente poderiam coexistir defeitos (por exemplo, aplasia vaginal/síndrome de Mayer-Rokitansky). A classe U5 é subdividida em duas subclasses, a depender da presença ou não de uma cavidade funcional em um corno rudimentar existente:
  - **U5a ou útero aplásico com cavidade rudimentar (funcional).**
  - **U5b ou útero aplásico sem cavidade rudimentar (funcional).**
- **U6:** casos ainda não classificados.

Anomalias cervicais

- **C0:** colo normal.
- **C1:** colo septado.
- **C2:** colo duplo.
- **C3:** aplasia cervical unilateral.
- **C4:** aplasia cervical.

Anomalias vaginais

- **V0:** vagina normal.
- **V1:** septo vaginal longitudinal não obstrutivo.
- **V2:** septo vaginal longitudinal obstrutivo.
- **V3:** septo vaginal transverso e/ou hímen imperfurado.
- **V4:** aplasia vaginal.

O consenso ESHRE/ESGE recomenda a utilização de ultrassonografia bi e tridimensional, ressonância nuclear magnética e histeroscopia para investigação das malformações do trato genital feminino.

:: AVALIAÇÃO E DIAGNÓSTICO

Atualmente, uma ampla gama de procedimentos diagnósticos está disponível, apresentando diferentes características, disponibilidade e precisão diagnóstica.

Exame ginecológico

O exame ginecológico é sempre o ponto de partida e parte essencial da avaliação clínica de qualquer mulher. Além de não ser invasivo, é simples e não apresenta custos adicionais. Algumas malformações vaginais e cervicais podem ser diagnosticadas objetivamente por inspeção e palpação (através da vagina e/ou do reto). No entanto, oferece informações limitadas para avaliação de anomalias do corpo uterino.

Histerossalpingografia

Esse exame oferece informações úteis para possíveis patologias intracavitárias e morfologia tubária na ausência de obstrução cervical. Suas desvantagens incluem dor relacionada com a realização do exame, risco de infecção e irradiação do paciente. Sua precisão diagnóstica é restrita, pois apresenta limitações na avaliação completa da parede uterina e de cornos rudimentares com cavidades não comunicantes. Para sua realização deve ser feita a inspeção cuidadosa da vagina e do colo uterino para evitar o diagnóstico errado em casos de colo uterino duplo ou septado com ou sem septos vaginais longitudinais. A cateterização de ambos os canais cervicais, se presentes, é necessária.

Ultrassonografia bidimensional

Exame amplamente disponível, não invasivo, simples e de baixo custo, a ultrassonografia bidimensional provê informações sobre colo uterino, cavidade endometrial, parede uterina e contorno externo do útero, além de avaliação de ovários e patologias associadas. Trata-se de um exame dinâmico, mas é altamente dependente da experiência do examinador e da maneira correta e sistemática de realizar o procedimento. Nem sempre é possível ter em mãos os planos necessários em virtude das características anatômicas da paciente, sendo essa sua principal limitação.

Em casos de obstrução vaginal ou estenose, se a mulher consentir, ultrassonografia transretal com sonda vaginal ou transperineal poderá ser realizada para avaliar o canal vaginal e o útero (não em crianças nem em adolescentes).

A ultrassonografia com uso de solução de contraste salina aumenta a precisão na identificação de defeitos da cavidade uterina. Em contrapartida, a distensão da cavidade uterina poderia potencialmente modificar o contorno interno do útero, resultando em imagem falso-negativa, especialmente em caso de anomalias uterinas.

Ultrassonografia tridimensional

A ultrassonografia tridimensional é um exame não invasivo facilmente aplicado à paciente (sem diferença em relação à ultrassonografia convencional), oferecendo confiabilidade e objetividade na representação dos órgãos examinados de modo mais independente do examinador e superando as limitações do exame bidimensional. A imagem do útero é mais confiável, uma vez que a anatomia uterina é apresentada em cortes sagital e transversal e em plano coronal de maneira objetiva, possibilitando medições precisas das dimensões uterinas. No entanto, não está tão amplamente disponível.

Tomografia computadorizada

A tomografia computadorizada não tem mais lugar no diagnóstico de anomalias genitais femininas em razão da radiação e da má representação das estruturas genitais femininas.

Ressonância nuclear magnética

A ressonância nuclear magnética é um exame não invasivo e sem risco de radiação, promovendo uma representação confiável e objetiva dos órgãos examinados nos planos sagital, transverso e coronal (três dimensões) e podendo ser usada para o diagnóstico em casos complexos e anomalias obstrutivas. Mais cara e menos disponível que o ultrassom, não está indicada para pacientes com claustrofobia e obesidade mórbida e exige experiência e treinamento para a avaliação dos resultados.

Histeroscopia

A histeroscopia fornece informações altamente confiáveis sobre o estado anatômico da vagina (abordagem vaginoscópica), do canal cervical e, principalmente, da cavidade uterina e dos óstios tubários. Além de ser um exame minimamente invasivo, oferece a oportunidade tanto de diagnóstico como de tratamento de algumas anomalias, mas não avalia a espessura da parede uterina e o contorno uterino. Sua associação à laparoscopia compensa essa limitação e constitui atualmente o padrão ouro para diagnóstico e diagnóstico diferencial das anomalias müllerianas.

A abordagem endoscópica representa a via minimamente invasiva de escolha para o tratamento de grande variedade de anomalias genitais femininas.

Sua limitação está na avaliação da espessura da parede uterina, que é um parâmetro importante e um ponto de referência para as definições de úteros septados e bicornos. Além disso, trata-se de uma abordagem invasiva e por esse motivo não está indicada como avaliação de primeira linha e triagem.

:: HISTEROSCOPIA E INFERTILIDADE

As anomalias müllerianas são os tipos mais comuns de malformações do aparelho reprodutor, entre as quais o útero septado é responsável por aproximadamente 80% a 90% dos casos diagnosticados em mulheres inférteis por estar associado a pior prognóstico obstétrico, com taxas de nascidos vivos de 6% a 28% e altas taxas de abortamento, podendo atingir mais de 60% dos casos.

Entre os mecanismos que podem explicar a perda fetal estão alterações da vascularização do septo e do endométrio oposto, aumento da pressão intrauterina, incompetência cervical, distúrbios da contratilidade miometrial e deficiência de receptores hormonais miometriais e/ou endometriais.

A metroplastia histeroscópica atualmente é o padrão ouro para o tratamento de septos uterinos. O procedimento cirúrgico é destinado a restaurar a anatomia uterina normal, visando melhorar o prognóstico obstétrico. No entanto, outras malformações uterinas com menor incidência de problemas reprodutivos raramente exigem tratamento cirúrgico, o qual, quando necessário, costuma consistir em laparotomia e laparoscopia em alguns casos.

A técnica cirúrgica consiste na incisão do septo através do ápice, encurtando-o gradualmente e depois incisando ao longo de cada lado do septo alternadamente e afinando-o gradualmente, até que um pequeno entalhe permaneça começando em uma extremidade cornual e progredindo na outra. Septos residuais podem ser encontrados em uma histeroscopia de controle pós-operatório e, quando com menos de 1cm, não afetam o desempenho reprodutivo. O objetivo do procedimento é produzir uma cavidadesatisfatória, devendo ser interrompido quando ocorrer sangramento de pequenos vasos do miométrio do fundo uterino ou quando os óstios tubários estiverem visíveis de forma clara e simultânea sob visão panorâmica (Figura 16.3).

O procedimento histeroscópico pode ser realizado de modo isolado, orientado por ultrassonografia ou associado à laparoscopia. A associação à ultrassonografia diminuiu a necessidade de reintervenção, enquanto a laparoscopia apresentou o benefício adicional de explorar a pelve para avaliação de outras patologias concomitantes, como endometriose, aderências tubárias e realização de cromotubagem. Para diminuir a necessidade de reintervenções e auxiliar a definição do limite de ressecção do septo foi proposta a utilização de medida guiada por ultrassonografia tridimensional da cavidade uterina com palpador uterino graduado. A medida com o palpador uterino seria repetida durante o procedimento e utilizada como referência a ser alcançada para a septoplastia. Os resultados parecem ser promissores, embora a disponibilidade do método seja um fator limitante em muito cenários.

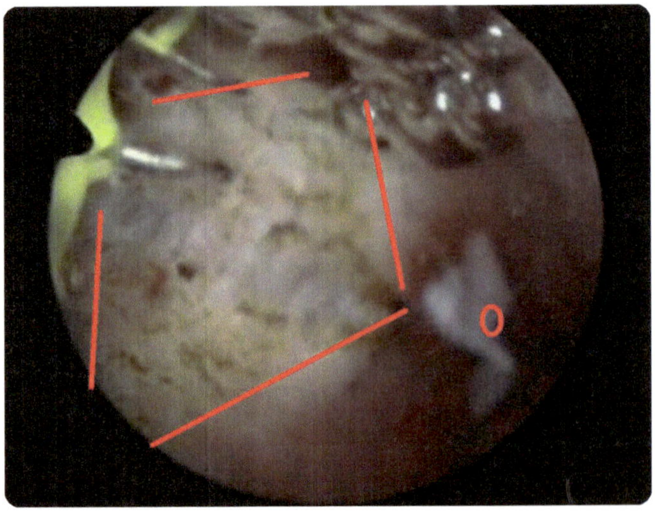

FIGURA 16.3. Aspecto final de septoplastia histeroscópica. O círculo em vermelho identifica o óstio tubário esquerdo e as linhas vermelhas delimitam a área de ressecção do septo uterino.

Em relação ao tratamento pós-operatório, muitos estudos analisaram opções para prevenir a formação de aderências, incluindo o tratamento hormonal e o uso de DIU, porém, até o momento, não há evidências suficientes para recomendar o uso de qualquer método específico entre a incisão cirúrgica e a concepção. As evidências sugerem que a cavidade uterina é recuperada dentro de 2 meses após a cirurgia.

A taxa de complicações relacionadas com esse procedimento é muito baixa, variando de 1% a 2%, e a necessidade de reintervenção se dá por uma secção incompleta ou para lise de sinéquias pós-operatórias. Nenhum estudo relatou qualquer aumento da taxa de ruptura uterina nas gestações após o procedimento, de modo que o risco só aumenta após a penetração excessiva da parede miometrial, excisão septal excessiva, perfuração da parede uterina, bem como após uso excessivo de cautério durante a cirurgia. Em geral, a incisão septal histeroscópica é um procedimento seguro e, quando se utilizam os instrumentos cirúrgicos adequados, a taxa de gravidez subsequente pode chegar a 69%.

Até o momento, nenhum instrumento cirúrgico mostrou superioridade na comparação com outros (tesoura fria, *laser*, energia bipolar ou monopolar). No entanto, sabe-se que o tempo operatório, a absorção de líquidos e o trauma cervical são significativamente mais baixos com o uso de energia bipolar.

REFERÊNCIAS

Sajjad Y. Development of the genital ducts and external genitalia in the early human embryo. J Obstet Gynaecol Res 2010 Oct; 36(5):929-37.

Acién P. Embryological observations on the female genital tract. Hum Reprod 1992 Apr; 7(4):437-45.

Rey R, Picard JY. Embryology and endocrinology of genital development. Baillieres Clin Endocrinol Metab 1998 Apr; 12(1):17-33.

Jacquinet A, Millar D, Lehman A. Etiologies of uterine malformations. Am J Med Genet A 2016 Aug; 170(8):2141-72.

Garbina O Zianea A, Castaigneb V, Rongièresa C. Do hysteroscopic metroplasties really improve really reproductive outcome? Gynécologie Obstétrique & Fertilité 2006; 34:813-8.

Dreisler E, Stampe Sørensen S. Müllerian duct anomalies diagnosed by saline contrast sonohysterography: prevalence in a general population. Fertil Steril 2014 Aug; 102(2):525-9.

Żyła MM, Wilczyński J, Nowakowska-Głąb A, Maniecka-Bryła I, Nowakowska D. Pregnancy and delivery in women with uterine malformations. Adv Clin Exp Med 2015 Sep-Oct; 24(5):873-9.

Nouri K et al. Reproductive outcome after hysteroscopic septoplasty in patients with septate uterus – a retrospective cohort study and systematic review of the literature. Reproductive Biology and Endocrinology 2010; 8:52.

Corroenne R et al. Surgical treatment of septate uterus in cases of primary infertility and before assisted reproductive technologies. J Gynecol Obstet Hum Reprod 2018 Nov; 47(9):413-8.

Grimbizis GF et al. The ESHRE/ESGE consensus on theclassification of female genital tractcongenital anomalies. Human Reproduction 2013; 28(8):2032-44.

Colacurci N et al. The significance of hysteroscopic treatment of congenital uterine malformations. Reprod Biomed Online 2002; 4 Suppl 3:52-4.

Grimbizis GF. The Thessaloniki ESHRE/ESGE consensus on diagnosis of female genital anomalies. Gynecol Surg 2016; 13:1-16.

The American Fertility Society classifications of adnexal adhesions, distal tubal occlusion, tubal occlusion secondary to tubal ligation, tubal pregnancies, müllerian anomalies and intrauterine adhesions. Fertil Steril 1988 Jun; 49(6):944-55.

Turocy JM, Rackow BW. Uterine factor in recurrent pregnancy loss. Semin Perinatol 2019 Mar; 43(2):74-9.

Poncelet C, Aissaoui F. Uterine malformations and reproduction. Gynecol Obstet Fertil 2007 Sep; 35(9):821-5.

Di Spiezio Sardo A, Zizolfi B, Bettocchi S et al. Accuracy of hysteroscopic metroplasty with the combination of presurgical 3-dimensional ultrasonography and a novel graduated intrauterine palpator: A randomized controlled trial. J Minim Invasive Gynecol 2016 May-Jun; 23(4):557-66.

Capítulo 17

HISTEROSCOPIA E PÓLIPOS ENDOMETRIAIS

Walter Antônio Prata Pace
Juliana de Moura Cabral
João Oscar de Almeida Falcão Júnior
Francisco de Assis Nunes Pereira

:: INTRODUÇÃO

Os pólipos endometriais são decorrentes de um crescimento localizado da mucosa uterina[1], consistindo em glândulas, estroma e vasos sanguíneos[1,2]. Podem ser únicos ou múltiplos, variando de pequenos milímetros a centímetros, ou ainda sésseis ou pediculados[1,3].

:: PREVALÊNCIA

Os pólipos uterinos estão entre as principais desordens ginecológicas, mas sua incidência é desconhecida, uma vez que muitos são assintomáticos. No entanto, alguns autores relatam prevalência de 7,8% a 34,9%, de acordo com a população estudada e o método utilizado para o diagnóstico[1,4].

A análise e a comparação de grupos específicos revelam a prevalência de cerca de 10% na população assintomática[3,5], enquanto no grupo de mulheres inférteis esse percentual sobe para 26%[5].

Quando se compara um grupo de pacientes investigadas por sangramento uterino anormal (SUA), a prevalência dos pólipos endometriais varia de 10% a 40%[3], sendo um importante diagnóstico diferencial para câncer de endométrio em mulheres com sangramento após a menopausa[6].

A prevalência parece aumentar com a idade, principalmente durante os anos de vida reprodutiva[1], sendo elevada a frequência no período do climatério[6], mas não está claro se essa frequência continua a crescer ou se sofre redução na pós-menopausa[1], apesar de alguns autores afirmarem ser duas vezes mais comum nas mulheres após a menopausa do que antes[6].

:: ETIOLOGIA

Uma das teorias para explicar o surgimento do pólipo endometrial consiste na exposição prolongada ao estrogênio sem contraposição. Essa teoria é apoiada pela análise imuno-histoquímica, que evidencia aumento na expressão de receptores para estrogênio nos pólipos endometriais[7].

Esses pólipos são comumente associados a distúrbios de ovulação[5]. Fatores endócrinos que levam ao hiperestrogenismo, como obesidade, síndrome dos ovários policísticos, menopausa tardia, tumores gonadais produtores de estrogênio ou doença crônica hepática parecem influenciar esse processo, e outros fatores também podem estar relacionados, como terapia estrogênica não balanceada e uso de tamoxifeno para tratamento do câncer de mama[2].

Entretanto, nem todos os pólipos parecem ser hormônio-dependentes. Algumas pesquisas têm sugerido outros mecanismos para o desenvolvimento dos pólipos, como uma desregulação da apoptose, o que pode ter ação e potencial maligno diferentes dos encontrados nos pólipos estrogênio-dependentes[7].

Outras hipóteses também estão relacionadas com fatores genéticos e familiares hereditários, como anomalias nos cromossomos 6 e 12, que poderiam alterar o processo de proliferação, resultando no crescimento endometrial e na formação do pólipo. Parece haver também a associação com polipose adenomatosa familiar, diabetes e hipertensão, mas com etiopatogenia ainda não bem definida. Observou-se a presença de fatores inflamatórios, como metaloproteinases e citocinas, aumentados no endométrio de mulheres com pólipos, quando comparados ao controle[2].

:: FATORES DE RISCO

Os principais fatores de risco para o desenvolvimento de pólipos endometriais são idade, hipertensão arterial crônica, obesidade e/ou uso de tamoxifeno, sendo o aumento da idade o fator mais bem documentado[1].

Costuma haver associação entre achados de pólipos endometriais e outras patologias uterinas benignas, como miomas, pólipos cervicais e endometriose[1].

Os dados que estabelecem uma eventual associação entre reposição hormonal e pólipos endometriais são contraditórios, havendo alguns estudos que referem aumento da prevalência, enquanto outros não. A progesterona com alta atividade antiestrogênica, assim como o uso de pílulas contraceptivas, pode conferir caráter protetor contra o desenvolvimento de pólipos endometriais[1].

A síndrome metabólica, definida como a presença de obesidade central, dislipidemia, hipertensão, resistência insulínica ou diabetes, ainda não é bem documentada como fator causal para o surgimento dos pólipos endometriais[6].

:: CLASSIFICAÇÃO HISTOLÓGICA

- **Pólipos hiperplásicos:** crescimento da camada basal do endométrio sensível ao estrogênio. Resultam da estimulação estrogênica sem efeito de progesterona balanceado e podem ser associados à hiperplasia endometrial difusa e ter áreas atípicas localizadas, principalmente na pós-menopausa.
- **Pólipos atróficos:** típicos da pós-menopausa, geralmente consistem em alterações regressivas dos pólipos funcionais ou hiperplásicos.
- **Pólipos funcionais:** apresentam alterações glandulares similares ao endométrio ao redor e respondem ao estímulo hormonal do ciclo menstrual.
- **Pólipos adenomiomatosos:** são caracterizados por quantidade variável de células musculares lisas e fibrose.
- **Pseudopólipos:** são pequenas lesões sésseis com estrutura idêntica à do endométrio adjacente. São detectados apenas na fase secretora e podem desaparecer com o fluxo menstrual[2].

:: CLÍNICA

Grande número de pólipos é assintomática[7], mas cursa frequentemente com sintomas clínicos, como SUA e infertilidade[1,2,5]. Eles podem aparecer como únicos ou múltiplos, sésseis ou pediculados, e assumir vários tamanhos e cores, dependendo do grau de vascularização[2].

Nas mulheres na pré ou pós-menopausa com sangramento, a intensidade dos sintomas não se correlaciona com o número, o diâmetro ou a localização dos pólipos[1,7].

O mecanismo pelo qual o pólipo influencia a fertilidade ainda é pouco compreendido. Um dos mecanismos propostos consiste na interferência no transporte do espermatozoide por obstrução mecânica do óstio afetado, com efeitos bioquímicos na implantação ou desenvolvimento embrionário e aumento na produção de fatores inibitórios, como glicodelina, que pode reduzir a função das células *natural killer* e a secreção de fatores de implantação, como IGFBP-1 (*insulin-like grown factor binding protein I*), fator de necrose tumoral alfa e osteopontina. A remoção dos pólipos melhora a fertilidade, conforme demonstrado por Perez-Medina em 2005[2,5,8].

Entre os outros sintomas associados à presença de pólipos, porém mais raro, está a dor relacionada com as contrações uterinas, as quais podem empurrar a lesão progressivamente para a cérvice e causar sua expulsão. Pólipos grandes podem ainda necrosar e resultar em descarga vaginal serossanguinolenta com odor[2].

:: PÓLIPO E CÂNCER

A frequência de malignidade em caso de pólipo é controversa, sendo relatada em 0 a 12,9% dos pólipos endometriais. Observa-se aumento desse risco com o aumento da idade; nas mulheres ainda na pré-menopausa, contudo, o risco parece ser baixo[1], sendo mais elevado nas mulheres na pós-menopausa com sangramento vaginal[2,3,6]. Um dado interessante é que o adenocarcinoma endometrial é nove vezes mais frequente nas pacientes com pólipos do que nas mulheres sem esse tipo de lesão[8].

No entanto, apesar de incomum, tanto uma hiperplasia atípica como o câncer endometrial podem se originar de pólipos endometriais. A presença de sintomas como SUA tem sido identificada como fator de risco para neoplasia maligna[1], assim como tamanho da lesão, principalmente quando acima de 1,5cm, obesidade, hipertensão arterial e *diabetes mellitus*[2,3]. O uso de tamoxifeno aumenta a chance de encontrar um pólipo com hiperplasia atípica ou malignidade[1,3].

As pacientes obesas apresentam maiores concentrações de estrogênio circulante, o que aumenta o estímulo à proliferação endometrial. Já a hipertensão arterial crônica promove a redução dos mecanismos de apoptose das células, favorecendo o crescimento e acarretando o risco de neoplasias hormônio-dependentes. O *diabetes mellitus* promove alterações celulares mediadas por fatores de crescimento semelhantes à insulina (IGF) nos estados de hiperinsulinemia[3].

Como nas mulheres jovens assintomáticas é pequeno o risco de câncer, alguns autores não recomendam a remoção rotineira desses pólipos, alegando que o custo-benefício não seria positivo, e aconselham seguimento estrito dessas mulheres em virtude da possibilidade de encontrar lesões pré-malignas ou malignas mesmo na ausência de fatores de risco[3]. Por outro lado, nas mulheres na pós-menopausa, outros autores advogam que toda lesão deve ser removida, pois a literatura ainda não conseguiu determinar nenhuma ferramenta capaz de monitorar o pólipo assintomático e predizer o potencial de malignização[7]. Além disso, cabe ressaltar que o diagnóstico definitivo de ausência de malignidade só é confiável mediante a remoção completa da lesão.

:: DIAGNÓSTICO PRÉ-HISTEROSCÓPICO

O diagnóstico inicial costuma ser realizado por meio de ultrassonografia transvaginal (USTV), apesar de o padrão ouro ser a histeroscopia[5].

À USTV, o pólipo aparece tipicamente como uma lesão hiperecogênica de contorno regular dentro da luz do útero circundada por halo fino hiperecogênico. Espaços microcísticos podem ser vistos dentro do pólipo ou este pode aparecer ainda como um espessamento endometrial ou uma massa focal dentro da cavidade uterina[1,2]. Apesar disso, esses achados ultrassonográficos são inespecíficos e podem ser encontrados em outras doenças, como miomas[1,2] (Figura 17.1).

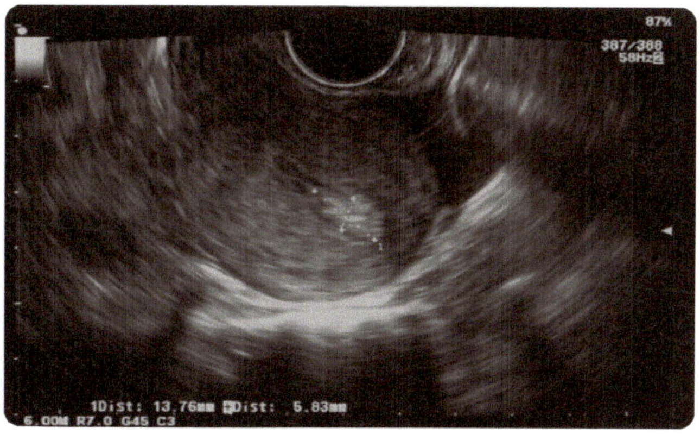

FIGURA 17.1. Ultrassonografia transvaginal em corte sagital com espessamento hiperecogênico focal endometrial. (Spiezio Sardo *et al.* Hysteroscopy and treatment of uterine polyps. 2015.)

Quando a ultrassonografia é realizada na fase proliferativa do ciclo[2], os resultados são melhores, pois o contraste entre o pólipo ecogênico e o endométrio trilaminar pode ajudar a diferenciar um espessamento endometrial difuso de um pólipo verdadeiro[1].

A adição do Doppler colorido pode aumentar a capacidade da USTV por ser capaz de demonstrar a alimentação por um único vaso, típica do pólipo endometrial, aumentando a sensibilidade do método. Há poucos dados disponíveis para apoiar o uso de Doppler na diferenciação entre hiperplasia e câncer nos pólipos, não havendo diferença entre o índice de resistência, o índice de pulsatilidade e o tamanho. Consequentemente, o uso de Doppler não substitui a remoção cirúrgica dos pólipos para análise histopatológica em caso de suspeita de malignidade[1].

A histerossonografia consiste na injeção salina de líquido dentro da cavidade uterina com aumento do contraste endometrial da cavidade[2], podendo sobressair um pequeno pólipo endometrial não visibilizado à USTV convencional, o que aumenta a acurácia diagnóstica. A vantagem desse método reside na possibilidade de acessar patologias uterinas e pélvicas e a permeabilidade tubária nas pacientes com infertilidade, enquanto suas desvantagens consistem na inabilidade em determinar com segurança a doença endometrial, exigir curva de aprendizado maior, quando comparada com a simples USTV sem contraste, e desconforto da paciente com uso de fluido[1].

A ultrassonografia tridimensional, mesmo no corte coronal[2], apresentou pouco benefício, quando comparada à bidimensional. O uso de contraste intrauterino apresenta mais acurácia diagnóstica que a ultrassonografia tridimensional[1] (Figura 17.2).

Outra técnica para o diagnóstico consiste na dilatação e curetagem às cegas do endométrio. Todavia, essa técnica não é mais recomendada por fragmentar o pólipo e dificultar o diagnóstico histopatológico[1].

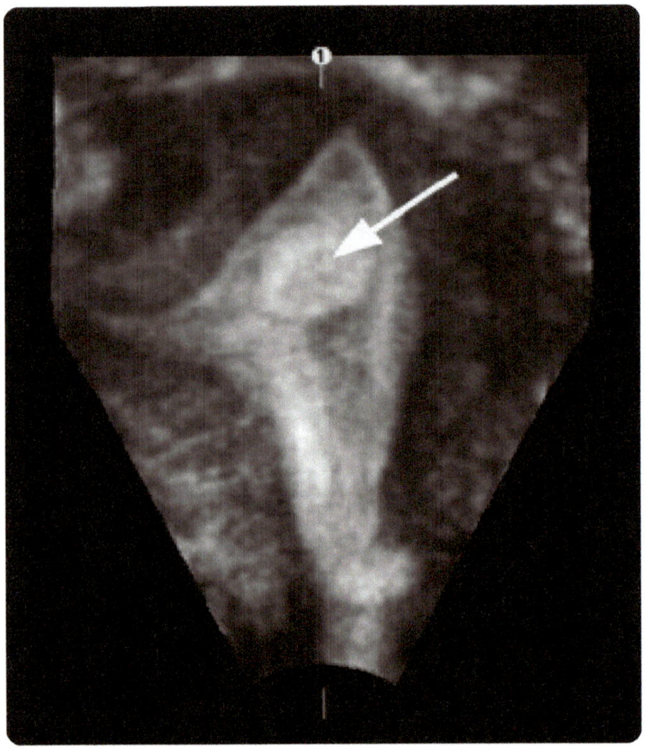

FIGURA 17.2. Corte coronal de ultrassonografia 3D. (Spiezio Sardo *et al.* Hysteroscopy and treatment of uterine polyps, 2015.)

Outros testes diagnósticos, como a histerossalpingografia, têm boa sensibilidade e baixa especificidade para pólipos endometriais. A radiação e contraste iodado e o desconforto da paciente limitam seu uso e a indicação de investigação[1]. A ressonância nuclear magnética visibiliza os pólipos como uma massa de baixa intensidade de sinal intracavitária rodeada por alta intensidade de sinal endometrial em T2; no entanto, seu alto custo e a baixa disponibilidade limitam seu uso[1]. A tomografia computadorizada tem baixa sensibilidade, comparada à USTV, mesmo quando se usa contraste[1].

:: DIAGNÓSTICO HISTEROSCÓPICO

A histeroscopia possibilita a visão direta da cavidade uterina e de suas anormalidades e é considerada o padrão ouro para avaliação. Durante o procedimento histeroscópico é possível identificar de maneira singular as características dos pólipos. Além disso, a histeroscopia torna possível a realização de biópsias dirigidas, estabelecendo o adequado diagnóstico diferencial. A técnica apresenta maiores sensibilidade e especificidade[1] para o diagnóstico dos pólipos, possibilita o diagnóstico confirmatório imediato e também oferece informações que auxiliam a conduta terapêutica. Na avaliação histeroscópica do pólipo devem ser incluídos detalhes sobre tamanho, localização e relação com os óstios tubários, textura, característica da implantação da base e vascularização superficial, além da existência de outras patologias, como miomas e anormalidades müllerianas, entre outras[2] (Figuras 17.3 a 17.6).

:: MANEJO

Os pólipos sintomáticos na pré ou pós-menopausa devem ser ressecados para melhora clínica da paciente e submetidos à análise histopatológica para exclusão de malignidade, pois às vezes podem aparecer macroscopicamente como benignos, mas conter áreas de atipia celular ou até mesmo de câncer[1,9].

As pacientes assintomáticas na menacme ou na pós-menopausa sem apresentar atipias no exame histopatológico das biópsias obtidas por histeroscopia e que não desejam cirurgia podem tentar o manejo conservador, caso o Doppler seja normal e se as lesões tiverem 0,7mm ou menos, nas quais é maior a possibilidade de regressão espontânea. Apesar disso, alguns autores preconizam a polipectomia para todas as pacientes em virtude do risco de lesões pré-malignas ou malignas, mesmo para aquelas com lesões de aspecto benigno à histeroscopia[9].

Cerca de 25% dos pólipos regridem de maneira espontânea após 1 ano de seguimento, mais frequentemente quando menores que 1cm[1] e/ou nas mulheres com SUA na pré-menopausa, o que pode ser explicado pelo fato de a análise microscópica desses pólipos apresentar área de necrose isquêmica principalmente em sua porção apical, sugerindo trombose nos vasos terminais superficiais ou do vaso alimentador[7].

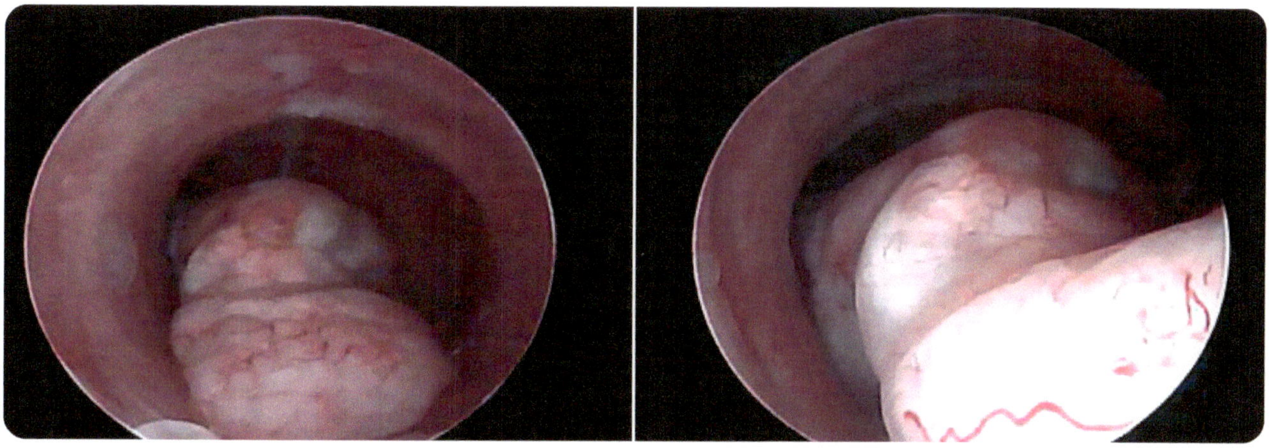

FIGURA 17.3. Pólipo ocupando toda a cavidade uterina. (Acervo pessoal.)

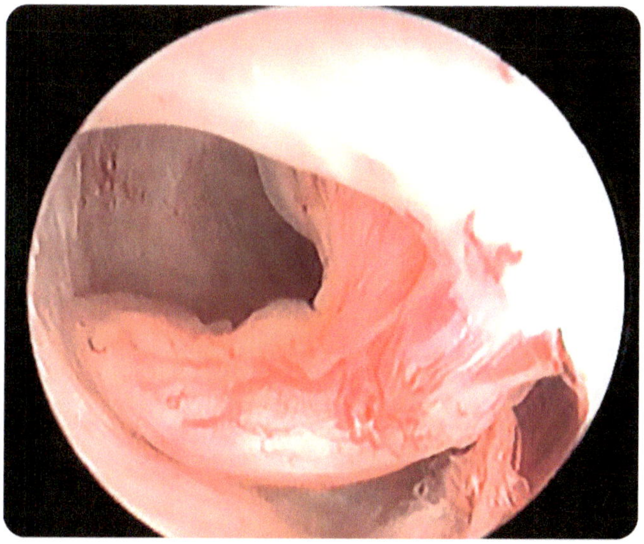

FIGURA 17.4. Pólipo com vascularização aumentada em sua superfície. (Acervo pessoal.)

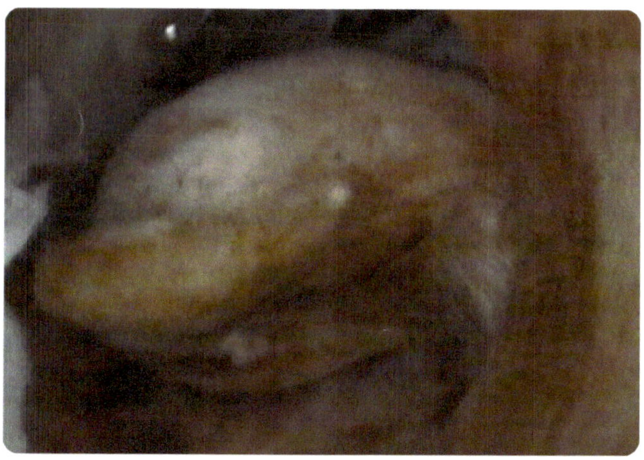

FIGURA 17.5. Pólipo em cavidade atrófica. (Acervo pessoal.)

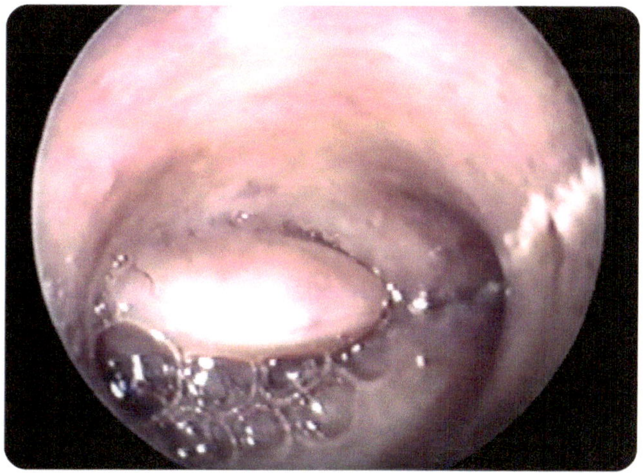

FIGURA 17.6. Pólipo fúndico. (Acervo pessoal.)

Na prática clínica, é retirada a maioria dos pólipos detectados nos exames de imagem, pouco se sabendo sobre sua história natural. O monitoramento por ultrassonografia para avaliação do crescimento do pólipo não é útil, sendo mais importante encorajar o relato das mulheres sobre as mudanças dos sintomas[7].

Manejo medicamentoso

O manejo medicamentoso tem papel limitado nos casos de pólipos endometriais. Algumas terapias hormonais podem prevenir a formação de pólipos, assim como o dispositivo liberador de levonorgestrel[1]; no entanto, o uso desse dispositivo para tratamento dos pólipos ainda se limita a protocolos de estudos[1].

Tratamento cirúrgico minimamente invasivo

Quando a histeroscopia está disponível, a curetagem às cegas não é recomendada para diagnóstico ou tratamento. Se um pólipo for diagnosticado ou suspeitado em ambiente sem a disponibilidade de histeroscopia, a paciente deve idealmente ser referida para um centro com tratamento apropriado[1].

A polipectomia histeroscópica se mostra eficaz e segura. Entretanto, não há estudos que tenham comparado os diferentes métodos de ressecção quanto à eficácia ou aos custos[1].

O método convencional consiste na realização de polipectomia sob anestesia em ambiente hospitalar, porém, com o avanço das técnicas endoscópicas, é possível executar esse procedimento por histeroscopia ambulatorial. O diagnóstico e o tratamento podem ser realizados no mesmo tempo pela abordagem *ver e tratar*, sendo comum, nesses casos, o uso do sistema de Bettocchi[1,2].

Pólipos menores que 0,5cm podem ser removidos com a pinça tipo fórceps e tesoura, ao passo que os maiores podem ser retiradas com fórceps ou eletrodo bipolar, se o orifício interno tornar possível sua extração; caso contrário, o pólipo deve ser seccionado em pequenos fragmentos. Não existem regras para a melhor abordagem cirúrgica dos pólipos que sejam maiores que o orifício interno. A regra fundamental, entretanto, consiste em abordar a base da lesão apenas nos estágios finais do procedimento. Essa etapa é a mais dolorosa para a paciente em razão da proximidade dos nervos subendometriais[2]. O risco de aderência intrauterina após polipectomia é baixo por não ser necessária a incisão do miométrio[1].

Recentemente, o morcelador histeroscópico se tornou disponível e conta com um mecanismo que corta e fragmenta a lesão em pequenos pedaços, os quais são retirados da cavidade uterina por aspiração. A desvantagem é a inabilidade em coagular vasos sanguíneos durante a cirurgia[1,2].

O tratamento com ressectoscópio deve ser reservado às pacientes que não tolerem o tratamento operatório ambulatorial ou que apresentem pólipos numerosos ou de grande tamanho e que exigirão um procedimento maior[2].

Cirurgia radical

A histerectomia garante a cura e a ausência de recorrência, mas a um custo maior e com potencial morbidade. Como a recorrência dos pólipos após 9 anos de seguimento é de aproximadamente 2,5% a 3,7%, convém pesar o custo e o benefício dessa técnica cirúrgica[1].

:: CONSIDERAÇÕES FINAIS

Os pólipos endometriais são a principal indicação da histeroscopia[4], a qual é considerada o método padrão ouro para ressecção dos pólipos e avaliação da cavidade endometrial, possibilitando a remoção completa da lesão e a biópsia de áreas suspeitas adjacentes[3].

O primeiro objetivo da remoção dos pólipos é resolver a sintomatologia da paciente, seguido pela exclusão do potencial de transformação neoplásica[2]. Assim, os pólipos sintomáticos devem ser sempre removidos, seja na pré, seja na pós-menopausa[4].

REFERÊNCIAS

1. AAGL Practice Report. Practice Guidelines for the Diagnosis and Management of Endometrial Polyps. Journal of Minimally Invasive Gynecology 2012; 19(1):3-10.

2. Di Spiezio Sardo A, Calagna G, Guida M et al. Hysteroscopy and treatment of uterine polyps. Best Practice & Research Clinical Obstetrics and Gynaecology 2015; 1-12.

3. Costa-Paiva L, Godoy Jr CE, Antunes JR A et al. Risk of malignancy in endometrial polyps in premenopausal and postmenopausal women according to clinicopathologic characteristics. Menopause: The Journal of The North American Menopause Society 2011; 18(12):1278-82.

4. Dias SP, Nahás-Neto J, Nahás EAP et al. Predictive factors for occurrence of endometrial polyps in postmenopausal women. Rev Bras Ginecol Obstet 2014; 36(11):489-96.

5. Jayaprakasan K, Sahu B, Thornton JG et al. Surgical intervention versus expectant management for endometrial polyps in subfertile women. Cochrane Database of Systematic Reviews 2012; (1).

6. Bueloni-Dias FN, Spadoto-Dias D, Delmanto LRMG et al. Metabolic syndrome as a predictor of endometrial polyps in postmenopausal women. Menopause: The Journal of The North American Menopause Society 2016; 23(7):759-64.

7. Wong M, Crnobrnja B, Liberale VK et al. The natural history of endometrial polyps. Human Reproduction 2016: 1-6.

8. Perez-Medina T, Bajo-Arenas J, Salazar F et al. Endometrial polyps and their implication in the pregnancy rates of patients undergoing intrauterine insemination: a prospective, randomized study. Hum Reprod 2005 Jun; 20(6):1632-5.

9. Lencil MA, do Nascimento VAL, Grandini AB et al. Premalignant and malignant lesions in endometrial polyps in patients undergoing hysteroscopic polypectomy. Einstein 2014; 12(1):16-21.

Capítulo 18
HISTEROSCOPIA E SINÉQUIAS UTERINAS

Patrícia Hernandes
Caio Parente Barbosa

:: INTRODUÇÃO

As sinéquias uterinas foram descritas pela primeira vez em 1894, por Fritsch, em mulheres que desenvolveram amenorreia secundária na sequência de curetagem pós-parto. No entanto, foi com Joseph Asherman, em 1948, que o estudo foi aprofundado com a descrição da frequência, etiologia, sintomas e características dessa doença, que passou a ser chamada de *síndrome de Asherman*.

As sinéquias são aderências intrauterinas (AIU) que ocorrem quando a parede do útero é agredida e se forma um tecido cicatricial, diferenciando-se quanto à etiologia, à natureza e à localização e podendo provocar uma distorção variável da cavidade uterina.

A causa mais comum de agressão à cavidade endometrial é a curetagem uterina. Aproximadamente 15% das gestações terminam com abortamento espontâneo; no entanto, quando não há eliminação dos restos ovulares, torna-se necessária uma evacuação cirúrgica, para a qual a curetagem uterina é o método mais utilizado em todo o mundo (Figura 18.1).

A histeroscopia é importante tanto no diagnóstico como na classificação e avaliação das características das sinéquias, possibilitando uma abordagem mais dirigida e menos agressiva da cavidade, o que representa um grande avanço no diagnóstico, tratamento e seguimento dessa afecção, principalmente quanto ao futuro reprodutivo. No entanto, nos casos mais graves, mesmo com a possibilidade de abordagem histeroscópica, persistem o mau prognóstico para retorno da fertilidade e as altas taxas de recorrência[1].

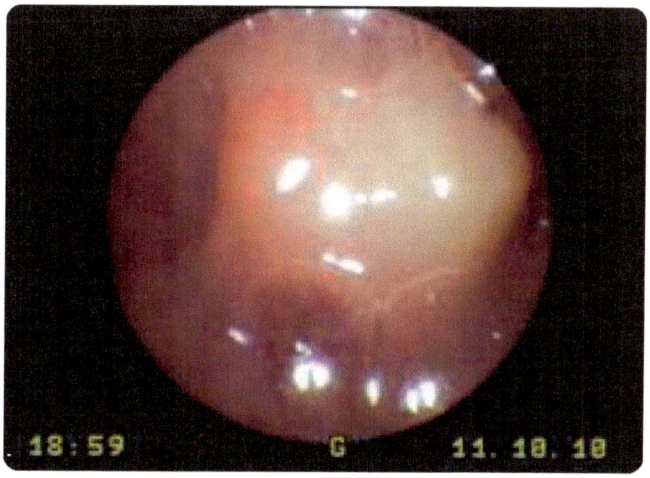

FIGURA 18.1. Restos ovulares.

:: EPIDEMIOLOGIA

A AIU é uma possível complicação em 15% a 40% das curetagens uterinas[2]. A discrepância nas taxas de incidência se deve à técnica utilizada, à idade gestacional, à assistência pré e pós-operatória e aos fatores sociais e institucionais. Além disso, a maioria das sinéquias é assintomática.

A incidência de sinéquias tem sido maior na última década, possivelmente em razão do aumento dos procedimentos intrauterinos, assim como da ampliação do acesso aos meios diagnósticos, como ecografia transvaginal, histerossalpingografia e histeroscopia.

Em termos geográficos, a incidência dessa doença é maior em Israel, na Grécia e na América do Sul[3], o que pode ser explicado por vários fatores, como método diagnóstico utilizado, taxas de abortamento terapêutico e ilegal, técnica empregada para curetagem no pós-parto ou no pós-abortamento, incidência de infecções pós-puerperais e tuberculose genital.

:: ETIOPATOGENIA

Na maioria dos estudos, o trauma mecânico da parede uterina por curetagem foi encontrado como antecedente principal[4,5]; em segundo lugar surgem as cirurgias uterinas, as usuárias de dispositivo intrauterino (DIU)[3] – atrofia e processo inflamatório – e endometrites, especialmente a tuberculose. A presença de sinéquia acarreta a diminuição da atividade muscular da parede uterina com redução da perfusão dos esteroides sexuais no endométrio, contribuindo para sua atrofia.

Em revisão de 1.856 casos, 66,7% ocorreram após aborto, 21,54% após o parto, 2% após cesariana e 0,6% por aspiração molar e outros (cirurgias uterinas, substâncias cáusticas, tuberculose e hipoestrogenismo)[5].

A lesão da camada basal do endométrio, que pode atingir o miométrio com crescimento de fibroblastos (geralmente proveniente de restos ovulares), provoca uma reação inflamatória, formando uma ponte fibrosa com acúmulo de colágeno e formação de um tecido cicatricial recoberto ou não pelo endométrio com ou sem vascularização[6].

Trauma em útero gravídico

Cerca de 90% dos casos de sinéquias intrauterinas estão relacionados com curetagens por complicações na gravidez (abortamento incompleto, abortamento retido, retenção de resto, mola hidatiforme ou pós-cesariana).

O estado de hipoestrogenismo dificulta a regeneração da camada basal e do endométrio, o que determina a maior incidência das sinéquias, as quais tendem a ser mais graves nas primeiras 4 semanas pós-parto ou pós-cesariana[7].

A utilização de métodos conservadores tem diminuído a incidência de sinéquias intrauterinas.

Trauma em útero não gravídico[4]

Fora do período gravídico é muito raro o aparecimento de sinéquias intrauterinas: curetagens diagnósticas (1,6%), miomectomia abdominal (1,3%), biópsia cervical ou polipectomia (0,5%), inserção de DIU (0,2%) e radiação (0,05%)[3].

As cirurgias histeroscópicas também podem estar associadas a sinéquias intrauterinas, ressecção de septos, miomectomias, ablação endometrial e cirurgias múltiplas. Quando se usam análogos de GnRH ou terapia hormonal que leve à atrofia do endométrio, pode ser favorecido o aparecimento de sinéquias.

Infecção

O papel das infecções agudas ou subagudas ainda não está bem definido. Muitos estudos não encontraram incidência maior de sinéquias intrauterinas em casos de curetagem pós-aborto infectado, à exceção da endometrite crônica secundária à tuberculose genital, principalmente em países em desenvolvimento, formando sinéquias graves com obliteração completa da cavidade uterina[8].

:: DIAGNÓSTICO

As sinéquias podem ser suspeitadas clinicamente ou por meio de exames de imagem.

Diagnóstico clínico

As sinéquias intrauterinas com menor comprometimento da cavidade não interferem na vida da mulher. As manifestações clínicas estão relacionadas com o grau de comprometimento da cavidade e podem se manifestar com irregularidades menstruais, dor pélvica, infertilidade, abortos de repetição e outras complicações obstétricas[5]:

- **Irregularidade menstrual:** os sintomas de hipomenorreia ou amenorreia (68% dos casos) são as queixas mais comuns. No entanto, estima-se que cerca de 40% das sinéquias são diagnosticadas por meio de histeroscopia e são assintomáticas[3].
- **Dor pélvica:** ocorre quando o canal cervical está obliterado com retenção de sangue na cavidade.
- **Infertilidade:** as sinéquias têm representado uma importante causa de infertilidade secundária[9], pois formam uma barreira mecânica à migração dos espermatozoides, dificultam a implantação do embrião, podem limitar o crescimento fetal e aumentam o risco de abortamento e complicações obstétricas.

A obstrução dos óstios tubários e a redução da cavidade uterina com endométrio insuficiente para a implantação podem causar problemas de infertilidade em 25% dos casos[10].

A maioria das sinéquias é diagnosticada por meio da histerossalpingografia, geralmente na investigação de infertilidade; contudo, sua interpretação é vaga e incorreta em 40% dos casos[11].

Diagnóstico de imagem

O diagnóstico de imagem complementa o diagnóstico clínico, e o exame de escolha do especialista deve levar em consideração eficiência, acesso e custo.

Ultrassonografia transvaginal

A imagem da sinéquia ao ultrassom é de irregularidade endometrial, linhas refringentes e densas com baixa vascularização e eventualmente hematometra (Figura 18.2). Embora apresente baixa especificidade (13,5%)[2], a ecografia pode colaborar para a identificação de endométrio funcional quando não é possível a realização de histeroscopia ou histerossalpingografia[6].

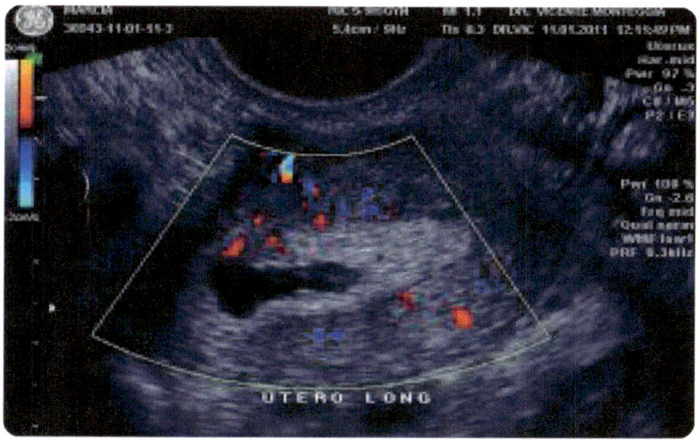

FIGURA 18.2. Ultrassonografia transvaginal.

Histerossonografia

Esse exame – também chamado de sono-histerografia – é realizado após a injeção de 20 a 30mL de solução salina por meio de um cateter colocado na cavidade uterina, a fim de facilitar a visibilização do útero e a identificação de possíveis lesões. Apesar de superior à ecografia transvaginal, tem taxa elevada de falso-positivos (Figura 18.3).

Histerossalpingografia

Exame importante por também mostrar a permeabilidade tubária, a histerossalpingografia tem boas sensibilidade e especificidade, mas, assim como a histerossonografia, apresenta também uma taxa elevada de falso-positivos por não possibilitar a diferenciação entre sinéquias e outras patologias ou ainda muco retido ou bolhas (Figuras 18.4 e 18.5)[12].

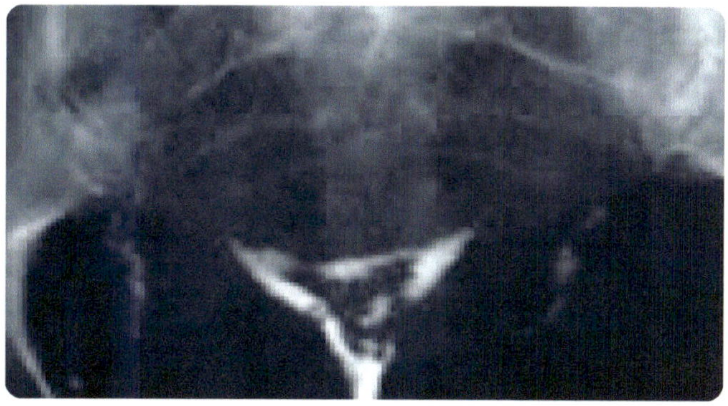

FIGURA 18.3. Histerossalpingografia.

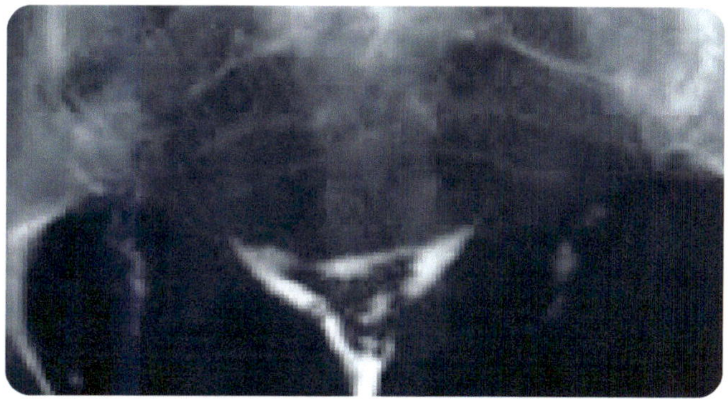

FIGURA 18.4. Histerossalpingografia.

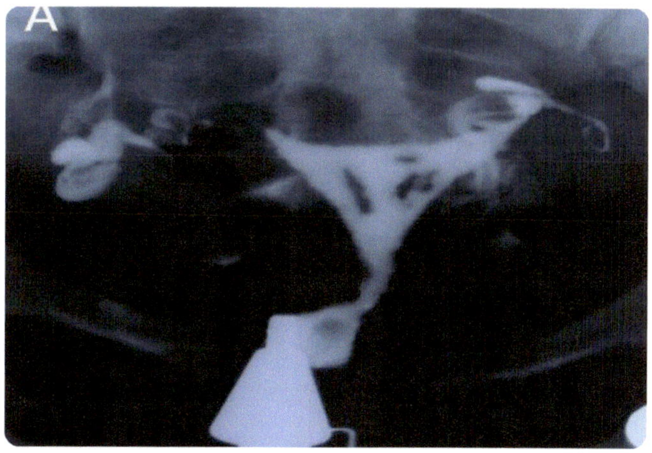

FIGURA 18.5. Sinéquias uterinas.

Ressonância nuclear magnética

Esse exame tem papel secundário e custo alto, limitando-se a uma avaliação nos casos de suspeita de septo uterino ou obliteração total do canal e da cavidade uterina.

Histeroscopia

Quando comparada aos exames radiológicos, a histeroscopia apresenta maior acuidade para confirmar a presença, a extensão e o grau das sinéquias, bem como para avaliar a qualidade do endométrio restante[7].

A histeroscopia diagnóstica bem realizada, com descrição e imagens documentadas, contribui muito na programação da cirurgia e no prognóstico de retorno à fertilidade.

Várias classificações têm sido sugeridas, a maioria baseada na gravidade, na extensão e no comprometimento ou não dos óstios tubários, mas poucas levam em conta os sintomas da paciente ou sua causa primária – informação que deve constar no interrogatório inicial. Mais especificamente, duas classificações têm sido as mais utilizadas: a da Sociedade Europeia de Endoscopia Ginecológica, versão de 1995, e a da Sociedade Americana de Fertilidade para AIU, de 1988.

:: CLASSIFICAÇÃO

A classificação das sinéquias em mucosas, fibrosas, musculares e fibromusculares[6] ou em sinéquias endometriais, miometriais e de tecido conjuntivo é importante para o prognóstico e o planejamento da cirurgia, principalmente no que se refere às sinéquias severas[4]. Várias foram as tentativas de padronizar os achados histeroscópicos[8] (Quadros 18.1 a 18.6).

:: TRATAMENTO E SEGUIMENTO

O tratamento cirúrgico visa restabelecer a anatomia da cavidade, a função endometrial e a fertilidade.

A histeroscopia cirúrgica torna possível a visibilização direta da cavidade uterina e a realização de procedimentos com controle visual, sendo considerada atualmente o método de eleição no tratamento das sinéquias intrauterinas. Outros métodos, como dilatação e curetagem, são limitados e dependem das condições do serviço assistencial.

Histeroscopia cirúrgica

Atualmente, a histeroscopia cirúrgica é o método de escolha para o tratamento das sinéquias por possibilitar a visibilização direta pelo cirurgião com menos chance de trauma, sendo importante preferir realizar o proce-

QUADRO 18.1. Aderências intrauterinas e desfechos

Artigo	Tipo	Conclusão	Classificações citadas/utilizadas
Yu *et al.*, 2008	Artigo de revisão	O manejo da doença moderada a grave ainda representa um desafio, e o prognóstico de doença grave continua pobre. É necessário aumentar a vigilância pré-natal e o acompanhamento das mulheres que concebem após tratamento	Roaff e Ballas, 1978. American Fertility Society, 1988. European Society of Hysteroscopy, 1998. Nasr *et al.*, 2000
Deans e Abbott, 2010	Artigo de revisão	A multiplicidade de sistemas de classificação, métodos de abordagem e diferentes variáveis para avaliar desfecho (por exemplo, função menstrual, dor e infertilidade) resultam em evidências científicas pobres	March *et al.*, 1978. Valle e Sciarra, 1988. American Fertility Society, 1988. European Society of Hysteroscopy, 1989. Nasr *et al.*, 2000
Kodaman e Arici, 2007	Artigo de revisão	Diagnóstico e tratamento de aderências intrauterinas são essenciais para a otimização dos resultados de fertilidade. Resultados favoráveis em termos de gravidez e taxas de natalidade podem ser esperados após adesiólise histeroscópica	March *et al.*, 1978. European Society of Hysteroscopy, 1984. American Fertility Society, 1988. Valle e Sciarra, 1988. Donnez e Nisolle, 1994. Nasr *et al.*, 2000
Al-Inany, 2001	Artigo de revisão	A abordagem histeroscópica de AIU é segura e eficaz, assegurando a lise de todas as aderências e eliminando o trauma ao endométrio normal adjacente. São necessários mais estudos para avaliar o uso concomitante de estrogênio. Seguimento de inspeção do útero é necessário antes que a paciente engravide	March *et al.*, 1978. European Society of Hysteroscopy, 1984. American Fertility Society, 1988. Valle e Sciarra, 1988. Donnez e Nisolle, 1994. Nasr *et al.*, 2000
March, 2011	Artigo de revisão	A abordagem abrangente das AIU, incluindo diagnóstico precoce, cirurgia meticulosa, métodos para redução de recorrência, documentação de cura antes de permitir que as pacientes engravidem e vigilância permanente da gravidez até o parto, tem demonstrado otimizar os resultados. Entre aquelas que sofreram repetidas perdas gravídicas, é obrigatória a investigação de outras causas	March *et al.*, 1978. American Fertility Society, 1988. Nasr *et al.*, 2000

AIU: aderências intrauterinas.

QUADRO 18.2. Classificação de March *et al.* (1978) para achados histeroscópicos de aderências intrauterinas

Grau	Achados
Grave	Envolvimento de mais de três quartos da cavidade uterina; aglutinação de paredes ou "bandas de espessura"; áreas ostiais ou cavidade superior ocluída
Moderado	Envolvimento de um a três quartos da cavidade uterina; não há aglutinação de paredes, somente aderências; áreas ostiais e cavidade superior somente parcialmente ocluída
Mínimo	Envolvimento de menos de um quarto da cavidade uterina: aderências finas e transparentes; fundo uterino e áreas ostiais não acometidos

QUADRO 18.3. Classificação da Sociedade Europeia de Endoscopia Ginecológica para aderências intrauterinas (1995)

Grau	Extensão das aderências uterinas[a]
I	Aderências finas e transparentes; facilmente rompidas pela camisa do histeroscópio; cornos uterinos normais
II	Aderência densa única; conectando áreas separadas da cavidade uterina; a visibilização de ambos os óstios tubários é possível; não pode ser rompida pala camisa do histeroscópio
IIa	Aderências ocluindo somente a região do orifício cervical interno[b]; cavidade uterina superior está normal
III	Múltiplas aderências densas; conectando áreas separadas da cavidade uterina; obliteração unilateral das regiões ostiais das tubas
IV	Extensas aderências densas com oclusão (parcial) da cavidade uterina; ambos os óstios estão (parcialmente) ocluídos
Va	Extensa cicatriz e fibrose endometrial em associação a aderências de grau I ou grau II; com amenorreia ou hipomenorreia pronunciada
Vb	Extensa cicatriz e fibrose endometrial; associada a aderências de grau III ou grau IV[b]; com amenorreia

[a] Considerar achados da histeroscopia e da histerossalpingografia.
[b] Classificar somente durante o tratamento histeroscópico.

QUADRO 18.4. Classificação da Sociedade Americana de Fertilidade para aderências intrauterinas (1988)

Extensão da cavidade uterina envolvida	< 1/3 = 1	1/3 a 2/3 = 2	> 2/3 = 4
Tipo de aderência	Fina = 1	Fina e densa = 2	Densa = 4
Padrão menstrual	Normal = 0	Hipomenorreia = 2	Amenorreia = 4
Classificação prognóstica		Escore HSG*	Escore histeroscopia
Estágio I (leve)	1 a 4		
Estágio II (moderada)	5 a 8		
Estágio III (grave)	9 a 12		

* Todas as aderências à histerossalpingografia (HSG) devem ser consideradas densas.

QUADRO 18.5. Classificação da Sociedade Americana de Fertilidade para aderências intrauterinas (Valle e Sciarra, 1988)

Grau	Achados
Leve	Aderências transparentes compostas de endométrio basal, produzindo oclusão parcial ou completa da cavidade uterina
Moderado	Aderências fibromusculares que são caracteristicamente espessas, cobertas ainda por endométrio, que podem sangrar à ressecção, ocluindo parcial ou totalmente a cavidade uterina
Grave	Composto por tecido conjuntivo, sem nenhum revestimento endometrial, propenso a sangramento à ressecção, ocluindo parcial ou totalmente a cavidade uterina

QUADRO 18.6. Classificação de Donnez e Nisolle (1994) de acordo com a localização e o aspecto das aderências

Grau	Localização
I	Aderências centrais; aderências finas e transparentes (aderências endometriais); miofibrosas (aderências conectivas)
II	Aderências marginais (sempre miofibrosas ou conectivas); projeção em forma de cunha; obliteração de um corno uterino
III	Cavidade uterina ausente à histerossalpingografia; oclusão do orifício cervical interno (restante da cavidade normal); coaptação extensa das paredes uterinas (ausência de cavidade uterina); síndrome de Asherman verdadeira

dimento com material adequado para distensão da cavidade e lise com segurança. A paciente deve ser informada sobre a possibilidade de novos procedimentos.

A lise das sinéquias deve ser iniciada pelas lesões proximais e a ressecção limitada ao tecido cicatricial, procurando não lesionar o endométrio sadio[9].

Podem ser usados materiais mecânicos (tesouras) ou energia (elétrica ou *laser*). Atualmente, o uso de energia bipolar com baixa frequência e de soro fisiológico como meio de distensão representa risco menor de sobrecarga de volume e de perfuração uterina. Deve-se usar a quantidade mínima de energia para evitar lesão em tecidos sadios, e o procedimento deve ser realizado preferencialmente após a menstruação.

A histeroscopia cirúrgica pode ou não ser acompanhada por meio de videolaparoscopia ou ecografia transvaginal, principalmente nos casos de maior gravidade, no sentido de evitar perfuração uterina e lesão dos órgãos pélvicos.

Complicações da histeroscopia cirúrgica

As complicações incluem perfuração uterina, hemorragia e infecção pélvica, sendo a perfuração a mais relatada (de 2% a 9% dos casos)[11].

O uso de terapias antiadesão pós-cirurgia para prevenir a ocorrência de novas sinéquias – como DIU, balão, gel de barreira, tratamento hormonal ou introdução de membrana amniótica humana – não se mostrou eficiente quando comparado ao placebo[14].

Seguimento

Recomenda-se a realização de uma histeroscopia em 2 a 8 semanas após o procedimento, a qual, além de desfazer possíveis sinéquias frágeis, pode indicar a necessidade ou não de nova intervenção no futuro, caso a paciente deseje engravidar.

Estudos indicam que a sinéquia formada logo após a cirurgia difere histologicamente da avaliada com mais tempo; assim, a reavaliação precoce pode aumentar a taxa de sucesso da cirurgia. Um estudo[10] registrou sinéquias de grau I em 60% dos casos avaliados precocemente (até 3 semanas) e em 12% na avaliação tardia (8 a 12 meses), enquanto outro[15] relatou sinéquias de grau II em 10% das avaliações precoces e em até 41% das tardias e de grau III em 5% das precoces e 22% das tardias.

:: CONSIDERAÇÕES FINAIS

A histeroscopia possibilita o diagnóstico e a classificação de sinéquias uterinas com precisão, orientando melhor o tratamento e o prognóstico. A histeroscopia cirúrgica é capaz de obter melhores resultados tanto na normalização do fluxo menstrual como no futuro reprodutivo das pacientes.

REFERÊNCIAS

1. Yang JH, Chen CD, Chen SU, Yang YS, Chen MJ. The influence of the location and extent of intrauterine adhesions on recurrence after hysteroscopic adhesiolysis. BJOG 2016; 123(4):618-23. DOI: 10.1111/1471-0528.13353.

2. Thomson AJ, Abbott JA, Deans R, Kingston A, Vancaillie TG. The management of intrauterine synechiae. Curr Opin Obstet Gynecol 2009; 21(4):335-41.

3. Yu D, Wong YM, Cheong Y, Xia E, Li TC. Asherman syndrome – one century later. Fertil Steril 2008; 89(4):759-79.

4. Sugimoto O. Diagnostic and therapeutic hysteroscopy. Am J Obstet Gynecol 1978; 131(5):539-47.

5. Schenker JG, Margalioth EJ. Intrauterine adhesions: an updated appraisal. Fertil Steril 1982; 37(5):593-610.

6. Labastida NR. Tratado y atlas de histeroscopia. Barcelona: Salvat, 1990.

7. Kodaman PH, Arici A. Intra-uterine adhesions and fertility outcome: how to optimize success? Curr Opin Obstet Gynecol 2007; 19(3):207-14.

8. Golan A, Schneider D, Arech O, Raziel A, Bukovsky I, Caspi E. Hysteroscopic findings after missed abortion. Fertil Steril 1992; 58(3):508-10.

9. Warembourg S, Huberlant S, Garric X, Leprince S, de Tayrac R, Letouzey V. Prevention and treatment of intra-uterine synechiae: review of the literature. J Gynecol Obstet Biol Reprod 2015; 44(4):366-79. [Article in French]

10. Malik HS, Burke WD, Eickbush TH. The age and evolution of non-LTR retrotransposable elements. Mol Biol Evol 1999; 16(6):793-805.

11. Taylor E, Gomel V. The uterus and fertility. Fertil Steril 2008; 89(1):1-16.

12. Al-Inany H. Intrauterine adhesions. An update. Acta Obstet Gynecol Scand 2001; 80(11):986-93.

13. March CM, Israel R, March AD. Hysteroscopic management of intrauterine adhesions. Am J Obstet Gynecol 1978; 130(6): 653-7.

14. Bosteels J, Weyers S, Kasius J, Broekmans FJ, Mol BW, D'Hooghe TM. Anti-adhesion therapy following operative hysteroscopy for treatment of female subfertility. Cochrane Database Syst Rev 2015; (11):CD011110. DOI: 10.1002/14651858.CD011110.pub2.

15. Shokeir TA, Fawzy M, Tatongy M. The nature of intrauterine adhesions following reproductive hysteroscopic surgery as determined by early and late follow-up hysteroscopy: clinical implications. Arch Gynecol Obstet 2008; 277(5):423-7.

Capítulo 19
HISTEROSCOPIA E METAPLASIA ÓSSEA

Marcelo Esteve

:: INTRODUÇÃO

A metaplasia óssea foi relatada pela primeira vez por Virchow[1], em 1884, como achado de tecido ósseo no endométrio. Em 1901, Robert Mayer, patologista alemão, descreveu o achado de um fragmento ósseo dentro do útero[2]. Em 1923, Thaler associou o achado de tecido ósseo em paciente com história de abortamento prévio[3]. De Brux, Palmer e Anoub, em 1956, fizeram a primeira descrição de osteogênese dentro do trato genital feminino[4].

Desde então, vários artigos foram publicados, a maioria com número pequeno de pacientes com metaplasia óssea, e uma grande quantidade desses artigos consiste em relatos de casos.

A metaplasia óssea endometrial é definida pela presença de tecido semelhante ao osso dentro da cavidade uterina e tem baixa incidência, estimada em 3/10.000[5,6]. Sua patogênese é controversa, sendo mencionada como metaplasia óssea e/ou retenção óssea após abortamento, pois mais de 80% dos casos ocorrem após eventos obstétricos[4].

:: ETIOPATOGENIA

Dentre as teorias mais aceitas para explicar a etiologia da metaplasia óssea endometrial estão a da calcificação distrófica (incrustação de sais em tecidos previamente lesionados com processos regressivos ou necrose), a da calcificação de restos ovulares e a das células totipotentes presentes no endométrio com capacidade de transformação em tecido ósseo ou cartilaginoso[7].

Algumas desordens metabólicas, como hipercalcemia, hipervitaminose D, hipofosfatemia e hiperparatireoidismo, podem ser associadas ao achado de fragmentos ósseos no interior da cavidade uterina[8], sendo a estimulação prolongada do endométrio por estrogênios sem a contraposição progestínica também considerada um fator promotor de metaplasia óssea endometrial[9].

A história de abortamento prévio é considerada o fator mais frequente.

Os sintomas podem estar relacionados com infertilidade, sangramento uterino anormal, dismenorreia e dores pélvicas[3,4], sendo sua frequência maior em mulheres entre os 20 e os 40 anos de idade.

Em 2009, Parente *et al.* publicaram o relato de 14 casos de fragmentos ósseos endometriais e realizaram estudo de DNA dos fragmentos coletados por histeroscopia e do sangue periférico em oito pacientes, observando que em todas as amostras os fragmentos ósseos tinham origem metaplásica, pois o perfil genético de células do sangue periférico era igual ao do fragmento.

Embora todas as pacientes tivessem história de abortamento (até o terceiro mês de gestação), nenhuma diferença foi detectada no DNA, o que seria esperado caso o tecido ósseo fosse proveniente de restos ovulares[10].

Ainda em 2009, Cayuela *et al.* publicaram relato de caso com a mesma constatação[11].

Em outubro de 2010, no 19º Congresso da European Society for Gynaecologycal Endoscopy, em Barcelona, Simone Machado, Marcelo Esteve e Silvana Argollo Borges apresentaram uma série de 57 casos de metaplasias ósseas dentre 14.081 exames histeroscópicos realizados entre os anos de 1987 e 2010 no Hospital São Rafael (Salvador-BA), no Instituto Diagnóstico da Mulher e no Centro Pesquisa Assistência Reprodução Humana (CEPARH), ambos em Feira de Santana-BA. As idades das pacientes variavam de 20 a 56 anos, a maioria delas entre 20 e 35 anos.

O diagnóstico e o tratamento foram realizados por meio da histeroscopia com a cura dos sintomas, além da obtenção da gravidez, na maioria das pacientes que assim desejaram, em até 1 ano após o procedimento.

A alta incidência de metaplasia óssea no país (0,4%), principalmente entre a população mais carente, em comparação com 0,15% ou menos registrado na literatura[5], pode ser explicada pelo alto índice de abortamentos clandestinos, além do pequeno conhecimento acerca das doenças do endométrio e de suas alterações em razão de infecções e traumatismos, assim como das disfunções hormonais e suas consequências e do pouco conhecimento sobre o diagnóstico e o tratamento das endometrites, associado a um sistema ineficiente de apoio à saúde da mulher.

Atualmente, no CEPARH de Feira de Santana e em clínica privada (Instituto Diagnóstico da Mulher) são realizados a cada mês, em média, 130 exames histeroscópicos, e metaplasia óssea tem sido diagnosticada com incidência menor que a referida na literatura.

Essa situação poderia ser supostamente explicada pelo uso mais disseminado de métodos contraceptivos, a utilização de prostaglandinas para realização de abortamentos provocados, o uso de aspiração manual intrauterina, inclusive na rede pública, e, por último, a realização de um número maior de histeroscopias com aumento das taxas de diagnóstico e tratamento das endometrites.

:: DIAGNÓSTICO

A solicitação de ultrassonografia endovaginal às pacientes com queixas de sangramento uterino anormal, infertilidade e cólicas costuma ser frequente, e o achado de eco endometrial intenso na cavidade uterina, com aspecto similar ao de um DIU[12] (Figura 19.1), indica a necessidade de uma avaliação por vídeo-histeroscopia com estudo anatomopatológico dos fragmentos. Os achados histeroscópicos consistem em placas esponjosas com superfície áspera, fragmentos ou ossículos inteiros (Figura 19.2*A* a *E*).

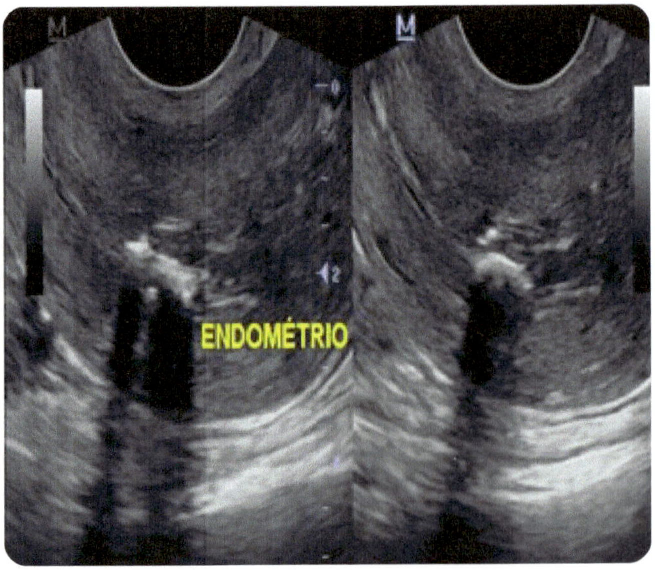

FIGURA 19.1. Imagem ultrassonográfica de metaplasia óssea. (Imagem gentilmente cedida pelo Dr. Carlos Estevam M. Dórea.)

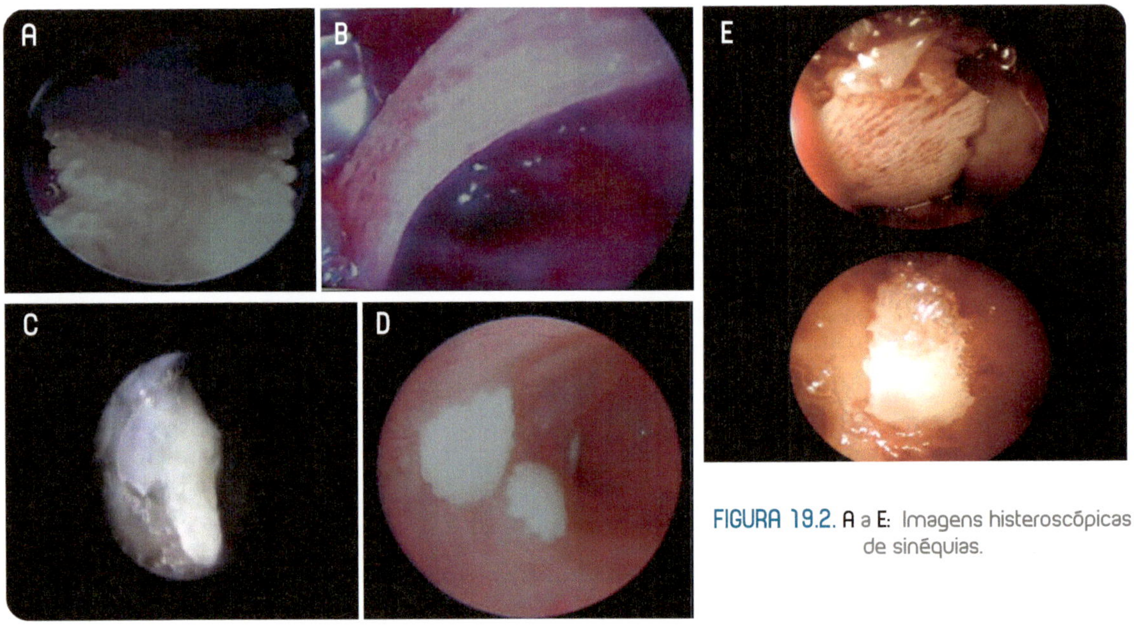

FIGURA 19.2. **A** a **E**: Imagens histeroscópicas de sinéquias.

:: TRATAMENTO E SEGUIMENTO

A retirada dos fragmentos pode ser realizada por vídeo-histeroscopia ambulatorial, utilizando óptica de 2,9mm com camisa de Bettocchi e pinça de apreensão de 5Fr (Figuras 19.3 a 19.5). Nos casos de placas mais profundas ou que não possam ser retiradas em ambiente ambulatorial, o procedimento pode ser realizado em centro cirúrgico com ressectoscópio com alça, sem ativar a energia elétrica, para efetuar a retirada dos fragmentos (Figuras 19.6 e 19.7).

Essa abordagem pode promover o retorno da fertilidade, assim como o desaparecimento dos sintomas de cólicas e sangramento uterino anormal.

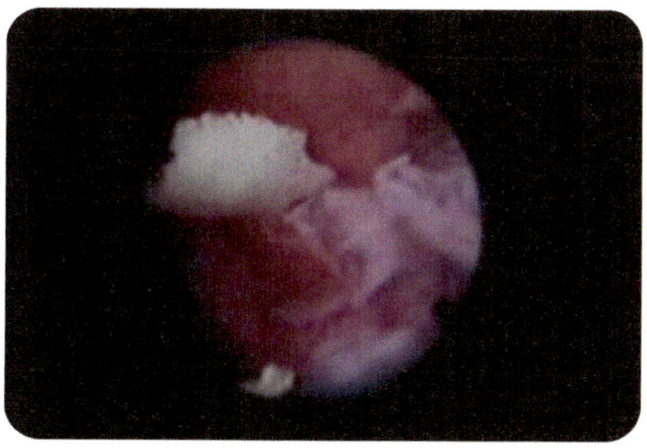

FIGURA 19.3. Metaplasia focal à histeroscopia.

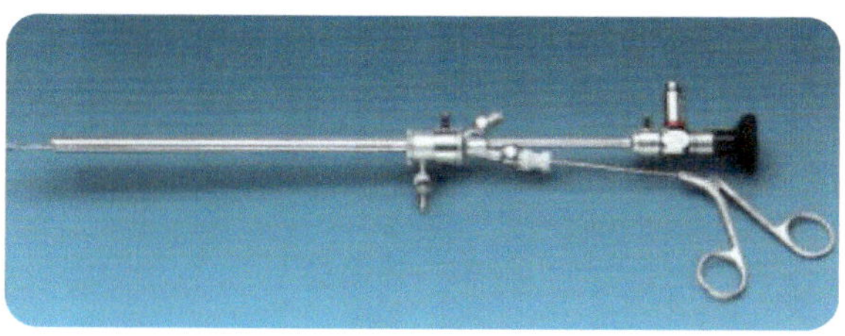

FIGURA 19.4. Sistema histeroscópico de Betochi.

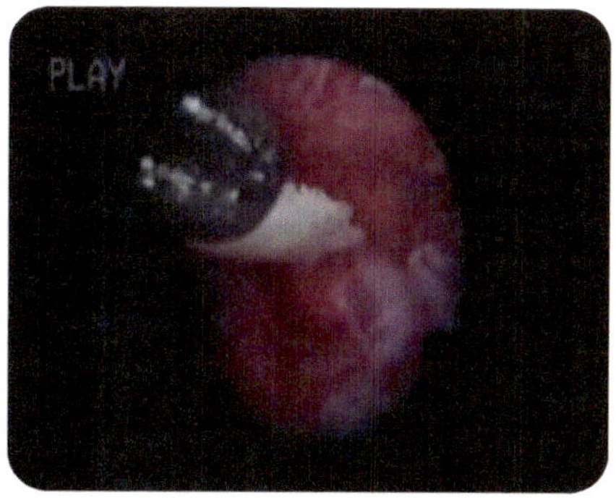

FIGURA 19.5. Apreensão de lesão com pinça histeroscópica.

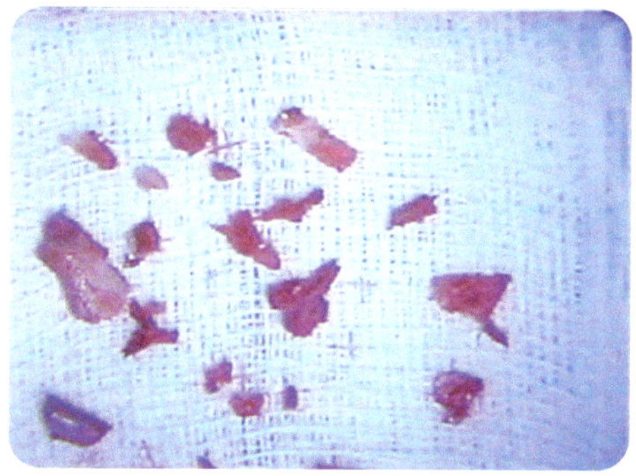

FIGURA 19.6. Fragmentos de metaplasia removidos.

:: CONSIDERAÇÕES FINAIS

Apesar de rara, a metaplasia óssea deve ser uma possibilidade lembrada em pacientes com sangramento uterino anormal, cólicas e/ou infertilidade, principalmente na presença de alterações intracavitárias que sugiram calcificações em exames de imagem nas pacientes com história prévia de abortamento.

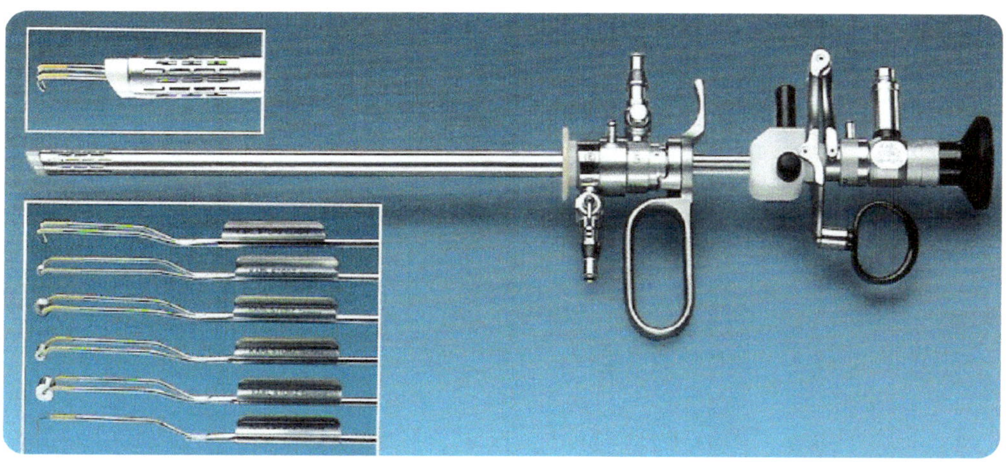

FIGURA 19.7. Conjunto histeroscópio com ressectoscópio e camisas interna e externa. Destaque: modelos de alça de ressecção.

A histeroscopia é instrumento fundamental na confirmação diagnóstica e essencial no tratamento, alcançando grande eficácia terapêutica.

REFERÊNCIAS

1. Virchow R. Uebermetaplasic. Virchows Arch Abt Pathol Anat 1884; 97:410.
2. Mayer R. Knochegneweneimfotalen uterus. Z Geburtshilfe Gynekol 1901; 46:490-2.
3. Thaler H. Uberlebendesfotalesknorpelgewebe in der uterushohelnach abortus. Zentralbl Gynakol 1923; 46:1784-7.
4. De Brux, J Palmer, R, Ayob Depois, H. Lês ossifications de l´endometrie. Gynecol Obstet 1956; 55:494.
5. Makris N, Stefanidis K, Loutradis D, Anastasiadou K, Hatjipappas G, Antsaklis A. The incidence of retained fetal bones revealed in 2000 diagnostic hysteroscopies. JSLS 2006; 10(1):76-7.
6. Adamson NE, Sommers SC. Endometrial ossification: Report of two cases. Am J Obstet Gynecol 1954; 67:187-90.
7. Wolff EF, Wolff AB, Hongling DU, Taylor HS. Demonstration of multipotent stem cells in the adult human endometrium by in vitro chondrogenesis. Reprod Sci 2007; 14(6):524-33.
8. Van den Bosch T, Van Schoubroeck D, Timmerman D, Deprest J. Uterine intramural bone after mid-trimester termination of pregnancy may not affect fertility: a case report. Ultrasound Obstet Gynecol 2003; 22(4):407-8.
9. Bedaiwy M, Goldberg JM, Biscotti C. Recurrent osseous metaplasia of the cervix after loop electrosurgical excision. Obstet Gynecol 2001; 98(5):Part 2.
10. Parente R, Patriarca M, de Moura Neto R, de Oliveira M, Lasmar R, de Holanda P. Genetic analysis of the cause of endometrial osseous metaplasia. Obstet Gynecol 2009; 114(5):1103-8.
11. Cayuela E, Perez-Medina T, Vilanova J, Alejo M, Canadas P. True osseous metaplasia of the endometrium: the bone is not from a fetus. Fertil Steril 2009; 91:1293.

Capítulo 20
MIOMAS E HISTEROSCOPIA

João Oscar de Almeida Falcão Júnior
Walter Antônio Prata Pace
Francisco de Assis Nunes Pereira
Elaine Cristina Fontes de Oliveira

:: INTRODUÇÃO

Os leiomiomas são os tumores pélvicos mais comuns em mulheres, e sua incidência é de difícil determinação em virtude dos poucos estudos longitudinais publicados. Trata-se de tumores benignos do miométrio que estão presentes em aproximadamente 30% a 70% das mulheres na pré-menopausa, são clinicamente aparentes em 12% a 24% das mulheres em idade reprodutiva e estão presentes em 80% dos úteros pós-histerectomia. Sua prevalência aumenta com a idade, sendo de duas a três vezes mais frequentes em mulheres da raça negra (incidência acumulativa aos 50 anos acima de 80% em mulheres negras e de cerca de 70% em mulheres brancas).

A maioria dos miomas é assintomática, e cerca de um terço dos casos pode ser responsável por sintomas que são classificados em três categorias: sangramento uterino aumentado ou prolongado; sintomas compressivos com dor e pressão pélvica, como sintomas intestinais ou urinários; e comprometimento da fertilidade (infertilidade ou complicações obstétricas). O sangramento uterino anormal é o sintoma mais frequente em miomas que têm íntima relação com o endométrio, como os submucosos e eventualmente os intramurais. Os miomas submucosos representam cerca de 20% dos tipos de miomas.

:: CLASSIFICAÇÃO

A Federação Internacional de Ginecologia e Obstetrícia (FIGO) classifica os miomas de acordo com sua relação com a cavidade uterina: submucoso (tipos 0, 1 e 2), intramural (tipos 3, 4 e 5), subseroso (tipos 6 e 7) e cervical (tipo 8) (Figura 20.1).

Os miomas submucosos são aqueles que protrundem para a cavidade uterina e, segundo a Sociedade Europeia de Histeroscopia (ESH), são classificados em três tipos principais de acordo com a proporção do mioma atingindo o miométrio (Figuras 20.2 a 20.4):

- **Tipo 0:** o mioma está completamente dentro da cavidade uterina.
- **Tipo I:** o mioma distorce a cavidade uterina com menos de 50% de seu diâmetro dentro do miométrio.
- **Tipo II:** o mioma distorce a cavidade uterina com pelo menos 50% de seu diâmetro dentro do miométrio.

Em 2005, Lasmar *et al.* publicaram um estudo com a reclassificação dos miomas de acordo com os achados ultrassonográficos ou de ressonância nuclear magnética, propondo uma ferramenta mais eficaz para estabelecer o prognóstico cirúrgico da miomectomia histeroscópica. Essa classificação leva em conta cinco características dos miomas: tamanho, topografia, extensão da base, profundidade de penetração do mioma no miométrio e envolvimento de parede lateral (classificação STEP-W). Cada característica é pontuada com 1 ponto. Um escore de 0 a 4 (baixa complexidade) é associado à remoção segura e bem-sucedida do mioma em um único procedimento histeroscópico. Um escore de 5 ou 6 é considerado um procedimento de alta complexidade, sendo necessário dividi-lo em duas etapas. Escores de 7 a 9 não são elegíveis para procedimento histeroscópico (Quadro 20.1).

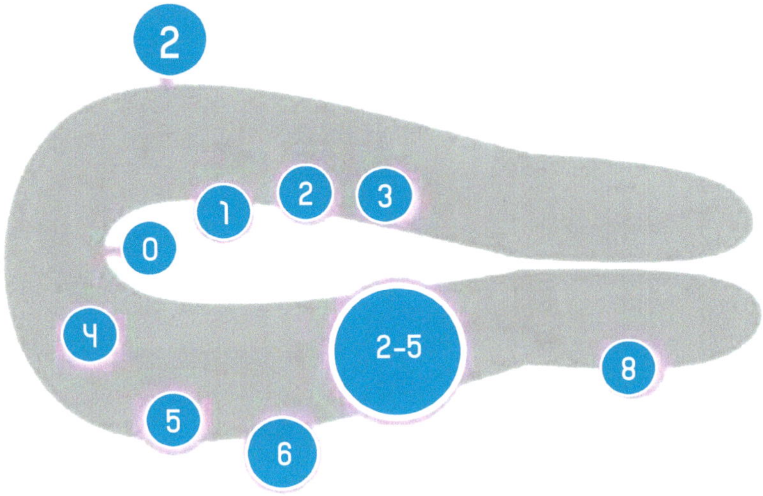

0	Intracavitário, pediculado
1	Submucoso < 50% intramural
2	Submucoso ≥ 50% intramural
3	Intramural, tangenciando o endométrio
4	Intramural
5	Subseroso ≥ 50% intramural
6	Subseroso < 50% intramural
7	Subseroso, pediculado
8	Outos (p. ex., cervical, parasita)

FIGURA 20.1. Classificação dos miomas FIGO/PALM/COEIN.

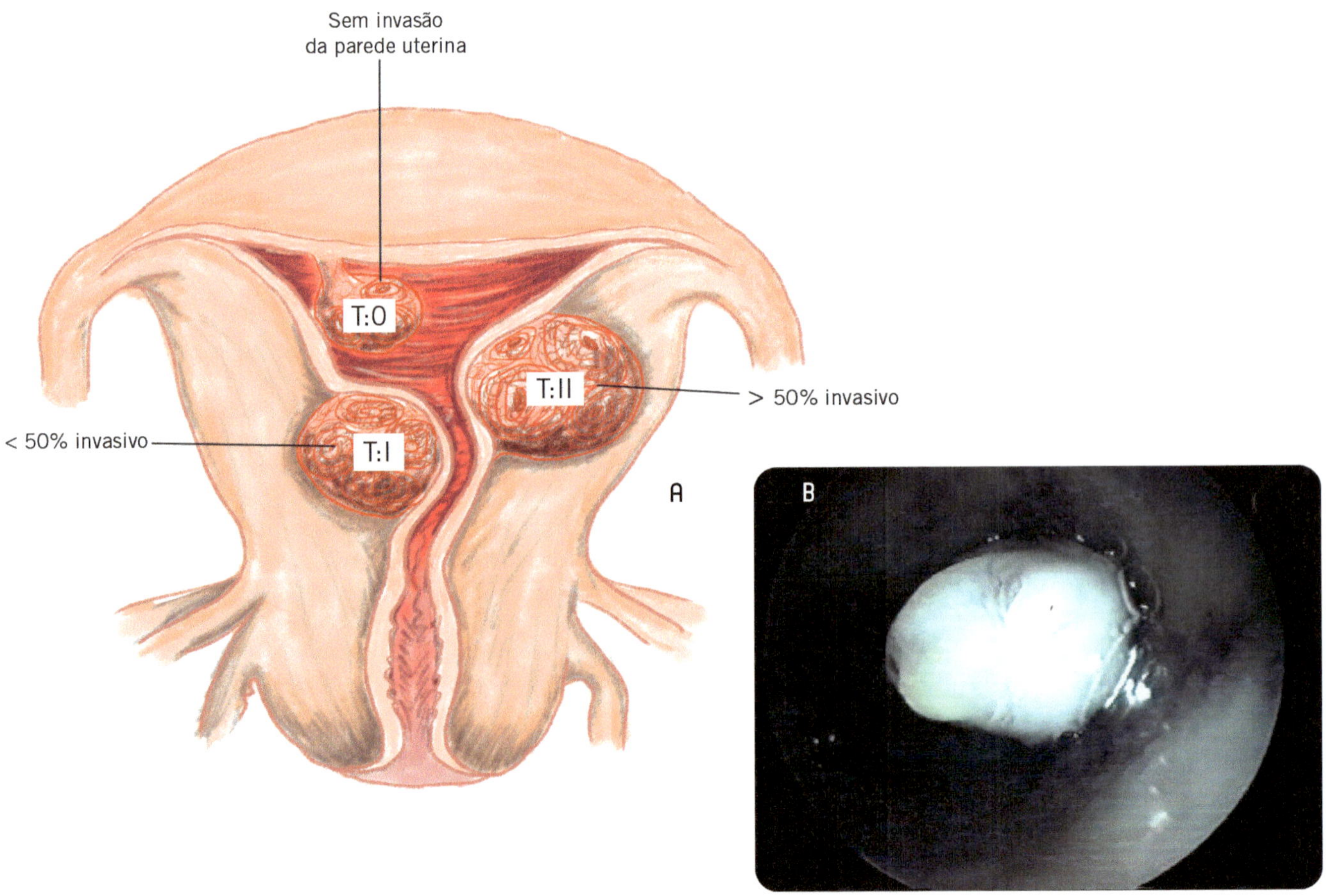

FIGURA 20.2. A: Tipos de mioma submucoso (segundo classificação da Sociedade Europeia de Histeroscopia [ESH]).
B: Mioma submucoso à histeroscopia.

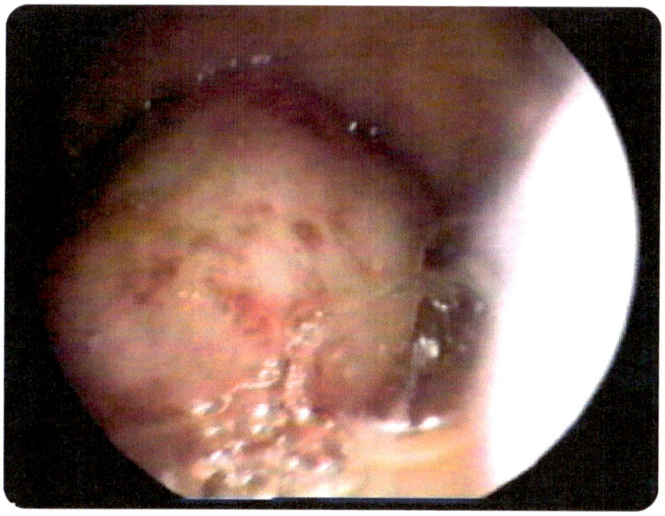

FIGURA 20.3. Mioma submucoso em região cornual esquerda.

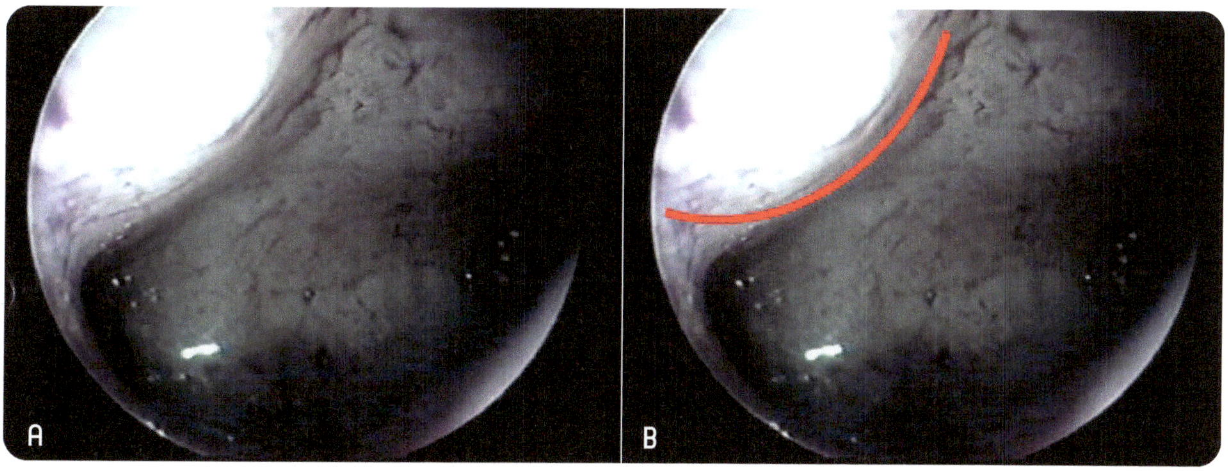

FIGURA 20.4. A: Mioma submucoso com extenso componente intramural. B: Margem do mioma delineada em vermelho.

QUADRO 20.1. Classificação de mioma submucoso segundo o sistema STEP-W

	Tamanho (cm)	Topografia	Extensão da base	Penetração	Parede lateral	Total
0	≤ 2	Baixo	≤ 1/3	0		
1	> 2 ou 5	Médio	> 1/3 a 2/3	≤ 50%		
2	> 5	Superior	> 5	> 50%		
Escore	+	+	+	+	+	

Recomendações e sugestões de tratamento de acordo com o escore obtido no sistema STEP-W

Escore	Grupo	Complexidade e opções terapêuticas
0 a 4	I	Baixa complexidade da miomectomia histeroscópica
5 a 6	II	Alta complexidade da miomectomia histeroscópica. Avaliar uso de GnRH? Considerar miomectomia histeroscópica em dois tempos
7 a 9	III	Considerar alternativas à técnica histeroscópica

:: TRATAMENTO

O tratamento está indicado em caso de miomas sintomáticos, podendo ser clínico, cirúrgico ou radiológico. O tipo de tratamento dependerá de uma série de fatores, como idade da paciente, desejo de gravidez, desejo de preservação do útero, número, tamanho e localização dos miomas, sintomatologia principal, comorbidades associadas, dificuldade cirúrgica e nível de experiência do cirurgião. O tratamento cirúrgico pode ser conservador (miomectomia) ou não conservador (histerectomia).

Miomas subserosos ou intramurais sintomáticos costumam ser tratados por meio de laparoscopia, cirurgia robótica ou cirurgia aberta. A miomectomia histeroscópica é o tratamento padrão ouro para as pacientes com miomas submucosos sintomáticos que desejam preservar sua fertilidade ou preservar seu útero. A histeroscopia torna possível a visibilização direta da cavidade endometrial e do mioma submucoso. Miomas submucosos do tipo 0 com até 5cm de diâmetro e miomas submucosos tipo I ou II com até 4cm de diâmetro podem ser removidos por via histeroscópica.

Convém conhecer os limites da técnica. Quando o maior diâmetro do mioma excede 4cm, e na presença de três ou mais miomas submucosos de tamanho moderado, a cirurgia histeroscópica se torna tecnicamente difícil. A ressecção pode ser realizada em duas etapas, devendo ser observado um intervalo mínimo de 2 meses entre os procedimentos. Um dos aspectos mais importantes é que a margem livre entre o mioma e a serosa uterina não deve ser menor que 5mm, para evitar perfuração uterina ou lesão visceral.

A histeroscopia cirúrgica apresenta uma série de vantagens, como menos tempo para a recuperação cirúrgica, diminuição da morbidade perioperatória e menor lesão miometrial.

A miomectomia histeroscópica está contraindicada em mulheres com infecção pélvica ativa, gravidez intrauterina e câncer cervical ou uterino, devendo ser avaliadas outras condições clínicas que aumentem o risco cirúrgico da paciente; no entanto, comorbidades associadas raramente são uma contraindicação à cirurgia.

O uso de análogos do GnRH em pacientes com miomas submucosos maiores que 3cm antes da miomectomia histeroscópica, apesar de reduzir o volume, pode dificultar sua dissecção. O uso de danazol também não reduziu o tempo de cirurgia e a perda sanguínea, sendo associado a efeitos colaterais pouco tolerados. A vasopressina intracervical pode reduzir a perda sanguínea e a absorção de fluidos durante a histeroscopia, mas pode se associar a hipertensão, bradicardia e mortalidade intraoperatória.

O preparo do colo pode ser realizado com misoprostol ou laminária. Há controvérsia quanto ao uso de antibioticoprofilaxia intraoperatória para prevenção de infecção de sítio cirúrgico ou endocardite bacteriana. A trombofilaxia também não é indicada de rotina.

:: AVALIAÇÃO PRÉ-OPERATÓRIA

A avaliação pré-operatória deve incluir exames de imagem e/ou a visibilização direta da cavidade uterina. A histeroscopia ambulatorial, a ultrassonografia transvaginal, a histerossonografia e a ressonância nuclear magnética possibilitam a avaliação do número, tamanho e localização dos miomas. A ultrassonografia torna possível a avaliação da margem miometrial livre e a detecção de patologias associadas. No caso de úteros volumosos com múltiplos miomas, adenomiomas ou dificuldades técnicas (por exemplo, pacientes obesas), a ressonância pode fornecer informações mais precisas. O tamanho e a porcentagem da protrusão do mioma para dentro da cavidade uterina são os fatores mais importantes para o sucesso da ressecção histeroscópica.

:: TÉCNICA CIRÚRGICA

Entre as várias técnicas disponíveis para realização da miomectomia histeroscópica, a do ressectoscópio mono ou bipolar é a mais tradicionalmente utilizada, e as técnicas de vaporização e morcelamento foram introduzidas recentemente.

Técnica com uso de ressectoscópio em alça (dispositivo mono ou bipolar) (Figura 20.5)

Por meio dessa técnica, uma alça resseca a maioria dos miomas submucosos, sendo utilizada uma corrente elétrica de corte monopolar entre 60 e 80W. Na presença de miomas densos, fibrosos e calcificados, podem ser usadas correntes de até 120W. A corrente bipolar usa o configuração padrão para

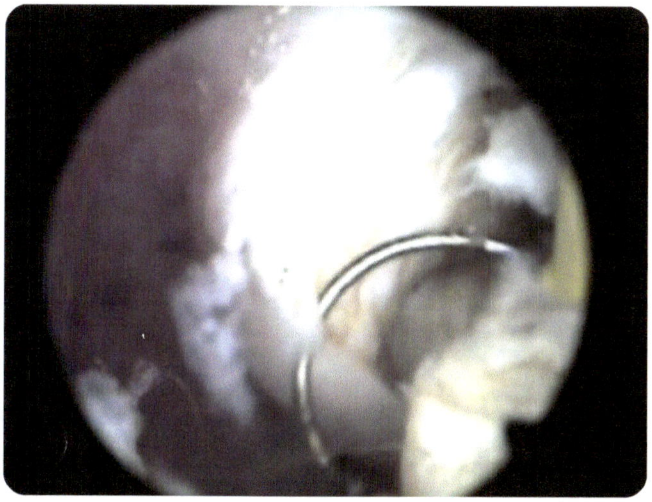

FIGURA 20.5. Miomectomia em andamento - técnica de fatiamento. Observe mioma parcialmente fatiado e a alça do ressectoscópio.

corte-coagulação. Maior que as outras, a alça fria é usada para realizar a enucleação do componente intramural dos miomas.

A escolha da técnica irá depender do tamanho e da localização do mioma, o qual deve ser ressecado por fatiamento a partir de sua superfície apical, movendo-se a alça de ressecção do fundo em direção ao colo, sendo fundamental a identificação dos limites entre mioma e miométrio. O mioma apresenta coloração branca nacarada, sendo pouco vascularizado e mais endurecido que o miométrio, que é mais róseo, macio e vascularizado. Movimentos de tração e contratração, que podem ser realizados através da alça fria, facilitam a individualização do mioma.

A alça do eletrodo pode ser utilizada diretamente na base de miomas pediculados com menos de 1cm, os quais são retirados com pinça de apreensão. No entanto, em caso de miomas maiores, o corte da base, sem fatiamento da lesão, poderá fazer o mioma "flutuar" livremente pela cavidade endometrial, dificultando sua ressecção e remoção.

A variação intermitente de pressão intrauterina deve ser utilizada para facilitar a enucleação do leiomioma, uma vez que ela promove a contratura do miométrio e ajuda a deslocar o mioma em direção ao endométrio.

As pequenas fatias ou fragmentos dos miomas podem ser removidos com pinça ou com a própria alça do ressectoscópio.

Em miomectomia mais complexas, quando o procedimento atinge os limites de segurança do balanço hídrico, tem seu tempo prolongado ou, ainda, quando é dificultada a individualização do mioma, uma estratégia útil consiste na realização do procedimento em mais de um tempo cirúrgico, e a paciente deve ser sempre orientada quanto a essa possibilidade.

Eletrodos de vaporização em massa

Os eletrodos de vaporização em massa podem utilizar corrente mono ou bipolar, necessitando de alta voltagem (120 a 200W). O tecido é vaporizado. Essa técnica é utilizada para dissecar o mioma, reduzindo seu volume de modo a possibilitar a ressecção posterior com o ressectoscópio em alça.

A técnica de vaporização deve ser evitada nos cornos uterinos e no istmo, devido à menor espessura dessas regiões e ao risco de perfuração, queimadura intestinal e lesões peritoneais.

Morceladores

O uso de morceladores possibilita a preservação de tecido para exame histopatológico e é efetivo para tratar miomas dos tipos 0 e I, removendo mecanicamente e sugando os fragmentos de tecido para dentro de uma bolsa. A remoção dos tecidos é mais fácil em razão da formação de menos fragmentos e com risco menor de dano térmico, além de reduzir o tempo cirúrgico.

:: COMPLICAÇÕES DA MIOMECTOMIA HISTEROSCÓPICA

As taxas de complicação da miomectomia histeroscópica são baixas, variando de 0,8% a 2,6%, as quais são mais comuns em procedimentos mais complexos, envolvendo miomectomia múltipla, nódulos grandes e/ou com maior penetração miometrial.

Perfuração uterina

A perfuração uterina, complicação mais comum da miomectomia histeroscópica, ocorre durante a dilatação cervical (dificultada por estenose cervical, útero retrovertido ou anterovertido extremo, pacientes nulíparas ou na pós-menopausa) ou nas ressecções de miomas mais profundos e deve ser suspeitada por meio de visibilização direta do defeito, dificuldade em distensão da cavidade uterina ou visão dificultada por sangramento.

A conduta conservadora com observação clínica costuma ser suficiente em caso de perfurações sem a utilização de energia elétrica ou instrumentos de calibre menor. Sempre que houver perfuração com o uso de energia elétrica ou qualquer sinal de instabilidade, é recomendável a realização de laparoscopia ou laparotomia em virtude do risco de lesões mais graves. Uma alça elétrica extremamente quente pode causar dano maior a estruturas próximas, como vasos sanguíneos, bexiga e intestino. Quando a espessura miometrial é muito fina, deve ser considerado o uso de alça fria, ultrassonografia intraoperatória, ressecção em dois tempos ou visibilização concomitante com videolaparoscopia.

Sangramento

O sangramento durante a histeroscopia costuma ser pequeno e pode estar associado à perfuração uterina ou se originar do endométrio, do miométrio e de vasos vizinhos, sendo seu risco incrementado com o aumento da profundidade da excisão. A ressecção deve ser mais cuidadosa nas paredes laterais e na região do istmo em razão do risco de lesão de ramos da artéria uterina. Pequenos sangramentos podem ser controlados com o eletrodo do tipo *rollerball*. Na presença de sangramentos mais volumosos podem ser usados agentes uterotônicos, como vasopressina e ocitocina. Em caso de falha dos uterotônicos, deve ser usado um balão intracavitário com sonda de Foley (preenchida com solução salina), lembrando que a excessiva insuflação do balão pode causar dor e isquemia. Em casos mais graves, deve ser realizada videolaparoscopia ou cirurgia aberta para sutura da área de sangramento ou até mesmo histerectomia. O sangramento pode ser prevenido com o uso de vasopressina no intraoperatório ou de agonistas de GnRH no pré-operatório para redução do volume do mioma.

Infecção

O risco de infecção é extremamente baixo (menos de 2%), mas poderá aumentar caso existam grandes áreas de ressecção, em procedimentos incompletos e se houver a permanência de fragmentos desvitalizados ao final da cirurgia.

Síndrome de absorção intravascular

Essa complicação é pouco frequente, porém potencialmente grave. O uso de energia monopolar associado a soluções hiposmolares como meio de distensão pode aumentar o risco de hiponatremia com absorção significativa de líquido para o espaço intravascular. Os fluidos podem entrar no sistema circulatório através do endométrio, das trompas ou dos vasos sanguíneos durante a ressecção. Quando grandes volumes são absorvidos, pode ocorrer hipervolemia com distúrbios hidroeletrolíticos, edema agudo de pulmão e insuficiência cardíaca.

As pacientes podem apresentar confusão mental, dor de cabeça, tonteira, vômitos, convulsões e apneia, sendo importante monitorizar a quantidade de fluido utilizada durante o procedimento. Os meios de distensão isotônicos podem reduzir essa complicação, mas só podem ser utilizados em sistema bipolar ou sem energia elétrica intracavitária. O risco aumenta com a abertura de grandes vasos e em procedimentos prolongados. Síndromes de absorção leves podem ser tratadas com diuréticos, como furosemida. O uso de soluções hipotônicas, como manitol a 5% ou glicina a 1,5%, pode aumentar o risco dessa complicação. A hiponatremia associada deve ser tratada com a reposição de sódio.

Embolia gasosa

Complicação rara, a embolia gasosa pode ocorrer em virtude da absorção do gás do procedimento eletrocirúrgico ou do gás proveniente do ar da sala de cirurgia, o qual é absorvido, podendo causar arritmia cardíaca, hipertensão pulmonar, distúrbios de trocas gasosas e morte. A paciente pode apresentar dor torácica, dispneia ou tosse.

Sinéquias uterinas

As sinéquias são mais comuns quando múltiplos miomas são ressecados de maneira simultânea, principalmente quando em faces opostas e em posição espelhada. Muitos métodos são utilizados na tentativa de evitar a formação de aderências com limitada efetividade (DIU, terapia hormonal), enquanto alguns parecem ser promissores (cateter de balão e ácido hialurônico). Uma histeroscopia de controle 6 a 8 semanas após o procedimento está indicada para assegurar a ausência de aderências.

REFERÊNCIAS

Bradley LD. Hysteroscopic myomectomy. Disponível em: http:/www.uptodate.com/contents/hyteroscopy-myomectomy. Acesso em 24 de abril de 2019.

Ciebiera M et al. Complications in modern hyteroscopic myomectomy. Ginekol Pol 2018; 89(7):398-404.

Di Spiezio Sardo A, Mazzon I, Bramante S et al. Hysteroscopic myomectomy: a comprehensive review of surgical techniques. Hum Reprod Update 2008 Mar-Apr; 14(2):101-19.

Dubuisson J. The current place of mini-invasive surgery in uterine leiomyoma management. J Gynecol Obstet Hum Reprod 2019 Feb; 48(2):77-81.

Friedman JA, Wong JMK, Chaudhari A, Tsai S, Milad MP. Hyteroscopy myomectomy: a comparrison of techniques and review of current evidence in the management of abnormal uterine bleeding. Curr Opin Obstet Gynecol 2018 Aug; 30(4):243-51.

Lasmar RB, Barrozo PRM, Dias R, Oliveira MAP. Submucosus myomas: a new presurgical classification to evaluate the viability of hysteroscopy surgical treatment- preliminary report. J Minim Invasive Gynecol 2005 Jul-Aug; 12(4):308-11.

Pecak C, Milart P. Hysterosopic myomectomy. Menopause Rev 2017; 16(4):126-8.

Stewart EA. Overview of treatment of uterine leiomyomas (fibroids). Disponível em:http:/www.uptodate.com/contents/overview-of treatment-of-uterine-leiomyomas-fibroids. Acesso em 24 de abril de 2019.

Stewart EA, Laughlin-Tommaso SK. Uterine leiomyomas (fibroids): Epidemiology, clinical features, diagnosis, and natural history. Disponível em: http:/www.uptodate.com/contents/uterine-leiomyomas-fibroids-epidemiology-clinical-features-diagnosis-and-natural-history. Acesso em 24 de abril de 2019.

Valentine LN, Bradley L. Hysteroscopy for abnormal uterine bleeding and fibroids. Clin Obstet Gynecol 2017 Jun; 60(2):231-44.

Capítulo 21
ADENOMIOSE E HISTEROSCOPIA

Walter Antônio Prata Pace
João Oscar de Almeida Falcão Júnior
Francisco de Assis Nunes Pereira

:: INTRODUÇÃO

Patologia caracterizada pela presença de glândulas e estroma endometrial na estrutura do miométrio[1], a adenomiose foi inicialmente descrita por Rokitanski, em 1860, e definida nos moldes atuais por Bird *et al.*[2].

Classicamente são definidas duas formas de adenomiose: a difusa e a focal. Na adenomiose focal, o endométrio se encontra envolto por músculo liso, geralmente hipertrofiado, definindo uma tumoração circunscrita e por isso denominada focal ou adenomioma[3]. No entanto, não existe consenso quanto à classificação da patologia. Mais recentemente, com intuito de melhor explicitar os achados imaginológicos de pacientes com adenomiose, têm sido postulados três subtipos da doença: adenomiose interna, adenomiose externa e adenomiomas[4].

:: FISIOPATOLOGIA

O entendimento da fisiopatologia da adenomiose ainda representa um grande desafio. A ausência de consenso quanto à terminologia, à classificação de suas lesões e aos pontos de corte para os parâmetros imaginológicos para o diagnóstico ainda dificulta o entendimento do processo patológico, mas várias teorias têm sido propostas para explicar o desenvolvimento da adenomiose, e é possível que um somatório de fatores esteja presente em cada paciente, justificando as diferentes apresentações clínicas da doença[5]:

1. Penetração direta das glândulas endometriais no miométrio. São fatores predisponentes: hiperestrogenemia (hiperplasia e redução da resistência do miométrio), traumatismos, como curetagem, ressecções endometriais e cesarianas, e também a hiperperistalse uterina[6]. A prolactina e a progesterona produzem um efeito sinérgico, ou seja, a degeneração miometrial, facilitando a penetração endometrial. A bromocriptina teria papel protetor. Um número crescente de evidências sugere o desenvolvimento de um microambiente local hiperestrogênico no miométrio das pacientes acometidas, provavelmente devido a uma ação da aromatose em precursores androgênicos, influenciando seu desenvolvimento. A aromatase P450 foi identificada em glândulas de adenomiose e a 17-b-hidroxiesteroide desidrogenase tipo 2 no endométrio de pacientes com adenomiose. Também existe uma diferente expressão dos receptores de estrogênio e progesterona nesse grupo de pacientes com aumento da expressão de receptores de estrogênio B e diminuição de receptores para progesterona.
2. Fator genético (estudo com gêmeas homozigóticas).
3. Metaplasia de elementos mesoteliais situados entre a camada basal do endométrio e a zona superficial do miométrio.
4. Disseminação de fragmentos endometriais através dos vasos linfáticos. Foram observados focos de adenomiose no interior de linfáticos intramiometriais e a adenomiose subserosa como achado único, geralmente estando associada, nessas situações, à endometriose pélvica[7].

Outros elementos

As pacientes portadoras de adenomiose apresentam incidência maior de polimorfismos de genes associados à angiogênese[8]. Fatores ambientais, como a exposição a folatos, podem estar envolvidos[9]. Análises proteômicas de biópsias de adenomiose mostraram desregulação de proteínas associadas ao esqueleto celular, oxidação, apoptose e reação imune[8].

:: DIAGNÓSTICO ANATOMOPATOLÓGICO

O diagnóstico anatomopatológico da adenomiose é estabelecido por meio do estudo de peças de histerectomia e, mais recentemente, de material de ressecção endometrial ou de biópsia miometrial. Vários tipos de biópsia já foram utilizados como instrumentos para o diagnóstico de endometriose, como biópsia endometrial histeroscópica, biópsia miometrial guiada por laparoscopia, *core-biopsy* (uso de agulha oca) transvaginal guiada por ultrassonografia abdominal, punção e biópsia de miométrio guiada por ultrassonografia endovaginal (uso de agulha longa, de 25 a 30cm de comprimento, e diâmetro de 14 a 20G).

Estudos preliminares demonstram ser factível a abordagem com qualquer método; no entanto, são necessários estudos com a inclusão de um número maior de casos e, principalmente, definições mais precisas dos critérios diagnósticos a serem avaliados.

Existem controvérsias quanto ao critério histológico mais específico, particularmente em relação à profundidade miometrial e ao número de amostras necessárias para o diagnóstico da adenomiose. Alguns patologistas sugerem a necessidade de invasão de pelo menos um terço da espessura miometrial para o diagnóstico, ao passo que outros acreditam que seriam suficientes 4mm de infiltração miometrial. Assim, não há nenhuma recomendação conclusiva sobre a utilização das técnicas de biópsia[10,11].

A adenomiose se caracteriza histologicamente pela presença de glândulas e estroma endometrial na intimidade do miométrio, ocorre predominantemente na pré-menopausa e é encontrada em 8% a 20% dos úteros enviados para laboratórios de anatomia patológica. Macroscopicamente, o útero costuma estar aumentado de volume, com destaque para a parede posterior, que frequentemente é a mais acometida. A superfície miometrial é trabeculada com focos de hemorragia, podendo apresentar lesões císticas de conteúdo sanguíneo ou achocolatado (adenomiomas).

Microscopicamente, a borda inferior do endométrio se revela irregular e mergulha na superfície do miométrio. Há muita controvérsia quanto ao diagnóstico histopatológico da adenomiose superficial, sendo algumas vezes difícil distingui-la das indentações normais da camada endometrial basal. As definições quanto ao limite de profundidade mínima de acometimento das lesões, ou seja, a distância entre a borda inferior do endométrio e a profundidade da lesão, variam segundo os autores. Os valores abrangem desde a presença de glândulas e estroma 1mm abaixo da junção endométrio-miométrio até um terço da espessura total do miométrio, sendo mais aceito o que estabelece mais da metade de um campo de pequeno aumento, ou seja, acima de 2,5mm (Figura 21.1).

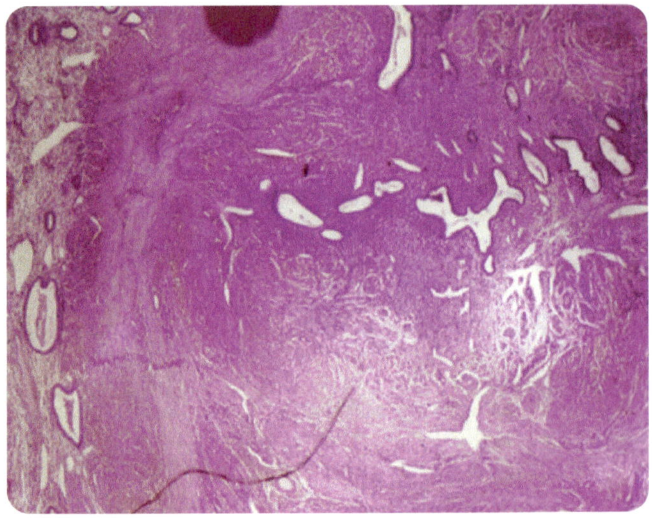

FIGURA 21.1. Aspecto histológico da adenomiose.

Verifica-se uma reação hipertrófica e hiperplásica do miométrio circunjacente. Glândulas em proliferação e estroma são observados na primeira metade do ciclo menstrual, mas, como a adenomiose não responde a níveis fisiológicos de progesterona, as alterações secretoras estão frequentemente ausentes ou incompletas na segunda metade do ciclo[12].

Os adenomiomas são nódulos formados por agregados de células musculares lisas, glândulas e estromas endometriais, os quais podem estar localizados no interior do miométrio ou podem crescer no endométrio, formando uma lesão polipoide. Cerca de 2% dos pólipos endometriais são adenomiomas, havendo uma variante rara, o adenomioma polipoide atípico, composta por glândulas endometriais atípicas circundadas por células musculares lisas. O estroma não é identificado por microscopia óptica. As glândulas são irregulares e hiperplásicas com células grandes com núcleo hipercromático e nucléolo proeminente. A metaplasia escamosa está invariavelmente presente.

Contudo, o diagnóstico histopatológico, ou seja, o padrão ouro, ainda deixa a desejar quanto à sensibilidade. O estudo *Maryland Womens Health* analisou 1.114 relatórios de histerectomia de 15 hospitais e 705 laudos assinados por 25 patologistas, e a frequência de diagnóstico de adenomiose variou de 12% a 58% entre os hospitais e de 10% a 88% entre os 25 patologistas. Essas variações não puderam ser justificadas por diferenças em fatores como idade, paridade ou outros sabidamente correlacionados à incidência da doença.

A revisão da literatura demonstra que somente 15% dos casos de adenomiose são diagnosticados corretamente antes da cirurgia. Por sua vez, a detecção histológica é também dependente do número e de onde foram retiradas as amostras miometriais examinadas. Bird *et al.* encontraram adenomiose em 31% das análises de rotina de 200 peças de histerectomias consecutivas[2]. Entretanto, caso fossem examinados seis blocos extras, a incidência aumentaria para 61%.

:: DIAGNÓSTICO NÃO INVASIVO

Clínica

Estima-se que a incidência da adenomiose sintomática represente 20% das mulheres no período pré-menopáusico. Classicamente, os sintomas que dominam o quadro clínico são dor pélvica e sangramento uterino anormal (SUA), mas frequentemente a adenomiose não é considerada pelos médicos no diagnóstico diferencial das pacientes que apresentam esses sintomas[13]. Estudo multicêntrico italiano que reuniu 820 mulheres em 18 centros sugeriu que a história prévia de abortos induzidos parece aumentar 1,9 vez a chance da doença[14].

Um estudo americano com 961 mulheres com diagnóstico de adenomiose à histerectomia encontrou associação entre adenomiose e multiparidade, menarca precoce (10 anos ou menos), ciclos menstruais curtos (de 24 dias ou menores) e obesidade[15].

Sintomas

SUA (60%): costuma se manifestar como menorragia (fluxo aumentado e/ou prolongado) e/ou metrorragia (sangramento irregular, acíclico).

- **Dor (25%):** é, em geral, pré-menstrual ou menstrual, apesar de também poder se apresentar no período intermenstrual ou como dispareunia profunda.
- Estima-se que aproximadamente 35% dos casos são assintomáticos.

Um estudo que avaliou peças de histerectomia de pacientes com adenomiose em comparação com pacientes com miomas mostrou que antes da cirurgia as pacientes com adenomiose apresentaram incidência maior de dismenorreia, dor pélvica, depressão e endometriose[16]. Um estudo egípcio com 298 mulheres submetidas à histerectomia encontrou evidências de que nas pacientes com adenomiose eram maiores a duração do período reprodutivo e a incidência de dor pélvica, dismenorreia, dispareunia, necessidade de transfusão de sangue antes da cirurgia, tabagismo e nuliparidade ($p < 0,05$)[17]. Esses achados não foram confirmados por outro estudo multicêntrico retrospectivo que avaliou 137 peças de histerectomia por doenças benignas e não registrou diferença nos sintomas prévios entre as pacientes que tinham e as que não tinham adenomiose[18].

Exame físico

O exame físico detecta útero aumentado de volume, consistente, doloroso à mobilização, em especial no período pré-menstrual. Em 80% a 90%% dos casos há a associação de outras patologias relacionadas com o útero, como miomas (50% a 52%), endometriose pélvica (11% a 14%) ou pólipos endometriais (7%), podendo complicar o diagnóstico.

Sinais e sintomas associados

- **Infertilidade:** salvo em caso de adenomiose cornual ou tubária com prejuízo direto, as relações da adenomiose com a infertilidade ainda são obscuras, podendo estar associada à interferência na contratilidade miometrial normal. Estudos demonstram a presença de movimentos peristálticos uterinos que aparentemente têm como função o transporte dos espermatozoides até a trompa. A infiltração tecidual no miométrio teria o potencial de interferir nessa dinâmica[19].
- **Gravidez:** diversas complicações obstétricas foram associadas à adenomiose, como hemorragias intraparto, rupturas uterinas, acretismo placentário, placenta prévia e cicatrizes uterinas de má qualidade, sobre as quais não há evidências elucidativas. No entanto, um número crescente de estudos aponta para um possível impacto negativo no resultado obstétrico das pacientes acometidas, sendo observadas taxas maiores de parto pré-termo, crescimento intrauterino restrito e pré-eclâmpsia[20].

Análises clínicas

A adenomiose está associada a aumento do número de macrófagos miometriais, anticorpos antifosfolípides e CA 125 no sangue periférico e deposição de IgG, C3 e C4 nos focos ectópicos. No entanto, a aplicabilidade clínicas desses marcadores ainda não está definida.

CA 125

As células endometriais ectópicas secretam essa molécula, principalmente as adenomióticas, proporcionalmente à profundidade. A sensibilidade e a especificidade são baixas. Entretanto, verificou-se que o CA 125 das células epiteliais adenomióticas e do endométrio eutópico tem massa molecular diferente. Se um anticorpo específico puder ser isolado e purificado, será possível ter disponível um marcador para rastreio.

Imagem

Ecografia

A ecografia evidencia sinais discretos e pouco específicos. Sem dúvida, o acesso transvaginal pode auxiliar o diagnóstico e deve ser recomendado na segunda metade do ciclo. Os sinais sugestivos são:

- Cistos subendometriais hipoecoicos.
- Ecotextura miometrial heterogênea.
- Pequenos lagos anecoicos.
- Aumento uterino assimétrico e difuso.
- Borda endometrial-miometrial mal definida.
- Espessamento do halo subendometrial[21,22].

Os adenomiomas podem ser diferenciados de miomas ou sarcomas por meio do Doppler colorido, mas com especificidade baixa. Há aumento de fluxo na periferia e ausência no interior da lesão. Biópsias guiadas por agulha têm excelente especificidade, mas baixa sensibilidade (8% a 18%). O grande problema é que a ecografia oferece uma ideia momentânea e é fortemente dependente do ultrassonografista e do aparelho, e a associação da clínica aos exames seriados poderia ser de grande utilidade em mãos experientes.

Uma metanálise que avaliou a acurácia da ultrassonografia no diagnóstico da adenomiose reuniu 14 estudos e 1.895 pacientes. A prevalência de adenomiose foi de 27,9%, a probabilidade de adenomiose em uma paciente com exame anormal foi de 66,2% (IC95%: 61,6% a 70,6%), e a probabilidade de adenomiose em uma paciente com exame normal foi de 9,1% (IC95%: 7,3% a 11,1%). Os autores concluíram que a ultrassonografia transvaginal é um teste diagnóstico acurado para adenomiose[23] (Quadro 21.1).

Há um movimento crescente para o desenvolvimento de uma classificação que sistematize a análise ecográfica e amplie a capacidade diagnóstica, homogeneizando os achados de modo a facilitar o desenvolvimento de estudos e o acompanhamento clínico das pacientes. Até o momento não foi demonstrada uma correlação entre os achados imaginólogicos e a gravidade dos sintomas ou o prognóstico da doença. Tem sido proposto o uso de um sistema de pontuação baseado na identificação de pelo menos um de oito achados ecográficos e dos achados em adenomiose difusa, focal ou adenomioma e na avaliação da gravidade de cada achado em uma escala de 1 a 4[24] (Figura 21.2).

QUADRO 21.1. Acurácia da ultrassonografia transvaginal para o diagnóstico de adenomiose difusa

	Prevalência (%)	Sensibilidade (%)	Especificidade (%)	VPP (%)	VPN (%)
Fedele *et al.* (1992)	22/43 (51)	80	74	73	81
Asher *et al.* (1994)	17/20 (85)	86	50	90	20
Brosens *et al.* (1995)	28/56 (50)	53	75	86	77
Reinhold *et al.* (1995)	29/100 (29)	86	86	71	94
Atzori *et al.* (1996)	15/175 (86)	86	96.2	68.4	98
Reinhold *et al.* (1996)	18/119 (24)	89	89	71	96
Kepkep *et al.* (2007) [16]	26/70 (37)	80,8	61,4	55,3	84,4
Sun *et al.* (2010) [17]	85/213 (40)	87,1	60,1	59,2	87,5

VPP: valor preditivo positivo; VPN: valor preditivo negativo.

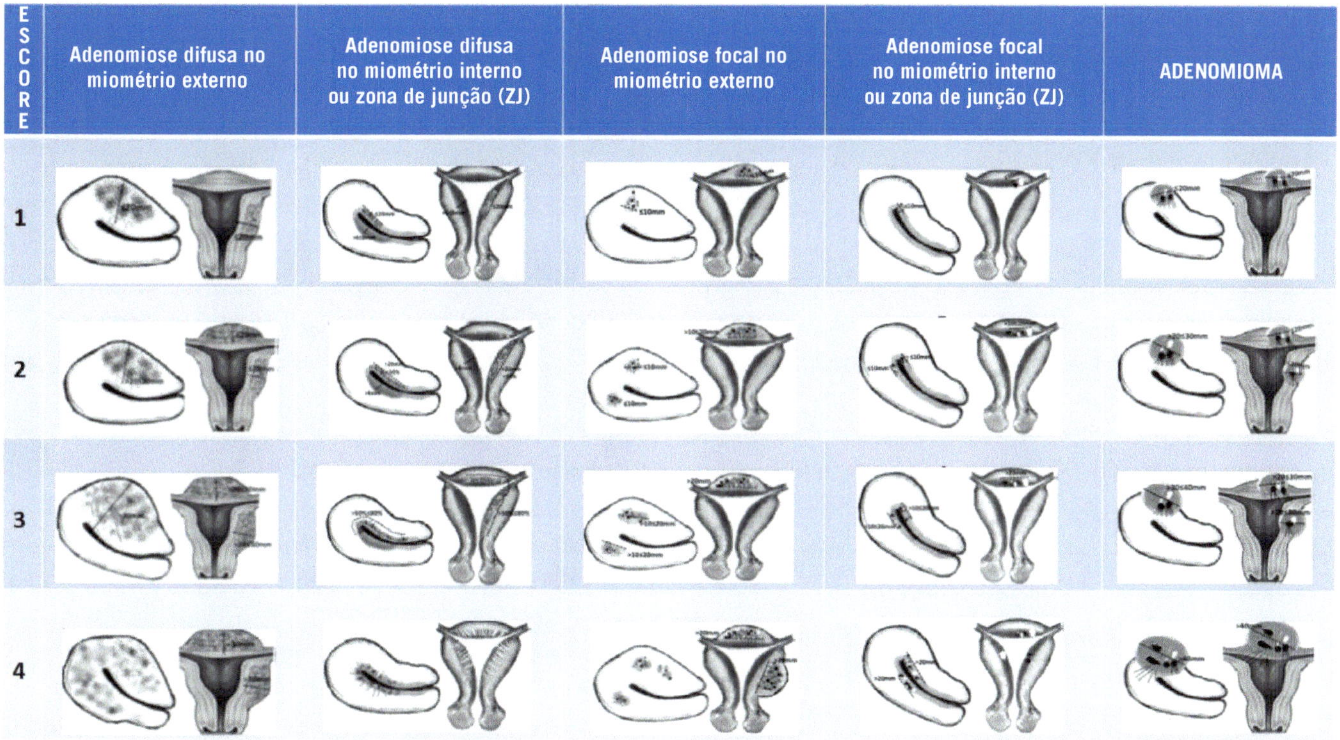

FIGURA 21.2. Classificação ultrassonográfica da adenomiose com base na ultrassonografia transvaginal. Achados são assinalados, de acordo com sua gravidade, em uma escala de 1 a 4 e posteriormente totalizados. Pontuações finais de 1 a 3 são classificadas como adenomiose leve e de 4 a 6, adenomiose moderada; valores iguais ou acima de 7 são definidos como adenomiose grave, e a pontuação máxima é de 24 pontos[24].

Ressonância nuclear magnética (RNM)

A RNM está indicada em caso de dúvida nos exames anteriores, especialmente na ultrassonografia transvaginal, em virtude de suas altas sensibilidade e especificidade e por ser menos operador-dependente[19]; no entanto, ambos os métodos de imagem não invasivos são bons e comparáveis para o diagnóstico da adenomiose[25,26].

Nas formas localizadas, a imagem em T1 é normal, enquanto o sinal em T2 é mais intenso que o miométrio adjacente.

Sinais

- Zona de junção endométrio-miométrio irregular e difusamente espessada, algumas vezes com focos subjacentes. Esses sinais representam mais mudanças na musculatura lisa que focos de epitélio glandular e estroma. A zona de junção deve ter mais de 5mm para o diagnóstico de adenomiose.
- Focos subjacentes ao endométrio.
- Assimetria das paredes uterinas, sendo, em geral, mais espessa a posterior.
- Forma uterina globosa.
- Heterogeneidade da zona de adenomiose, mais opaca.

Segundo estudos histopatológicos comparativos, em 90% dos casos a RNM possibilita a distinção entre uma adenomiose e um mioma intramural. Seus resultados são melhores que os da ecografia, apresentando VPP e VPN muito elevados, mas seu custo e disponibilidade limitam sobremaneira sua utilização.

À semelhança da ecografia, não há uma padronização ou classificação consolidada para os achados à RNM.

:: DIAGNÓSTICO INVASIVO

Imagem

Histerossalpingografia

Sinais são observados em 70% dos exames realizados por meio de histerossalpingografia:

- **Patognomônico** (30%): imagens diverticulares de intravasamento de contraste perpendiculares à borda endometrial.
- **Sinais indiretos:** ectasia difusa da cavidade com bordas rígidas; imagem de *tuba ereta,* que mostra

uma trompa rígida e curva de concavidade superior; imagem de angulação em *baioneta* no nível do istmo, irredutível e presente em todas as radiografias; imagem em *guarda-chuva*, não específica, traduzindo retroversão fixa do útero.

Histerossonografia

Essa técnica consiste na realização de ecografia durante injeção de solução salina na cavidade, por meio da qual é possível visualizar a comunicação da cavidade endometrial e as lesões adenomióticas[22]. Estudo mostrou que lesões suspeitas à histerossonografia foram confirmadas por RNM em 96% dos casos[27].

Histeroscopia

A histeroscopia tem sensibilidade e especificidade baixas, o que melhora quando é associada a biópsia miometrial. McCausland encontrou adenomiose na biópsia de 33 dentre 50 pacientes sintomáticas que apresentavam cavidade uterina normal à histeroscopia diagnóstica[28]. O procedimento preconizado para o diagnóstico de adenomiose consiste em histeroscopia cirúrgica com biópsia miometrial da parede posterior do útero com alça de ressecção de 5mm, com sensibilidade de 75% a 82% por confirmação anatomopatológica com a peça da histerectomia[29] (Figuras 21.3 e 21.4).

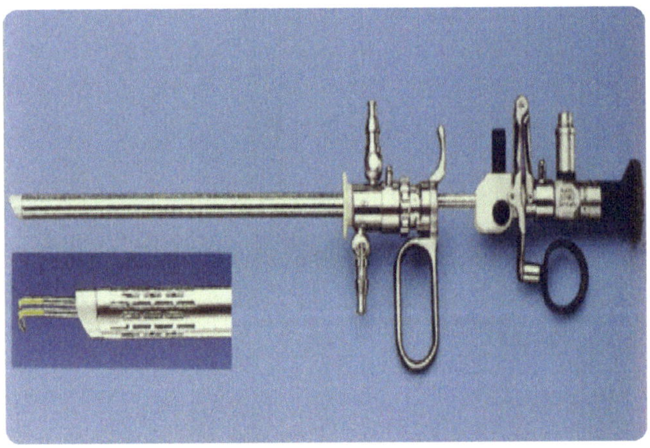

FIGURA 21.3. Histeroscópio com ressectoscópio.

Os sinais mais sugestivos à histeroscopia diagnóstica são:

- Orifícios diverticulares podem ser revelados, especialmente quando o exame é realizado no início do ciclo, enquanto o crescimento endometrial ainda não os ocultou.

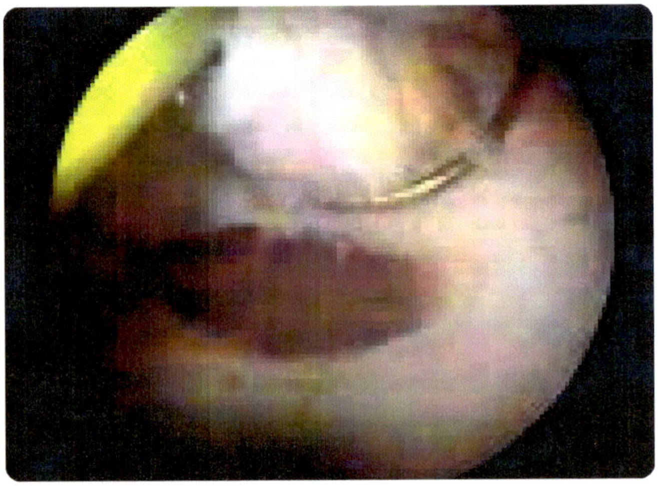

FIGURA 21.4. Lesão sugestiva de adenomiose.

- Botões azulados ou enegrecidos submucosos, cuja ruptura por perfuração com o histeroscópio, ressecção ou *laser* deixa escapar líquido achocolatado característico da endometriose.
- Hipervascularização de superfície, o que explica em parte os fenômenos hemorrágicos.
- Cornos uterinos retos e fibrosados (Figura 21.5).

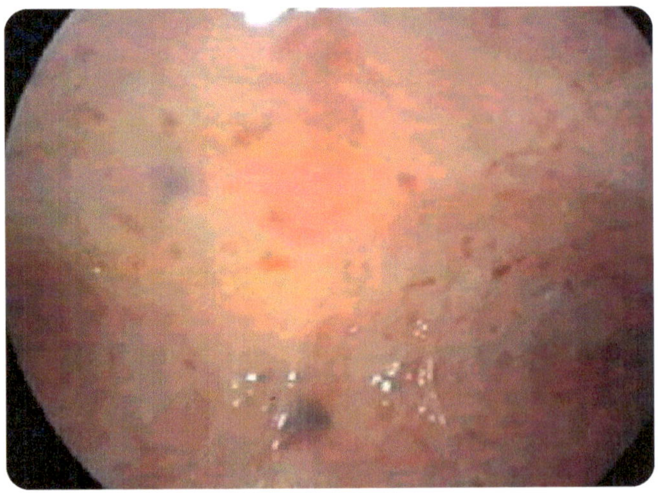

FIGURA 21.5. Lesões puntiformes fúndicas arroxeadas sugestiva de adenomiose.

:: TRATAMENTO

A adenomiose é uma patologia complexa e, apesar do imenso desenvolvimento das técnicas adotadas para diagnóstico não invasivo, tornando possível sua identificação mais precoce e mais frequente, a falta de correlação entre os achados e a clínica dos pacientes acometidos representa um grande desafio no manejo da patologia. Soma-se a isso a frequente associação de outras patologias pélvicas, como miomas, pólipos ou endometriose, o que aumenta a dificuldade para associação dos achados e sua sintomatologia na prática diária.

Além disso, ainda não há um tratamento específico que elimine as células acometidas ou as lesões, bem como não existem estudos que demonstrem claramente o impacto na funcionalidade dos órgãos acometidos após tratamentos cirúrgicos conservadores. Assim, o tratamento deve ser sempre definido em bases individuais, e os sintomas e as perspectivas da paciente quanto ao tratamento devem ser o alicerce para a tomada de decisão clínico-terapêutica. Muitas vezes, pode ser necessário um plano terapêutico de longo prazo que inclua tratamento clínico, cirúrgico e de infertilidade de maneira isolada ou combinada, de acordo com cada caso.

Tratamento clínico

O objetivo primordial do tratamento clínico é o controle do sangramento e da dor ou o preparo cirúrgico, quando esta é a opção. Portanto, na ausência de patologia maligna ou de opção cirúrgica de urgência por patologia associada, inicia-se o tratamento medicamentoso, lembrando que o tratamento clínico da adenomiose pode ser indicado mesmo em casos de infertilidade.

Progestogênios orais

De eficácia limitada, os progestogênios são muito utilizados em alguns países em caso de desejo de anticoncepção[30], bem como para controle da menorragia pré-menopáusica, com eficácia razoável; no entanto, são comuns as queixas de sangramento de escape associado a seu uso. Os derivados da 19-norprogesterona são preferidos por serem pouco androgênicos e não desenvolverem efeitos metabólicos, sendo prescritos sem interrupção ou por sequências de 20 dias ao mês[31].

Contraceptivos orais combinados (COC)

Vários estudos comprovaram a eficácia dos COC, principalmente em uso contínuo, no tratamento dos sintomas da endometriose. Entretanto, nenhum estudo avaliou o uso de COC para o tratamento da adenomiose[32].

Danazol

Usado na dose de 200 a 400mg/dia, 20 dias/mês, o danazol é derivado da 19-nortestosterona e, portanto, seus efeitos secundários androgênicos limitam sua utilização. Parece agir mais no endométrio ectópico por efeito imunológico, além do hormonal[33], o que merece mais estudos confirmatórios. A possibilidade de produção de um DIU liberador de danazol tem inspirado pesquisadores na atualidade[34].

Análogos do GnRH

Os análogos do GnRH atuam por meio dos seguintes mecanismos:

- Inibem o hormônio de crescimento da epiderme, diminuindo a reserva de fibroblastos e, consequentemente, a espessura da parede uterina.
- Promovem hipoestrogenemia: atrofia endometrial e vasoconstrição miometrial.
- Diminuem a reação inflamatória e da angiogênese e induzem apoptose em lesões de adenomiose, endometriose e miomas[29]. Reduzem a expressão da enzima óxido nítrico sintetase, diminuindo a expressão sérica de metabólitos do ácido nítrico[35].

A gosserrelina, um análogo do GnRH, é administrada na dose de 3,6mg SC a cada 4 semanas; a triptorrelina e a leuprolida, 3,75mg IM a cada 4 semanas; e a nafarrelina, 400mcg diariamente, por via intranasal, em duas aplicações[36].

Um estudo comparou o uso de triptorrelina a cada 4 semanas com seu uso a cada 6 semanas e encontrou resultados semelhantes quanto à diminuição da dor e da hipoestrogenemia[37]. Esse grupo de fármacos é comumente usado para preparo pré-operatório, especialmente para cirurgia vídeo-histeroscópica, a qual se torna mais rápida e eficaz em profundidade e com menos possibilidade de adenomiose iatrogênica em razão da embolização e da penetração direta do endométrio. Para o tratamento de pacientes que desejam fertilidade, os análogos são uma boa opção, pois a regressão das lesões parece contribuir para o aumento do índice de gravidez nos meses que sucedem a interrupção do uso[32].

Em caso de útero pequeno ou de estenose cervicoístmica, os análogos do GnRH diminuem a permeabilidade do colo, dificultando o procedimento e aumentando o risco de perfuração.

Efeitos adversos, como o risco de osteoporose, limitam o uso dos análogos do GnRH até um máximo de 6 meses. Após um período com uso isolado do análogo, pode ser iniciado programa de reposição com estrogênio-progesterona concomitantemente, em uma analogia ao tratamento da endometriose pélvica, e prolongando o tratamento por 1 a 5 anos. Esquemas utilizados: gosserrelina + estrogênios sulfoconjugados + MPA (Maheux), acetato de leuprolida + MPA e/ou estrogênios sulfoconjugados (Friedman), gosserrelina + tamoxifeno (Lumdsen) e triptorrelina + valerato de estradiol (Geistovel)[36].

Anti-inflamatórios não esteroides (AINE)

Os AINE sáo utilizados como primeira escolha em grande parte da comunidade europeia em caso de sangramento uterino disfuncional e dismenorreia, em especial o ácido mefenâmico, que pode ser tentado em casos leves a moderados.

Não existe uma definição de qual medicamento dessa classe teria maior eficácia para controle da dor. Sua ação para redução do sangramento é satisfatória, mas com resultados inferiores aos obtidos com o tratamento hormonal ou com o uso de ácido tranexâmico.

Sistema intrauterino liberador de levonorgestrel (SIU-LNG)

O SIU-LNG conta com nível de evidência A para tratamento de SUA em pacientes não selecionadas, mas são poucos os estudos que tenham avaliado especificamente as portadoras de adenomiose. Um estudo acompanhou 47 pacientes com diagnóstico de adenomiose que receberam o SIU-LNG e encontrou redução significativa dos escores de dor e de sangramento 6 e 36 meses após a inserção, havendo também diminuição do volume uterino e do fluxo sanguíneo no útero. Entretanto, na comparação entre 12 e 36 meses após a inserção, foi detectado aumento do volume uterino, do escore de dor e dos episódios de sangramento, sugerindo que o SIU-LNG tem boa efetividade no tratamento das pacientes com adenomiose no primeiro ano, mas esse efeito tende a se perder a partir do segundo ano[38].

Um estudo brasileiro avaliou 29 pacientes com diagnóstico de adenomiose à RNM que receberam o SIU-LNG e relatou redução da dor e do sangramento anormal no seguimento de 3 e 6 meses após a inserção[39]. No entanto, é importante ressaltar que os melhores resultados desse método são obtidos em úteros com até 150cc de volume, ou seja, úteros grandes; acima desse ponto de corte, as taxas de falha terapêutica são significativamente maiores[40].

Implantes

Os implantes de elmetrina e gestrinona apresentam, segundo a experiência de alguns profissionais, altos níveis de eficácia no controle do SUA e da dor e redução do volume uterino através da amenorreia induzida e sem efeitos hipoestrogênicos, como os que costumam acontecer com outras formas de tratamento clínico. Além disso, têm como vantagem a comodidade de uso por período prolongado[41,42].

Outros

Avanços no conhecimento a respeito da fisiopatologia da adenomiose têm originado outras possibilidades terapêuticas para o tratamento clínico da adenomiose, como os listados a seguir:

- **Inibidores da aromatose:** a citocromo 450 aromatose tem importante papel no desenvolvimento de um microambiente estrogênico no tecido acometido pela adenomiose. O uso de anastrozole, 2,5mg/dia por 3 meses, reduziu o volume de adenomiomas e melhorou a sintomatologia no grupo estudado[40].
- **Moduladores seletivos dos receptores de progesterona:** essa classe de medicamentos tem ação agonista e antagonista no endométrio, reduzindo a dor, o sangramento e a proliferação celular e inibindo a inflamação. Medicamentos como mifepristona, asoprinil, acetato de telapristona e acetato de ulipristal apresentam resultados preliminares promissores[40].
- **Antagonistas de GnRH:** como sua ação se baseia em uma competição por receptores da pituitária, não induzem *down regulation* ou a dessensibilização de receptores. Assim, a supressão estrogênica pode ser modulada de acordo com a dose da medicação, o que poderia evitar o uso de terapia estrogênica de base adicional nos tratamentos de longo prazo[40].
- **Ácido valproico:** essa medicação parece diminuir a infiltração miometrial, melhorar a hiperalgia generalizada e reduzir a irregularidade das contrações miometriais.
- **Terapia antiplaquetária:** o uso de inibidores da síntese de tromboxano A2 tem promovido a supressão da infiltração miometrial, a diminuição da hiperalgia generalizada e a redução da hiperatividade uterina e dos níveis sistêmicos de corticoides[40].

Tratamento cirúrgico

O tratamento cirúrgico deve ser considerado a solução após esgotadas as opções de tratamento clínico. Originalmente proposto apenas para as pacientes com prole definida, atualmente há cada vez mais relatos de técnicas de abordagem cirúrgica que objetivam a preservação da fertilidade.

Tratamento endoscópico

Histeroscopia

A histeroscopia é a primeira escolha em caso de falha dos tratamentos clínicos. Os pré-requisitos são volume uterino (no máximo 160cm^3 ou 12cm de histerometria) e ausência de patologia associada que prejudique o sucesso terapêutico. Tanto a ressecção como o *laser* são de grande valor no tratamento das menometrorragias da perimenopausa, com relatos de falha em apenas 10% dos casos. Não obstante, a adenomiose parece ser responsável por 33% a 72% desses relatos.

As pacientes costumam apresentar melhora momentânea com o retorno dos sintomas em 1 ano. Em caso de insucesso, a ablação não deverá ser repetida, pois a doença, muitas vezes localizada profundamente no miométrio, seria fator importante para um novo fracasso.

De acordo com alguns estudos, a eficácia do tratamento histeroscópico nos casos de adenomiose cai de 90% para 60% a 70% em 2 anos. Entretanto, em trabalho realizado por nosso grupo, a eficácia da ablação do endométrio em uma população geral de pacientes indicadas para o procedimento foi de 91%, enquanto na mesma amostragem, quando foram isolados os casos nos quais o anatomopatológico diagnosticou adenomiose no material ressecado, a eficácia caiu para 86% diante da presença da patologia[43].

Um diagnóstico mais preciso quanto à profundidade das lesões poderia prever os resultados, ficando para o futuro a criação de um escore para definição pré-operatória. Quanto à presença concomitante de dismenorreia, ainda não há consenso quanto à opção por redução endometrial ou por histerectomia em caso de falha do tratamento clínico. Nossa orientação é, portanto, que a decisão seja tomada em conjunto com a paciente, apresentando, ao lado da impressão do médico, os dados da literatura.

Laparoscopia

A histerectomia laparoscópica ou vaginal assistida por laparoscopia se tornou uma excelente alternativa ao tratamento convencional por laparotomia com todos os benefícios da cirurgia endoscópica no que tange a tempo de internação, morbidade e recuperação das pacientes. Em situações específicas, em que se faz necessária a preservação da fertilidade, a laparoscopia está indicada para ressecção de adenomiose, preferencialmente focal (adenomiomas); no entanto, técnicas para o tratamento da adenomiose difusa também têm sido avaliadas, mas seus resultados ainda precisam de maior definição.

Tratamento cirúrgico conservador – Preservação da fertilidade

O tratamento conservador pode ser realizado quando a paciente ainda desejar engravidar, mesmo quando a doença é grave.

Nos casos de adenomiomas, é realizada a ressecção dos nódulos como para a miomectomia, porém, nesses casos, o plano de clivagem é menos definido, exigindo mais experiência do cirurgião e uma análise adequada da via escolhida para a abordagem.

A partir da década de 1990, com a introdução da técnica de ressecção em V, várias estratégias cirúrgicas foram desenhadas para o tratamento cirúrgico e a remoção das lesões adenomióticas com preservação do útero. As vias tanto laparotômicas como laparoscópicas são utilizadas, bem como tem sido avaliado o uso da robótica. No entanto, até o momento não existem evidências que indiquem a melhor técnica para a execução das adenomiomectomias.

Os dados demonstram que as gestações após a abordagem cirúrgica da adenomiose apresentam maior incidência de abortamento, rupturas uterinas, que podem ser silenciosas, e de placentação anômala, a qual atinge taxas comparáveis às registradas após cesariana e miomectomias.

As rupturas uterinas estão diretamente associadas à mortalidade materna e constituem um sério problema na abordagem perinatal. Sua frequência em úteros sem cicatrizes é de 0,005%, aumentando para 0,04% a 0,02% quando existem cicatrizes uterinas; os partos vaginais após cesarianas aumentam o risco para 0,27% a 0,7%. Após o tratamento cirúrgico da adenomiose, o risco ultrapassa 1%. Esses dados devem ser sempre discutidos com a paciente, e as gestações que aconteçam após esse tratamento devem ser acompanhadas com especial atenção a esse aspecto.

Os principais fatores clínico-cirúrgicos potencialmente relacionados com essa complicação são: técnica utilizada para remoção das lesões, especialmente extensão do uso de eletrocoagulação; presença de adenomiose residual; extensão e tamanho do defeito muscular uterino; método e recontrução adequada da cavidade e da parede uterina; hematoma ou infecção da parede uterina no pós-operatório; período de contracepção previamente à gravidez após a cirurgia; e, por fim, a habilidade do cirurgião[44].

Outras opções

Mais recentemente, a ablação por micro-ondas vem encontrando campo no tratamento do SUA. Suas vantagens são: curva mínima de aprendizagem, procedimento rápido (3 a 4 minutos), recuperação imediata, possibilidade de ser realizado no consultório ou ambulatório, segurança, eficácia, baixo custo e o fato de não exigir preparo endometrial. Promove destruição tecidual mesmo na presença de pólipos ou miomas submucosos e, em termos de eficácia, não difere da ressecção endometrial em 2 anos. Entre as outras opções estão o balão térmico, a crioterapia e a ressecção total em bloco da mucosa uterina (TUMA). Quando o sintoma mais importante é a dor pélvica, a ablação laparoscópica dos uterossacros e a neurectomia pré-sacra constituem alternativas à histerectomia. Os resultados da primeira são pobres 1 ano após o tratamento, e as complicações vesicais e intestinais da segunda limitam sua escolha.

Uma nova modalidade de tratamento em estudo é a ablação por ultrassom de alta intensidade, cujos resultados preliminares demonstram ser uma técnica segura e eficaz, quando comparada com as demais técnicas de tratamento da adenomiose, sendo encorajadores os resultados reprodutivos[45,46]. O acesso e o custo do método são importantes fatores limitadores.

A embolização de artérias uterinas (EAU) foi avaliada em uma série não controlada de 27 pacientes com diagnóstico estabelecido por meio de RNM. Alívio da menorragia foi relatado por 79% das pacientes no primeiro ano, mas com recorrência de 45% no segundo ou terceiro ano[38]. Outro estudo avaliou 38 mulheres depois de 16,5 meses de acompanhamento após EAU e reportou 84,2% de satisfação das pacientes[48].

A literatura aponta para resultados satisfatórios no controle da sintomatologia relacionada com a adenomiose[49], mas novos estudos são necessários para avaliação de seu impacto reprodutivo a curto e longo prazo, bem como da morbidade obstétrica associada a seu uso. A disponibilidade do método também pode ser considerada um fator limitante no Brasil.

REFERÊNCIAS

1. Pace WAP et al. Histeroscopia e adenomiose. 1. ed. Consenso Brasileiro em Videoendoscopia Ginecológica. 2001.
2. Bird CC, McElin TW, Manalo-Estrella P. The elusive adenomyosis of the uterus – revisited. Am J Obstet Gynecol 1972; 112(5):583-93.
3. Kunz G et al. Adenomyosis in endometriosis – prevalence and impact on fertility. Evidence from magnetic resonance imaging. Hum Reprod 2005; 20(8):2309-16.
4. Bazot M, Darai E. Role of transvaginal sonography and magnetic resonance imaging in the diagnosis of uterine adenomyosis. Fertil Steril 2018; 109(3):389-97.
5. Benagiano G, Habiba M, Brosens I. The pathophysiology of uterine adenomyosis: an update. Fertil Steril 2012; 98(3):572-9.
6. Leyendecker G, Wildt L, Mall G. The pathophysiology of endometriosis and adenomyosis: tissue injury and repair. Arch Gynecol Obstet 2009; 280(4):529-38.
7. Bergeron C, Amant F, Ferenczy A. Pathology and physiopathology of adenomyosis. Best Pract Res Clin Obstet Gynaecol 2006; 20(4):511-21.
8. Kang S et al. Association between genetic polymorphisms in fibroblast growth factor (FGF)1 and FGF2 and risk of endometriosis and adenomyosis in Chinese women. Hum Reprod.
9. Huang PC et al. Association between phthalate exposure and glutathione S-transferase M1 polymorphism in adenomyosis, leiomyoma and endometriosis. Hum Reprod 25(4):986-94.
10. Ferrero S, Scala C, Vellone VG, Biscaldi E, Barra F. Transvaginal ultrasound-guided biopsy of adenomyosis. Ann Transl Med 2019 Dec; 7(Suppl 8):S341.
11. Movilla P, Morris S, Isaacson K. A systematic review of tissue sampling techniques for the diagnosis of adenomyosis. J Minim Invasive Gynecol 2020 Feb; 27(2):344-51.
12. Liu HY et al. Comparative proteomics analysis of human adenomyosis. Zhonghua Fu Chan Ke Za Zhi 2008; 43(7):514-7.
13. Basak S, Saha A. Adenomyosis: still largely under-diagnosed. J Obstet Gynaecol 2009; 29(6):533-5.
14. Parazzini F et al. Determinants of adenomyosis in women who underwent hysterectomy for benign gynecological conditions: results from a prospective multicentric study in Italy. Eur J Obstet Gynecol Reprod Biol 2009; 143(2):103-6.
15. Templeman C et al. Adenomyosis and endometriosis in the California Teachers Study. Fertil Steril 2008 90(2):415-24.
16. Taran FA et al. Understanding adenomyosis: a case control study. Fertil Steril 2009.
17. Yeniel O et al. Adenomyosis: prevalence, risk factors, symptoms and clinical findings. Clin Exp Obstet Gynecol 2007; 34(3):163-7.
18. Weiss G et al. Adenomyosis a variant, not a disease? Evidence from hysterectomized menopausal women in the Study of Women's Health Across the Nation (SWAN). Fertil Steril 2009; 91(1):201-6.
19. Devlieger R, D'Hooghe T, Timmerman D. Uterine adenomyosis in the infertility clinic. Hum Reprod Update 2003; 9(2):139-47.

20. Razavi M, Maleki-Hajiagha A, Sepidarkish M, Rouholamin S, Almasi-Hashiani A, Rezaeinejad M. Systematic review and meta-analysis of adverse pregnancy outcomes after uterine adenomyosis. Int J Gynaecol Obstet 2019 May; 145(2):149-57.

21. Kepkep K et al. Transvaginal sonography in the diagnosis of adenomyosis: which findings are most accurate? Ultrasound Obstet Gynecol 2007; 30(3):341-5.

22. Sun YL et al. Transvaginal sonographic criteria for the diagnosis of adenomyosisbased on histopathologic correlation. Taiwan J Obstet Gynecol 49(1):40-4.

23. Meredith SM, Sanchez-Ramos L, Kaunitz AM. Diagnostic accuracy of transvaginal sonography for the diagnosis of adenomyosis: systematic review and metaanalysis. Am J Obstet Gynecol 2009; 201(1):107 e1-6.

24. Munro MG. Classification and reporting systems for adenomyosis. J Minim Invasive Gynecol 2020 Feb; 27(2):296-308.

25. Dueholm M, Lundorf E. Transvaginal ultrasound or MRI for diagnosis of adenomyosis. Curr Opin Obstet Gynecol 2007; 19(6): 505-12.

26. Tellum T, Nygaard S, Lieng M. Noninvasive diagnosis of adenomyosis: A structured review and meta-analysis of diagnostic accuracy in imaging. J Minim Invasive Gynecol. 2020 Feb; 27(2):408-18.

27. Verma SK et al. Adenomyosis: sonohysterography with MRI correlation. AJR Am J Roentgenol 2009; 192(4):1112-6.

28. McCausland AM. Hysteroscopic myometrial biopsy: its use in diagnosing adenomyosis and its clinical application. Am J Obstet Gynecol 1992; 166(6 Pt 1):1619-26; discussion 1626-8.

29. Pace WAP. Biópsia de miométrio pós-histeroscopia no diagnóstico da adenomiose. RBGO Rev Bras Ginecol Obstet 2001; 23:403.

30. Schweppe KW. The place of dydrogesterone in the treatment of endometriosis and adenomyosis. Maturitas 2009; 65 Suppl 1:S23-7.

31. Schweppe KW. Long-term use of progestogens - effects on endometriosis, adenomyosis and myomas. Gynecol Endocrinol 2007; 23 Suppl 1:17-21.

32. Fedele L, Bianchi S, Frontino G. Hormonal treatments for adenomyosis. Best Pract Res Clin Obstet Gynaecol 2008; 22(2):333-9.

33. Ota H et al. Effects of danazol at the immunologic level in patients with adenomyosis, with special reference to autoantibodies: a multi-center cooperative study. Am J Obstet Gynecol 1992; 167(2):481-6.

34. Zhang X et al. Evaluation of the efficacy of a danazol-loaded intrauterine contraceptive device on adenomyosis in an ICR mouse model. Hum Reprod 2008; 23(9):2024-30.

35. Vannuccini S, Luisi S, Tosti C, Sorbi F, Petraglia F. Role of medical therapy in the management of uterine adenomyosis. Fertil Steril 2018 Mar; 109(3):398-405.

36. Khan KN et al. Changes in tissue inflammation, angiogenesis and apoptosis in endometriosis, adenomyosis and uterine myoma after GnRH agonist therapy. Hum Reprod 25(3):642-53.

37. Kang JL et al. Efficacy of gonadotropin-releasing hormone agonist and an extended-interval dosing regimen in the treatment of patients with adenomyosis and endometriosis. Gynecol Obstet Invest 69(2):73-7.

38. Cho S et al. Clinical effects of the levonorgestrel-releasing intrauterine device in patients with adenomyosis. Am J Obstet Gynecol 2008; 198(4):373 e1-7.

39. Bragheto AM et al. Effectiveness of the levonorgestrel-releasing intrauterine system in the treatment of adenomyosis diagnosed and monitored by magnetic resonance imaging. Contraception 2007; 76(3):195-9.

40. Lee KH, Kim JK, Lee MA et al. Relationship between uterine volume and discontinuation of treatment with levonorgestrel-releasing intrauterine devices in patients with adenomyosis. Arch Gynecol Obstet 2016; 294:561-6.

41. Coutinho EM. Therapeutic experience with gestrinone. In: Chadha DR, Buttram VC Jr. Current concepts in endometriosis. New York: Alan R. Liss, Inc., 1990: 233-40.

42. Coutinho E, Carreira C, Bastos GJO. ST-1435: a new alternative for medical therapy of endometriosis. In: Coutinho EM, Spinola P, De Moura LH (eds.) Progress in the management of endometriosis. Proceedings of the 4th World Congress on Endometriosis, Salvador, Bahia, Brazil, May 1994. Pathernon Publishing, U.K., 1995: 333-6.

43. Pace WAP et al. Ablação de endométrio no tratamento do sangramento uterino anormal. Trabalho Livre, A.O. 092, Congresso Brasileiro de Ginecologia Obstetrícia de G.O Recife, FEBRASGO, 2003.

44. Osada H. Uterine adenomyosis and adenomyoma: the surgical approach. Fertil Steril 2018 Mar; 109(3):406-17.

45 Huang YF, Deng J, Wei XL et al. A comparison of reproductive outcomes of patients with adenomyosis and infertility treated with high-intensity focused ultrasound and laparoscopic excision. Int J Hyperthermia 2020; 37(1):301-7.

46. Nguyen MD. Magnetic resonance-guided focused ultrasound surgery for leiomyoma and adenomyosis: An alternative nonvascular approach. Gynecol Minim Invasive Ther 2019 Oct 24; 8(4):196-8.

47. Bratby MJ, Walker WJ. Uterine artery embolisation for symptomatic adenomyosis – mid-term results. Eur J Radiol 2009; 70(1): 128-32.

48. Lohle PN et al. Uterine artery embolization for symptomatic adenomyosis with or without uterine leiomyomas with the use of calibrated tris-acryl gelatin microspheres: midterm clinical and MR imaging follow-up. J Vasc Interv Radiol 2007; 18(7):835-41.

49. Lohle PNM, Higué D, Herbreteau D. Uterine artery embolisation in women with symptomatic adenomyosis. Presse Med 2019 Apr; 48(4):435-9.)

Capítulo 22

HISTEROSCOPIA E ABLAÇÃO DE ENDOMÉTRIO

Walter Antônio Prata Pace
Juliana de Moura Cabral
Francisco de Assis Nunes Pereira
João Oscar Falcão Júnior

:: INTRODUÇÃO

O sangramento menstrual intenso se apresenta de maneira prolongada ou excessiva com perdas sanguíneas de 80mL ou mais por ciclo menstrual, o que interfere na qualidade de vida, tanto no aspecto físico como no social e/ou emocional[1,2]. Esse distúrbio tende a ocorrer em 10% a 30% das mulheres em idade reprodutiva e é responsável por até um terço dos atendimentos ginecológicos[1]. Outro problema comum durante a menacme é o sangramento uterino anormal (SUA), definido como um sangramento também excessivo, mas que ocorre fora do ciclo menstrual[3]. Vale destacar que esse fenômeno apresenta prevalência maior que 5% e também é responsável por um grande número de visitas ao médico[4].

Essas perdas sanguíneas intensas acarretam deficiência de ferro, anemia, fadiga[3,5], baixa qualidade de vida, estresse e chegam a ter implicações financeiras[6]. Apesar do impacto significativo, nenhuma patologia é identificada na maioria dos casos[5,7].

Desse modo, com o objetivo de ajudar os médicos a categorizarem as causas dos sangramentos cíclicos ou não, a Federação Internacional de Ginecologia e Obstetrícia (FIGO) desenvolveu, em 2010, um sistema de classificação conhecido como PALM-COEIN. Nesse sistema, cada letra define uma possível patologia como causa: *p*ólipo, *a*denomiose, *l*eiomioma, *ma*lignidade/hiperplasia, *c*oagulopatia, disfunção *o*vulatória, *e*ndometrial, *i*atrogenia e, por fim, ainda *n*ão classificado[8]. Cabe ressaltar que a prevalência do sangramento intenso e irregular também tem aumentado em virtude do crescimento da população obesa e da síndrome dos ovários policísticos com suas conhecidas associações às disfunções ovulatórias[9].

A primeira linha de tratamento, tanto para o SUA como para o sangramento menstrual excessivo, consiste no uso de medicações que incluem ácido tranexâmico, anti-inflamatórios não esteroides, contraceptivos combinados, progesterona oral, injetável ou por implante, danazol, análogos de GnRH e o dispositivo intrauterino com levonorgestrel[4,5]. Assim, o tratamento cirúrgico passa a ser indicado apenas quando há falha no uso de medicamentos ou quando a paciente apresenta alguma contraindicação à sua utilização, havendo portanto, como opção, a ablação endometrial (AE) ou a histerectomia, a qual é considerada o tratamento definitivo[5,9].

:: ABLAÇÃO ENDOMETRIAL

Em meados dos anos 1980, a AE surgiu como opção de tratamento minimamente invasivo e, apesar de a histerectomia resolver 100% dos casos de sangramento uterino, a AE conseguiu atingir taxas de sucesso de quase 90%, provocando uma queda no número de histerectomias[7,10,11]. Comparada à histerectomia, a AE tem vantagens, como reduzido tempo cirúrgico e de recuperação e menor custo geral, além de possibilitar a manutenção do útero[2,7,10].

Ao longo dos anos foram desenvolvidos diversos métodos de AE, os quais são divididos em de primeira geração – procedimentos sob histeroscopia – e de segunda geração – aqueles que não necessitam de visibilização direta da cavidade uterina[11]. As técnicas desenvolvidas objetivam destruir toda a camada justamiometrial, incluindo as glândulas basais, ou seja, aproximadamente 4mm de profundidade, para assim suprimir a capacidade regenerativa do endométrio[2,5].

Entretanto, apesar do avanço no que diz respeito às possibilidades terapêuticas, a seleção adequada da paciente que será encaminhada para esse tipo de procedimento persiste como ponto essencial para minimizar os riscos de falhas e de eventos adversos[8].

Indicações

O National Institute for Health and Care Excellence (NICE) menciona a AE como um tratamento já bem documentado para o sangramento menstrual intenso refratário às medicações, sendo o sangramento irregular uma contraindicação relativa, apesar de a AE ter cada vez mais chances de ocupar esse papel[8].

Nas pacientes com risco cirúrgico elevado para histerectomia e nas que relutam em se submeter à cirurgia tradicional em caso de SUA rebelde ao tratamento clínico, a ablação de endométrio estaria ainda mais bem indicada.

Foi observada melhora do desconforto dos sintomas pré-menstruais, como irritabilidade, ansiedade, cefaleia e tristeza, nas pacientes que se submeteram à AE. Entretanto, apesar de evidências mostrarem que até 85,4% das pacientes apresentam melhora desses sintomas no período pós-ablação, essa ainda não é uma indicação para o procedimento[12].

Contraindicações

Antes de se proceder à AE, é imprescindível a avaliação completa da causa do sangramento anormal para a exclusão de causa estrutural, hormonal ou sistêmica. Além disso, o tratamento de uma infecção pélvica ativa deve ser feito antes do procedimento[8].

Casos de suspeita ou confirmação de uma gestação atual e/ou desejo de preservar a fertilidade são contraindicações ao método, assim como a suspeita de hiperplasia ou câncer endometrial, quando não se pode realizar biópsia antes para confirmação diagnóstica[8].

Anormalidades uterinas, sejam elas congênitas ou pós-cirúrgicas, são limitações ao uso da técnica, pois alteram o formato da cavidade uterina, levando à possibilidade de uma ablação inadequada, e também aumentam o risco às estruturas peritoneais em caso de perfuração uterina em razão da espessura miometrial fina[8].

Métodos de primeira geração

A ressecção endometrial transcervical representa a primeira geração de métodos de AE e exige a visão direta da cavidade uterina, oferecendo a modalidade de coagulação e/ou ressecção endometrial. O elemento de trabalho, eletrocautério com bola ou alça, pode ser operado em modo mono ou bipolar (Figura 22.1). A alça remove parte da camada tissular, possibilitando a obtenção de amostra tecidual para análise histopatológica, enquanto a bola ou *rollerball* tem como vantagem o risco menor de penetração miometrial, mas não fornece material para estudo.

Litta *et al.* evidenciaram que, quando a técnica é executada somente nas paredes anterior e posterior do útero, o procedimento se torna mais fácil, tem taxas menores de complicações, como sinéquia e redução da cavidade uterina, e continua apresentando bom resultado a longo prazo nos índices de amenorreia e hipomenorreia[2,12].

Métodos de segunda geração

Com o objetivo de tornar a AE cada vez mais simples, rápida, segura e mais bem sucedida foram desenvolvidas, subsequentemente, outras técnicas, conhecidas como de segunda geração[11]. Grande parte das seis técnicas que integram esse grupo é executada sem a necessidade de visualização direta da cavidade uterina, à exceção da hidrotermoablação e do *laser*[2,5,11].

Os métodos de segunda geração têm entre suas principais vantagens o fato de não dependerem tanto do operador para seu sucesso[11]. Entretanto, as diferentes técnicas apresentam limitações relacionadas com o tamanho e o formato da cavidade uterina. Apesar disso, cerca de 90% das pacientes se mostram satisfeitas com os resultados, sendo observadas taxas de nova abordagem por AE ou histerectomia de cerca de 25% nos 5 anos após ablação[8,10].

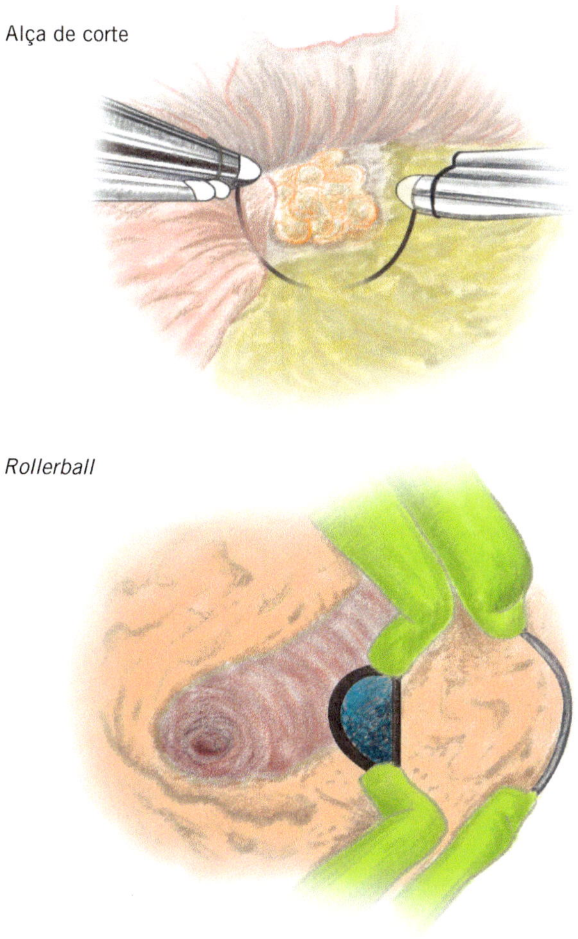

FIGURA 22.1. Alça de corte e *rollerball*[13].

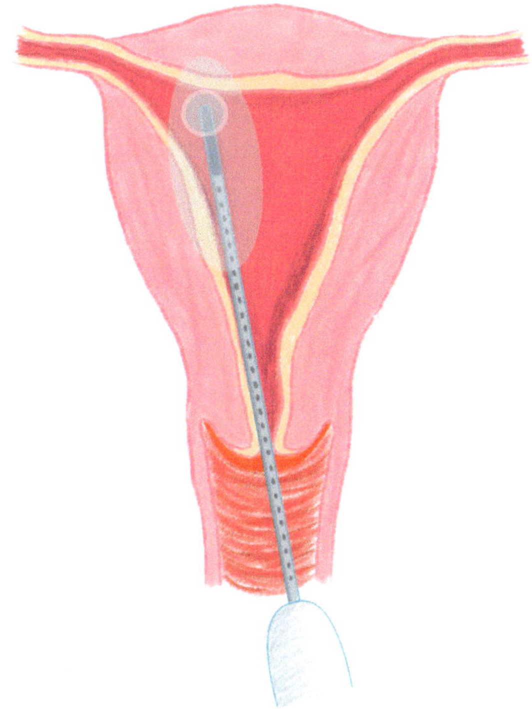

FIGURA 22.2. Crioablação[14].

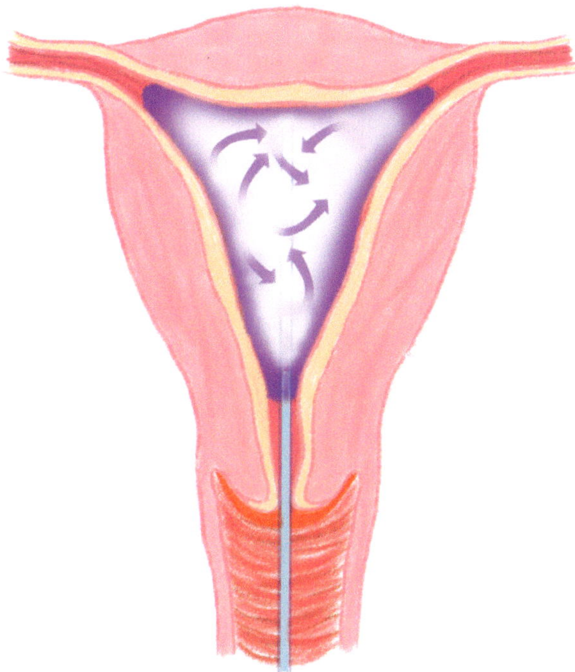

FIGURA 22.3. Balão térmico[14].

Crioablação

A crioablação consiste na introdução da haste até o fundo uterino, onde é injetado nitrogênio líquido ou gás a baixas temperaturas com o objetivo de destruir o endométrio. A técnica pode ser realizada sob anestesia local ou geral[2] (Figura 22.2).

Balão térmico

A técnica de balão térmico líquido (Figura 22.3) tem como representantes comerciais o ThermaChoice® e a Cavaterm®, que consistem em balões de silicone inflados com líquido quente que podem ser inseridos sob anestesia local. O primeiro permanece insuflado por cerca de 8 minutos apenas[2].

Micro-ondas

Outro método de rápida execução é representado pelas micro-ondas (Figura 22.4), mais conhecidas como técnica de *microwave*, que utilizam altas temperaturas em regime de anestesia local. Cooper *et al.*, em análise de longo prazo de 236 mulheres, relataram que a população submetida a essa técnica apresentou taxas menores de histerectomia quando comparada ao grupo que utilizou ressecção transcervical, principalmente devido ao relato de menos dor no pós-operatório. Os autores ressaltaram que, apesar disso, a *microwave* não apresenta tanta versatilidade para as diferentes formas de cavidade uterina, quando comparada ao uso de *rollerball* ou da alça de ressecção[2].

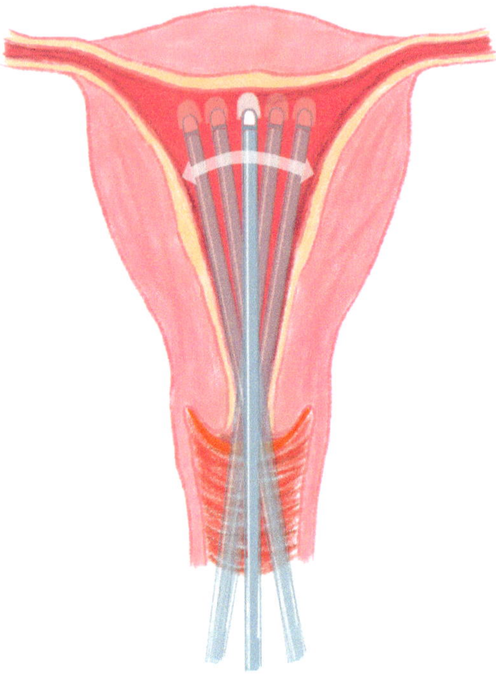

FIGURA 22.4. Micro-ondas[14].

Radiofrequência bipolar

O Novasure® (Figura 22.5) utiliza uma rede de eletrodos bipolar para emitir radiofrequência e tem como desvantagem não poder ser usado em cavidades irregulares. Apesar disso, essa técnica apresenta as maiores taxas de amenorreia e satisfação, quando comparada ao balão térmico líquido. Os métodos de primeira geração exigiam mais tempo para o procedimento (4,2 *versus* 24,2 minutos) e apresentavam taxas maiores de complicações intraoperatórias (0,6% *versus* 6,7%)[2].

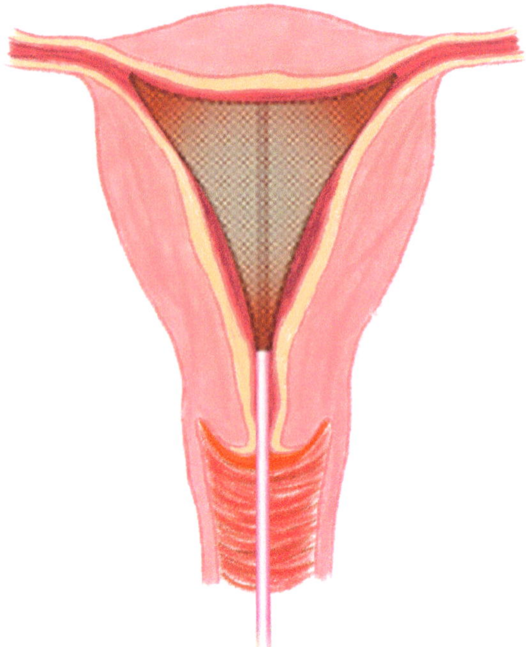

FIGURA 22.5. Radiofrequência[14].

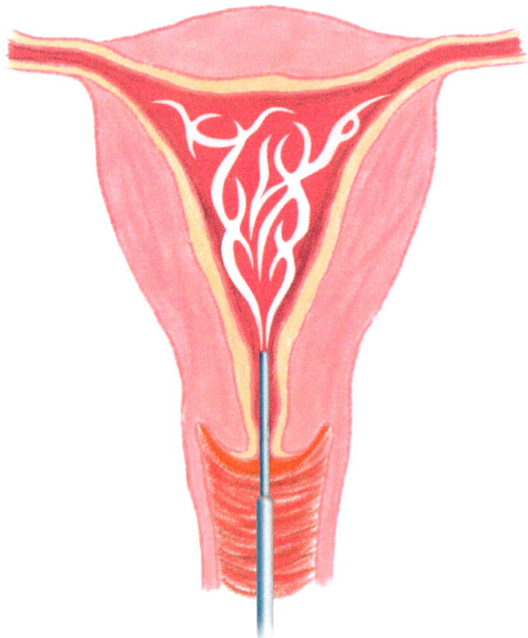

FIGURA 22.6. Hidrotermoablação[14].

Hidrotermoablação

Mais uma possibilidade disponível dentre os métodos de AE de segunda geração, a hidrotermoablação (Figura 22.6) promove a destruição endometrial ao instilar solução salina quente diretamente sob visibilização histeroscópica, tendo como desvantagem a necessidade de tratamento pré-operatório com análogo de GnRH ou danazol. Corson *et al.* não detectaram diferença nos índices de amenorreia, necessidade cirúrgica posterior ou efeitos adversos entre essa técnica e as de primeira geração[2].

Laser

O *laser* (ELITT®) utiliza fibra óptica e apresenta taxas maiores de amenorreia que os métodos de primeira geração, mas com índices de satisfação similares[2].

Fatores de risco para falha e condições para o sucesso da ablação endometrial

Cabe definir que o objetivo da ablação é a melhora dos padrões menstruais e não necessariamente a amenorreia. Considera-se esse método falho quando não há melhora do sangramento, quando surgem novos sintomas, como a dor pélvica, ou quando há necessidade de nova AE ou histerectomia dentro de 5 anos após o procedimento inicial[2,3,8].

As orientações dos centros de referência mais atuais tendem a destacar também a satisfação global da paciente, e não apenas a presença de sintomas, ou seja, tudo que possa interferir na vida social, física e emocional da paciente[15]. Alguns autores recomendam o uso de medicações antes do tratamento para melhorar a eficácia mediante a redução da espessura endometrial[2]. No entanto, ainda não há consenso quanto à melhor abordagem em termos de efetividade e segurança[2].

Nos primeiros 5 anos após AE, precisaram de histerectomia 8,8% das mulheres submetidas ao procedimento por micro-ondas e 6,8% daquelas em que foi usado balão térmico[16]. No entanto, outro estudo, de 2015, relatou a prevalência de 18% a 38% de pacientes que necessitaram de um novo procedimento, como ablação ou histerectomia[12]. As causas das falhas identificadas nessas mulheres que precisaram ser submetidas a uma nova cirurgia foram persistência do sangramento (43%), dor pélvica (22%) e dor associada ao sangramento (35%)[10].

No entanto, as evidências sugerem que, com a seleção adequada da população que será submetida ao procedimento, a ablação endometrial tem entre 80% e 90% de sucesso na redução do fluxo menstrual, chegando a atingir 40% a 50% de amenorreia. Além disso, é possível alcançar 90% de satisfação com taxas de reoperação em torno de 25% nos 5 anos subsequentes[8]. Desse modo, cabe ao médico assistente conhecer os fatores de risco de falha do método e saber encaminhar a paciente com as maiores chances de sucesso[8].

As pacientes com sangramento menstrual cíclico intenso constituem a principal indicação para AE[8]. Quanto às mulheres com SUA relacionado com disfunção ovulatória (SUA-O), deve ser considerado o risco aumentado de desenvolvimento de câncer de endométrio, uma vez que nessas pacientes o efeito estrogênico persiste sem oposição[3].

Nesse sentido, o American College of Obstetricians and Gynecologists (ACOG) não recomenda indicação de AE como primeira linha de tratamento do SUA-O nem em caso de hiperplasia endometrial atípica[17]. No entanto, dados publicados em 2015 evidenciaram que a AE se mostrou efetiva nessa situação, apresentando taxas de amenorreia e falha comparáveis às das mulheres com sangramento de causa endometrial. Além disso, o seguimento dessa população por quase 3 anos não evidenciou casos de câncer. Entretanto, mais estudos a longo prazo são necessários para se chegar a uma conclusão definitiva[3].

Assim, uma alternativa proposta para esse grupo de pacientes consiste na realização de biópsia endometrial antes da AE para exclusão de lesão precursora ou cancerígena[3,8]. Soma-se a isso o fato de avaliações retrospectivas não terem relatado diferença na incidência de falência da AE com sangramento intenso irregular ou regular[2]. Portanto, é possível afirmar que, antes do procedimento, é essencial o esclarecimento das pacientes a respeito de seus riscos e benefícios[9].

O sucesso da ablação depende da idade da paciente, sendo um fator preditivo para amenorreia a idade de 45 anos ou mais [12], e para a falha, menos de 40 anos de idade[8]. Corrobora essa afirmativa o fato de o grupo das pacientes que procuraram outro método após a AE ter idade menor que a da população satisfeita nos primeiros 5 anos que se seguiram ao procedimento ablativo[10].

Cabe observar a existência de outros fatores capazes de influenciar o sucesso[12] da AE, como o tamanho do útero (menos de 9cm), a espessura endometrial (menos de 4mm) e o método utilizado. Estudos retrospectivos anteriores a 2014, usando como método de ablação o Novasure®, relataram que mulheres com úteros maiores têm menos chances de se satisfazerem com a AE, variando de 91% (menos de 5cm) a 83% (mais de 6cm)[18].

A obesidade, apesar da controvérsia, parece estar relacionada com a falha, uma vez que as pacientes com índice de massa corporal elevado costumam ter úteros com mais de 10cm[18] e tendem a apresentar sangramento irregular por disfunção ovulatória[9]. No entanto, alguns autores não associam a obesidade aos piores resultados da AE[15].

A anatomia uterina e sua posição são outro ponto relevante de análise, parecendo haver aumento do risco de falha em caso de útero retrovertido, quando o balão térmico é utilizado como método, provavelmente por não conseguir alcançar a parede posterior uterina completamente[19]. Entretanto, o uso de Novasure® nesses úteros não representou aumento estatisticamente significativo no número de falhas[19].

Vale ressaltar que, devido ao aumento do número de cesarianas nas últimas décadas, procurou-se avaliar se elas poderiam influenciar o sucesso da AE. Apesar de o risco de perfuração uterina ser teoricamente maior em mulheres submetidas à cesariana anteriormente, esse risco não foi reproduzido por Peeters *et al.*[19], ficando evidente que a cesariana não interfere no risco de falha nessas pacientes[2,19].

Outro ponto relevante foi que a laqueadura tubária (LT) prévia aumenta o risco de insucesso, embora a explicação para isso ainda não esteja totalmente clara. Assim, a síndrome pós-ablação e esterilização tubária tem sido sugerida como a causa. A síndrome se caracteriza por dor em decorrência da distensão da parte proximal da trompa, do sangramento endometrial proveniente da regeneração cornual uterina e das aderências intrauterinas que obstruem o trato de saída e o fluxo para a cavidade peritoneal[19]. Consequentemente, as pacientes com LT prévia talvez não sejam boas candidatas à AE por apresentarem alta chance de falha[12].

Quando se faz uma análise histopatológica das peças cirúrgicas de mulheres submetidas à histerectomia por falência da AE, 69% delas apresentam endometriose, o que é consistente com estudos anteriores, tendo em vista que essas pacientes apresentam taxas maiores de alterações menstruais, como dismenorreia em idades mais precoces, além de a endometriose, assim como a adenomiose, poder resultar em regeneração endometrial[10]. Além disso, foi constatado que essas pacientes exibiam menos fibrose e mais endométrio livre após a ablação[12]. Outros fatores de risco indicativos de falência, que também costumam estar associados à endometriose e à adenomiose, incluem dor pélvica ou dismenorreia previamente ao procedimento[8].

O exame de ressonância nuclear magnética apresenta sensibilidade de 78% a 88% para detecção de adenomiose, podendo ajudar a detectar esses casos. Não se sabe ao certo se a AE por Novasure® pode piorar a adenomiose ou apenas torná-la mais evidente. Dentre as justificativas há a hipótese de que o Novasure® piore a adenomiose por criar pequenas falhas na superfície da cavidade, as quais são capazes de permitir a migração do endométrio para o interior do miométrio. Alguns acreditam que esse dano à camada basal poderia intensificar e agravar a progressão da adenomiose[7].

Dos úteros retirados por falha da AE, 63% apresentavam miomas[10]. Entretanto, a AE de mulheres com miomas não tem sido avaliada constantemente por ensaios clínicos randomizados. O mioma submucoso, por distorcer a cavidade uterina, pode dificultar tecnicamente a AE, o que tende a aumentar o risco de insucesso[10]. Contudo, um estudo não controlado com mulheres com miomas pequenos submetidas à AE por radiofrequência relatou melhora dos sintomas em 75% a 87% das pacientes[15].

O mioma intramural também vinha sendo tradicionalmente associado à falha do método de ablação; no entanto, outros grupos têm mostrado boas taxas de sucesso[10]. Uma avaliação para comprovar a efetividade da AE em pacientes com mioma intramural submetidas ao procedimento por radiofrequência evidenciou redução significativa do sangramento[20]. Assim, mais estudos são necessários para definição da localização do mioma, o que pode influenciar positivamente o sucesso do tratamento[10].

Vale ressaltar que 6% dos úteros avaliados após histerectomia não tinham qualquer patologia diagnosticada que justificasse o fracasso da AE[10].

O risco anestésico elevado, ASA 3 ou 4, para ablação não ressectoscópica apresentou taxas de falha cumulativa em 5 anos de aproximadamente 7,3%, sem diferença estatística em relação ao grupo de baixo risco (11,5%)[6].

Assim, o médico que atende uma paciente com queixa de sangramento deve, antes de indicar a AE, fazer uma avaliação completa da causa da hemorragia uterina para excluir causas estruturais, hormonais ou sistêmicas[8]. Assim, é fundamental, nesse processo, uma anamnese detalhada, questionando aspectos como idade da paciente, desejo de preservar a fertilidade, data da última menstruação, sintomas menstruais, incluindo duração, fluxo e dor pélvica, histórico de sangramento após a menopausa, passado cirúrgico e vias de partos, além de realizar um exame físico detalhado.

A solicitação de exames de imagem pré-ablação, de acordo com a queixa da paciente, também pode ajudar a descartar uma paciente com grande chance de falha do procedimento[8]. Exames de imagem, como ressonância nuclear magnética, podem auxiliar a identificação das pacientes com endometriose e/ou adenomiose[7].

O Quadro 22.1 mostra os principais fatores de risco para falha dos métodos de ablação endometrial. Essas informações podem ser usadas para estratificação do risco do método e o aconselhamento das pacientes[10].

QUADRO 22.1. Fatores de risco para falência dos métodos de ablação endometrial

Idade < 45 anos	Multiparidade	
Adenomiose/endometriose	Cesariana anterior	
Laqueadura tubária	Dismenorreia prévia	
Anormalidades uterinas	Útero ≥ 9 a 10cm	
Mioma submucoso e/ou intramural	Útero retrovertido	
	Favorável	**Desfavorável**
Idade	> 45 anos	< 40 anos
Histerometria	< 9cm	> 12cm
Volume uterino	< 150cc	> 200cc
Adenomiose	Ausente	Presente
Endometriose	Ausente	Presente
Espessura endometrial	< 4mm	> 4mm
Mioma	Ausente	Presente
Eixo uterino (?)	AVF/intermediária	RVF
Laqueadura tubária (?)	Ausente	Presente

AVF: anteversoflexão; RVF: retroversoflexão.

Complicações

As técnicas não ressectoscópicas são consideradas mais seguras que as ressectoscópicas, apesar de ambas apresentarem baixos índices de complicações. Em caso de escolha de uma técnica de primeira geração, há a preocupação com a síndrome de intravasamento de líquido, que pode ocasionar um distúrbio hidroeletrolítico, especialmente quando se utiliza instrumental monopolar, o que exige o uso de soluções não eletrolíticas. A absorção sistêmica elevada desses líquidos pode acarretar hiponatremia e hipo-osmolaridade com risco de impacto neurológico grave e até de morte[8], o que, felizmente, não é frequente.

Outros riscos presentes no intraoperatório da AE são a laceração cervical e a perfuração uterina, ambas também menos prováveis quando se adotam os métodos de segunda geração. A perfuração uterina pode lesionar órgãos adjacentes e parece ter seu risco inversamente relacionado com a experiência do cirurgião. A taxa de ocorrência com os métodos de segunda geração se aproxima de 0,3%, podendo alcançar 1,3% com os de primeira. A taxa de sangramento como complicação durante a execução da AE é baixa, atingindo níveis de 1,2% para os métodos novos e de 3% para os de primeira geração[8].

A AE induz inflamação e necrose, ocasionando a formação de cicatrizes uterinas e retração tecidual, as quais são mais evidentes no primeiro ano após o procedimento[8,12]. Algumas áreas podem não ser atingidas, o que pode levar à persistência do sangramento endometrial.

Em caso de eventual obstrução da saída, o fluxo menstrual fica retido, formando um hematométrio que pode conduzir à dor pélvica. O hematométrio é um achado frequente nas mulheres submetidas à histerectomia pós-ablação por dor pélvica. Quando ocorre esse acúmulo de sangue, pode-se tentar a adoção de conduta expectante, se a paciente for assintomática. Caso contrário, é possível tentar refazer um pertuito para a saída do material acumulado. Como última alternativa, pode-se lançar mão da histerectomia. A síndrome pós-AE e a esterilização tubária podem se desenvolver em até 2 ou 3 anos após o procedimento[2].

A dor pélvica após ablação é outra possível complicação, ocorrendo em cerca de 20% das mulheres independentemente da técnica empregada, mas principalmente naquelas com história pregressa de dismenorreia ou laqueadura tubária[8,15]. A dor pode surgir meses ou anos após a ablação, tendo sido atribuída à contratura e cicatriz uterina ou à distensão visceral por acúmulo de sangue[2]. Quase 50% dessas pacientes precisaram se submeter à histerectomia posteriormente[15]. Esse quadro de insucesso está frequentemente relacionado com o hematométrio, e os sintomas de dismenorreia pré-AE, endometriose e LT anterior aumentam o risco de surgimento dessa dor no pós-operatório com o consequente fracasso do procedimento[8,15,19].

A infecção é uma complicação possível após AE, havendo o registro de 1,4% a 2% de prevalência de endometrite e 0,9% e 1,1% de miometrite e doença inflamatória pélvica ou abscesso pélvico, respectivamente. Esse quadro infeccioso surge mais frequentemente nos primeiros 3 dias após a cirurgia, mas há o relato de casos com início de sinais e sintomas em até 50 dias. Apesar desses dados, o uso rotineiro de antibioticoprofilaxia ainda é controverso[2].

Limitações

A contracepção após a realização de procedimento ablativo é necessária, uma vez que ele não é considerado um método de esterilização, podendo ocorrer gravidez em torno de 0,7% dos casos. O risco de aborto é maior, assim como de uma gravidez ectópica[2,8]. Mesmo quando prossegue além do primeiro trimestre, a gestação é considerada de alto risco em virtude do aumento das chances de parto prematuro, crescimento intrauterino restrito, placentação anormal, ruptura prematura de membranas ovulares (RPMO), ruptura uterina e hemorragia.

Os dados sugerem ainda o aumento das taxas de cesariana e de mortalidade perinatal[2,8]. Em termos estatísticos, uma revisão sistemática com mulheres que engravidaram após a AE constatou que quase 50% evoluíram para aborto e 7% tiveram gravidez ectópica. Dentre as que prosseguiram com a gestação, 16% apresentaram RPMO, 31%, parto prematuro, 26% tiveram placenta acreta, 44% precisaram ser submetidas à cesariana e 58% necessitaram de histerectomia[15].

Os métodos ablativos também apresentam limitações relacionadas com o tamanho e o formato uterino[12]. Enquanto alguns autores evidenciam que úteros com histerometria acima de 9cm, retrovertidos e com espessura endometrial maior que 4mm apresentam pior prognóstico, outros não são capazes de evidenciar tal diferença[3,12,19]. Entretanto, a maioria dos métodos de segunda geração só foi estudada em úteros com histerometria inferior a 10cm, o que limita os dados disponíveis[18]. Os úteros com formatos não usuais estão sob risco maior de falha quando não se escolhe o método de AE adequado[2,8], o que sugere haver uma vantagem das técnicas de primeira geração em relação às de segunda[8].

:: CUSTO X BENEFÍCIO

Ablação endometrial *versus* histerectomia

Apesar de a histerectomia promover a cura do SUA[1], desde o advento da AE as taxas da cirurgia de retirada do útero vêm decaindo[7,8]. Atualmente, a maioria das indicações de histerectomia por falha da AE ocorre nos 2 anos seguintes à realização da ablação[8,12,15].

Quando comparada com a AE como primeira opção cirúrgica terapêutica, verifica-se que a histeroscopia apresenta maiores complicações peroperatórias, mais tempo para recuperação, custos maiores e taxas de morbidade também maiores[7,8]. Além disso, os métodos de segunda geração têm, em alguns casos, um mecanismo de segurança que torna possível detectar a quebra no sistema ou perfuração uterina com a adequada notificação da dissecção tissular[8].

As pacientes submetidas à histerectomia têm a vantagem de não precisar passar por mais reintervenções para o tratamento do sangramento uterino, uma vez que o procedimento é considerado definitivo nesse aspecto. Entretanto, essas pacientes são mais propensas a realizar outros procedimentos para tratamento de suas complicações, como reparo da parede pélvica, cirurgia para incontinência urinária ou reparo de fístula genital[15].

Por outro lado, o risco de complicações é menor com a AE, mas são maiores as chances de haver a necessidade de nova intervenção para o tratamento do sangramento persistente[8]. Desse modo, os custos diretos da histerectomia são maiores no primeiro ano após o tratamento, comparados com os da AE, mas essa diferença vai se reduzindo com o tempo em razão da necessidade de retratamento de algumas mulheres submetidas à AE[1,8]. No entanto, mesmo após 5 anos os gastos com a AE ainda são um terço menores que os custos da histerectomia[1].

Portanto, a AE pode poupar gastos, ao mesmo tempo que reduz as complicações de tratamento e a perda de dias de trabalho, bem como, sob a perspectiva da paciente, melhora a qualidade de vida em curto prazo, embora ainda sejam incertos, os impactos a longo prazo[1]. A AE também pode ser realizada em caso de episódios de SUA agudos com ameaça à vida, de modo a evitar uma histerectomia de emergência[8].

No Quadro 22.2 são comparadas as desvantagens da AE e da histerectomia.

QUADRO 22.2. Comparação entre ablação endometrial e histerectomia

Critérios	Ablação endometrial	Histerectomia
Maior probabilidade de reintervenção	X	
Maior tempo de recuperação		X
Maior morbidade		X
Maior custo		X
Maior número de complicações peroperatórias		x

Ablação endometrial de primeira geração *versus* de segunda geração

Em 2005, uma metanálise da Cochrane não evidenciou diferenças significativas entre a primeira e a segunda geração dos métodos de AE quanto à melhora do sangramento menstrual intenso ou à satisfação das pacientes[11]. Corrobora esses dados uma metanálise de 2013 que comparou sete estudos, envolvendo os métodos de primeira e segunda gerações, e que também não identificou diferenças nos índices de amenorreia ou de necessidade de cirurgia futura[11].

Dados de 2016 sugerem que ambas as técnicas são capazes de atingir níveis de satisfação em torno de 90% com a necessidade de cirurgia subsequente em 25% dos casos[8]. No entanto, cabe lembrar que as técnicas de segunda geração são capazes de promover procedimentos mais rápidos, sob anestesia local, com taxas menores de complicações peroperatórias (0,52%; IC: 0,36-0,76), bem como custos inferiores aos dos métodos de primeira geração[5,11].

Além disso, os métodos mais novos são tecnicamente mais simples, com menos necessidade de treinamento, e podem ser realizados comumente em ambulatório. Cabe observar que o risco de intravasamento de líquido é inexistente e que a possibilidade de perfuração uterina ou laceração cervical é menor do que com os métodos de primeira geração[2,8]. As vantagens dos métodos de primeira geração em relação aos de segunda incluem a possibilidade de realização parcial da AE ou em cavidades com formatos pouco usuais, bem como a capacidade de fornecer amostra para histopatológico ou ainda possibilitar a miomectomia no mesmo tempo cirúrgico e com menos preocupação a respeito de falhas no aparelho[2,8].

O Quadro 22.3 mostra as vantagens de cada uma das gerações de AE.

QUADRO 22.3. Vantagens das gerações de ablação endometrial

Primeira geração	Segunda geração
Satisfação das pacientes	Satisfação das pacientes
Melhora do sangramento	Melhora do sangramento
Possibilita AE em cavidades uterinas de formato pouco usual	Mais rápida
	Anestesia local
Possibilita miomectomia/ polipectomia no mesmo tempo	Menor custo
	Tecnicamente mais simples
Possibilita envio de material para histopatológico	Menor índice de complicações peroperatórias

Comparação das técnicas de segunda geração

Dentre as técnicas mais modernas, o Novasure® apresenta a menor curva de aprendizado e as maiores taxas de amenorreia em 1 ano[7,15], passando de 55% nos primeiros 12 meses para 97% nos 5 anos posteriores à AE[15]. As falhas acontecem em 8% a 10% das mulheres[7,15]. Quanto à rapidez, o procedimento também apresenta resultados superiores aos obtidos com o balão térmico (Thermachoice®) e a *microwave*[15].

Ao se comparar a ablação por radiofrequência bipolar (o Novasure®) com o balão térmico, verificou-se que o primeiro método promove mais benefícios quanto às taxas de amenorreia (OR: 2,51; IC: 1,53-4,12), também apresentando resultados superiores quando comparado à hidrotermoablação (OR: 2,77; IC: 1,49-5,14)[15].

Outros estudos, também com foco na avaliação dos índices de amenorreia após AE, relataram resultados semelhantes aos do estudo que comparou o Novasure® com o Thermachoice® aos 12 meses e 5 anos, ou seja, taxas de amenorreia de 43% no primeiro ano entre as pacientes submetidas ao primeiro e de 8% entre as submetidas ao segundo método[2,21]. No entanto, 10 anos após a AE houve aumento nas taxas de amenorreia em ambos os grupos, passando de 48% para 78% no caso da técnica bipolar e de 32% para 66% com o uso do balão térmico. Vale ressaltar, entretanto, que o balão utilizado nesse estudo era uma versão anterior, não mais comercializada[21].

Apesar de o Novasure® ter apresentado melhor custo × benefício que o grupo submetido ao Thermachoice®, não se evidenciou diferença na taxa de procedimentos cirúrgicos posteriores nem de complicações[11]. A comparação desses dois métodos em pacientes com baixo e alto risco anestésico não revelou diferença estatística entre essas populações para falha ou índice de amenorreia[6].

Ao avaliar os resultados da técnica de *microwave* comparados aos das outras, Daniels, em 2013, observou superioridade da *microwave* no que diz respeito à amenorreia em relação à termoablação (OR: 1,66; IC: 1,01-2,71)[15]. Esses resultados foram corroborados por Sambrook *et al.* e Athanatos *et al.* em 2014, cujos índices também não mostraram diferenças nos seguintes aspectos: sintomas menstruais, percentual de pacientes satisfeitas com o tratamento e que o recomendariam a uma amiga, qualidade de vida e número de mulheres que precisaram ser submetidas à histerectomia (8,8% para *microwave* e 6,8% para termoablação)[4,16]. Daniels ainda destacou a superioridade da *microwave* em relação à técnica de líquido livre (OR: 4,91; IC: 2,04-11,8); essa superioridade, no entanto, não foi comprovada quando o método foi comparado com a crioablação (OR: 0,3; IC: 0,13-0,74)[15].

Na comparação entre a *microwave* e o Novasure®, nos primeiros 3 meses após a ablação os resultados com a *microwave* foram melhores quanto à dismenorreia, porém só alcançaram significância estatística 12 meses após a AE. Vale ressaltar que o Novasure® apresentou melhores resultados para amenorreia que a *microwave,* tanto nos 3 primeiros meses como na avaliação aos 12 meses. Enquanto o Novasure® alcançou 100% de satisfação entre as pacientes aos 3 e aos 12 meses e 75,8% de amenorreia na avaliação após 1 ano, a *microwave* exibiu uma queda na satisfação, passando de 97% nos primeiros 3 meses para 84,3% após 12 meses e atingindo taxa de amenorreia de apenas 24,2% na última data. Além disso, o tempo de cirurgia foi menor com o Novasure®, apesar de as complicações terem sido mínimas com ambos[4].

Nesse sentido, uma metanálise evidenciou que a AE por radiofrequência bipolar e por *microwave* é mais efetiva que com o uso de Thermochoice® ou líquido livre ablativo para o tratamento do sangramento menstrual intenso[11].

O Quadro 22.4 compara os resultados dos três principais métodos de segunda geração com mais pesquisas publicadas.

QUADRO 22.4. Comparação entre os três principais métodos de ablação endometrial de segunda geração

Critérios	Novasure®	Thermachoice®	*Microwave*
Menor curva de aprendizado	X		
Maior taxa de amenorreia	X	=	=
Menor tempo cirúrgico	X		
Necessidade de novo procedimento	=	=	=
Complicações	=	=	=
Melhora da dismenorreia		Sem estudo comparative	X
Maior satisfação das pacientes	X	=	=

X: melhor resultado comparado aos outros métodos; =: resultados semelhantes.

:: QUAL MÉTODO EMPREGAR?

O fluxograma de conduta para a identificação da paciente e do método a ser empregado auxilia a escolha do melhor método para cada paciente, visando reduzir a possibilidade de falha no tratamento do sangramento intenso refratário à medicação (Figura 22.7).

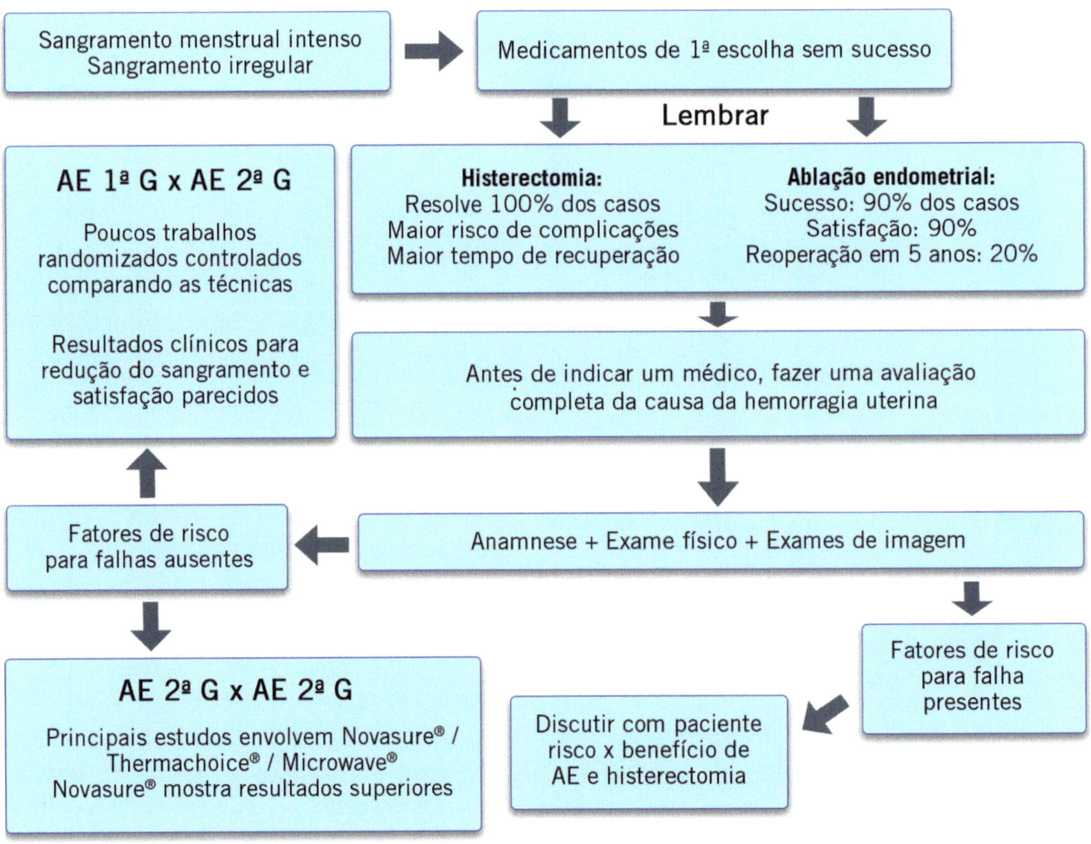

FIGURA 22.7. Fluxograma de conduta em caso de sangramento intenso refratário ao tratamento clínico.

Diante do exposto, fica evidente a enorme vantagem da AE, em relação à histerectomia, para o tratamento do sangramento uterino, em vista do risco menor de complicações no per e pós-operatório, além de ter um custo menor e ser mais rápida. Nesse sentido, o surgimento de novas técnicas de AE difundiu ainda mais sua realização, tornando sua execução cada vez mais simples.

Apesar disso, o principal fator para o sucesso da AE é a seleção adequada da paciente, identificando, na anamnese, seus objetivos com relação ao tratamento, além de suas expectativas futuras e o perfil clínico. Entretanto, convém ter em mente que os exames físico e de imagem poderão indicar a melhor técnica ablativa para cada mulher.

O surgimento de novos estudos comparativos ampliou o conhecimento acerca dos fatores de risco que aumentam a possibilidade de falha da AE. Divulgar esses fatores e tê-los em mente é importante para possibilitar sua busca ativa durante a avaliação de uma paciente com queixa de sangramento. No entanto, algumas características ainda não alcançaram a unanimidade no que diz respeito à piora do prognóstico da ablação, havendo a necessidade de mais estudos.

Assim, para o sucesso do tratamento e a melhora da qualidade de vida da paciente, a indicação deve ser individualizada, levando em conta não apenas a experiência do médico, mas também as características clínicas e anatômicas de cada mulher.

REFERÊNCIAS

1. Miller JD, Lenhart GM, Bonafede MM, Lukes AS, Laughlin-Tommaso. Cost-effectiveness of global endometrial ablation vs. hysterectomy for treatment of abnormal uterine bleeding: US Commercial and Medicaid Payer Perspectives. Population Health Management 2015; 18(5):373-82.

2. Angioni S, Pontis A, Nappi L et al. Endometrial ablation: first - vs. second-generation techniques. Minerva Ginecol 2016; 68:143-53.

3. Hokenstad AN, El-Nashar SA, Khan Z, Hpkins MR, Famuyide AO. Endometrial ablation in women with abnormal uterine bleeding related to ovulatory dysfunction: A cohort study. Journal of Minimally Invasive Gynecology 2015; 22(7):1225-30.

4. Athanatos D, Pados G, Venetis CA et al. Novasure impedance control system versus microwave endometrial ablation for the treatment of dysfunctional uterine bleeding: a double-blind, randomized controlled trial. Clin Exp Obst Gyn. DOI: 10.12891/ceog1866.2015.

5. Lethaby A, Penninx J, Hickey M, Garry R, Marjoribanks J. Endometrial resection and ablation techniques for heavy menstrual bleeding. Cochrane Database of Systematic Reviews. 2013; 8:Art. No.: CD001501. DOI: 10.1002/14651858.CD001501.pub4.

6. Ajao MO, El-Nashar SA, Khan Z, Hopkins MR, Creedon DJ, Famuyide AO. Nonresectoscopic endometrial ablation in high-risk surgical pPatients: A cohort study. Journal of Minimally Invasive Gynecology 2013; 20(4):487-91.

7. Mengerink BB, van der Wurff AAM, terHaar JF, van Rooki IA, Pijnenborg JMA. Effect of undiagnosed deep adenomyosis after failed NovaSure endometrial ablation. Journal of Minimally Invasive Gynecology 2015; 22(2):239-44.

8. Moulder JK, Yunker A. Endometrial ablation: considerations and complications. Curr Opin Obstet Gynecol 2016; 28(4):261-6.

9. Smithling KR, Savella G, Raker CA, Matteson KA. Preoperative uterine bleeding pattern and risk of endometrial ablation failure. Am J Obstet Gynecol 2014; 211:556.e1-6.

10. Riley KA, Davies MF, Harkins GJ. Characteristics of patients undergoing hysterectomy for failed endometrial ablation. Journal of the Society of Laparoendoscopic Surgeons 2013; 17:503-7.

11. Kroft J, Liu G. First- versus second-generation endometrial ablation devices for treatment of menorrhagia: A systematic review, meta-analysis and appraisal of economic evaluations. J Obstet Gynaecol Can 2013; 35(11):1010-9.

12. Simon RA, Quddus MR, Lawrence WD, Sung CJ. Pathology of endometrial ablation failures: A clinicopathologic study of 164 cases. Int J Gynecol Pathol 2015; 34(3):245-52.

13. Nappi C, Sardo ADS. State of the art hysteroscopic approaches to pathologies of the genital tract. 1. ed. Naples, Italy: EndoPress, 2014.

14. Sharp HT. Assessment of new technology in the treatment of idiopathic menorragia and uterine leiomyomata. Obstet Gynecol 2006; 108:990-1003.

15. Daniels JP. The long-term outcomes of endometrial ablation in the treatment of heavy menstrual bleeding. Curr Opin Obstet Gynecol 2013; 25(4):320-6.

16. Sambrook AM, Elders A, Cooper KG. Microwave endometrial ablation versus thermal balloon endometrial ablation (MEATBall): 5-year follow up of a randomised controlled trial. BJOG 2014; 121:748-54.

17. Vilos GA, Oraif A, Vilos AG, Ettler H, Edris F, Abu-Rafea B. Long-term clinical outcomes following resectoscopic endometrial ablation of non-atypical endometrial hyperplasia in women with abnormal uterine bleeding. Journal of Minimally Invasive Gynecology 2015; 22(1):66-77.

18. Thiel JA, Briggs MM, Pohlman S, Rattray D. Evaluation of the NovaSure endometrial ablation procedure in women with uterine cavity length over 10 cm. J Obstet Gynaecol Can 2014; 36(6):491-7.

19. Peeters JAH, Penninx JPM, Mol BW, Bongers MY. Prognostic factors for the success of endometrial ablation in the treatment of menorrhagia with special reference to previous cesarean section. European Journal of Obstetrics & Gynecology and Reproductive Biology 2013; 67:100-3.

20. Galen DI, Isaacson KB, Lee BB. Does menstrual bleeding decrease after ablation of intramural myomas? A retrospective study. Journal of Minimally Invasive Gynecology 2013; 20(6):830-5.

21. Herman M, Penninx J, Mol B, Bongers M. Ten-year follow-up of a randomised controlled trial comparing bipolar endometrial ablation with balloon ablation for heavy menstrual bleeding. BJOG 2013; 120:966-70.

Capítulo 23
OUTROS MÉTODOS DESTRUTIVOS ENDOMETRIAIS

Sérgio Simões de Souza

:: INTRODUÇÃO

A mulher experimenta, em média, 400 menstruações durante toda sua vida. Trata-se de um evento periódico com manifestação aproximada de 28 dias, que se inicia com a menarca e termina com a menopausa, representando a descamação endometrial. A coordenação de todo o sistema que envolve o ciclo menstrual é considerada um dos eventos biológicos mais notáveis[1]. Para algumas mulheres essa natural mas complexa ação pode representar sério problema quando a perda sanguínea se torna excessiva.

A presença do sangramento uterino aumentado (SUA) pode causar transtornos conjugais, prejuízo financeiro e piora na qualidade de vida dessas mulheres[2]. O uso de medicamentos e a própria histerectomia foram considerados por muito tempo as principais opções de tratamento. A busca por novas opções menos agressivas e que propiciem retorno mais rápido às atividades do dia a dia fez com que nas últimas décadas fossem aprimoradas as técnicas de remoção apenas da camada interna do útero.

Essas técnicas envolvem a remoção (corte) ou destruição do endométrio (ablação) com o uso de energia térmica oriunda de instrumentos elétricos ou *laser*, todas com resultados semelhantes no controle do sangramento (85%) e uma taxa de amenorreia em torno de 50% em 12 meses, apresentando bons resultados quando empregadas em úteros com histerometria inferior a 10cm.

Esses métodos vêm se mostrando seguros, rápidos e de fácil execução, exigindo menos tempo de cirurgia, preservando o útero e possibilitando um retorno mais rápido das pacientes às suas atividades físicas, além de reduzirem significativamente o número de histerectomias[3].

Várias técnicas de destruição endometrial foram desenvolvidas ao longo dos anos para a ablação endometrial (AE), como a ressecção, a crioablação e a termoablação. O tratamento visa à diminuição da perda sanguínea com recuperação do estado clínico e melhor qualidade de vida.

:: TÉCNICAS DE PRIMEIRA GERAÇÃO

As técnicas cirúrgicas de AE foram introduzidas em meados de 1980. Como o tecido endometrial tem grande poder de regeneração, para a supressão da menstruação é necessária a remoção das glândulas da camada basal profunda, supostamente o local primário de reepitelização endometrial[4] (Figura 23.1)

A primeira AE sob visão histeroscópica utilizava a fotovaporização a *laser.* Poucos anos mais tarde foi proposta técnica mais simples e econômica, como a ablação por *rolerball.* Bons resultados foram descritos com a realização de AE por ressectoscópio juntamente com a ablação por *rolerball.* Esses métodos pertencem à primeira geração das técnicas e são considerados os mais importantes para a realização da AE[5]. A AE está indicada para mulheres com falência após tratamento medicamentoso e sem desejo reprodutivo (Figura 23.2).

A destruição completa do endométrio será determinante para o sucesso do tratamento. Sabe-se que a cirurgia é mais efetiva quando realizada em en-

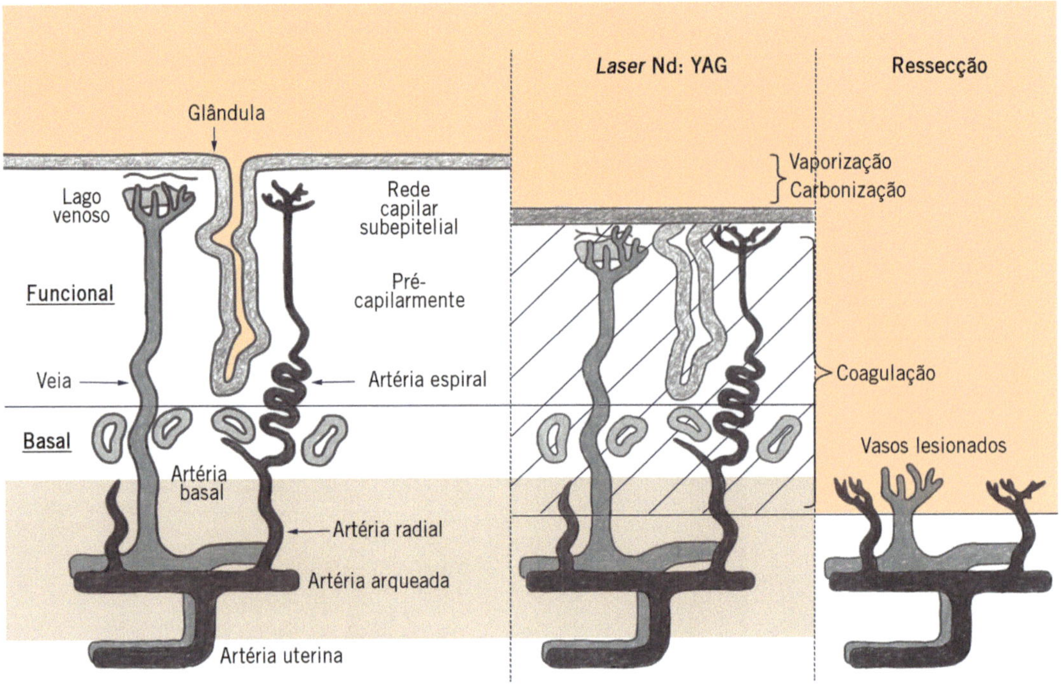

FIGURA 23.1. Representação do endométrio após procedimento com *laser* Nd:YAG e ressecção com alça.

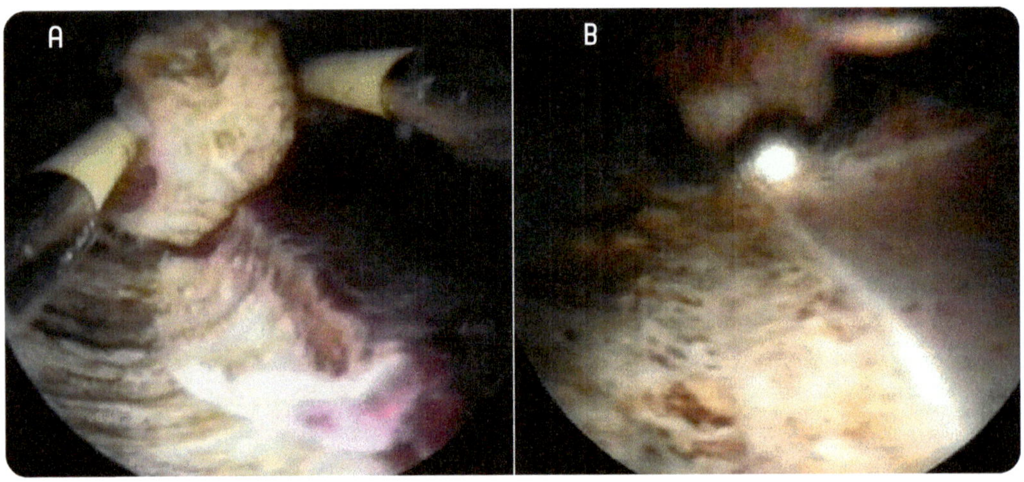

FIGURA 23.2. A e B: Ablação endometrial histeroscópica.

dométrios com espessura < 4mm. Uma opção seria operar a paciente imediatamente na fase pós-fluxo mestrual, o que nem sempre é viável. Outra possibilidade seria o uso de agentes hormonais que promovam o afinamento da camada endometrial. Tem sido sugerido que esses agentes encurtam o tempo operatório, facilitam a técnica cirúrgica e diminuem a absorção de líquidos.

Em revisão publicada pela Cochrane em que foram selecionados 20 estudos, envolvendo 1.969 mulheres, comparou-se o uso prévio de análogos de GnRH, danazol e progestogênios como preparo para cirurgia endometrial. Os autores concluíram que os estudos apresentavam nível de evidência baixo para o uso desses agentes na tentativa de facilitar a técnica e os resultados pós-operatórios e que o análogo de GnRH é um pouco mais eficaz no preparo endometrial que o danazol, além de não haver nenhum benefício quando utilizado com as técnicas de ablação de segunda geração. Por fim, chamaram a atenção para os efeitos colaterais comumente vistos com o uso dessas medicações[6].

:: TÉCNICAS DE SEGUNDA GERAÇÃO

Posteriormente, várias técnicas não histeroscópicas, conhecidas como técnicas de segunda geração, foram introduzidas com o objetivo de se tornarem mais simples, rápidas e seguras e de oferecerem melhores resultados, além de poderem ser executáveis em nível ambulatorial. Entre elas estão a crioablação, a irrigação com solução salina aquecida, a hipertermia com *laser* diodo, a ablação com micro-ondas, o sistema de ablação térmica e a terapia fotodinâmica. Em todos os procedimentos, com exceção da hidrotermoterapia com solução salina, não se utiliza o histeroscópio. Essas técnicas têm como desvantagem não promover o estudo anatomopatológico do endométrio, o qual deve ser realizado previamente.

Dispositivos utilizados na ablação endometrial

Global Endometrial Ablation (GEA)

Aprovada pela Food and Drug Administration (FDA) para o tratamento da menorragia, a GEA é utilizada em regime ambulatorial.

Balão térmico

As terapias que utilizam balão térmico intrauterino foram desenvolvidas com a intenção de simplificar os procedimentos histeroscópicos de AE, promovendo os mesmos resultados. O sistema de ablação por balão térmico uterino consiste em um cateter de 16cm de comprimento e 5mm de espessura com um balão de látex em sua extremidade distal para alojar o fluido com calor. O cateter é conectado a uma unidade de controle que monitora a pressão, a temperatura e a duração do tratamento. O balão térmico posicionado no útero é inflado com solução estéril de dextrose a 5% até que a pressão intrauterina se estabilize entre 160 e 180mmHg (Figura 23.3). O fluido no interior do balão é aquecido à temperatura de aproximadamente 85ºC por 8 minutos, quando o balão é desinsuflado e removido. Esse procedimento tem a duração de 8 a 20 minutos[7].

Crioablação endometrial

O sistema HerOption® (American Medical Systems, Minnetonka, MN) utiliza uma sonda de 5,5mm que é inserida na cavidade uterina e resfriada em sua extremidade até atingir a temperatura de -90ºC a -110ºC. Esse procedimento é guiado por ultrassonografia pélvica transabdominal para comprovar o posicionamento correto da sonda de crioablação. Cada ciclo de resfriamento dura em média 4 a 6 minutos até que se consiga a destruição de toda a superfície endometrial. Em geral, dois ciclos são suficientes para se atingir o objetivo da ablação, dependendo diretamente do tamanho da cavidade uterina[8] (Figura.23.4).

Ablação endometrial por micro-ondas

Esse sistema (Microsulis®; Waterloo, UK) utiliza uma sonda de 8,8mm, que é inserida no interior da cavidade até o fundo uterino e, após ativada, é deslocada

QUADRO 23.1. Comparação das técnicas de ablação do endométrio

	Preparação endometrial prévia	Tempo do procedimento (min)	Limite da cavidade (cm)	Dilatação cervical (mm)	Mecanismo de segurança
Ressecção endometrial	Sim	15 a 20	—	8,5	Controle histeroscópico
Balão térmico	Sim	8	6 a 10	5	Parâmetros de pressão/temperatura
Crioablação	Sim	≥ 10	4 a 10	5	Controle ecográfico
Circulação com fluido aquecido	Sim	10	≤ 10,5	8	Controle histeroscópico
Radiofrequência bipolar	Não	≤ 2	6 a 10*; largura ≥ 2,5cm	8	Teste de integridade uterina
Micro-ondas	Sim (GnRH)	3 a 4	6 a 14	8,5	Ecografia prévia e histeroscopia pré-operatória
***Laser* diodo**	Sim (GnRH)	7	6 a 10	7	Controle histeroscópico

Fonte: adaptado de Diana A. Margarida M. Acta Obstet Ginecol Port 2013; 7(4):285-92.

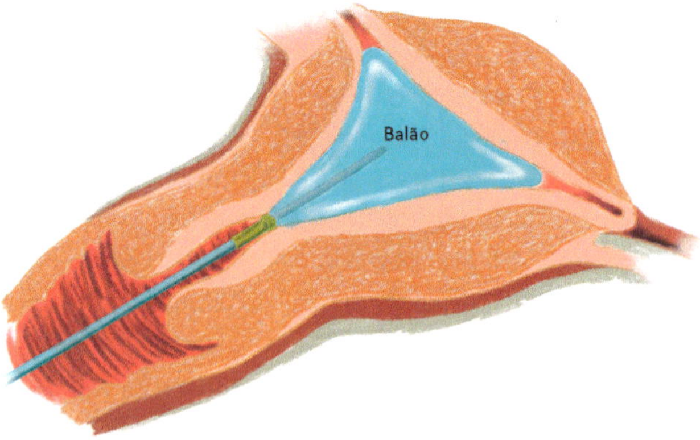

FIGURA 23.3. Balão térmico insuflado e posicionado no útero.

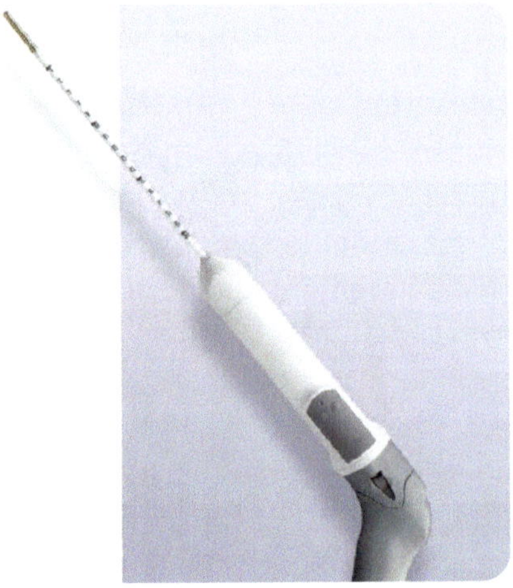

FIGURA 23.4. Sistema HerOption®.

lateralmente, de corno a corno, e do fundo ao istmo. A energia por micro-ondas atinge 9,2GHz, produzindo temperaturas de 75 a 85ºC, até uma profundidade de 5 a 6mm.

O tratamento tem a duração de 3 a 5 minutos, dependendo do tamanho da cavidade uterina e da espessura endometrial. Antes do procedimento é necessário realizar uma ecografia para confirmar que a espessura da parede uterina é de 10mm ou menor. A preparação endometrial deve ser efetuada com um agonista da GnRH (dilatação e curetagem estão contraindicadas). Antes de seu início, uma histeroscopia deve confirmar a integridade da cavidade uterina.

Esse dispositivo foi aprovado pela FDA em mulheres com cavidade uterina de até 12cm e fibromiomas submucosos com até 3cm e está contraindicado em mulheres com antecedentes de miomectomia transmural, cesariana clássica ou naquelas que tenham sido submetidas à esterilização tubária por Essure®[9] (Figura 23.5).

Hipertermia com *laser* diodo

O sistema de fonte de *laser* diodo desenvolvido pela Sharplan & Gynelase – ELITT® (*endometrial laser intra-uterine thermo-therapy*) – acabou substituindo o invento de Donnez (Bélgica, 1994), que utilizava o

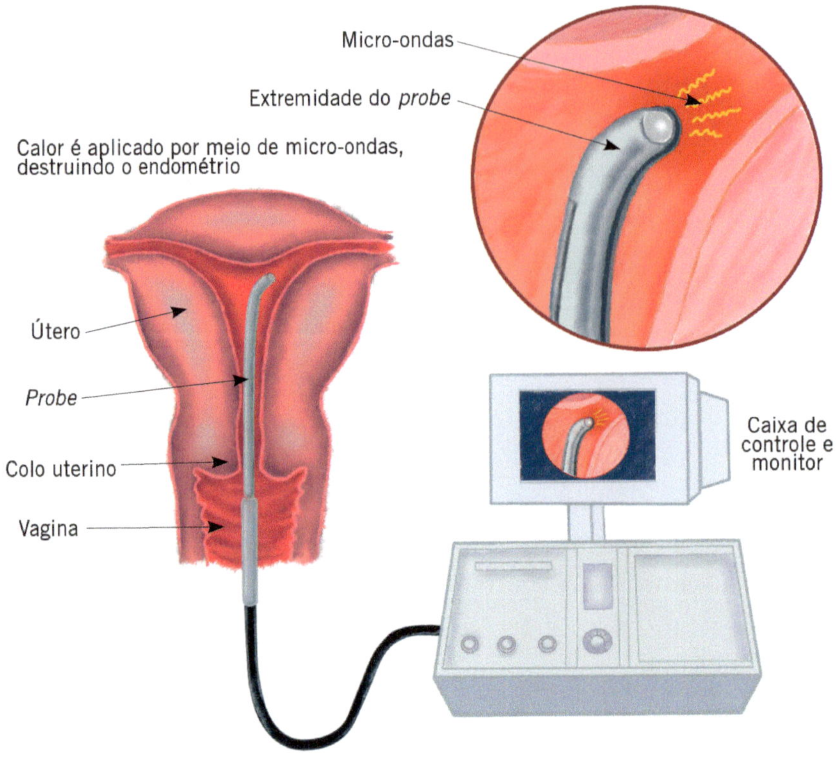

FIGURA 23.5. Sistema Microsulis®.

Nd.YAG laser. Nesse sistema são usados comprimentos de onda de 700 a 1.000nm com absorção seletiva por hemoglobina e proteínas. Em virtude da não absorção pela água, a técnica promove boa hemostasia com penetração tecidual de 3 a 6mm.

Essa alternativa de coagulação endometrial dispensa meios líquidos de expansão e, em razão do calibre menor, exige em torno de 7mm de dilatação do canal cervical apenas. O procedimento é realizado sem a visão direta da histeroscopia. As possíveis falhas se devem à não destruição do endométrio nas regiões fúndicas, cornuais. As pacientes com indicação para essa técnica devem ser preparadas previamente com análogos de GnRH durante 8 a 12 semanas[10] (Figura 23.6).

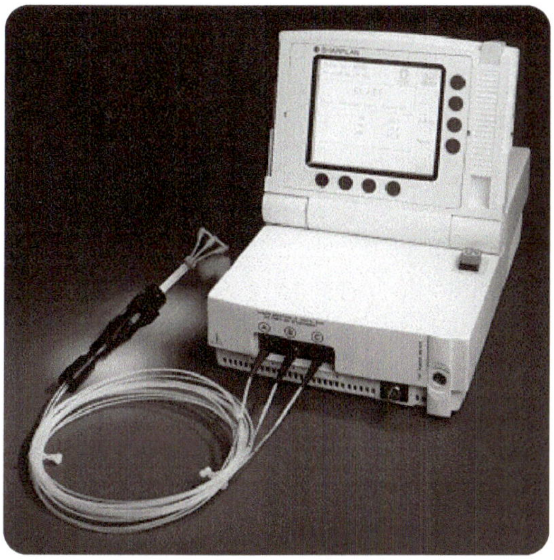

FIGURA 23.6. Sistema ELITT®.

Ablação endometrial por radiofrequência bipolar

Um dispositivo tridimensional, de formato triangular (Novasure®; CytycCorp, Marlborough, MA), é inserido na cavidade uterina até sua completa expansão. Seu mecanismo de sucção possibilita que todo o endométrio fique em contato com a rede do dispositivo. O gerador aplica uma corrente de 180W a 500kHz de energia bipolar por radiofrequência. A destruição do endométrio atinge uma profundidade de 4 a 4,5mm no corpo e de 2,2 a 2,9mm nos cornos uterinos.

O ciclo de tratamento tem a duração de 40 a 120 segundos, dependendo da espessura do endométrio. O colo uterino é dilatado (8mm) e, após inserção e expansão do dispositivo, é calculada a distância entre os dois cornos uterinos, e esses dois dados são inseridos no gerador. Em seguida, realiza-se um teste de integridade da cavidade mediante a insuflação de CO_2. O sistema inicia a destruição progressiva do endométrio e se desliga automaticamente após 2 minutos de tratamento ou quando a impedância da interface eletrodo/tecido endometrial atinge os 50W[11] (Figura 23.7).

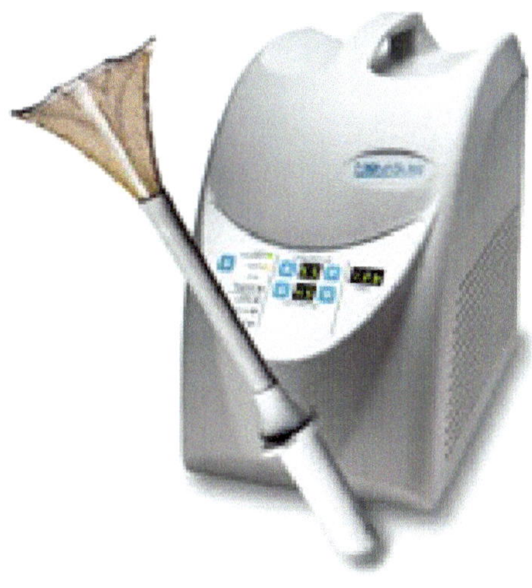

FIGURA 23.7. Sistema Novasure®.

Ablação endometrial hidrotérmica

Esse sistema de circulação de fluido aquecido (HTA, HydroThermAblator®; Boston Scientific, Natick, MA) utiliza um histeroscópio cirúrgico de 8mm com um sistema em alça fechada e soro fisiológico aquecido no interior da cavidade uterina, o qual é instilado à baixa pressão (55mmHg) de modo a reduzir o risco de passagem do fluido aquecido para a pelve. Ao atingir 80 a 90°C, inicia-se o ciclo de tratamento de 10 minutos, após o que é necessária uma fase obrigatória de resfriamento de 1 minuto. O sistema de segurança automático desliga o equipamento em caso de perda de pelo menos 10mL de soro. Esse dispositivo conta com a proteção de uma bainha que previne o contato direto com a doente e o extravasamento de fluido aquecido[11] (Figura 23.8).

Terapia fotodinâmica

Esse procedimento minimamente invasivo é realizado em ambiente ambulatorial sem a necessidade de anestesia. O *probe* de luz consiste em três fibras ópticas flexíveis com formato semelhante ao da cavidade uterina. Cada fibra contém um difusor de luz cilíndrico. A profundidade de penetração da luz se situa em torno

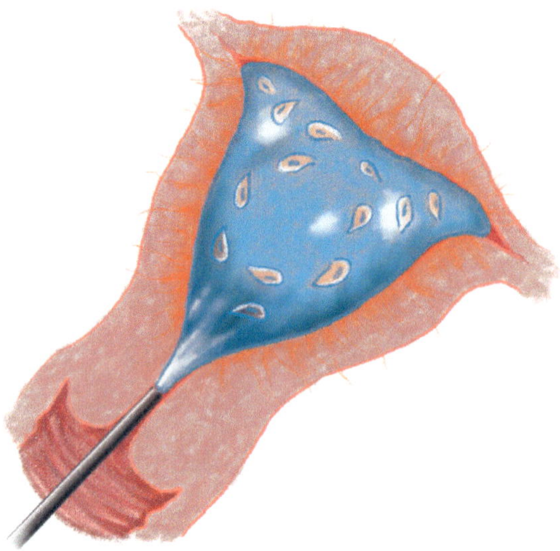

FIGURA 23.8. Balão contendo solução aquecida para destruição do tecido endometrial.

de 630 a 690nm. Há um relato sobre o desenvolvimento de um sistema de fotossensibilização com fibras de irradiação luminosa (*Non Laser*) que promoveu destruição endometrial uniforme, em uma profundidade de 4mm em menos de 30 minutos, sem causar dano térmico[13].

:: CONSIDERAÇÕES FINAIS

Encontra-se disponível no mercado uma diversidade de técnicas e equipamentos para o tratamento cirúrgico do SUA, cabendo ao profissional a responsabilidade de oferecer a melhor opção às pacientes e buscar o sucesso e a eficácia desejados.

Evidências científicas têm revelado o papel fundamental do sistema intrauterino de levonorgestrel (SIU-LNG) principalmente nas mulheres que mantêm o desejo reprodutivo. Assim, a terapêutica cirúrgica deve ser considerada uma opção nas situações de insucesso ou contraindicação ao uso desse dispositivo.

A título de exemplo, um estudo controlado e randomizado realizado pela Universidade Federal de Minas Gerais entre 2005 e 2010 comparou uma técnica de segunda geração (balão térmico) e o SIU-LNG para o tratamento do SUA, avaliando o estado de saúde, a eficácia e a qualidade de vida das mulheres envolvidas. Em 5 anos de seguimento, os autores concluíram que as usuárias do SIU-LNG apresentaram índices maiores de satisfação com o método, além da melhor eficácia[14].

Em publicação na biblioteca Cochrane foram comparadas técnicas de primeira e segunda gerações, envolvendo 4.040 mulheres com quadro de SUA. Nessa revisão, 18 estudos foram aceitos de acordo com os critérios de evidência, avaliando a resposta clínica, a efetividade do tratamento e o índice de satisfação entre as mulheres. Os autores não encontraram diferença nos resultados, considerando a redução do sangramento menstrual e o grau de satisfação nas técnicas empregadas. As técnicas de segunda geração foram consideradas mais simples, rápidas e adequadas para realização em nível ambulatorial e executáveis sob anestesia local. Além disso, evidências mostram que o sucesso, o índice de satisfação e as complicações são mais favoráveis. Quando se avaliam os efeitos colaterais, eles são similares em ambas as técnicas. Os autores concluíram finalmente que as técnicas de AE são menos invasivas e se tornaram uma boa alternativa às histerectomias[15].

Evidências científicas mostram que a AE é uma boa opção para tratamento do SUA por ser menos invasiva e com baixos índices de complicação, estando indicada para as mulheres com falência do tratamento medicamentoso e sem desejo de futuro reprodutivo. Além disso, torna possível a avaliação da cavidade uterina e a realização de biópsia dirigida em áreas específicas do endométrio.

Assim, dentre as várias técnicas de destruição endometrial existentes, deve ser selecionada a mais adequada a cada paciente e de acordo com a disponibilidade dos sistemas de ablação encontrados, e essa escolha deve ser bastante criteriosa.

REFERÊNCIAS

1. Speroff L. Regulation of the menstrual cycle. In: Speroff L, Fritz MA (eds.) Clinical gynecologic endocrinology and infertility. 7. ed.; 2005: 187-231.
2. Liu Z, Doan QV, Blumenthal P, Dubois RW. A systematic review evaluating health-related quality of life, work impairment, and health-care costs and utilization in abnormal uterine bleeding. Value Health 2007; 10(3):183-94.
3. Sowter MC. New surgical treatments for menorrhagia. Lancet 2003; 361(9367):1456-8.
4. Lethaby A, Hickey M. Endometrial destruction techniques for heavy menstrual bleeding (Cochrane Review). The Cochrane Library, Review 2005.
5. Cooper JM, Erickson ML. Global endometrial ablation technologies. Obstet Gynecol Clin North Am. 2000; 27(2):385-96, viii.
6. Tan Y, Lethhaby A. Pre-operative endometrial thinning agents before endometrial destruction for heavy menstrual bleeding. Cochrane, nov/2013.

7. Singer A, Almanza R, Gutierrez A, Haber G, Bolduc LR, Neuwirth R. Preliminary clinical experience with a thermal balloon endometrial ablation method to treat menorrhagia. Obstet Gynecol 1994; 83(5 Pt 1):732-4.

8. Pittrof R, Majid S, Murray A. Transcervical endometrial cryoablation (ECA) for menorrhagia. Int J Gynaecol Obstet 1994; 47(2): 135-40.

9. Sharp NC, Cronin N, Feldberg I, Evans M, Hodgson D, Ellis S. Microwaves for menorrhagia: a new fast technique for endometrial ablation. Lancet 1995; 346(8981):1003-4.

10. Donnez J, Polet R, Mathieu PE, Konwitz E, Nisolle M, Casanas-Roux F. Endometrial laser interstitial hyperthermy: a potential modality for endometrial ablation. Obstet Gynecol 1996; 87(3): 459-64.

11. Diana A, Margarida M. Endometrial ablation. Acta Obstet Ginecol Port 2013; 7(4):285-92.

12. Baggish M, Paraiso M, Breznock EM, Griffey S. A computer-controlled, continuously circulating, hot irrigating system for endometrial ablation. Am J Obstet Gynecol 1995 Dec; 173(6):1842-8.

13. Fehr MK, Madsen SJ, Svaasand LO et al. Intrauterine light delivery for photodynamic therapy of the human endometrium. Hum Reprod 1995; 10(11):3067-72.

14. Silva-Filho AL, Pereira F de A, de Souza SS et al. Five-year follow-up of levonorgestrel-releasing intrauterine system versus thermal balloon ablation for the treatment of heavy menstrual bleeding: a randomized controlled trial. Contraception 2013 Apr; 87(4):409-15. doi: 10.1016/j.contraception.2012.11.004. Epub 2012 Dec 8.

15. Lethaby A, Penninx J, Hickey M, Garry R, Marjoribanks J. Endometrial resection and ablation techniques for heavy menstrual bleeding. Cochrane Database Syst Rev 2013 Aug 30; (8):CD001501. doi: 10.1002/14651858.CD001501.pub4.

Capítulo 24
HISTEROSCOPIA E ENDOMETRITE

Eduardo Cunha da Fonseca

:: INTRODUÇÃO

O termo *endometrite* se refere às infecções endometriais, tanto agudas como crônicas. A endometrite aguda ocorre em algumas situações, como doença inflamatória pélvica, abortamentos infectados e miomas paridos infectados, e a presença de infecção aguda é contraindicação formal à realização de histerocopia em virtude do risco de propagação da infecção.

A endometrite crônica (EC) é uma alteração sutil, geralmente assintomática e de difícil diagnóstico. Sua presença tem sido relacionada com a infertilidade em vários estudos recentes e poderia explicar a baixa taxa de implantação em ciclos de fertilização *in vitro* (FIV) por conta das alterações na receptividade endometrial. A EC parece estar associada a falhas de implantação recorrentes (FIR) após FIV, perdas gestacionais recorrentes (PGR) e recorrência de aderências intrauterinas.

A prevalência de EC varia de 10% em peças de histerectomia até 30% em casos de FIR e 58% em casos de PGR.

:: ETIOPATOGENIA

Em contraste com a endometrite aguda, na EC nem sempre se consegue identificar um patógeno causal isolado. Nos estudos que encontraram uma etiologia infecciosa de EC, as culturas mostraram grande variedade de bactérias envolvidas, como *Escherichia coli, Enterococcus faecalis, Streptococcus agalactiae, Mycoplasma, Ureaplasma* e *Chlamydia*.

A presença de um fator endometrial nos casos de FIR, PGR e parto prematuro é suspeitada há vários anos, e uma hipótese é a presença de inflamação endometrial crônica.

Em estudo com 678 pacientes inférteis e assintomáticas submetidas à histeroscopia antes da FIV, a prevalência de EC foi de apenas 3% com o uso da coloração clássica de hematoxilina-eosina.

Entretanto, em trabalhos que utilizaram a imuno-histoquímica (IHQ), a prevalência de EC em pacientes com FIR variou de 14% a 30% e em pacientes com PGR variou de 27% a 58%.

Em recente estudo nacional por nós realizado, a prevalência de EC em 22 pacientes atendidas em clínica de infertilidade e submetidas à histeroscopia por vários motivos foi de 41%.

:: DIAGNÓSTICO

A EC é geralmente assintomática, mas pode cursar com sinais e sintomas inespecíficos, como dor pélvica crônica, dispareunia, sangramento uterino anormal ou persistente e corrimento vaginal. Por não causar sintomas, trata-se de uma alteração quase imperceptível e que exige muita perpiscácia para seu diagnóstico.

O diagnóstico de EC por meio da histeroscopia é fundamentado no achado das seguintes alterações: edema de mucosa endometrial, hiperemia local ou difusa ou encontro de micropólipos (< 1mm). A sensibilidade da histeroscopia, em torno de 40%, está muito relacionada com a experência do cirurgião. Como essas alterações podem ser discretas, muitas vezes o diagnóstico permanece duvidoso ou passa despercebido.

Diante desses fatos, o diagnóstico de EC é sempre confirmado pelo anatomopatológico de biópsia obtida por histeroscopia. O diagnóstico anatomopatológico clássico, utilizando a coloração de hematoxilina-eosina, é embasado pela presença de plasmócitos no estroma endometrial, sendo o padrão ouro a presença de dois ou mais plasmócitos no estroma endometrial.

Entretanto, o diagnóstico anatomopatológico pode ser dificultado pela qualidade e quantidade de tecido endometrial e pelo esforço em encontrar e diferenciar os plasmócitos do restante da amostra, o que pode acarretar índices altos de erro diagnóstico.

O tempo necessário para a adequada visibilização dos plasmócitos também dificulta o diagnóstico anatomopatológico, bem como a grande variabilidade interobservador. Portanto, discrepâncias entre o diagnóstico histeroscópico e o anatomopatológico são frequentes.

Uma alternativa para aumentar a precisão consiste na utilização da IHQ para detecção do syndecan-1 (CD138 – um proteoglicano encontrado na superfície celular de células plasmáticas e queratinócitos), que fornece um diagnóstico mais preciso (Figura 24.1). A superioridade da IHQ sobre o anatomopatológico clássico (hematoxilina-eosina) já foi demonstrada e, além disso, as taxas de concordância intra e interobservador também são significativamente mais altas. No entanto, o acesso a esse instrumento diagnóstico é limitado em razão de seu custo e acessibilidade da técnica, muitas vezes restrita a centros de referência.

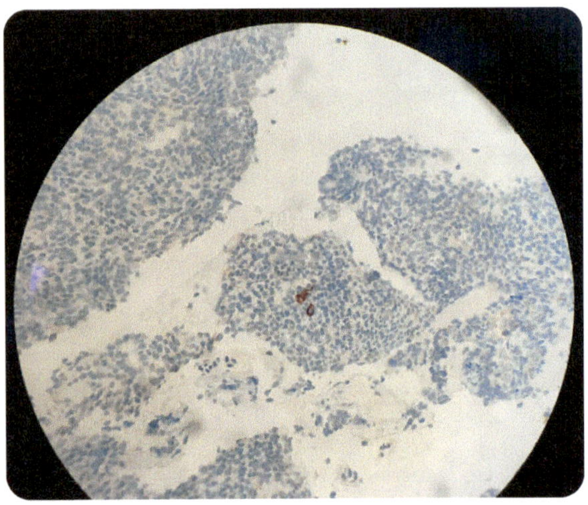

FIGURA 24.1. Detecção de plasmócitos por imuno-histoquímica (IHQ). (Cortesia do Dr. Marco Antônio Dias Filho.)

:: TRATAMENTO E SEGUIMENTO

O tratamento da EC se baseia no uso de antibióticos de largo espectro em virtude da grande variedade de bactérias envolvidas. Os esquemas propostos são o da doxiciclina isolada ou o da associação ofloxacina-metronidazol, ambos por 14 dias.

As taxas de cura, confirmadas por novas biópsias e IHQ, são altas (70% a 96%), embora em estudos com pequeno número de casos.

Um estudo retrospectivo que avaliou 33 pacientes com FIR não encontrou diferenças significativas após o tratamento antibiótico. Já outros estudos retrospectivos, que avaliaram 202 e 106 pacientes, mostraram melhora das taxas de implantação, gravidez e nascidos vivos após o tratamento antibiótico.

Um estudo retrospectivo de 2014 com 360 pacientes com PGR relatou taxas de gravidez pós-tratamento de 74,8% contra 24,4% pré-tratamento. Em estudo de coorte do mesmo ano, avaliando 395 mulheres, as taxas de gravidez pós-tratamento foram de 56% contra 7% pré-tratamento.

Portanto, a melhora dos resultados reprodutivos é encorajadora, embora ainda não definitiva para endossar o rastreio e o tratamento de EC de maneira sistemática em pacientes inférteis, especialmente se classificadas com FIR. São necessários estudos prospectivos bem controlados e/ou estudos randomizados e controlados para atestar a eficácia dos tratamentos antibióticos nos casos de EC.

:: PONTOS CRÍTICOS E CONSIDERAÇÕES FINAIS

- A endometrite aguda é contraindicação formal à realização de histeroscopia.
- A EC é uma entidade pouco entendida e de difícil diagnóstico.
- O diagnóstico de EC pode ser feito por meio de histeroscopia, anatomopatológico ou IHQ.
- A IHQ parece ser o melhor método para diagnóstico de EC.
- A EC parece estar associada a FIR após FIV e PGR.
- O tratamento da EC parece melhorar os resultados reprodutivos, mas para essa comprovação é necessária a realização de estudos bem desenhados e com número maior de pacientes.

REFERÊNCIAS

Adegboyega PA, Pei Y, McLarty J. Relationship between eosinophils and chronic endometritis. Human Pathology 2010; 41:33-7.

Bouet PE, Hachem HE, Monceau E et al. Chronic endometritis in women with recurrent pregnancy loss and recurrent implantation failure: prevalence and role of office hysteroscopy and immunohistochemistry in diagnosis. Fertil Steril 2016; 105:106-10.

Chen Y, Liu L, Luo Y et al. Prevalence and impact of chronic endometritis in patients with intrauterine adhesions: A prospective cohort study. Journal of Minimally Invasive Gynecology 2017; 24(1):74-9.

Cicinelli E, Matteo M, Tinelli R et al. Chronic endometritis due to common bacteria is prevalent in women with recurrent miscarriage as confirmed by improved pregnancy outcome after antibiotic treatment. Reprod Sci 2014; 21:640-7.

Cicinelli E, Matteo M, Tinelli R et al. Prevalence of chronic endometritis in repeated unexplained implantation failure and the IVF success rate after antibiotic therapy. Hum Reprod 2015; 30:323-30.

Cicinelli E, Ziegler D, Nicoletti R et al. Chronic endometritis: correlation among hysteroscopic, histologic, and bacteriologic findings in a prospective trial with 2190 consecutive office hysteroscopies. Fertil Steril 2011 Mar; 89(3).

Fatemi HM, Popovic-Todorovic B, Ameryckx L et al. In vitro fertilization pregnancy in a patient with proven chronic endometritis. Fertil Steril 2009 Apr; 91(4).

Fonseca EC, Falcão-Junior JOA, Mendonça HC. Chronic endometritis and infertility: A hidden, frequent and mysterious association. Journal of Minimally Invasive Gynecology 2017; 24(7, Suppl):S65.

Gilmore H, Fleischhacker D, Hecht JL. Diagnosis of chronic endometritis in biopsies with stromal breakdown. Human Pathology 2007; 38:581-4.

Johnston-MacAnanny EB, Hartnett J, Engmann LL et al. Chronic endometritis is a frequent finding in women with recurrent implantation failure after in vitro fertilization. Fertil Steril 2010; 93(2):437-41.

Kasius JC, Fatemi HM, Bourgain C et al. The impact of chronic endometritis on reproductive outcome. Fertil Steril2011 DEC; 96(6).

Kitaya K. Prevalence of chronic endometritis in recurrent miscarriages. Fertil Steril 2011 Mar 1; 95(3).

Kitaya K, Tada Y, Taguchi S et al. Local mononuclear cell infiltrates in infertile patients with endometrial macropolyps versus micropolyps. Hum Reprod 2012; 27:3474-80.

Kitaya K, Yasuo T. Immunohistochemistrical and clinicopathological characterization of chronic endometritis. Am J Reprod Immmunol 2011; 66:410-5.

McQueen DB, Bernardi LA, Stephenson MD. Chronic endometritis in women with recurrent early pregnancy loss and/or fetal demise. Fertil Steril 2014; 101(4):1026-30.

McQueen DB, Perfetto CO, Hazard FK, Lathi RB. Pregnancy outcomes in women with chronic endometritis and recurrent pregnancy loss. Fertil Steril 2015 Oct; 104(4):0015-0282.

Polisseni F, Bambirra EA, Camargos AF. Detection of chronic endometritis by diagnostic hysteroscopy in asymptomatic infertile patients Gynecol Obstet Invest 2003; 55:205-10.

Romero R, Espinoza J, Mazor M. Can endometrial infection/inflammation explain implantation failure, spontaneous abortion, and preterm birth after in vitro fertilization? Fertil Steril 2004; 82:799-804.

Yang R, Du X, Wang Y et al. The histeroscopy and histological diagnosis and treatment value of chronic endometritis in recurrent implantation failure patients. Arch Gynecol Obstet 2014; 289:1363-9.

Zolghadri J, Momtahan M, Aminian K et al. The value of hysteroscopy in diagnosis of chronic endometritis in patients with unexplained recurrent spontaneous abortion. European Journal of Obstetrics & Gynecology and Reproductive Biology 2011; 155:217-20.

Capítulo 25
CONTRACEPÇÃO E HISTEROSCOPIA

João Oscar de Almeida Falcão Júnior
Francisco de Assis Nunes Pereira
Walter Antônio Prata Pace
Alais Virgínia Ferreira de Souza
Karla de Carvalho Schettino

:: INTRODUÇÃO

A esterilização permanente continua sendo a primeira escolha para o controle da natalidade em muitos países. Em 2011, a esterilização representou 19% de todos os métodos contraceptivos mundialmente utilizados pelas mulheres de 15 a 49 anos de idade. A prevalência é maior em países desenvolvidos (21%) e nos EUA, onde representa um quarto de todos os métodos utilizados[1-6].

A esterilização laparoscópica ainda é o método mais utilizado em todo o mundo, e nos últimos 20 anos vem crescendo a proporção de mulheres que optam por esse método. Trata-se de um procedimento invasivo que exige anestesia geral, internação hospitalar e com uma taxa de complicação em torno de 1,6%[3-5,7].

Realizada em regime ambulatorial, a abordagem histeroscópica com o dispositivo chamado Essure® e seus similares possibilita uma contracepção permanente, irreversível e segura por se tratar de um método minimamente invasivo para controle da natalidade, apresentando custo menor que as demais técnicas de esterilização definitiva e com complicações raras[1,2,5,8-11].

Aprovado em 2001 pela Food and Drug Administration (FDA), o Essure® ainda é um método pouco conhecido no Brasil, apesar de ter sido muito utilizado em todo o mundo, especialmente na União Europeia[6,8,10,12-14]. A partir de 2019, novas inserções foram mais uma vez suspensas em vista dos relatos de complicações, principalmente tardias, como dor pélvica crônica, dispareunia e reações alérgicas a componentes do dispositivo, as quais colocaram em dúvida sua relação custo-benefício. Além disso, o método foi largamente questionado em grandes campanhas de grupos de usuárias, levando à retirada do dispositivo do mercado pelos próprios fabricantes[12].

As pacientes que se submeteram ao método podem necessitar de orientações e assistência, uma vez que o dispositivo tem caráter permanente. Como sua colocação costuma ser guiada por procedimento histeroscópico, é de fundamental importância que o histeroscopista conheça o método em todos os seus aspectos, de modo a possibilitar o acolhimento adequado de suas usuárias.

:: DISPOSITIVO ESSURE®

O microdispositivo intratubário Essure® começou a ser desenvolvido na década de 1990 pela empresa Conceptus e recebeu a validação CE da União Europeia em 2001, da FDA dos EUA em 2002 e da Agência Nacional de Vigilância Sanitária (ANVISA) em 2009. Em 2013 foi adquirido pela Bayer, sendo a segurança e a eficácia desse procedimento já asseguradas em estudos de fase 2[1].

Em 17 de fevereiro de 2017, a ANVISA suspendeu o uso, a importação, a distribuição e o *marketing* do dispositivo no mercado brasileiro em razão da falta de atualização dos estudos clínicos, mas em 12 de julho de 2017 o produto retornou ao mercado[15,16].

O método foi utilizado em grande número de pacientes e disponibilizado em algumas regiões até mesmo pelo Sistema Único de Saúde.

O dispositivo Essure® consiste em um pequeno implante metálico em formato de mola, composto por três partes: uma estrutura interna metálica de aço inoxidável, uma mola externa expansível elástica feita de uma liga de níquel e titânio (nitinol) e um feixe de fibras de poliéster (PET) que estão ao redor do anel interno de aço inoxidável e envoltas pela mola externa, como mostra a Figura 25.1[1].

O dispositivo é leve e flexível, radiopaco (visível por raios X, ultrassonografia, ressonância nuclear magnética e tomografia computadorizada), e tem 3,85cm de comprimento e diâmetro final de 1,5 a 2,0mm (diâmetro da mola externa expandida)[17,18]. O material autoexpansível e elástico garante o implante apropriado nas tubas uterinas. O mecanismo de expansão dinâmica da bobina externa do dispositivo assegura a ancoragem no local desejado, o que era difícil de ser alcançado com os dispositivos anteriores[1].

A configuração do sistema Essure® consiste em:

- Manipulador: controla a administração do dispositivo graças à ação de um botão giratório.
- Cateter Essure®: inclui um fio de administração, um cateter de liberação e um cateter de administração envolvendo o dispositivo Essure®, todos descartáveis.
- Um dispositivo Essure® dentro de um cateter de administração também descartável.
- Introdutor DryFlow®: protege o dispositivo e evita o refluxo de fluido enquanto ele passa pelo canal de trabalho do histeroscópio (Figura 25.2).

Todo o sistema de inserção do dispositivo foi desenvolvido para que o procedimento possa ser realizado apenas com uma das mãos. O dispositivo Essure® pode ser implantado através de um sistema de 5F (1,7mm de diâmetro interno) e manipulado por um histeroscópio com 5,5mm de diâmetro externo[1].

Mecanismo de ação

As fibras de PET do Essure® constituem o agente esclerosante desse dispositivo e induzem uma reação inflamatória tissular intramural local que culmina com a formação de tecido fibrótico, envolvendo a parede da trompa. Após um período de 3 meses, o tecido de fibrose oclui totalmente o lúmen da trompa (Figura 25.3)[1,19].

O efeito esclerosante das fibras de PET é bastante efetivo e apresenta como vantagem, em comparação com agentes esclerosantes líquidos, a eliminação do risco de extravasamento do agente para o peritônio e o potencial desenvolvimento de peritonite química[1,19].

Vantagens e desvantagens

Como todo e qualquer procedimento, a colocação do Essure® apresenta vantagens e desvantagens. O ponto máximo dos benefícios da esterilização permanente histeroscópica é a simplificação do ato, que deixa de ser um procedimento hospitalar dependente de anestesia e da necessidade de incisão na pele e penetração na cavidade abdominal para se tornar ambulatorial. Com isso, a recuperação pós-operatória é muito mais rápida, menos dolorosa e, consequentemente, com menos repercussão nas atividades diárias[8,9].

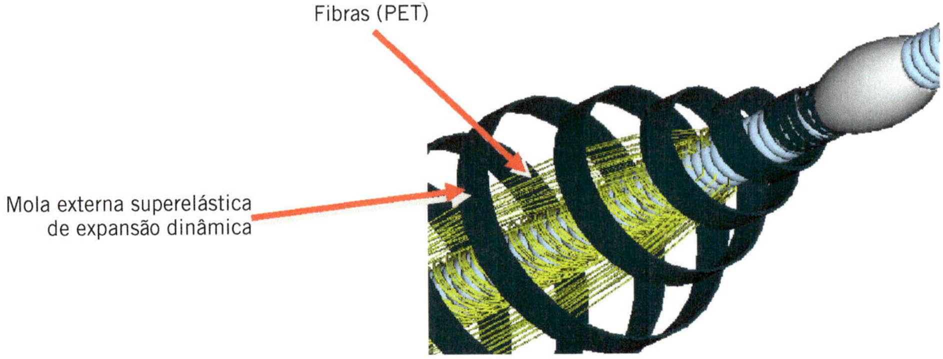

FIGURA 25.1. Contraceptivo intra-uterino Essure® - descrição das partes do dispositivo.

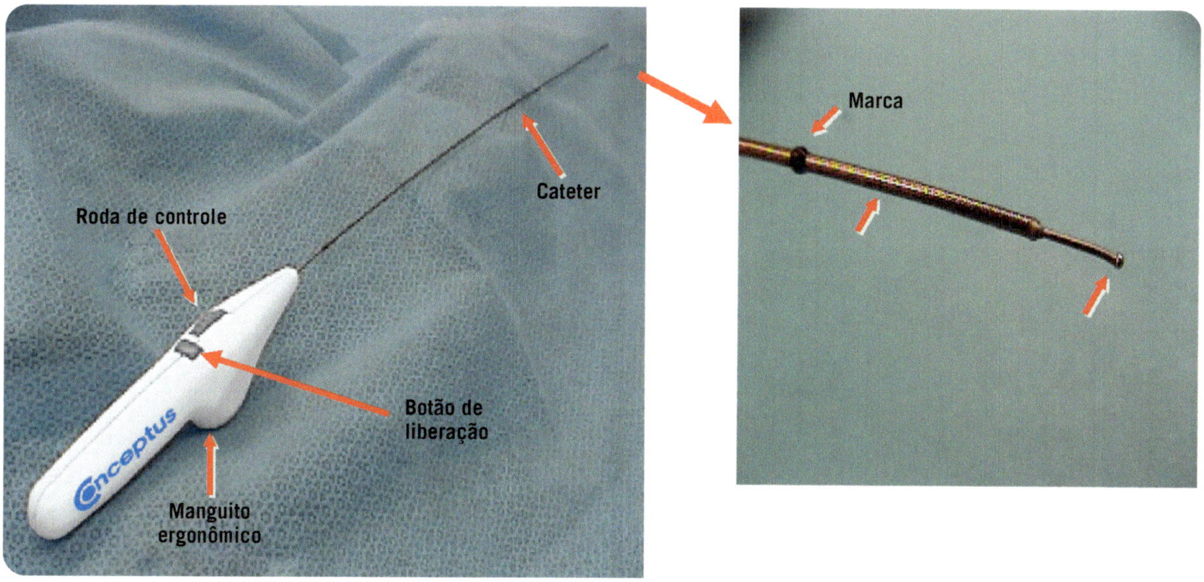

FIGURA 25.2. Essure®.

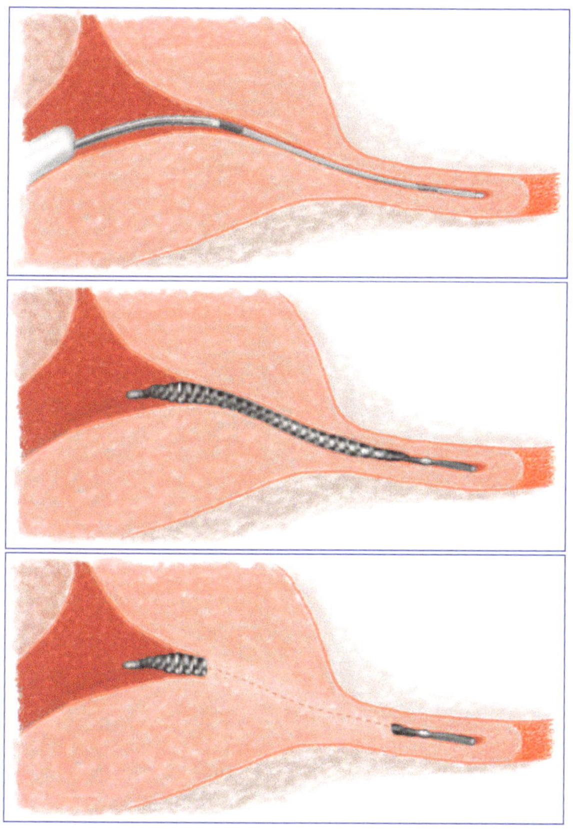

FIGURA 25.3. Mecanismo de ação (Bertrand T J. New Contraceptive Choices[24].)

Procedimento seguro e bem tolerado pelas pacientes, a inserção do Essure® é realizada mais rapidamente que a esterilização definitiva pelas vias tradicionais, além de ser mais barato. Trata-se de uma abordagem segura com taxas baixas de complicações e número escasso de efeitos adversos, bem como um alto índice de satisfação[1,9].

As desvantagens são a necessidade de treinamento profissional adequado, uma taxa de falha de inserção importante, chegando a 15% em alguns serviços, a falta de eficácia contraceptiva imediata, tornando necessário o uso de método contraceptivo alternativo por 3 meses, a necessidade de acompanhamento e realização de exame de imagem para comprovar e documentar a efetividade do procedimento, dismenorreia de pequena intensidade (13%) e dispareunia (9%)[1,17,19,20].

Indicações e contraindicações

As indicações para esterilização definitiva histeroscópica incluem quase todas as mulheres, especialmente aquelas com risco cirúrgico elevado, nas quais uma cirurgia oferece potencial maior de complicações (cirurgia abdominal ou pélvica anterior, endometriose), e as mulheres com obesidade mórbida.

As contraindicações incluem dúvida quanto ao fim da fertilidade, idade inferior a 21 anos ou acima de 45 anos, suspeita de gravidez, alergia conhecida a contraste ou a qualquer componente do sistema (fibras de poliéster, níquel, titânio, platina, prata-estanho ou aço inoxidável), não submissão ao Teste de Confirmação Essure, sangramento vaginal inexplicado, uso de imunossupressores, patologia conhecida que impeça a canulação tubária ou suspeita/conhecimento de câncer de órgãos reprodutivos femininos.

O uso de dispositivo intrauterino (DIU) é uma contraindicação relativa, pois existem estudos evidenciando sucesso no procedimento de colocação do Essure® mesmo com o DIU presente na cavidade intrauterina concomitantemente.

Motivos para adiar a colocação do Essure®: gravidez nas últimas 6 semanas, infecção ginecológica ativa ou segunda metade do ciclo menstrual.

Técnica de colocação

O tempo médio para inserção é de 20 minutos, sendo necessário um conjunto de material básico de histeroscopia: fonte de luz, soro fisiológico como meio de distensão da cavidade uterina, bomba para manter infusão em 50mmHg, histeroscópio F.C. 5,5mm com canal de trabalho de 5F (1,67mm) (Figura 25.4)[1].

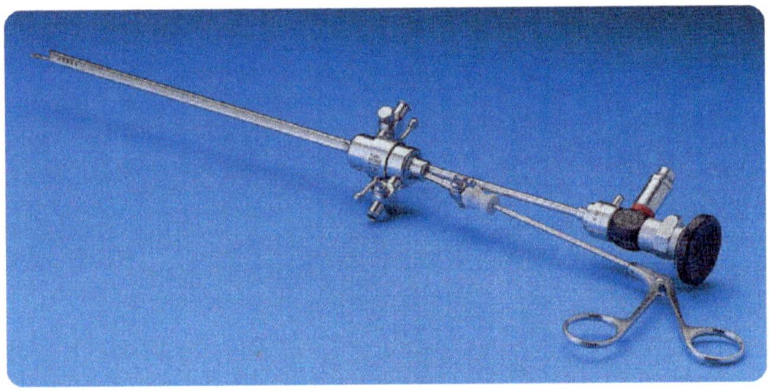

FIGURA 25.4. Histeroscópio com canal de trabalho e pinça acessória padrão.

Em alguns serviços, teste de urina para gravidez é realizado no dia do procedimento, bem como administrados medicamentos no pré-operatório com intuito de diminuir o possível desconforto da paciente e, principalmente, reduzir a ocorrência de vasoespasmo tubário, de modo a aumentar a taxa de sucesso de implantação do dispositivo no local adequado[1,17].

A paciente deve ser posicionada em semilitotomia, e a região da vulva e o colo uterino devem ser submetidos à assepsia local. A dilatação cervical mecânica com velas de Hegar só deverá ser realizada se o diâmetro do colo for menor que o do histeroscópio. O bloqueio paracervical deve ser realizado caso seja necessária a dilatação mecânica[1].

O passo a passo para colocação do dispositivo consiste em:

1. Realizar a avaliação global da cavidade uterina: descartar a presença de distorções anatômicas, sinéquias ou lesões. Documentar as características do útero percebidas durante a histeroscopia diagnóstica.
2. Visibilizar os dois óstios tubários: recomenda-se a padronização da lateralidade em que o procedimento será realizado em primeiro lugar.
3. Inserir o introdutor no canal de trabalho do histeroscópio: introduzir cuidadosamente o dispositivo Essure®, empurrando-o no canal de trabalho até que apareça a ponta do dispositivo; orientar essa ponta distal em direção ao óstio e introduzi-la na tuba uterina.
4. Avançar a ponta do cateter na tuba uterina até que o marcador de posicionamento preto alcance o óstio: estabilizar o manipulador do Essure®. É importante não mover o histeroscópio ou o manipulador durante essa etapa, para evitar o posicionamento incorreto do dispositivo.
5. Retrair o cateter ao rolar o botão giratório do manipulador: girar o botão até que ele pare, enquanto se mantém perfeitamente estável. O cateter se move para trás, e o marcador de posicionamento preto desaparece. O dispositivo permanece no local.
6. Verificar a colocação do dispositivo: as extremidades verdes do cateter devem estar visíveis, e a faixa dourada deve estar localizada externamente ao óstio. Em seguida, pressionar o botão que libera o mecanismo sem o posicionamento do dispositivo.
7. Expandir e destacar o dispositivo ao girar o botão para trás pela segunda vez, até parar. Nesse momento, é muito importante não exercer pressão sobre o dispositivo.
8. Retirar o cateter após verificar se o dispositivo foi posicionado corretamente.
9. Contar o número exato de espirais posteriores fora do óstio tubário e anotar esse dado no relatório cirúrgico: três a oito espirais são ideais para o implante adequado do dispositivo.

A colocação perfeita do Essure® na trompa proximal torna possível que o dispositivo abranja a junção uterotubária. Esse local anatômico específico foi escolhido para a inserção do dispositivo, de modo que ele fique suficientemente dentro da trompa para impedir sua expulsão com as contrações uterinas durante o período menstrual, ao mesmo tempo que possibilita que parte do dispositivo fique no interior do útero[1].

A inserção do dispositivo deve ser realizada no início da fase proliferativa do ciclo menstrual, o que evita a realização do procedimento em mulheres grávidas.

Após o procedimento, a paciente deve receber a prescrição de um método anticoncepcional alternativo e agendar um exame de imagem (raios X ou ultrassonografia endovaginal), retornando após 3 meses, quando serão avaliadas a posição do Essure® e a oclusão da trompa. Se a avaliação for considerada satisfatória, a paciente poderá passar a usar apenas o Essure® como método contraceptivo[1,24].

A taxa de inserção bilateralmente inadequada é de cerca de 15%, mas estudos realizados em centros de referência em todo o mundo relatam taxas de sucesso na implantação superiores a 90%[19]. Estudos sugerem que, apesar das diferenças anatômicas, o Essure® é igualmente adequado para todas as mulheres nos quesitos segurança, colocação, taxa de oclusão tubária e aceitação[1].

A remoção do dispositivo pode ser necessária, geralmente em razão da dor pélvica persistente e do desejo de retomar a fertilidade, mas não existe uma técnica padronizada para isso. Estudos avaliam as vias histeroscópica e laparoscópica como possibilidades, ambas associadas à remoção do dispositivo com uma tração suave. Além disso, é descrito o uso de técnicas similares às utilizadas no passado para tratamento cirúrgico de oclusão tubária proximal[25].

Em 2019, Clark e Einarsson sugeriram técnica combinando a histeroscopia com a laparoscopia com o objetivo de garantir a retirada completa do dispositivo, diminuindo o risco de permanência de fragmentos na porção proximal da tuba. Com a retirada do dispositivo, os autores realizaram concomitantemente o reimplante tubário laparoscópico com auxílio de *stent* inserido nos óstios tubários para restauração da patência tubária[26]. Como, de acordo com o fabricante, o dispositivo conduz energia, deve ser redobrado o cuidado com o uso de eletrocautério.

Complicações

As complicações associadas ao método Essure® são mínimas e de fácil resolução, quando comparadas às que podem ocorrer no procedimento de laqueadura tubária videolaparoscópica. Na laparoscopia, as complicações, embora raras, podem ser graves, como lesões de órgãos ou estruturas vasculares, problemas decorrentes da anestesia geral, além da necessidade de internação hospitalar[8,21].

Alguns efeitos adversos com o Essure®, quando presentes, estão mais relacionados com a abordagem histeroscópica em geral do que com o próprio dispositivo. Sinais e sintomas, como síncope vasovagal, náusea, dor durante e após o procedimento, sangramento e dispareunia, foram relatados. Entre os outros eventos adversos é possível destacar a expulsão do dispositivo, a perfuração tubária, que ocorre em 1% a 3% dos procedimentos, e a colocação insatisfatória. A migração do dispositivo para a cavidade também pode ocorrer sem a perfuração de trompas[6-8,14,22].

Complicações relacionadas com a sobrecarga de fluidos e distúrbios eletrolíticos são incomuns, pois uma solução salina é usada como meio de distensão e o tempo de operação é, em média, de 8 minutos, podendo ser menor de acordo com a experiência do ginecologista. O histeroscópio utilizado para o procedimento tem diâmetro pequeno, o que reduz os riscos de traumatismo uterino e cervical[8].

Resultados

Em estudo retrospectivo, multicêntrico, realizado na Itália, Franchini *et al.* analisaram a segurança, a tolerância e a eficácia do Essure® por um período de 11 anos. Para esse estudo foram selecionadas 1.968 mulheres com média de idade de 39,5 anos, as quais foram submetidas à esterilização histeroscópica usando o sistema Essure® em sete hospitais gerais e quatro centros de ensino na Itália. De 3 a 6 meses após o procedimento foi realizado um teste por meio de histerossalpingografia ou ultrassonografia com contraste para confirmação da oclusão tubária[2,9].

Do total de mulheres selecionadas, 1.913 tiveram a colocação bem-sucedida, com uma taxa 97,6% de aprovação do método. Três gestações ocorreram antes do teste de confirmação e apenas duas após o prazo de 3 meses. Dentre as complicações descritas, podem ser citados um caso de migração abdominal, cinco de expulsões e quatro de perfurações[9].

A avaliação da segurança e eficácia da esterilização histeroscópica se reveste de grande importância, uma vez que não foram divulgados dados a respeito dos efeitos colaterais em longo prazo, segurança, necessidade de cirurgia adicional, como histerectomia, e risco de gravidez em mulheres que optaram pelo método[7,11,23,26].

Estudos de fases II e III realizados pela FDA após 2013, em virtude do número elevado de complicações associadas ao método Essure®, concluíram que os dados de pré-comercialização, pós-comercialização e de literatura científica disponíveis demonstram deficiências decorrentes da falta de grupo controle e de dados retrospectivos[11].

:: CONSIDERAÇÕES FINAIS

O dispositivo Essure® foi considerado pela FDA um método efetivo e seguro de esterilização tubária por ser um procedimento permanente, minimamente invasivo, com importante controle de natalidade e uma taxa de satisfação alta entre as mulheres; no entanto, os relatos de complicações, a necessidade de suporte da técnica histeroscópica para sua inserção, o que limitava sua acessibilidade, e a disponibilidade de outras técnicas de esterilização já estabelecidas acabaram por provocar a descontinuidade de sua produção. Ainda assim, o ginecologista, especialmente o histeroscopista, deve conhecer o método e ser capaz de orientar e atender as demandas de suas usuárias.

REFERÊNCIAS

1. Chern B, Siow A. Hysteroscopic sterilization with essure device in asians. RCOG 2005 BJOG: an International Journal of Obstetrics and Gynaecology 112:1322-7. DOI: 10.1111/ j.1471-0528.2005.00436.x.

2. Lazarus E et al. Necessity of hysterosalpingography after Essure placement. AJR 2012 Jun;198. DOI:10.2214/AJR.11.7667.

3. Duffy S et al. Female sterilisation: a cohort controlled comparative study of ESSURE versus laparoscopic sterilisation. BJOG: an International Journal of Obstetrics and Gynaecology, Nov 2005; 112:1522-8. DOI: 10.1111/ j.1471-0528.2005.00726.x.

4. AAGL Advisory Statement: Hysteroscopic Sterilization. AAGL Advancing Minimally Invasive Gynecology Worldwide, 2016.

5. Kerin JF, Carignan CS, Cher D. The safety and effectiveness of a new hysteroscopic method for permanent birth control: results of the first Essure pbc clinical study. Aust N Z J Obstet Gynaecol 2001; 41(4):364.

6. Lawrie TA, Kulier R, Nardin JM. Techniques for the interruption of tubal patency for female sterilisation. Cochrane Database of Systematic Reviews 2015, Issue 9. Art. No.: CD003034. DOI:10.1002/14651858.

7. Dhruva SS et al. Revisiting Essure toward safe and effective sterilization. The New England Journal of Medicine, 373;15 nejm.org october 8, 2015. DOI: 10.1056/NEJMp1510514.

8. Povedano B, Arjona J, Velasco E, Monserrat J, Lorente J, Castelo-Branco C. Complications of hysteroscopic Essure sterilisation: report on 4306 procedures performed in a single centre. BJOG 2012; 119:795-9. DOI: 10.1111/j.1471-0528.2012.03292.x.

9. Franchini M et al. Essure permanent birth control, effectiveness and safety: An Italian 11-year survey. Journal of Minimally Invasive Gynecology 2017.

10. Klimczak AM, Snyder RR, Borahay MA, Phelps JY. Medicolegal review: Essure lawsuits and legal strategies adverse to gynecologists, The Journal of Minimally Invasive Gynecology 2017. DOI: 10.1016/j.jmig.2017.02.017.

11. Walter JR et al. Hysteroscopic sterilization with Essure. The American College of Obstetricians and Gynecologists 2017 Jan; 129(1). DOI: 10.1097/AOG.0000000000001796.

12. Chene G et al. Quality of life after laparoscopic removal of Essure® sterilization devices. Eur J Obstet Gynecol Reprod Biol X 2019 May 20; 3:100054. doi:10.1016/j.eurox.2019.100054.eCollection 2019 Jul.

13. Cleary TP et al. Pregnancies after hysteroscopic sterilization: a systematic review. Contraception 2013; 87:539-48.

14. Hurskainen RMD et al. Hysteroscopic tubal sterilization: a systematic review of the Essure system. Fertil Steril 2010 Jun; 94(1). DOI:10.1016/j.fertnstert.2009.02.080.

15. Siemons S, Vleugels M, van Eijndhoven H. Evaluation of nickel allergic reactions to Essure® micro-inserts in women: theoretical risk or daily practice. The Journal of Minimally Invasive Gynecology 2016. DOI: 10.1016/j.jmig.2016.09.001.

16. http://portal.anvisa.gov.br/noticias/-/asset_publisher/FXrpx9qY-7FbU/content/sistema-essure-volta-a-ser-liberado/219201?inherit Redirect=false. Acessado em 04/09/17.

17. González JL et al. Essure a novel option for the treatment of hydrosalpinx: a case series and literature review, Gynecological Endocrinology, Published online: 29 Oct 2015. DOI:10.3109/095135 90.2015.1103221.

18. Depes DB, Pereira AM, Yatabe S, Lopes R. Esterilização histeroscópica de paciente com dispositivo intrauterino Mirena®. Einstein 2013; 11(1):108-10.

19. Lannon M B, Lee S Y. Lannon and Lee techniques for removal of the Essure device. Fertil Steril 2007 Aug; 88(2). DOI:10.1016/j.fertnstert.2006.11.072.

20. Arora P, Arora RS, Cahill D. Essure® for management of hydrosalpinx prior to in vitro fertilisation a systematic review and pooled analysis. BJOG 2014; 121:527-36.DOI: 10.1111/1471-0528.12533.

21. Cooper JMMD et al. Microinsert nonincisional hysteroscopic sterilization. Hysteroscopic Sterilization 2003 Jul; 102(1). DOI: 10.1016/S0029-7844(03)00373-9.

22. Stannard D. Pain management for tubal sterilization by hysteroscopy. Cochrane nursing care review. Journal of PeriAnesthesia Nursing 2013 Dec; 28(6):402-3.

23. Gariepy AM et al. Letter to the Editor: Hysteroscopic Essure inserts for permanent contraception: Extended follow-up results of a phase III multicenter international study. Journal of Minimally Invasive Gynecology 2015.

24. Bertrand TJ. New contraceptive choices. Series M, Number 19, Special Topics. April 2005.

25. Clark NV, Rademaker D, Mushinski AA, Ajao MO, Cohen SL, Einarsson JI. Essure removal for the treatment of device-attributed symptoms: An expanded case series and follow-up survey. J Minim Invasive Gynecol 2017; 24(6):971-6.

26. Clark NV, Einarsson JI. A novel technique for essure reversal. Case reports. Jan-Mar 2019; 23(1):e2018.00098. doi: 10.4293/JSLS.2018.00098.

27. Toronto Health Economic and Technology Assessment (THETA) Collaborative. Hysteroscopic tubal sterilization: a health economic literature review. Ont Health Technol Assess Ser 2013 Oct; 13(22):1-25.

Capítulo 26

HISTEROSCOPIA E HIPERPLASIA DE ENDOMÉTRIO

Suzana Arenhart Pessini
Sibele Klitzke
Carla Maria Demartini Vanin
Raquel Papandreus Dibi

:: INTRODUÇÃO

A hiperplasia endometrial (HE) consiste na proliferação excessiva, não fisiológica e não invasiva do endométrio, caracterizada por alterações na forma e no tamanho da arquitetura glandular com uma razão glândula/estroma superior à encontrada no endométrio normal e biologicamente distinta das lesões pré-malignas e malignas.

Nos últimos 30 anos foram propostas várias classificações, o que causou dificuldades diagnósticas, prognósticas e consequentemente terapêuticas.

Com o importante estudo de Kurman, em 1985, surgiu a terminologia apresentada no Quadro 26.1 e proposta pela International Society of Gynecological Pathologists e a Organização Mundial da Saúde (OMS). Essa classificação é fundamentada nas variáveis desarranjo arquitetural e atipias celulares. Quanto à arquitetura, as hiperplasias podem ser simples ou complexas (HS e HC); quanto à atipia, a ausência ou a presença as diferencia, respectivamente, em HE e hiperplasia com atipias simples ou complexa (HSA e HCA).

Outra classificação foi desenvolvida pelo International Endometrial Collaborative Group com base em medidas morfológicas, em análise clonal, no crescimento não invasivo e no risco de carcinoma concomitante ou incipiente e que usa a terminologia *neoplasia intraepitelial endometrial (NIE)* para designar a lesão precursora (Mutter, 2000) (Quadro 26.2), definindo-a como a lesão cuja área glandular excede a estromal em pelo menos 55%, tem citologia alterada e apresenta extensão mínima de 1mm, podendo ser excluídas alterações como pólipo, endométrio secretor, efeitos de estrogênios exógenos e câncer. A classificação anterior é a mais utilizada pelos patologistas, mas a nomenclatura NIE beneficia mais o manejo clínico.

QUADRO 26.1. Classificação de hiperplasia - OMS 94 (Kurman, 1985)

Tipo
Hiperplasia simples
Hiperplasia complexa
Hiperplasia simples com atipias
Hiperplasia complexa com atipias

QUADRO 26.2. Classificação de hiperplasia (NIE) (Mutter, 2000)

Tipo		Tratamento
Hiperplasia endometrial	Difusa	Clínico
Neoplasia intraepitelial endometrial	Focal/difusa	Cirúrgico/clínico
Carcinoma	Focal/difuso	Cirúrgico

A prevalência é de 1,3% em idade fértil e de 15% na pós-menopausa. Um estudo com 3.735 mulheres com diagnóstico de HE demonstrou pico de incidência entre 50 e 54 anos de idade. A NIE representou

13,3% da amostra, e nesse subgrupo o pico de incidência ficou entre os 60 e os 64 anos de idade. Apenas 32 mulheres tinham menos de 30 anos de idade (Reed,2009).

Clinicamente, a HE é suspeitada em mulheres na perimenopausa com queixa recente de aumento da frequência e/ou quantidade do sangramento menstrual, ou ainda de irregularidades no ciclo, e em todas aquelas com sangramento uterino após a menopausa não usuárias de terapia hormonal. Cinco a 10% das biópsias motivadas por sangramento uterino anormal (SUA) terão HE como achado histológico (Gallos, 2010). No Sul do Brasil, em amostra de 1.464 pacientes com sangramento, a HE foi o achado histológico encontrado em 5,9% dos casos. Em outra série, pacientes avaliadas por meio de histeroscopia e biópsia apresentaram, respectivamente, 6% e 4% de HE na pré e na pós-menopausa.

:: ETIOPATOGENIA

A HE resulta de um estímulo estrogênico persistente, endógeno ou exógeno, não antagonizado pela progesterona ou pelos progestogênios, como em caso de anovulação crônica, obesidade (estrogênios produzidos pelas células adiposas) e terapia de reposição hormonal (TRH) inadequada. Depende da receptividade endometrial aos esteroides ou da incapacidade de resposta endometrial à progesterona e a seus derivados e pode ser generalizada ou focal.

Os fatores de risco são os mesmos do carcinoma endometrial (Quadro 26.3).

QUADRO 26.3. Fatores de risco para hiperplasia endometrial

Fatores de risco
Menopausa tardia e menarca precoce
Nuliparidade
Anovulação crônica/SOP
Obesidade
Diabetes
Síndrome de Lynch
Exposição prolongada a estrogênio exógeno
Tamoxifeno
Fatores genéticos (SNPs, PTEN, K-ras, PIK3CA, β-catenina, IMS)
Marcadores inflamatórios e citocinas (TNF, PCNA, EGF, IGF-1, IL-22)

SOP: síndrome dos ovários policísticos; DSNP: polimorfismo de nucleotídeos; PTEN, K-ras, PIK3CA: genes; IMS: instabilidade microssatélite; TNF: fator de necrose tumoral; PCNA: antígeno nuclear de proliferação; EGF: fator de crescimento epitelial; IGF: fator de crescimento insulina-*like*; IL-22: interleucina 22.

Condições clínicas de hiperestrogenismo, como menarca precoce e menopausa tardia, anovulação crônica e SOP, aumentam o risco de hiperplasia.

A obesidade, além de resultar em aumento de estrogênio, causa inflamação crônica, que pode promover hiperplasia e câncer. Comparadas com não obesas, as mulheres com índice de massa corporal (IMC) maior que 30kg/m^2 apresentam incidência quatro vezes maior de hiperplasia atípica.

As mulheres com síndrome de Lynch apresentam NIE em idade mais precoce. As alterações genéticas mais frequentes em casos de NIE e carcinoma endometrial são a IMS e as mutações em PTEN, K-ras, β-catenina e PIK3CA.

Embora a inflamação pareça ser o fator mais importante, algumas citocinas podem estar envolvidas na gênese da hiperplasia. O TNF-α está presente no endométrio normal e no hiperplásico, ao passo que está diminuído na NIE e no carcinoma. Receptores de IGF-1 estão aumentados na HE e no carcinoma, ao passo que a IGF-1 está diminuída na hiperplasia adenomatosa.

A HE parece representar processo histológico contínuo que se inicia com a HE simples sem atipias (HS) e evolui para hiperplasia complexa com atipias (HCA ou NIE) e para adenocarcinoma bem diferenciado. A presença da atipia celular e o desarranjo arquitetural são os fatores que definem o risco de progressão para carcinoma. Na HS é pequeno o risco de progressão: 3% dos casos evoluem para HC, 8% para hiperplasia com atipias e 80% regridem espontaneamente (Kurman, 1985; Tereakawa, 1997). A HC apresenta risco intermediário, e a HCA é considerada lesão precursora direta e de alto risco para carcinoma endometrial.

Na evolução para carcinoma endometrial, Kurman (1985) reportou risco de 1% para HS, 3% para HC, 8% para HSA e 29% para HCA. Outro estudo relatou que 2% dos casos de HC progrediram para carcinoma e 10,5% para hiperplasia atípica, enquanto 52% das hiperplasias atípicas progrediram para carcinoma (Bernstein, 2006).

No estudo de Lacey (2010) com 7.947 pacientes com diagnóstico de HE com e sem atipias, acompanhadas durante 20 anos após tratamento conservador, menos de 5% das pacientes com HS sem atipias desenvolveram carcinoma, enquanto 28% das mulheres com NIE evoluíram para câncer.

:: DIAGNÓSTICO

O SUA é o principal sintoma da hiperplasia, mas é assintomático em 0,5% a 1,5% dos casos.

O diagnóstico de HE é necessariamente histológico, e a biópsia deve ser considerada nas seguintes situações: suspeita clínica de doença endometrial, alteração ultrassonográfica do endométrio, presença de células endometriais na citologia cervical de rotina citologia de células glandulares atípicas (AGC) em mulheres com mais de 35 anos. O diagnóstico histológico é obtido mediante amostragem endometrial, que pode ser ambulatorial ou hospitalar, com ou sem sedação. A acurácia da amostragem endometrial ambulatorial é mais modesta, sendo a histeroscopia com biópsia considerada o padrão ouro.

As mulheres com quadro clínico suspeito de HE são avaliadas inicialmente por meio de exame físico. Os exames de imagem e a citologia revelam apenas a necessidade de prosseguir com a investigação.

Ultrassonografia transvaginal (USTV)

A USTV é um método propedêutico não invasivo utilizado para avaliar causas de SUA e/ou espessura endometrial, principalmente em mulheres pós-menopáusicas. A avaliação ultrassonográfica do endométrio por via transvaginal consiste na medida da espessura da mucosa endometrial (soma das duas lâminas, anterior e posterior), excluindo-se fluidos intracavitários. Na pós-menopausa, o endométrio é fino e linear, sendo mais ou menos espesso na mulher que menstrua, a depender da fase do ciclo.

O American College of Obstetricians and Gynecologists (ACOG) e a Society of Radiologists in Ultrasound (SRU) consideram que tanto a USTV com espessura endometrial de 4mm ou mais (ACOG) ou 5mm (SRU) ou mais como uma amostra endometrial são métodos adequados para iniciar a investigação diagnóstica em mulheres com sangramento após a menopausa (ACOG, 2009; Goldstein, 2001). Além disso, o ACOG determina que, quando a amostra endometrial é insuficiente, a USTV pode ser útil, considerando nesses casos que, se o endométrio tem 4mm ou mais de espessura, a malignidade é rara.

Essas diretrizes foram embasadas em metanálise de 35 estudos prospectivos com quase 6.000 mulheres com sangramento na pós-menopausa, resultando em sensibilidade de 96% (IC95%: 94% a 98%) para carcinoma, independentemente do uso de terapia hormonal (TH), e especificidade de 92% (IC 95%: 90% a 93%) sem uso de TH, com ponto de corte de 5mm (Smith-Bindman, 1998).

Em outra metanálise, a sensibilidade da USTV para câncer endometrial foi de 98% no ponto de corte de 3mm, de 95% para 4mm e de 90% para 5mm (Timmermans, 2010).

Um estudo que procurou determinar a espessura endometrial que implica risco de carcinoma em mulheres pós-menopáusicas sem sangramento vaginal estabeleceu que a espessura acima de 11mm representa um risco de 6,7% de câncer e, portanto, a biópsia deve ser considerada, ao passo que as mulheres com espessura endometrial de até 11mm à USTV têm risco muito baixo de carcinoma (Smith-Bindman, 2004).

Em estudo multicêntrico com 1.168 pacientes com sangramento na pós-menopausa, nenhum carcinoma endometrial ocorreu com espessura menor que 5mm à USTV, e o risco de câncer endometrial aumentou à medida que a espessura endometrial se aproximou dos 20mm (Karlsson, 1995).

Nas mulheres em uso de TH ou tamoxifeno, assintomáticas ou com sangramento, o limiar de espessura endometrial não está estabelecido, mas é sugerido um ponto de corte maior que 5mm. Sangramento persistente demanda histologia independentemente do achado ultrassonográfico.

Em pacientes com SOP, o Royal College of Obstetricians and Gynaecologists (RCOG) recomenda a avaliação endometrial por USTV tanto na presença de SUA como na ausência de sangramento. Com base em estudo prospectivo com 56 mulheres com SOP em que nenhuma paciente apresentou HE com espessura endometrial inferior a 7mm à USTV, o RCOG considera improvável a hiperplasia nesse caso (Royal College, 2016).

O achado de uma camada endometrial fina é compatível com atrofia endometrial e em geral não necessita de estudos mais invasivos. A presença de espessamento endometrial com sangramento persistente ou hemorragia em mulheres climatéricas pré, peri ou pós-menopáusicas deve ser seguida de amostragem endometrial adicional, como biópsia de endométrio (BE), dilatação e curetagem (D&C) ou histeroscopia com biópsia dirigida.

Histologia

O diagnóstico de HE é histológico, e os métodos utilizados são BE ambulatorial, D&C e histeroscopia associada à BE.

É necessária uma amostragem endometrial adequada, uma vez que um volume pequeno de tecido dificulta o diagnóstico. Estudos sugerem que a amostra tenha no mínimo 0,5cm^3 de endométrio hiperplásico não necrótico de modo a diminuir a discordância diagnóstica.

Diante do diagnóstico histológico de NIE em biópsia, a probabilidade de coexistência de carcinoma é alta. Um estudo do Gynecologic Oncology Group (GOG) demonstrou que 40% das pacientes com diagnóstico de NIE apresentaram carcinoma invasor subjacente na peça da histerectomia (Trimble, 2006). Outra revisão, que analisou os estudos de1987 a 2011, reportou uma média de coexistência de carcinoma de 37%, percentual que aumentou para 48% nos estudos mais recentes (Rakha, 2012). Alguns dados sugerem que a D&C é mais eficaz que a BE ambulatorial na detecção de carcinoma coexistente. Em uma série retrospectiva, o percentual de câncer em peça de histerectomia após diagnóstico de NIE em BE foi de 46%, e após D&C, de 27% (Leitao, 2010).

Biópsia do endométrio

Obtida com cureta de Novak, cânula de polietileno, Pipelle ou dispositivo similar, a amostra histológica do endométrio consiste em uma técnica simples e de fácil interpretação, se o espécime for adequado, e pode substituir a D&C.

As vantagens da BE ambulatorial incluem dilatação cervical mínima ou nenhuma, ausência de anestesia geral e custos menores.

Em pacientes com sangramento, a BE aspirativa apresenta taxa semelhante à obtida por D&C na detecção de câncer.

Uma metanálise com 39 estudos e 7.914 mulheres (Dijkhuizen, 2000) comparou os resultados da BE com Pipelle e com a D&C, a histeroscopia e/ou a histerectomia. Os achados foram os seguintes: (a) o uso da Pipelle para amostragem endometrial foi mais sensível para detecção de hiperplasia atípica e câncer de endométrio que os demais métodos; (b) a sensibilidade da BE com Pipelle para câncer foi de 99,6% em mulheres na pós-menopausa e de 91% em mulheres na pré-menopausa, sendo de 81% a sensibilidade para o diagnóstico de hiperplasia atípica do endométrio; (c) a especificidade de todos os métodos para o diagnóstico de carcinoma endometrial variou de 98% a 100%; (d) menos de 5% das amostras foram insuficientes.

Diferentes estudos demonstraram que, quando a doença envolve toda a cavidade endometrial, os resultados parecem superar os obtidos em caso de doença focal. A importância do volume da doença foi ilustrada em estudo de 65 pacientes com câncer previamente diagnosticado que foram submetidas à biópsia com Pipelle antes da histerectomia. A amostragem endometrial foi mais confiável quando pelo menos metade do endométrio estava afetada pela doença. Portanto, após um resultado benigno da BE em pacientes com SUA persistente, é mandatória uma avaliação adicional. Convém considerar também seguir com a investigação nos casos em que a BE apresenta amostra insuficiente para o diagnóstico, pois lesões podem estar localizadas em áreas não acessadas pelo instrumento quando da realização do procedimento.

Dilatação e curetagem

A dilatação do canal e do orifício cervical interno exige anestesia e possibilita a entrada de cureta fenestrada de calibre adequado. Cabe considerar que, por mais cuidadosa e exaustiva que seja a curetagem, menos de metade da cavidade é amostrada em até 60% dos casos. Portanto, empregada como técnica isolada, a dilatação e curetagem pode fornecer resultados falso-negativos.

A D&C está indicada em pacientes que não toleram o procedimento para BE ambulatorial por dor, ansiedade ou estenose de canal cervical, em casos de histologia benigna na BE em pacientes com SUA persistente, e quando o material é insuficiente na BE.

No que diz respeito à falha na identificação de câncer em pacientes com NIE, uma série retrospectiva relatou taxas de 27% com D&C e de 46% com BE (Leitao, 2010). Entretanto, em mulheres pré-menopáusicas que desejam preservar a fertilidade, a curetagem repetida deve ser minimizada para reduzir o risco de sinéquias.

Histeroscopia

A histeroscopia oferece a visão direta da cavidade endometrial, torna possível a biópsia dirigida ou a retirada de lesões e é mais sensível que a BE e a

D&C para o diagnóstico de lesões focais uterinas, porém, exige mais habilidade e é mais dispendiosa e invasiva que a maioria das outras modalidades de avaliação endometrial (Royal College, 2016).

Os critérios histeroscópicos de suspeita de hiperplasia são os seguintes (Quadro 26.4 e Figura 26.1): endométrio polipoide ou papilar, focal ou difuso, padrão vascular anormal, cistos glandulares e glândulas com arquitetura anormal (Uno, 1995; Garuti, 2014). Cabe salientar que não existem critérios disponíveis na literatura para o diagnóstico de NIE.

QUADRO 26.4. Critérios morfológicos histeroscópicos da hiperplasia

Endométrio não homogêneo, polipoide ou papilar, focal ou difuso
Padrão vascular anormal
Cistos glandulares
Glândulas com arquitetura anormal

O *endométrio não homogêneo* não é específico da hiperplasia, visto que nas fases folicular tardia, folicular prolongada e luteal o endométrio pode se apresentar espesso e polipoide em virtude do edema. No entanto, diante desse achado em mulher na pós-menopausa, especialmente se focal em cavidade

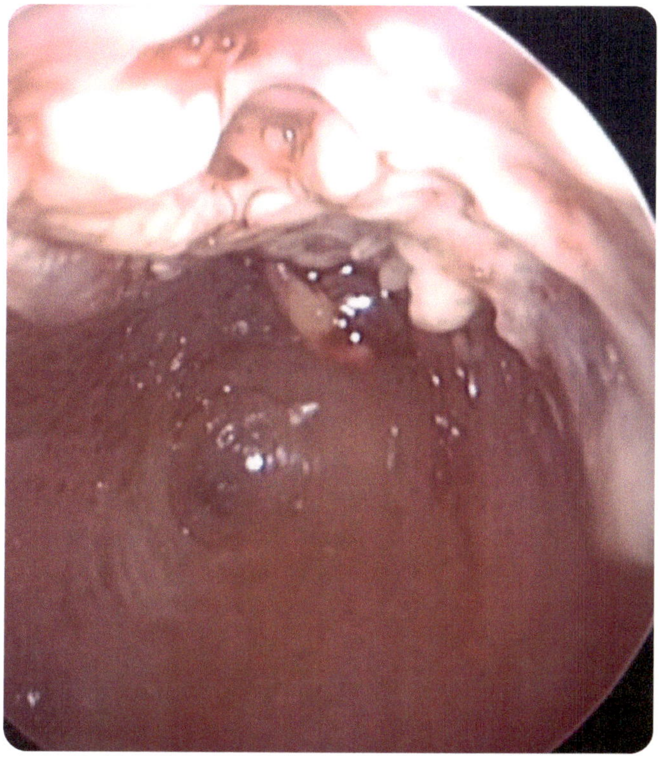

FIGURA 26.1. Hiperplasia endometrial.

com endométrio atrófico, seu valor preditivo positivo é maior.

O *padrão vascular anormal* é outro critério difícil de ser valorizado isoladamente, primeiro porque os padrões vasculares normal e anormal carecem de definição e segundo porque anormalidades vasculares superficiais aparecem em casos de endometrite, pólipo e mioma.

A *dilatação glandular cística* é o melhor critério em caso de suspeita de hiperplasia, mas pode estar presente em paciente usuária de tamoxifeno.

A *arquitetura glandular anormal,* como aglomeração excessiva, dilatação e/ou hipercromatismo dos orifícios glandulares, é um achado sugestivo de hiperplasia.

Entretanto, a visão histeroscópica frequentemente é subjetiva e pode falhar no diagnóstico. A metanálise de Clark (2002) registrou sensibilidade de 78% para o diagnóstico de hiperplasia. O valor preditivo negativo, a sensibilidade e a especificidade para hiperplasia reportados por um grupo italiano foram, respectivamente, de 99%, 98% e 95% (Loverro, 1996). Em uma série brasileira de 4.054 mulheres com sangramento submetidas a histeroscopia e BE, a acurácia da visão histeroscópica para hiperplasia e câncer foi, respectivamente, de 72,7% e 89,8% (Lasmar, 2006).

Em outro estudo, com 1.286 mulheres submetidas à histeroscopia diagnóstica sem biópsia, a visão direta não confirmou 10 dos 29 casos com diagnóstico de câncer (Deckardt, 2002). Portanto, a histeroscopia deve ser acompanhada de amostragem endometrial para histologia. As diretrizes da SGO recomendam que toda e qualquer lesão deva ser biopsiada, além de realizada uma biópsia aleatória (Trimble, 2012).

:: TRATAMENTO E SEGUIMENTO DA HIPERPLASIA ENDOMETRIAL

O diagnóstico histológico preciso – HE ou NIE – é importante para evitar tratamento excessivo ou insuficiente. O tratamento das hiperplasias depende da presença de atipias citológicas e do desejo de preservação do útero com intuito de fertilidade ou de redução da morbidade cirúrgica (Figura 26.2).

O tratamento das hiperplasias simples e complexas sem atipias visa controlar o sangramento uterino e evitar a progressão para o câncer, embora esse risco seja pequeno.

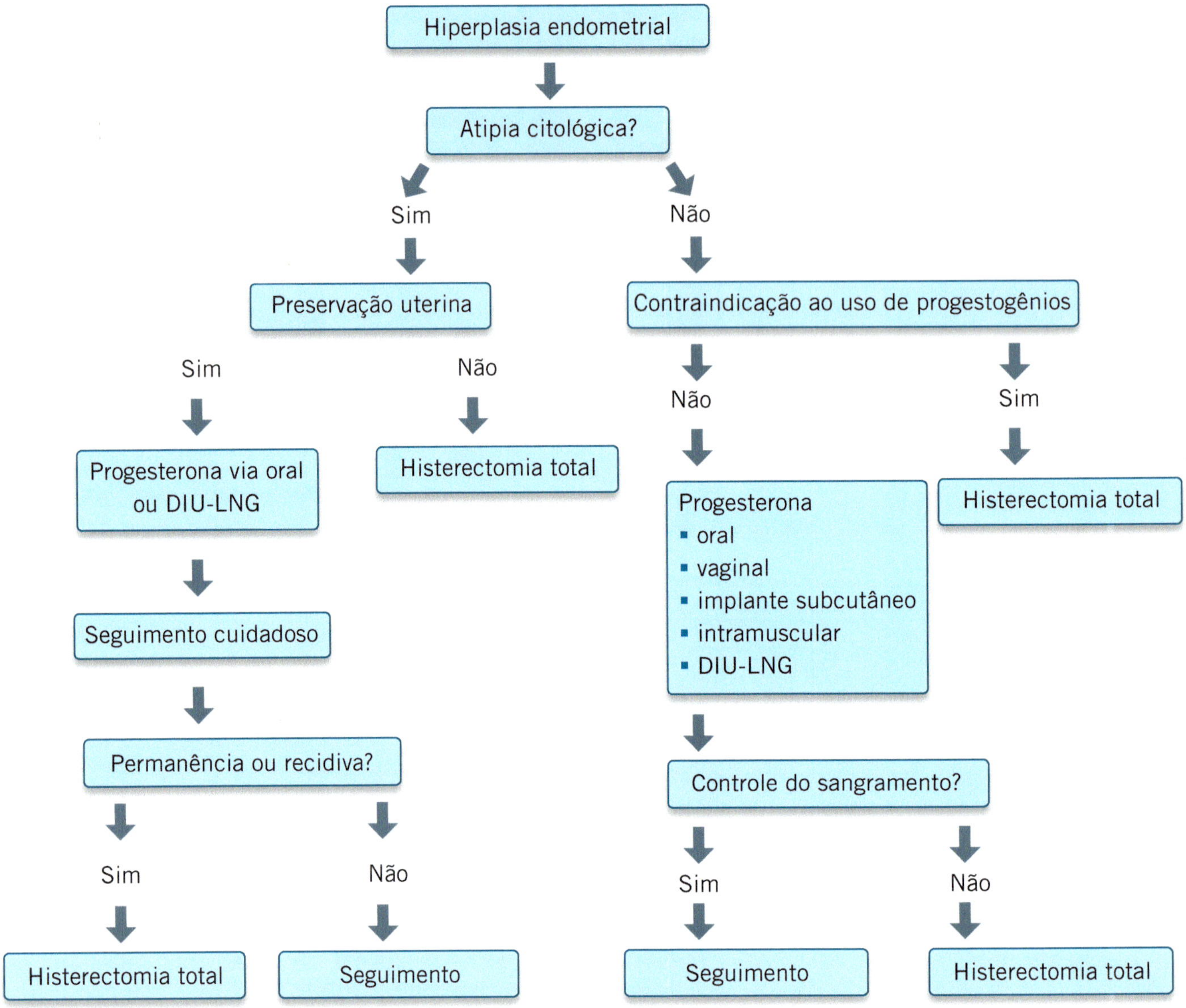

FIGURA 26.2. Fluxograma de tratamento e seguimento da hiperplasia endometrial.

O tratamento da NIE é preferencialmente cirúrgico – histerectomia laparotômica, vaginal ou laparoscópica – com os objetivos de impedir a progressão para carcinoma e não postergar o diagnóstico de um carcinoma oculto.

Tratamento clínico

O tratamento clínico está recomendado para as pacientes com HE sem atipias e é considerado de exceção para aquelas com NIE (desejo de engravidar ou doença clínica com risco cirúrgico).

Os *progestogênios* via oral, intramuscular, vaginal, subcutâneo ou intrauterino (dispositivo intrauterino com levonorgestrel [DIU-LNG]) reduzem o efeito mitótico do estrogênio e induzem a diferenciação secretora, sendo considerados a opção não cirúrgica preferencial.

Até o momento não existe uma definição sobre a dose mais eficaz e o melhor progestogênio. A resposta à medicação é observada após 10 semanas, sendo mais significativa após 3 meses com resolução em 6 meses (Chandra, 2016).O acetato de medroxiprogesterona (AMP) parece ser o fármaco mais seguro e aceito, na dose de 10mg/dia via oral continuamente por 6 a 12 semanas ou cíclico (2 semanas por mês) durante 3 meses. Doses maiores, de até 30mg/dia, podem ser usadas em pacientes com resposta parcial. O acetato de megestrol e o acetato de noretisterona são outras opções. O DIU-LNG é mais efetivo que o AMP, apresentando respostas de até 90% após 2 anos. As taxas de resistência ao tratamento com progestogênios varia de 12% a 53% e dependem do tipo de hiperplasia e da idade da paciente.

Os *análogos do GnRH* (a-GnRH) inibem a produção de estrogênios e regulam os receptores endometriais de GnRH com efeito antiproliferativo em células endometriais, mas constituem um tratamento de alto custo e que causa sintomas de menopausa e desmineralização óssea.

Os *inibidores da aromatase* (letrozol e anastrazol) inibem a biossíntese periférica de estrogênios e podem ser uma opção terapêutica principalmente em obesas, mas os efeitos colaterais são frequentes e pouco tolerados (dores articulares, fogachos), podendo causar osteoporose.

A *metformina* tem efeito antiproliferativo, anti-invasivo e antimetastático em vários cânceres e parece lógico seu uso em caso de hiperplasia. Além disso, parece induzir a expressão de receptor de progesterona, melhorando o efeito do tratamento com progestogênios e diminuindo a resistência ao tratamento em longo prazo. Os resultados ainda são controversos, e não são conhecidas as implicações do tratamento em longo prazo (Chandra, 2016).

Outras opções menos utilizadas incluem o danazol e os moduladores seletivos do receptor de estrogênio (SERMS).

Não há consenso, e é difícil indicar o tratamento não cirúrgico preferencial para NIE. A melhor opção parece ser o DIU-LNG ou o progestogênio oral continuado por 6 a 12 meses ou mais, a menos que se observe progressão ou persistência do quadro.

O DIU-LNG ganha destaque por atingir maior concentração de progesterona no endométrio, por exercer mínimo efeito sistêmico e por garantir a administração posológica ideal. Uma metanálise evidenciou taxas maiores de regressão de HC com ou sem atipias com o uso de DIU-LNG em relação à terapia oral, sem diferença significativa em caso de HS. O controle pós-tratamento é feito com BE trimestral até um mínimo de três negativas (ACOG, 2015; Gallos, 2010).

Tratamento cirúrgico

A histerectomia é o tratamento indicado em pacientes com NIE ou com HE sem atipias que apresentam recorrência de sintoma ou da hiperplasia.

As técnicas cirúrgicas histeroscópicas (ressecção endometrial, *laser* ou *thermal baloon*) são uma opção de tratamento para HE sem atipias. Cirurgia histeroscópica e histerectomia supracervical não são aceitas para o tratamento da NIE (ACOG, 2015).

Como as peças de histerectomia de pacientes com diagnóstico de NIE apresentam câncer em até 50% dos casos, a avaliação intraoperatória é importante. A macroscopia com útero aberto é a avaliação mínima para identificação ou exclusão do tumor.

A congelação é uma opção, mas há a tendência de se tomar a decisão após o diagnóstico definitvo, em tecido fixado, em razão da dificuldade em distinguir NIE de carcinoma bem diferenciado, mesmo entre patologistas experientes, e em virtude das discordâncias quanto aos fatores prognósticos oferecidos pela congelação e pela histologa final (Trimble, 2012).

A sensibilidade da congelação em identificar câncer endometrial em pacientes com biópsia prévia de NIE é de 40% a 50% (Bilgin, 2004; Indermaur, 2007). A concordância do grau de diferenciação (G) entre o diagnóstico intraoperatório e o final varia de 40% a 70% e a da invasão miometrial é de 70% (Case, 2006; Kumar, 2011; Sanjuan, 2006). Por esses motivos, a melhor estratégia para decisão quanto à linfadenectomia consiste em aguardar o diagnóstico final.

:: PONTOS CRÍTICOS E CONSIDERAÇÕES FINAIS

O diagnóstico anatomopatológico de hiperplasia deve seguir critérios e terminologia que diferenciam as entidades com variados manejos clínicos. A terminologia NIE para lesão pré-maligna é a mais aconselhada.

A amostragem endometrial pode ser obtida por BE, D&C ou histeroscopia, sendo a histeroscopia com biópsia mais sensível que a BE e a D&C no diagnóstico de lesões focais uterinas, possibilitando excluir ou confirmar com mais segurança a presença de carcinoma em pacientes com NIE.

A exclusão de carcinoma é necessária em caso de diagnóstico de NIE.

A HE sem atipias apresenta pequeno risco de evolução, sendo preferido o tratamento clínico.

Em caso de NIE, a histerectomia total é o tratamento de escolha e definitivo, sendo aconselhável a avaliação intraoperatória da peça. O tratamento clínico da NIE é realizado apenas em pacientes com desejo de gestar, não havendo consenso quanto à dose e ao tipo de medicação.

REFERÊNCIAS

ACOG Committee Opinion No. 440. American College of Obstetricians and Gynecologists. The role of transvaginal ultrasonography in the evaluation of postmenopausal bleeding.Obstet Gynecol 2009; 114:409.

ACOG Committee Opinion No. 631. American College of Obstetricians and Gynecologists. Endometrial intraepitelial neoplasia. Obstet Gynecol 2015; 125:1272-8.

Bernstein L. The risk of breast, endometrial and ovarian cancer in users of hormonal preparations. Basic Pharmacol Toxicol 2006; 98:288-96.

Bilgin T, Ozuyzal S, Ozan H, Atakan T. Coexisting endometrial cancer in patients with a preoperative diagnosis of atypical endometrial hyperplasia. J Obstet Gynaecol Res 2004; 30:205-9.

Case AS, Rocconi RP, Straughn JM Jr, Conner M, Novak L, Wang W, Huh WK. A prospective blinded evaluation of the accuracy of frozen section for the surgical management of endometrial cancer. Obstet Gynecol 2006; 108:1375-9.

Chandra V, Kim JJ, Benbrook DM, Dwivedi A, Rai R. Therapeutic options for management of endometrial hyperplasia. Journal of Gynecologic Oncology 2016; 27:e8.

Clark TJ, Voit D, Gupta JK, Hyde C, Song F, Khan KS. Accuracy of hysteroscopy in the diagnosis of endometrial cancer and hyperplasia. A systematic quantitative review. JAMA 2002; 288:1610-21.

Deckardt R, Lueken RP, Gallinat A et al. Comparison of transvaginal ultrasound, hysteroscopy, and dilatation and curettage in the diagnosis of abnormal vaginal bleeding and intrauterine pathology in perimenopausal and postmenopausal women. J Am Assoc Gynecol Laparosc 2002; 9:277-82.

Dijkhuizen FP, Mol BW, Brölmann HA, Heintz AP. The accuracy of endometrial sampling in the diagnosis of patients with endometrial carcinoma and hyperplasia: a meta-analysis. Cancer 2000; 89:1765-72.

Gallos ID, Shehmar M, Thangaratinam S, Papapostolou TK, Coomarasamy A, Gupta JK. Oral progestogens vs levonorgestrel-releasing intrauterine system for endometrial hyperplasia: a systematic review and metaanalysis. Am J Obstet Gynecol 2010; 203:547 e1-10.

Garuti G. Endometrial hyperplasia. In: Nappi C, Sardo AS. State-of-the-art hysteroscopic approaches to pathologies of the genital tract. Endo: Press. Germany, 2014.

Goldstein RB, Bree RL, Benson CB et al. Evaluation of the woman with postmenopausal bleeding: Society of Radiologists in Ultrasound – Sponsored Consensus Conference Statement. J Ultrasound Med 2001; 20:1025-36.

Indermaur MD, Shoup B, Tebes S, Lancaster JM. The accuracy of frozen pathology at time of hysterectomy in patients with complex atypical hyperplasia on preoperative biopsy. Am J Obstet Gynecol 2007; 196:40-2.

Karlsson B, Granberg S, Wikland, Ylostalo P, Torvid K, Marsal K, Valentin L. Transvaginal ultrasonography of the endometrium in women with postmenopausal bleeding -- a Nordic multicenter study. Am J Obstet Gynecol 1995; 172:1488-94.

Kumar S, Bandyopadhyay S, Semaan A et al. The role of frozen section in surgical staging of low risk endometrial cancer. PLoS One 2011; 6:e21912.

Kurman RJ, Kaminski PF, Norris HJ. The behavior of endometrial hyperplasia. Cancer 1985; 56:403-12.

Lacey JV Jr, Sherman ME, Rush BB et al. Absolute risk of endometrial carcinoma during 20-year follow-up among women with endometrial hyperplasia.J Clin Oncol 2010; 28:788-92.

Lasmar RB, Barrozo PR, de Oliveira MA, Coutinho ES, Dias R. Validation of hysteroscopic view in cases of endometrial hyperplasia and cancer in patients with abnormal uterine bleeding. J Minimal Invasive Gynecol 2006; 13:409-12.

Leitao M, Han G, Lee LX, Abu-Rustum NR, Brown CL, Chi DS. Complex atypical hyperplasia of the uterus: characteristics and prediction of underlying carcinoma risk. Am J Obstet Gynecol 2010; 203:349-6.

Loverro G, Bettocchi S, Cormio G ET al. Diagnostic accuracy of hysteroscopy in endometrial hyperplasia. Maturitas 1996; 25:187-9.

Mutter GL. Endometrial intraepithelial neoplasia (EIN): will it bring order to chaos? The Endometrial Collaborative Group. Gynecol Oncol 2000; 76:287-90.

Rakha E, Wong SC, Soomro I et al. Clinical outcome of atypical endometrial hyperplasia diagnosed on an endometrial biopsy: institutional experience and review of literature. Am J Surg Pathol 2012; 36:1683-90.

Reed SD, Newton KM, Clinton WL et al. Incidence of endometrial hyperplasia. Am J Obstet Gynecol 2009; 200:678 e1-6.

Royal College of Obstetricians & Gynaecologists. Long-term consequences of polycystic ovary syndrome. Green-top Guideline No. 33. London: RCOG 2016.

Sanjuan A, Cobo T, Pahisa J et al. Preoperative and intraoperative assessment of myometrial invasion and histologic grade in endometrial cancer: role of magnetic resonance imaging and frozen section. Int J Gynecol Cancer 2006; 16:385-90.

Smith-Bindman R, Kerlikowske K, Feldstein VA. Endovaginal ultrasound to exclude endometrial cancer and other endometrial abnormalities. JAMA 1998; 280:1510-7.

Smith-Bindman R, Weiss E, Feldstein VA How thick is too thick? When endometrial thickness should prompt biopsy in postmenopausal women without vaginal bleeding. Ultrasound Obstet Gynecol 2004; 24:558-65.

Terakawa N, Kigawa J, Taketani Y et al. The behavior of endometrial hyperplasia: a prospective study. Endometrial Hyperplasia Study Group. J Obstet Gynaecol Res 1997; 23:223-30.

Timmermans A, Opmeer BC, Khan KS, Bachmann LM, Epstein E, Clark TJ. Endometrial thickness measurement for detecting endometrial cancer in women with postmenopausal bleeding: a systematic review and meta analysis. Obstet Gynecol 2010; 116:160-7.

Trimble CL, Kauderer J, Zaino R. Concurrent endometrial carcinoma in women with a biopsy diagnosis of atypical endometrial hyperplasia: a Gynecologic Oncology Group study. Cancer 2006; 106:812-9.

Trimble CL, Method M, Leitao M et al., Society of Gynecologic Oncology Clinical Practice Committee. Management of endometrial precancers. Obstet Gynecol 2012; 120:1160-75.

Uno LH, Sugimoto O, Carvalho FM, Bagnoli VR, Fonseca AM, Pinotti JA. Morphologic hysteroscopic criteria suggestive of endometrial hyperplasia. Int J Gynecol Obstet 1995; 49:35-40.

Capítulo 27
CÂNCER DE ENDOMÉTRIO

Aline Evangelista Santiago
Eduardo Batista Cândido
Agnaldo Lopes da Silva Filho

:: INTRODUÇÃO

O câncer de endométrio consiste em uma neoplasia cuja incidência vem aumentando em virtude da obesidade e do incremento na expectativa de vida entre as mulheres. Em aproximadamente 70% das pacientes com adenocarcinoma de endométrio, a neoplasia está confinada ao útero no momento do diagnóstico, possibilitando uma sobrevida considerável[1].

No entanto, a abordagem do câncer de endométrio vem se tornando mais complexa nos últimos anos. As mudanças na classificação histológica têm influenciado as condutas cirúrgicas, as terapias adjuvantes e o prognóstico das pacientes[2]. As evidências sugerem que a taxa de mortalidade por câncer de endométrio aumentou mais significativamente que sua incidência, e esse aumento pode ser atribuído ao crescimento da taxa de cânceres em estádios avançados, aos tipos histológicos de alto risco e ao acometimento de mulheres em faixa etária mais avançada[1].

:: EPIDEMIOLOGIA

A malignidade mais comum do trato genital feminino nos EUA, o câncer de endométrio tem uma estimativa anual de 54.870 novos casos e 10.170 mortes[3], representando a quinta neoplasia maligna mais comum entre as mulheres (4,8%) e a 14ª causa de mortalidade por câncer[2]. Cerca de 75% dos casos são diagnosticados em estádios precoces, com sobrevida em 5 anos de 75%[4].

O câncer de endométrio é mais comum após a menopausa, na sexta e sétima décadas de vida. No entanto, 14% dos casos são diagnosticados em mulheres na pré-menopausa, 4% delas com menos de 40 anos de idade[2]. Nos EUA, a média de idade ao diagnóstico é de 60 anos. As caucasianas têm risco de 2,88% de desenvolver câncer uterino, enquanto entre as afro-americanas o risco é de 1,69%. Por outro lado, as mulheres afro-americanas são mais propensas a apresentar desenvolvimento de tumores não endometrioides, de alto grau, e diagnóstico em estádios mais avançados da doença, comparadas às caucasianas com demografia similar[4,5].

:: FATORES DE RISCO

Constituem fatores de risco para câncer de endométrio: aumento dos níveis de estrogênio (em razão de obesidade, diabetes e dieta com alto teor de gordura), menarca precoce, nuliparidade, menopausa tardia, síndrome de Lynch, idade avançada (55 anos ou mais) e uso do tamoxifeno[1,2].

A relação entre diabetes e câncer endometrial é controversa[2], mas estima-se que o diabetes seja responsável por cerca de 40% dos casos de câncer endometrial nos países desenvolvidos. A obesidade afeta a produção de peptídeos, como insulina, IGF-1, SHBG, além dos hormônios esteroides, como estrogênio, progesterona e androgênio. É provável que a exposição prolongada a níveis altos de estrogênio e insulina, associada à obesidade, possa contribuir para o desenvolvimento do câncer de endométrio. A obesidade na menopausa promove um estado de produção excessiva de estrogênio devido à conversão periférica de estrogênio no tecido adiposo. Essa conversão se dá a partir de androgênios secretados pelas glândulas adrenais e estroma ovariano através da enzima aromatase. A exposição prolongada ao estrogênio promove uma mudança contínua no endométrio, acarretando desde um endométrio proliferativo até hiperplasia, pólipos e carcinoma[5,6].

:: PATOLOGIA

Tanto em termos históricos como biológicos, o câncer de endométrio é classificado em duas categorias, como mostrado no Quadro 27.1.

QUADRO 27.1. Classificação dualista do câncer endometrial

	Tipo 1	Tipo 2
Associação com aspectos clínicos	Obesidade, dislipidemia e aumento das concentrações de estrogênio	Idade mais avançada
Grau	Baixo	Alto
Expressão receptor hormonal	Positiva	Negativa
Histologia	Endometrioide	Não endometrioide (seroso, carcinoma de células claras)
Estabilidade genômica	Diploide	Aneuploide
Mutação TP53	Não	Sim
Prognóstico	Bom (85% em 5 anos)	Mau (55% em 5 anos)

Fonte: adaptado de Morice *et al.*, 2015.

Os tumores do tipo 1 representam cerca de 80% dos carcinomas endometriais, incluem o adenocarcinoma endometrioide e surgem a partir do epitélio glandular, em geral a partir de uma área de hiperplasia atípica. Adenocarcinomas de endométrio concomitantes à hiperplasia atípica severa podem ser encontrados em até 50% dos casos e estão associados a casos de obesidade, nuliparidade, resistência à insulina e estímulo estrogênico, como o uso de estrogênio isolado ou tumores de células da granulosa.

O subtipo mais comum é o adenocarcinoma de baixo grau, endometrioide, diploide, receptor hormonal-positivo, que está associado a bom prognóstico. Esses tumores frequentemente exibem mutações no gene supressor de tumor PTEN, oncogene k-ras e genes de reparo e costumam ser receptores positivos para estrogênio e progesterona[6]. A via PIK3CA é mais frequentemente alterada, havendo mutações em mais de 90% das lesões. Mutações do k-ras podem ocorrer em cerca de 20% dos casos, e 12% dos tumores contêm mutação do FGFR2[2].

Os tumores do tipo 2 incluem os serosos, de células claras, carcinomas espinocelular e indiferenciado e carcinossarcoma e são menos comuns, mais agressivos e de pior prognóstico, não estando associados aos mesmos fatores de risco dos tumores do tipo 1. Com frequência, esses tumores ocorrem em mulheres de idade mais avançada. No nível molecular, as mutações do gene supressor tumoral p53 são comuns. A disseminação transperitoneal é frequentemente vista com um padrão de propagação semelhante ao do câncer de ovário[6].

O câncer endometrial do tipo 2 é descrito como não endometrioide, de alto grau, aneuploide, com mutação do gene p53 e tumor receptor hormonal-negativo, sendo associado a grande risco de metástases e pior prognóstico[2]. São encontrados vários subtipos histológicos com características moleculares e genômicas distintas[2].

O risco em mulheres com câncer de endométrio pode ser determinado pelo tipo histológico, o grau de diferenciação, a profundidade de invasão miometrial, a invasão cervical e a presença de doença extrauterina (Figura 27.1).

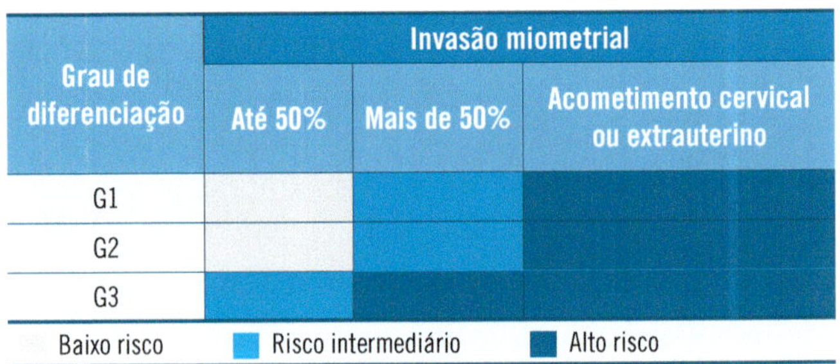

FIGURA 27.1. Determinação do risco de câncer de endométrio.

:: SÍNDROMES GENÉTICAS

As mutações esporádicas são a causa mais comum de câncer de endométrio. No entanto, mutações genéticas são responsáveis por cerca de 5% dos casos, ocorrendo de 10 a 20 anos mais precocemente que os tumores esporádicos[1,6]. O câncer endometrial é um dos cânceres extracolônicos causados pela síndrome de Lynch ou câncer colorretal não polipoide hereditário (HNPCC na sigla em inglês), uma síndrome autossômica dominante que resulta da mutação em um dos genes de reparação do DNA (MSH2, MLH1 ou MSH6) de células germinativas. Apesar do nome, 50% das mulheres afetadas por essa síndrome irão desenvolver carcinoma endometrial em vez de câncer de intestino.

Aconselhamento e teste genético estão indicados para as pacientes com idade inferior a 50 anos ou com história familiar significativa de câncer endometrial e/ou colorretal[1]. As mulheres com HNPCC confirmada têm risco de 40% a 60% de desenvolver câncer de endométrio e de 10% de contrair outras neoplasias malignas. Recomenda-se uma biópsia endometrial anual para acompanhamento dessas mulheres, além de rastreamento de câncer colorretal por meio de colonoscopia.

A cirurgia redutora de risco, que consiste em histerectomia com salpingooforectomia bilateral, é recomendada para as mulheres com prole constituída. Indivíduos com diagnóstico de HNPCC apresentam ainda risco aumentado para uma segunda neoplasia maligna, como câncer de ovário[6,7].

As portadoras de mutações do gene BRCA que não receberam tamoxifeno não apresentam risco aumentado para câncer de endométrio, quando comparadas com a população geral. Desse modo, o rastreamento para câncer endometrial não se justifica nas portadoras de mutações dos genes BRCA1 e BRCA2[6].

:: DIAGNÓSTICO

Cerca de 90% das pacientes com carcinoma endometrial apresentam sangramento vaginal anormal, mais comumente no período pós-menopausa, podendo ocorrer uma associação com leucorreia e piométrio. As pacientes com doença avançada podem apresentar sintomas semelhantes aos de mulheres com câncer ovariano avançado, como dor abdominal ou pélvica e distensão abdominal[2].

O diagnóstico é geralmente confirmado por meio de biópsia endometrial. As biópsias endometriais ambulatoriais apresentam taxa de falso-negativo de aproximadamente 10%[1]. Desse modo, em caso de biópsia endometrial negativa em paciente sintomática, recomenda-se extensão da propedêutica com dilatação do colo e curetagem sob anestesia ou por meio de histeroscopia, a qual pode ser útil na avaliação de lesões endometriais, como pólipos, e em mulheres com sangramento uterino persistente e não diagnosticado[1].

A tomografia computadorizada (TC), a ressonância nuclear magnética (RNM) e a tomografia por emissão de pósitrons (PET-CT) podem ser indicadas para avaliar doença extrauterina de acordo com a sintomatologia e os achados nos exames clínico e laboratoriais[1]. A principal limitação dos métodos de imagem é a detecção de metástase linfonodal. Vários estudos têm ressaltado a alta acurácia da PET-CT na detecção de invasão miometrial e cervical, bem como de doença metastática linfonodal. Entretanto, apesar de seu valor prognóstico para câncer endometrial em estádio avançado, seu uso para estadiamento pré-operatório para doença em estádio inicial é controverso[2,8].

Atualmente, não existem evidências de benefício do rastreamento do câncer de endométrio em mulheres de risco habitual. Recomenda-se que as mulheres, particularmente as obesas, sejam informadas sobre o risco de câncer de endométrio e orientadas a procurar assistência médica em caso de sangramento uterino no período da perimenopausa[2,8].

A dosagem sérica de CA-125 pode ser útil no monitoramento da resposta clínica[2].

:: ESTADIAMENTO

O papel do estadiamento pré-operatório consiste em estabelecer o grupo de risco para recorrência, principalmente com base na invasão cervical e miometrial e em metástase linfonodal, para definição do tratamento cirúrgico[2]. O principal objetivo das classificações de estadiamento é definir grupos de pacientes com prognósticos semelhantes para padronizar o planejamento e possibilitar a comparação de estratégias terapêuticas.

Vários estudos demonstraram que o estadiamento clínico é impreciso, não refletindo a extensão da doença em 15% a 20% das pacientes. Assim, em 1988 a Federação Internacional de Ginecologia e Obstetrícia (FIGO) modificou seu sistema de estadiamento para enfatizar a avaliação cirúrgica patológica completa, incluindo o grau histológico e a invasão miometrial, além da extensão e localização da disseminação extrauterina[1]. A classificação da FIGO 2009 é a mais comumente usada para estadiamento do câncer de endométrio (Quadro 27.2)[9]. O Quadro 27.3 mostra os princípios do estadiamento cirúrgico do câncer de endométrio[1].

Atualmente, a abordagem minimamente invasiva é considerada a abordagem padrão para o estadiamento cirúrgico do câncer de endométrio inicial.

QUADRO 27.2. Estadiamento do câncer de endométrio (FIGO, 2009)

Estádio I – Tumor restrito ao útero
IA: Restrito ao endométrio ou invadindo menos da metade da espessura miometrial
IB: Invasão da metade ou mais da espessura miometrial
Estádio II – Tumor invade estroma cervical, mas sem extensão para além do útero*
Estádio III – Tumor com extensão local ou regional do tumor
IIIA: Invasão até a serosa do corpo uterino ou dos anexos
IIIB: Invasão parametrial ou vaginal
IIIC: Metástase aos linfonodos pélvicos ou paraórticos
IIIC1: Linfonodos pélvicos positivos
IIIC2: Linfonodos paraórticos positivos com ou sem linfonodos pélvicos comprometidos
Estádio IV – Tumor invade a bexiga e/ou mucosa intestinal e/ou metástases à distância
IVA: Tumor invade a bexiga e/ou mucosa intestinal
IVB: Mestástases à distância, incluindo metástases intra-abdominais e linfonodos inguinais

Nota: o grau de diferenciação deve ser descrito com o estadiamento (G1, G2 ou G3). A citologia positiva deve ser relatada separadamente sem alterar o estadiamento.

* O envolvimento glandular endocervical deve ser considerado como estádio I e não mais como estádio II.

QUADRO 27.3. Princípios do estadiamento cirúrgico do câncer de endométrio

- Histerectomia total com salpingooforectomia bilateral (HT/SOB) constitui o principal tratamento do câncer endometrial confinado ao útero, exceto em mulheres que desejam preservar o futuro reprodutivo. Muitas pacientes com carcinoma endometrial localmente avançado também são candidatas à HT/SOB
- A histerectomia e a anexectomia podem ser realizadas por meio de laparotomia, via vaginal, ou de técnicas minimamente invasivas, como laparoscopia ou cirurgia robótica
- A avaliação visual do peritônio, diafragma e serosas com biópsia de qualquer lesão suspeita é importante para excluir doença extrauterina
- Apesar de a citologia oncótica peritoneal não alterar o estadiamento da FIGO, ela deve ser realizada e relatada
- A omentectomia é comumente realizada nos casos de carcinomas serosos, carcinomas de células claras e carcinossarcoma
- Excisão de linfonodos suspeitos ou aumentados de tamanho nas regiões pélvicas ou periaórtica é importante para excluir metástase nodal
- A linfadenectomia pélvica ainda é importante para o estadiamento cirúrgico de casos selecionados de câncer de endométrio confinado ao útero, podendo auxiliar a definição de fatores prognósticos que influenciam o tratamento proposto
- Linfonodos pélvicos da cadeia ilíaca externa, ilíaca interna, fossa obturatória e ilíaca comum são frequentemente removidos para o estadiamento
- Linfonodos periaórticos da região inframesentérica e infrarrenal podem ser removidos para estadiamento em casos selecionados de tumores de alto risco, como lesões com invasão miometrial profunda, histologia de alto grau, carcinomas serosos e componente de carcinossarcoma
- A biópsia de linfonodo sentinela pode ser considerada em casos selecionados
- Algumas pacientes podem não ser candidatas à linfadenectomia

Fonte: adaptado de NCCN guidelines: endometrial cancer.

:: TRATAMENTO

O manejo inicial do câncer de endométrio deve incluir histerectomia total, salpingooforectomia bilateral e linfadenectomia pélvica e periaórtica, e exceções a essa conduta devem ser adotadas apenas após avaliação de um ginecologista oncológico[2].

Como mostrado na Figura 27.2, a histerectomia total com salpingooforectomia bilateral é indicada para o tratamento de pacientes no estádio I, sendo efetiva na maioria dos casos. A cirurgia pode ser realizada por meio de técnicas minimamente invasivas, via vaginal ou via laparotômica.

As abordagens laparoscópica e robótica devem ser evitadas em caso de doença maligna uterina volumosa em virtude da necessidade de morcelamento, uma vez que essa técnica aumenta o risco de disseminação do tumor na cavidade abdominal e de recorrência local e peritoneal, afetando assim a sobrevida[2]. A histerectomia radical pode ser indicada nos casos de invasão cervical ou de dúvida sobre a origem cervical ou endometrial do tumor primário. Biópsias peritoneais e do epíplon fazem parte do estadiamento cirúrgico em mulheres com tumores de alto risco[2].

O papel da ressecção linfonodal no câncer de endométrio é controverso. A linfadenectomia pode ser pélvica e/ou periaórtica e varia de nenhuma avaliação linfonodal, amostragem linfonodal, biópsia de linfonodo sentinela até a linfadenectomia sistemática[2]. As evidências sugerem que as pacientes com risco reduzido parecem não se beneficiar da linfadenectomia, a qual não é indicada em mulheres com tumores endometrioides de grau 1 ou 2, com menos de 50% de invasão miometrial e lesões com menos de 2cm[2]. Entretanto, a avaliação de linfonodos periaórticos está indicada em pacientes com lesões de alto risco, como lesões com invasão miometrial profunda, histologia de alto grau, carcinomas serosos e componente de carcinossarcoma[2].

O câncer de endométrio do tipo 2 corresponde a 10% a 15% dos casos, porém é responsável por 40% das mortes em razão da alta incidência de doença extrauterina associada, especialmente a metástase linfonodal. O tratamento cirúrgico nesses casos deve ser mais radical, incluindo histerectomia com salpingooforectomia bilateral, linfadenectomia pélvica e periaórtica, omentectomia e biópsia peritoneal[2].

Cerca de 55% das mulheres com câncer de endométrio apresentam doença confinada ao útero com

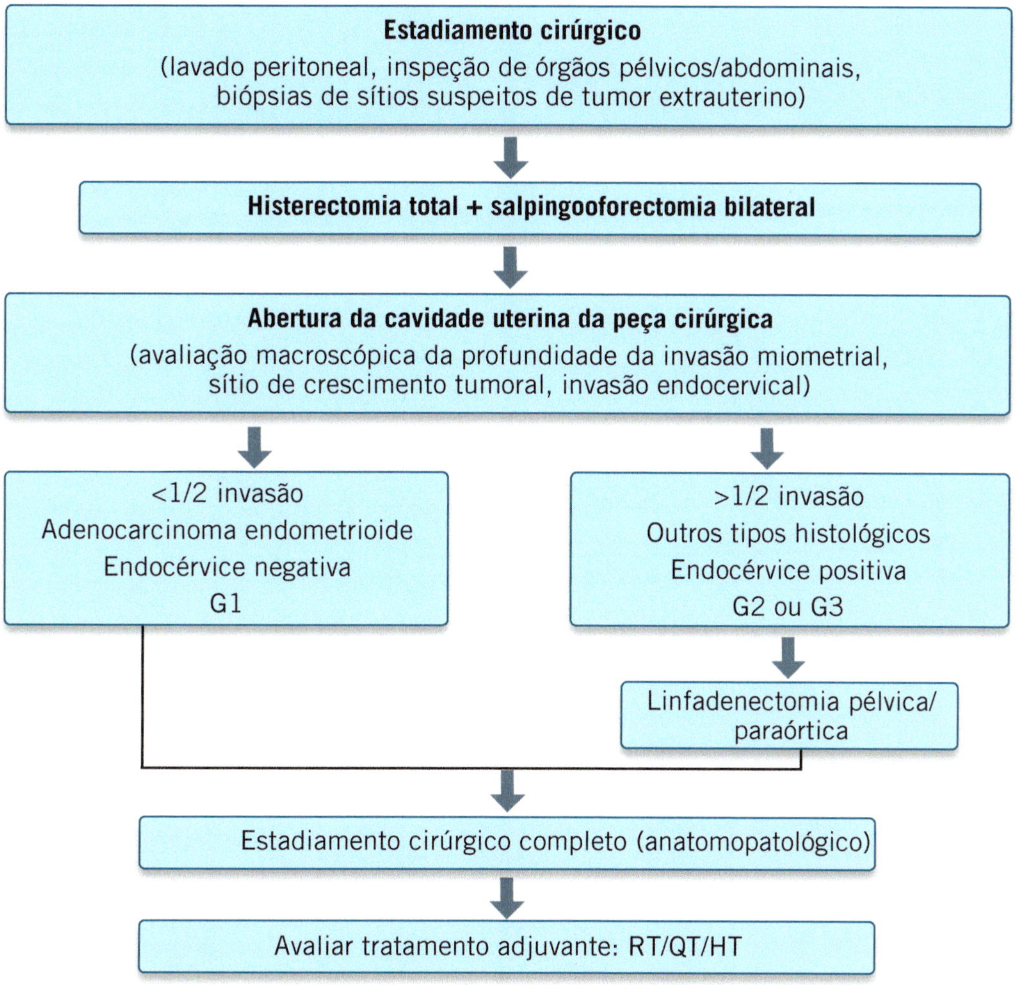

FIGURA 27.2. Proposta de abordagem terapêutica do câncer de endométrio.

características de baixo risco e são tratadas apenas com cirurgia, o que está associado a uma sobrevida livre de doença em 5 anos de 95%. A radioterapia adjuvante parece se associar ao melhor controle locorregional da doença, mas sem benefícios em relação à sobrevida[1,2].

A braquiterapia vaginal pode ser indicada em pacientes com câncer endometrial do estádio 1 de risco intermediário a alto, considerando o bom controle vaginal e a baixa toxicidade[2]. A quimioterapia adjuvante pode ser recomendada às pacientes de alto risco e com doença extrauterina[1,2]. Em pacientes com doença irressecável, a quimioterapia neoadjuvante seguida de cirurgia está associada à melhor sobrevida[2].

Apesar de o tratamento primário do câncer de endométrio ser geralmente a histerectomia, a terapia progestínica pode ser considerada em casos muito bem selecionados de mulheres que desejam preservar o futuro reprodutivo[1]. As pacientes com adenocarcinoma endometrioide de grau 1, sem invasão linfovascular e sem evidências de invasão miometrial, metástases ou massa anexial suspeita, são candidatas à preservação do futuro reprodutivo[1].

:: PROGNÓSTICO

Cerca de 75% dos casos de câncer endometrial são diagnosticados nos estádios I e II da FIGO, e a sobrevida global em 5 anos varia de 74% a 91%. No estádio III, a sobrevida global em 5 anos é de 57% a 66%, e para doença em estádio IV, de 20% a 26%. A sobrevida livre de doença em 5 anos em pacientes sem metástase linfonodal é de 90%, ao passo que naquelas com metástase para linfonodos pélvicos e paraórticos pode chegar a 60% a 70% e 30% a 40%, respectivamente[2]. Outros fatores prognósticos incluem estadiamento, grau de diferenciação tumoral, idade, comorbidades, diâmetro do tumor e invasão do espaço linfovascular[2].

REFERÊNCIAS

1. National Comprehensive Cancer Network Guidelines: endometrial cancer. Acessado em: https://www.nccn.org/store/login/login.aspx?ReturnURL=https://www.nccn.org/professionals/physician_gls/pdf/uterine.pdf

2. Morice P et al. Endometrial cancer. Lancet. 2016 Mar 12;387 (10023):1094-1108.

3. Siegel RL Miller KD, Jemal A. Cancer statistics, 2015. CA Cancer J Clin 2015; 65(1):5-29.

4. Group SGOCPECW et al. Endometrial cancer: a review and current management strategies: part I. Gynecol Oncol 2014; 134(2): 385-92.

5. Colombo N et al. ESMO-ESGO-ESTRO Consensus Conference on Endometrial Cancer: diagnosis, treatment and follow-up. Ann Oncol 2016; 27(1):16-41.

6. May J, Mehasseb MK. Endometrial cancer. Obstetrics, Gynaecology and Reproductive Medicine 2013; 23(9):6.

7. Si JW et al. Clinicopathological screening of Lynch syndrome: a report of 2 cases and literature review. Beijing Da Xue Xue Bao 2015; 47(5):858-64.

8. Practice Bulletin No. 149: Endometrial cancer. Obstet Gynecol 2015; 125(4):1006-26.

9. Pecorelli S. Revised FIGO staging for carcinoma of the vulva, cervix, and endometrium. Int J Gynaecol Obstet 2009; 105(2):103-4.

Capítulo 28
DROGAS E REPERCUSSÕES UTERINAS

Flávio Santos Vasconcelos Barros
Alexandre Lima Castro Ferreira

:: INTRODUÇÃO

O endométrio é um dos principais órgãos-alvo para os esteroides sexuais, e outras drogas podem agir diretamente, alterando o microambiente endometrial, ou indiretamente, afetando a secreção dos esteroides ovarianos ou interferindo em sua ação no endométrio.

:: EFEITOS DOS ESTROGÊNIOS E DA PROGESTERONA NO ENDOMÉTRIO

O endométrio humano passa por cerca de 400 ciclos de proliferação, diferenciação e descamação durante a vida reprodutiva, e essas transformações são controladas pelos esteroides ovarianos, estradiol (E2) e progesterona (P4), os quais agem através de seus receptores nucleares cognatos, que são fatores de transcrição. A ligação dos hormônios promove a dimerização dos receptores, a ligação ao elemento de resposta na região promotora do gene-alvo, o recrutamento de coativadores e a liberação de correpressores, ocasionando a formação do complexo que inicia a transcrição gênica.

Existem dois subtipos de receptores estrogênicos, codificados por dois genes distintos: receptor α (REα) e receptor β (REβ). O REα, a forma predominante no endométrio, está localizado no compartimento estromal e no epitelial (glândulas endometriais e epitélio luminal). A inativação gênica do REβ endometrial em camundongos não resulta em perturbações na implantação embrionária e gravidez. Entretanto, estudos mais recentes têm revelado um papel protetor do REβ, contrapondo-se aos efeitos mitogênicos do REα[1].

Os estrogênios têm efeito proliferativo sobre as glândulas endometriais e sobre o estroma. Curiosamente, a proliferação epitelial é mediada pelo REα estromal. A inativação gênica do REα epitelial não impede o efeito proliferativo dos estrogênios sobre o compartimento epitelial. Além do efeito mitogênico, os estrogênios também induzem a síntese de receptores de progesterona epiteliais.

Os receptores de progesterona A e B (RPA e RPB) são codificados pelo mesmo gene. O RPA é a isoforma predominante no útero, enquanto o RPB é principalmente expresso nas glândulas mamárias. A progesterona antagoniza a proliferação epitelial endometrial induzida pelos estrogênios, além de inibir a expressão de seus próprios receptores no epitélio. Também nesse caso, os efeitos antimitogênicos da progesterona no epitélio são modulados pelos RP estromais.

A ligação da progesterona aos receptores estromais induz a síntese de Hand 2 (*heart and neural crest derivatives expressed 2*), que por sua vez inibe a síntese de fatores de crescimento de fibroblastos (FGF) induzida pelos estrogênios. Esses fatores de crescimento promovem a ativação de vias de sinalização envolvidas na proliferação epitelial.

Outro efeito parácrino dos RP estromais é a síntese da enzima 17β-esteroide desidrogenase tipo 2 no compartimento epitelial. Essa enzima converte E2 em estrona, um estrogênio menos potente, atenuando a proliferação das células epiteliais endometriais (Figura 28.1).

Efeitos diretos da progesterona no compartimento epitelial também são relatados. A indução do fator Kruppel-símile 15 (KLF15) pelos RP epiteliais inibe a síntese de ácido desoxirribonucleico (DNA) pelas células endometriais epiteliais. Outro efeito da progesterona é a inibição da síntese de REα epitelial. O Quadro 28.1 mostra a distribuição dos RE e RP nos compartimentos epitelial e estromal do endométrio ao longo do ciclo menstrual[2].

Outra função importante da progesterona no endométrio é a decidualização do estroma. Essa transformação mesenquimoepitelial se inicia no meio da fase secretora e é induzida pelos níveis séricos crescentes de progesterona na fase lútea do ciclo menstrual e pela produção local de monofostato de adenosina cíclico. A decidualização é fundamental para a implantação e placentação, conferindo imunotolerância ao embrião, controlando a invasão trofoblástica, reduzindo o estresse oxidativo na interface materno-placentária, promovendo hemostasia local e capacitando o endométrio para a seleção embrionária. Os fibroblastos estromais assumem uma morfologia epitelial, produzem matriz extracelular e sintetizam quimiocinas que atraem macrófagos, células dendríticas e células *natural killer* especializadas. Edema e remodelação vascular também são observados durante o processo[3].

A função secretora das glândulas endometriais também é controlada pela progesterona. Inicialmente, acreditava-se ser este um efeito direto do esteroide sexual. No entanto, foi demonstrado que a supressão da síntese de receptores de progesterona nas glândulas endometriais pela progesterona é necessária para evitar o efeito inibitório sobre a função secretora. A estimulação glandular se dá por via indireta, mediante a indução de prolactina no compartimento estromal decidualizado.

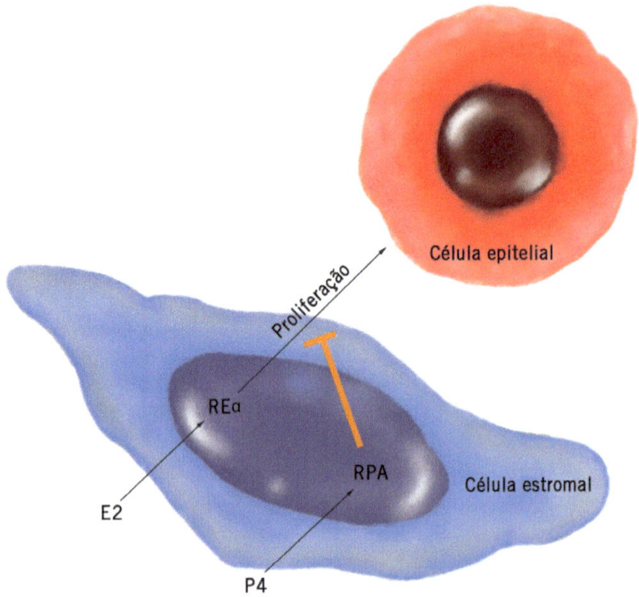

FIGURA 28.1. Efeito parácrino dos esteroides ovarianos na proliferação endometrial. Receptores estromais controlam a proliferação epitelial. (*E2*: estradiol; *P4*: progesterona; *REα*: receptor de estrogênio alfa; *RPA*: receptor de progesterona A).

QUADRO 28.1. Distribuição dos receptores estrogênicos e de progesterona nos compartimentos endometriais nas fases do ciclo menstrual

Receptores hormonais	Fase proliferativa	Fase secretora inicial	Fase secretora média	Fase secretora tardia
REα epitelial	++++	++	–	–
REβ epitelial	++	++	++	++
RPA epitelial	+++	++	–	–
RPB epitelial	+++	++	+	–
REα estromal	+++	++	– ou +	–
REβ estromal	++	+	+	+
RPA estromal	++	++	++	++
RPB estromal	++	++	+	–

Fonte: adaptado de Young, 2013.

:: ANDROGÊNIOS

Além dos estrogênios e da progesterona, os androgênios são esteroides sexuais que também atuam no trato genital feminino. Os efeitos dos androgênios no endométrio são similares aos da progesterona, inibindo a proliferação epitelial induzida pelos estrogênios e contribuindo para a decidualização estromal. As pacientes em uso de androgênios sistêmicos para tratamento de transtorno do desejo sexual hipoativo associado ao hipoandrogenismo, na maioria das vezes, apresentam endométrio atrófico. No entanto, não se pode desconsiderar a possibilidade da aromatização periférica desses hormônios, promovendo a estimulação estrogênica e a proliferação da mucosa uterina.

Ao final de um estudo com 182 mulheres, comparando o uso oral isolado de 0,625mg de estrogênios conjugados com 1,25mg de metiltestosterona oral associada a 0,625mg de estrogênios conjugados, Lobo *et al.* (2003) encontraram um caso de hiperplasia endometrial em cada grupo[4]. As pacientes foram tratadas por 16 semanas. Não se verificou atipia celular, e biópsias endometriais não foram realizadas antes do início dos tratamentos, não sendo possível determinar se existiam condições preexistentes. O uso percutâneo e intravaginal de desidroepiandrosterona (DHEA) em mulheres na pós-menopausa, relatado em um estudo, manteve o endométrio atrófico[5].

:: TERAPIA DE REPOSIÇÃO HORMONAL DO CLIMATÉRIO

O uso de estrogênios durante o climatério alivia os sintomas vasomotores, melhora o trofismo urogenital e previne fraturas ósseas decorrentes de osteoporose. Como citado previamente, os estrogênios estimulam a proliferação endometrial, e seu uso isolado aumenta o risco de desenvolvimento de hiperplasia ou adenocarcinoma endometriais. Para evitar esse potencial efeito adverso, os progestogênios são adicionados à terapia de reposição hormonal.

No esquema combinado contínuo, os progestogênios são utilizados continuamente em associação aos estrogênios. Essa forma de utilização cursa com atrofia endometrial, podendo haver fraca atividade secretora. É verificada uma diminuição de 76% (IC95%: 6%-60%) no risco de câncer endometrial, se comparado com o de não usuárias. Esse efeito é inicialmente observado 3 anos após o uso do progestogênio. Não parece haver diferenças no tipo de composto progestínico utilizado. Essa redução do risco de câncer endometrial não é registrada nos esquemas sequenciais, em que o progestogênio é administrado de modo intermitente.

O uso de progestogênios a cada 3 meses aumenta o risco em 300%[6]. Recomenda-se o uso por no mínimo 10 dias por mês nos esquemas de terapia de reposição hormonal, sendo mais comum o aparecimento de pólipos endometriais com os esquemas sequenciais.

:: CONTRACEPÇÃO HORMONAL

Em todas as modalidades de contraceptivos hormonais, não importando a via de administração, o tipo do progestogênio ou se estrogênios estão associados, o efeito preponderante é derivado do componente progestínico. Assim, a atrofia endometrial é o resultado do uso de contracepção hormonal. Nesse caso, também se observa diminuição de cerca de 50% no risco de câncer endometrial, e esse efeito protetor persiste por até 20 anos após a cessação da medicação[7].

As glândulas endometriais estão atrofiadas e são formadas por células cuboides baixas com pequenos núcleos arredondados e citoplasma escasso. Fraca atividade secretora pode ser observada. O estroma apresenta graus variáveis de pré-decidualização, a depender da dose do progestogênio empregada. As células estromais pré-decidualizadas exibem citoplasma eosinofílico abundante, e infiltração linfocítica pode estar presente.

:: FITOESTROGÊNIOS

Os fitoestrogênios são compostos não esteroides derivados de plantas e são estrutural e funcionalmente similares aos estrogênios. A maioria pretence a uma das três classes seguintes: isoflavonas, lignanos e cumestanos. As isoflavonas são encontradas principalmente em leguminosas, como a soja. Os lignanos fazem parte de alimentos ricos em fibras, como grãos não refinados e farelos de cereais, sendo a linhaça o representante mais rico dessa classe de fitoestrogênios. Brotos de alfafa e de trevo contêm a maior quantidade de cumestanos.

A conversão enzimática dos fitoestrogênios acontece no intestino com a formação de fenóis heterocíclicos. As isoflavonas são metabolizadas em agluconas, genisteína e daidzeína, os lignanos em diglicosídeo secoisolariciresinol e os cumestanos em cumestrol. O resveratrol é outro fitoestrogênio fenólico derivado da casca da uva, sendo também encontrado na soja, no amendoim e no cacau. Os fitoestrogênios são moduladores seletivos dos receptores de estrogênio (SERM) que exercem ações distintas, ou seja, atuam como agonistas em alguns tecidos e como antagonistas em outros, competindo com estrogênios endógenos ou outros SERM e recrutando coativadores ou correpressores.

A maioria dos estudos com fitoestrogênios não mostrou efeito proliferativo ou aumento do risco de câncer endometrial, apresentando até mesmo um efeito protetor com o uso desses compostos. Entretanto, alguns casos de sangramento uterino anormal e proliferação endometrial foram relatados. Um estudo com usuárias de isoflavonas por tempo prolongado encontrou incidência aumentada de hiperplasia endometrial. Todos os casos foram observados no quinto ano de uso da medicação, e não foi encontrada atipia citológica[8].

:: MODULADORES SELETIVOS DOS RECEPTORES ESTROGÊNICOS

Como exposto previamente, os SERM são compostos não esteroides que agem como agonistas ou antagonistas dos receptores estrogênicos, a depender do contexto endocrinológico, da afinidade com os diferentes tipos de receptores estrogênicos e da distribuição desses receptores nos diversos órgãos-alvo (principalmente endométrio, mama e ossos).

Tamoxifeno

O tamoxifeno foi uma das primeiras drogas utilizadas para a hormonoterapia do câncer de mama. Inicialmente recomendado para pacientes na pós-menopausa com tumores positivos para receptores estrogênicos, sua indicação vem se expandindo nos últimos anos. O aumento do número de usuárias cursa com elevação no risco dos efeitos adversos, entre eles o aumento do risco de hiperplasia e adenocarcinoma endometrial. Apesar do efeito antagonista na mama, o tamoxifeno pode agir como um agonista nos receptores estrogênicos do endométrio, estimulando a proliferação epitelial. Outros possíveis efeitos carcinogênicos do tamoxifeno sobre o endométrio têm sido sugeridos, como:

- Redução de apoptose.
- Deterioração do DNA.
- Mutações em genes protetores, como *PTEN, P53, KRAS.*
- Instabilidade microssatélite do DNA.
- Estimulação da via de sinalização *mTOR*.

Estudos de perfil genético (transcriptoma) *in vitro* (com células endometriais epiteliais primárias e linhagem celular de câncer endometrial) e *in vivo* (camundongos tratados com estrogênios ou tamoxifeno) mostraram que, apesar de haver sobreposição de genes regulados pelos estrogênios e pelo tamoxifeno, um número expressivo de genes é exclusivamente regulado por esse SERM. Esses genes participam das vias de sinalização envolvidas na replicação e reparo de DNA, progressão do ciclo celular, crescimento e proliferação celular, organização do citoesqueleto, modificação da matriz extracelular e resposta imunológica, entre outras funções celulares relacionadas com o desenvolvimento e a progressão do câncer.

O risco relativo de câncer endometrial com o uso do tamoxifeno entre os estudos varia de 1,3 a 6,9, aumentando com a duração do uso e o avançar da idade. No estudo *Adjuvant Tamoxifen: Longer Against Shorter* (ATLAS), o uso prolongado do tamoxifeno por mais de 5 anos mostrou aumento de quase 100% no risco. O risco absoluto foi de 1,6% nas usuárias por até 5 anos, comparado com 3,1% nas que o usaram por 5 a 14 anos.

Inicialmente, considerava-se que os cânceres endometriais induzidos pelo tamoxifeno apresentavam melhor prognóstico. Entretanto, estudos mais recentes têm demonstrado o contrário. Jones *et al.* (2012) combinaram os maiores estudos de caso-controle dos EUA, Reino Unido e Países Baixos no que se refere à mortalidade por câncer endometrial após câncer de mama e mostraram maior mortalidade entre as pacientes usuárias de tamoxifeno por 5 anos ou mais, com maior incidência de tipos e graus histológicos de pior prognóstico[9].

Raloxifeno

Inicialmente aprovado para prevenção da osteoporose na pós-menopausa, em 2007 a Food and Drug Administration (FDA) liberou o uso do raloxifeno para prevenção do câncer de mama. O estudo *Multiple Outcomes of Raloxifene Evaluation* (MORE) demonstrou redução de 84% no risco de câncer de mama com o uso por 4 anos. O *Study of Tamoxifen and Raloxifene* (STAR) comparou a eficácia do raloxifeno com a do tamoxifeno, ambos utilizados por 5 anos, na prevenção do câncer de mama, e relatou redução semelhante na incidência de câncer invasivo. O grupo de usuárias de tamoxifeno apresentou diminuição mais acentuada de doença não invasiva. No entanto, o grupo de usuárias de raloxifeno exibiu menos casos de câncer endometrial, tromboembolismo e catarata.

Ao contrário do tamoxifeno, o raloxifeno parece não apresentar efeito estrogênico agonista sobre o endométrio. Fugère *et al.* (2000) obtiveram melhor resultado com usuárias de raloxifeno do que de terapia contínua com estrogênios conjugados e acetato de medroxiprogesterona[10]. Nenhum caso de hiperplasia ou câncer endometrial foi observado em ambos os grupos. Ao final de 1 ano, 94,4% das usuárias de raloxifeno apresentavam endométrio atrófico, comparadas com 78,7% das que usaram esquema contínuo combinado.

Vários estudos que compararam a espessura endometrial por meio de ultrassonografia antes e após o uso de raloxifeno não observaram diferença significativa entre as duas medidas. Mediante a utilização de cultura de organoides glandulares endometriais, Bläuer *et al.* (2008) verificaram inibição de KI67, um marcador de proliferação, diminuição de receptores de estrogênio e ausência de efeito sobre os receptores de progesterona com o uso do raloxifeno. Esses achados sugerem um efeito inibitório sobre a proliferação endometrial[11].

Clomifeno

O citrato de clomifeno é utilizado como indutor de ovulação graças a seu efeito antagonista sobre o hipotálamo. O bloqueio dos receptores de estrogênio nessa porção do cérebro estimula a secreção do hormônio liberador de gonadotrofinas (GnRH), induzindo a liberação de hormônio folículo-estimulante (FSH) pela adeno-hipófise. Um efeito antagonista sobre o endométrio também é observado, acompanhado de redução da espessura endometrial. Esse efeito indesejado no tratamento da infertilidade compromete a eficácia do medicamento e é um fator crucial para a falha de implantação.

Proliferação endometrial inadequada e diminuição no número e no diâmetro das glândulas, além de atraso na maturação glandular, são achados histológicos frequentes. Estradiol transdérmico, etinilestradiol e altas doses de fitoestrogênios foram tentados para a correção dessa condição, mas sua eficácia não foi comprovada. Takasaki *et al.* (2013) obtiveram aumento significativo da espessura endometrial com a diminuição da dosagem padrão inicial de 50 para 25mg/dia e com a administração precoce do citrato de clomifeno (dias 1 a 5 do ciclo menstrual)[12].

:: TIBOLONA

A tibolona é um esteroide sintético com propriedades estrogênicas, progestogênicas e androgênicas. Seu mecanismo de ação é complexo, derivando da afinidade de seus diferentes metabólitos pelos receptores nucleares e de sua capacidade de modular enzimas envolvidas no metabolismo local de estrogênios. Dessa maneira, os efeitos estrogênicos são observados em ossos, vagina e cérebro, mas não nas mamas e no endométrio.

A tibolona é convertida em metabólitos 3α e 3β-hidroxiesteroides, além de um Δ^4-isômero no intestino e no fígado. Os metabólitos hidroxiesteroides têm afinidade pelos receptores estrogênicos, enquanto o Δ^4-isômero tem afinidade pelos receptores de progesterona e androgênico. No endométrio, a tibolona e os metabólitos 3β-hidroxiesteroides são convertidos em Δ^4-isômero pela enzima 17β-hidroxiesteroide desidrogenase tipo 2. Além disso, a tibolona inibe a atividade das sulfatases e induz as sulfotransferases.

As sulfatases convertem a forma inativa sulfatada da estrona na forma ativa. Esse passo metabólico é necessário para que ocorra a catalização da estrona em E2 pela enzima 17β-hidroxiesteroide desidrogenase tipo 1. As sulfotransferases fazem o caminho inverso, convertendo estrona em estrona sulfatada. Em consequência, a disponibilidade do substrato para a síntese do E2 é reduzida. Em resumo, a tibolona induz o metabolismo endometrial do E2, reduzindo a ativação local dos receptores estrogênicos, ao mesmo tempo que estimula os receptores de progesterona e androgênicos, favorecendo a atrofia endometrial.

Os estudos *Osteoporosis Prevention and Arterial Effects of Tibolone* (OPAL) e *Tibolone Histology of the Endometrium and Breast Endpoint Study* (THEBES) mostraram um perfil endometrial superior ao do esquema contínuo combinado de terapia de reposição hormonal estroprogestínica, resultando em menos episódios de sangramento uterino e em nenhum caso de hiperplasia ou câncer de endométrio.

:: GESTRINONA E DANAZOL

O danazol é um composto androgênico sintético derivado da 17α-etiniltestosterona, que abole o pico de gonadotrofinas no meio do ciclo e inibe a síntese da proteína carreadora de esteroides sexuais (SHBG). O resultado é um estado de hipoestrogenismo e hiperandrogenismo sistêmicos. No nível local, a síntese de estrogênios é também suprimida mediante a inibição de enzimas como sulfatases, aromatases e 17β-desidrogenase tipo 1, ocorrendo ainda a ligação aos receptores de progesterona e androgênicos. O resultado é uma inibição acentuada da proliferação endometrial com a consequente atrofia da mucosa uterina.

A gestrinona é um esteroide sintético derivado da 19-nortestosterona que apresenta mecanismos de ação semelhantes aos do danazol, porém com menos efeitos androgênicos sistêmicos observados. Tem afinidade pelos receptores de progesterona e androgênicos, inibe a síntese de SHBG, suprime o pico de gonadotrofinas do meio do ciclo menstrual, além de interferir com o metabolismo local dos estrogênios. Assim, a atrofia endometrial também é verificada com o uso dessa medicação.

Marchini *et al.* (1992), utilizando danazol em 17 mulheres e gestrinona em 19, todas portadoras de endometriose, demonstraram atrofia endometrial histológica em todos os casos após 6 meses de tratamento[13]. Triolo *et al.* (2006), comparando o uso de danazol e gestrinona por 4 a 5 semanas para o preparo pré-operatório de histeroscopia cirúrgica em 135 mulheres, observaram atrofia endometrial mais frequente nas usuárias de gestrinona[14].

:: ANÁLOGOS DO HORMÔNIO LIBERADOR DE GONADOTROFINAS

O GnRH é um decapeptídeo produzido por neurônios especializados na região pré-óptica anterior do hipotálamo e controla a produção de gonadotrofinas pela adeno-hipófise. Esse hormônio é secretado na circulação porta-hipofisária de maneira pulsátil, com amplitude e frequência variáveis, durante o ciclo menstrual. Desse modo, a ocupação dos receptores nos gonadotrofos, a síntese dos receptores e a internalização dos complexos hormônio-receptor, com posterior dissociação e reciclagem parcial dos receptores, são precisamente reguladas. Em consequência, a produção e a secreção de gonadotrofinas são controladas de modo a estimular a esteroidogênese ovariana e a ovulação.

A secreção do GnRH e das gonadotrofinas, por sua vez, é modulada pelos esteroides ovarianos. Os receptores do GnRH são do tipo acoplados à proteína G. Com a ligação do hormônio ao receptor ocorre a ativação da fosfolipase C com a consequente produção de trifosfato de inositol (IP_3) e diacilglicerol (DAG). O IP_3 desencadeia a mobilização de estoques intracelulares de cálcio, e o DAG ativa a proteína quinase C (PKC), o que resulta na produção e secreção de gonadotrofinas (Figura 28.2).

Os agonistas do GnRH têm maior afinidade pelos receptores gonadotróficos e resistência à degradação enzimática. Ocorre uma ativação inicial (efeito *flare-up*) dos receptores, seguida de uma dessensibilização. O mecanismo de dessensibilização não foi totalmente elucidado, embora seja sugerido que o efeito mais precoce seria mediado pela interferência com a mobilização de estoques intracelulares de cálcio, assim como seu influxo. A dessensibilização a médio e longo prazo ocorreria por inibição da síntese de receptores e de sítios de ligação nos receptores, desacoplamento do receptor de sua proteína G reguladora, incapacidade de ativação da PKC e depleção dos estoques de gonadotrofinas.

Os antagonistas do GnRH ocupam um local diferente no receptor e não levam à sua ativação. Desse modo, eles competem com o hormônio endógeno, impedindo seu efeito estimulatório. A inibição é instantânea, não ocorrendo a indução inicial observada com os agonistas.

O efeito dos análogos do GnRH no endométrio ocorre principalmente por via indireta, criando um estado de hipoestrogenismo. Consequentemente, o endométrio se encontra atrofiado, com glândulas tubulares e curtas ou com fraca atividade proliferativa. Alguns estudos relatam efeitos diretos do GnRH no endométrio, como, por exemplo, sua participação na regulação da decidualização estromal e da invasão trofoblástica. Meresman et al. (2003) mostraram o efeito de um agonista do GnRH (acetato de leuprolida) em culturas de células epiteliais endometriais. O uso do agonista reduziu a proliferação celular e induziu apoptose[15].

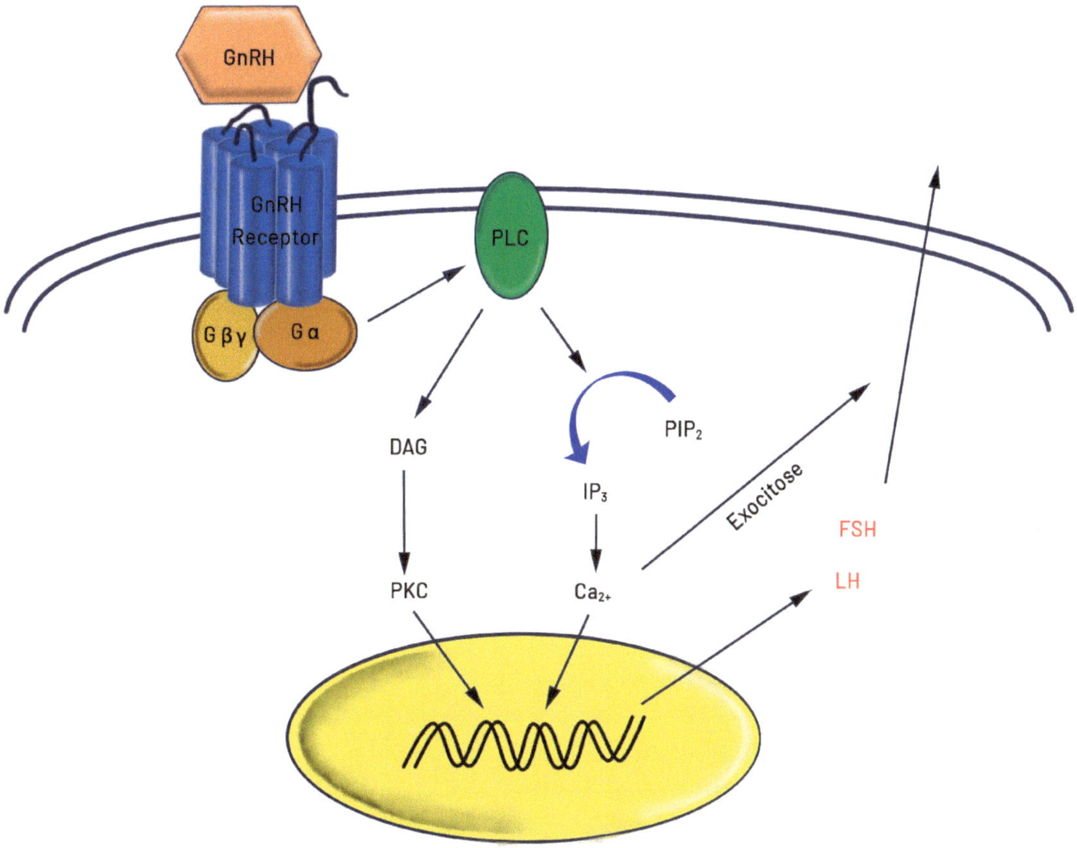

FIGURA 28.2. Ação do GnRH nos gonadotrofos, levando à produção e secreção de gonadotrofinas. (*PLC*: fosfolipase C; *DAG*: diacilglicerol; *IP₃*: trifosfato de inositol; *PIP₂*: difosfato de fosfatidilinositol; *PKC*: fosfoquinase C.)

:: INIBIDORES DE AROMATASES (IA)

Aromatase ou citocromo P450 19A1 é a enzima responsável pela catalização dos androgênios em estrogênios, convertendo androstenediona em estrona e testosterona em E2. Altos níveis de atividade de aromatase são encontrados nos ovários (células da granulosa), no tecido adiposo, na placenta, nas mamas, em fibroblastos, no fígado, nos músculos e no cérebro. A androstenediona de origem adrenal é o principal substrato para aromatases extraovarianas. A estrona produzida pode ser convertida em E2 em órgãos como a pele e as mamas.

O endométrio não costuma expressar atividade de aromatase, mas em casos de doenças estrogênio-dependentes, como endometriose, hiperplasia e câncer, essa atividade aberrante é geralmente detectada. Na endometriose, a prostaglandina E_2 (PGE_2) resultante do processo inflamatório estimula a expressão de aromatases, e o aumento local dos níveis de estrogênio induz a atividade da cicloxigenase 2 com o estabelecimento de um ciclo de retroalimentação que favorece a manutenção da doença.

Os IA foram inicialmente desenvolvidos para o tratamento de câncer de mama na pós-menopausa. Os compostos de primeira e segunda gerações (aminoglutetimida, testolactona, fadrozole e formestano) apresentavam importantes efeitos colaterais, como diminuição dos níveis de aldosterona com distúrbios eletrolíticos, hiperandrogenismo, toxicidade do sistema nervoso central e até mesmo insuficiência suprarrenal. Dois tipos de IA de terceira geração foram desenvolvidos: um composto esteroide, o exemestano, e os não esteroides, letrozole e anastrozole. O exemestano é na verdade um androgênio sintético que se liga de maneira irreversível à enzima, competindo com os substratos androgênicos endógenos. Os IA não esteroides também se adaptam ao sítio de ligação do substrato na enzima, porém de maneira reversível.

Estudos experimentais vêm ajudando a elucidar os efeitos dos IA sobre o endométrio. Meresman *et al.* (2005) relataram aumento da apoptose e inibição da proliferação em culturas de células endometriais epiteliais eutópicas de portadoras de endometriose com o uso de letrozole e anastrozole[16].

Os IA têm sido estudados como alternativa mais segura que o tamoxifeno no tratamento do câncer de mama. Morales *et al.* (2004) compararam os efeitos do tamoxifeno sobre o endométrio com os dos IA de terceira geração[17] e, ao contrário do que ocorreu com o tamoxifeno, a espessura endometrial, o volume uterino e o volume dos miomas preexistentes ficaram inalterados nas usuárias de IA. O surgimento de pólipos e cistos endometriais só ocorreu nas que usaram SERM. Houve ainda a melhora dos parâmetros uterinos nas pacientes que trocaram o tamoxifeno pelo exemestano.

O *Intergroup Exemestane Study* (IES) comparou pacientes que mudaram para o exemestano depois de 2 a 3 anos de uso do tamoxifeno com pacientes que persistiram com o uso deste último e detectou menor incidência de pólipos endometriais e miomas no grupo do exemestano, mas a taxa de histerectomias e a incidência de câncer endometrial foram similares nos dois grupos. O ensaio clínico *Tamoxifen Exemestan Adjuvant Multicenter* (TEAM) comparou prospectivamente as usuárias de tamoxifeno com as de exemestano. Uma análise dos achados ultrassonográficos endometriais mostrou espessura endometrial significativamente aumentada no grupo do tamoxifeno, com casos histologicamente comprovados de pólipos e hiperplasia endometriais, o que não ocorreu no grupo do exemestano.

Os IA não esteroides de terceira geração, em especial o letrozole, vêm sendo também utilizados para a indução de ovulação, mais comumente em pacientes com a síndrome dos ovários policísticos que responderam mal ao citrato de clomifeno. A administração por 5 dias, na fase proliferativa, bloqueia a inibição do eixo hipotalâmico-hipofisário pelos estrogênios, aumentando a secreção de gonadotrofinas e estimulando, assim, o desenvolvimento folicular. Alguns estudos sugerem melhor resultado com o letrozole em termos de espessura endometrial e taxas de ovulação e de gravidez, quando comparado com o citrato de clomifeno[18].

Apesar de estudos preliminares com o anastrozole sugerirem resultados promissores no tratamento da hiperplasia endometrial[19], o uso dos IA na hormonoterapia do câncer de endométrio não tem demonstrado bons resultados[20].

:: METFORMINA

A metformina é uma biguanida oral que aumenta a sensibilidade à insulina e é o tratamento de primeira linha mais utilizado para o diabetes do tipo 2. Esse fármaco inibe a gliconeogênese hepática e aumenta a sensibilidade à insulina e a captação e utilização da glicose por tecidos periféricos, como os músculos esqueléticos e os adipócitos. O principal efeito da metformina ocorre indiretamente, mediante a inibição da proliferação endometrial excessiva pelos estrogênios, ao tratar a anovulação crônica.

A diminuição dos níveis circulantes de insulina, a elevação dos niveis de SHBG e o aumento da produção hepática de IGFBP1 contribuem para a redução da produção ovariana de androgênios e da fração livre de androgênios circulantes. Entretanto, estudos *in vitro* têm demonstrado efeitos antiproliferativos, anti-invasivos e antimetastáticos diretos em linhagens celulares de câncer endometrial. Existem relatos de reversão da hiperplasia atípica com a associação de contraceptivos hormonais orais e metformina em casos que não responderam ao tratamento isolado com contraceptivos hormonais orais[21].

:: OUTRAS DROGAS

O uso de estatinas tem sido associado à redução do risco de câncer de endométrio. As estatinas inibem a enzima HMG-CoA redutase, envolvida na síntese de colesterol e isoprenoides. Os isoprenoides vêm sendo implicados na gênese de vários tipos de câncer. Utilizando um modelo de cultura de implantes endometriais em três dimensões, Esfandiari *et al.* (2007) conseguiram a inibição da angiogênese e da proliferação com o uso de lovastatina[22].

O efeito do uso de anti-inflamatórios não esteroides na incidência de câncer de endométrio é controversa. Apesar do envolvimento de mediadores inflamatórios na gênese do câncer, até o momento não existe evidência de um papel protetor das drogas que inibem esse processo. No caso do câncer de endométrio, haveria ainda um papel alternativo da PGE2, induzindo a síntese local de aromatases. A análise de uma grande coorte prospectiva (*VITAL Cohort*) para o estudo do efeito de suplementos dietéticos e hábitos de vida na incidência de câncer sugeriu um papel protetor do ácido acetilsalicílico, mas não dos outros anti-inflamatórios, na incidência de câncer endometrial. O efeito foi tempo e dose-dependente.

Os efeitos dos agonistas dopaminérgicos sobre o endométrio são também controversos. Gunin *et al.* (2002) verificaram efeito aditivo da bromocriptina com o E2 em camundongos tratados por 30 dias[23], e os efeitos desapareciam com a suspensão do estrogênio. Yoshida *et al.* (2009), por sua vez, observaram a redução da incidência de câncer endometrial e de níveis circulantes de E2 em ratos tratados com um iniciador tumoral que receberam bromocriptina por 12 meses[24].

Por meio de um modelo experimental de endometriose através do implante de endométrio humano em peritônio de camundongos, Novella-Maestre *et al.* (2009) demonstraram um efeito inibitório da carbergolina. A porcentagem de lesões ativas e a proliferação celular nos implantes diminuíram com o uso do agonista dopaminérgico[25]. Os autores também mostraram redução da neoangiogênese nos implantes, inibição da expressão de genes marcadores de angiogênese e indução da expressão de genes envolvidos no bloqueio da formação neovascular.

Os moduladores seletivos dos receptores de progesterona (SPRM) são esteroides sintéticos com efeitos agonistas ou antagonistas sobre os RP, a depender do tecido-alvo, da dose, da duração do tratamento e do composto empregado. Os SPRM agem ainda como antiglicocorticoides.

O mecanismo de ação sobre o endométrio não está totalmente elucidado. O uso em curto prazo causa atrofia endometrial. No entanto, o uso prolongado para o tratamento de miomas, endometriose, meningiomas e síndrome de Cushing cursa com alterações endometriais específicas, referidas por alguns autores como modificações endometriais associadas aos moduladores do receptor de progesterona.

Os achados histológicos típicos são dilatação glandular cística e estroma compactado. Essas alterações podem se traduzir em espessamento endometrial à ultrassonografia. Casos de hiperplasia endometrial com uso prolongado e altas doses de SPRM foram relatados, porém, até o momento, nenhum caso de atipia citológica foi registrado.

Um maior conhecimento sobre os efeitos das diversas drogas no endométrio e a interação dos diferentes compartimentos desse complexo tecido torna possível o uso racional das opções medicamentosas disponíveis e uma vigilância adequada das usuárias no sentido de resguardar a integridade endometrial e reduzir os efeitos colaterais indesejados da terapia utilizada.

REFERÊNCIAS

1. Hapangama D, Kamal A, Bulmer J. Estrogen receptor β: the guardian of the endometrium. Human Reproduction Update 2014: dmu053.

2. Young SL. Oestrogen and progesterone action on endometrium: a translational approach to understanding endometrial receptivity. Reproductive Biomedicine Online 2013; 27(5):497-505.

3. Gellersen B, Brosens JJ. Cyclic decidualization of the human endometrium in reproductive health and failure. Endocrine Reviews 2014; 35(6):851-905.

4. Lobo RA, Rosen RC, Yang H-M, Block B, Van Der Hoop RG. Comparative effects of oral esterified estrogens with and without methyltestosterone on endocrine profiles and dimensions of sexual function in postmenopausal women with hypoactive sexual desire. Fertil Steril 2003; 79(6):1341-52.

5. Portman DJ, Labrie F, Archer DF et al. Lack of effect of intravaginal dehydroepiandrosterone (DHEA, prasterone) on the endometrium in postmenopausal women. Menopause 2015; 22(12):1289-95.

6. Taylor HS, Manson JE. Update in hormone therapy use in menopause. J Clin Endocrinol Metab 2011; 96(2):255-64.

7. Mueck AO, Seeger H, Rabe T. Hormonal contraception and risk of endometrial cancer: a systematic review. Endocrine-Related Cancer 2010; 17(4):R263-R71.

8. Unfer V, Casini ML, Costabile L, Mignosa M, Gerli S, Di Renzo GC. Endometrial effects of long-term treatment with phytoestrogens: a randomized, double-blind, placebo-controlled study. Fertil Steril 2004; 82(1):145-8.

9. Jones ME, van Leeuwen FE, Hoogendoorn WE et al. Endometrial cancer survival after breast cancer in relation to tamoxifen treatment: pooled results from three countries. Breast Cancer Research 2012;14k.

10. Fugère P, Scheele WH, Shah A, Strack TR, Glant MD, Jolly E. Uterine effects of raloxifene in comparison with continuous-combined hormone replacement therapy in postmenopausal women. Am J Obstet Gynecol 2000; 182(3):568-74.

11. Bläuer M, Heinonen PK, Rovio P, Ylikomi T. Effects of tamoxifen and raloxifene on normal human endometrial cells in an organotypic in vitro model. European J Pharmacol 2008; 592(1):13-8.

12. Takasaki A, Tamura H, Taketani T, Shimamura K, Morioka H, Sugino N. A pilot study to prevent a thin endometrium in patients undergoing clomiphene citrate treatment. Journal of Ovarian Research 2013; 6(1):94.

13. Marchini M, Fedele L, Bianchi S, Di Nola G, Nava S, Vercellini P. Endometrial patterns during therapy with danazol or gestrinone for endometriosis: structural and ultrastructural study. Human Pathology 1992; 23(1):51-6.

14. Triolo O, De Vivo A, Benedetto V, Falcone S, Antico F. Gestrinone versus danazol as preoperative treatment for hysteroscopic surgery: a prospective, randomized evaluation. Fertil Steril 2006; 85(4):1027-31.

15. Meresman GF, Bilotas M, Buquet RA, Barañao RI, Sueldo C, Tesone M. Gonadotropin-releasing hormone agonist induces apoptosis and reduces cell proliferation in eutopic endometrial cultures from women with endometriosis. Fertil Steril 2003; 80:702-7.

16. Meresman GF, Bilotas M, Abello V, Buquet R, Tesone M, Sueldo C. Effects of aromatase inhibitors on proliferation and apoptosis in eutopic endometrial cell cultures from patients with endometriosis. Fertil Steril 2005; 84(2):459-63.

17. Morales L, Timmerman D, Neven P et al. Third generation aromatase inhibitors may prevent endometrial growth and reverse tamoxifen-induced uterine changes in postmenopausal breast cancer patients. Ann Oncol 2005; 16(1):70-4.

18. Lee VCY, Ledger W. Aromatase inhibitors for ovulation induction and ovarian stimulation. Clin Endocrinol 2011; 74(5):537-46.

19. Agorastos T, Vaitsi V, Pantazis K, Efstathiadis E, Vavilis D, Bontis JN. Aromatase inhibitor anastrozole for treating endometrial hyperplasia in obese postmenopausal women. European Journal of Obstetrics & Gynecology and Reproductive Biology 2005; 118(2):239-40.

20. Bogliolo S, Gardella B, Dominoni M et al. Effectiveness of aromatase inhibitors in the treatment of advanced endometrial adenocarcinoma. Archives of Gynecology and Obstetrics 2016; 293(4):701-8.

21. Shao R, Li X, Feng Y, Lin J-F, Billig H. Direct effects of metformin in the endometrium: a hypothetical mechanism for the treatment of women with PCOS and endometrial carcinoma. Journal of Experimental & Clinical Cancer Research 2014; 33(1):41.

22. Esfandiari N, Khazaei M, Ai J et al. Effect of a statin on an in vitro model of endometriosis. Fertil Steril 2007; 87(2):257-62.

23. Gunin A, Emelianov V, Tolmachev A, Tolmacheva A. Effect of prolactin and dopaminergic drugs on uterine response to chronic estrogen exposure. J Endocrinol 2002; 172(1):61-9.

24. Yoshida M, Watanabe G, Suzuki T et al. Long-term treatment with bromocriptine inhibits endometrial adenocarcinoma development in rats. Journal of Reproduction and Development 2009; 55(2):105-9.

25. Novella-Maestre E, Carda C, Noguera I et al. Dopamine agonist administration causes a reduction in endometrial implants through modulation of angiogenesis in experimentally induced endometriosis. Human Reproduction 2009; 24(5):1025-35.

Capítulo 29

ALTERAÇÕES ENDÓCRINAS NA MULHER E REPERCUSSÕES ENDOMETRIAIS

Ricardo Mello Marinho
Érica Becker de Sousa Xavier
Fábio Costa Peixoto
João Pedro Junqueira Caetano

:: INTRODUÇÃO

O endométrio reveste a cavidade uterina e tem papel fundamental na implantação embrionária. Sua histologia se modifica ao longo do ciclo menstrual/ovulatório, refletindo as alterações hormonais da mulher.

Os dois terços superficiais do endométrio são preparados para a implantação do blastocisto. Após a descamação menstrual, a camada basal é responsável por sua regeneração.

Em um ciclo normal ovulatório, observa-se uma fase proliferativa, em consequência do estímulo estrogênico, até que, com a ovulação e a formação do corpo lúteo, a ação da progesterona se torna marcante com a transformação secretora.

De maneira muito resumida, é possível afirmar que o estradiol produzido em níveis crescentes pelo folículo ovariano dominante leva à reconstrução e ao crescimento do endométrio, processo que envolve a proliferação de células endoteliais, do estroma, glândulas, vasos e atividade mitótica intensa. Após a ocorrência da ovulação e a formação do corpo lúteo, o endométrio passa a refletir uma combinação das ações do estradiol e da progesterona. Esta última inibe a proliferação endotelial e limita o crescimento do endométrio com diminuição das mitoses.

A progesterona provavelmente antagoniza as ações do estrogênio em genes que estimulam o crescimento endometrial. As glândulas se tornam tortuosas e passam a apresentar secreção em sua luz. Seguem-se alterações e decidualização no estroma. Com a queda dos níveis de progesterona ao final da fase lútea ocorrem a degradação, ruptura e descamação do endométrio, uma característica do período menstrual.

Em 1950, Noyes *et al.* relacionaram as características histológicas do endométrio com o dia do ciclo menstrual ovulatório, estabelecendo as bases do diagnóstico de insuficiência lútea, o que só recentemente passou a ser questionado.

Alterações endócrinas na mulher que conduzem à ocorrência de ciclos não ovulatórios irão acarretar alterações endometriais compatíveis com os níveis hormonais plasmáticos.

Situações que cursam com níveis elevados ou constantes de estrogênio no plasma sem oposição da progesterona levam o endométrio a uma proliferação persistente, o que pode promover quadros de hiperplasia típica, atípica e até mesmo câncer de endométrio. Nesses casos, o uso de um progestogênio por alguns dias causará sangramento uterino após sua interrupção, como nos quadros de anovulação crônica associada à síndrome dos ovários policísticos (SOP).

Por outro lado, caso não ocorra a produção de estrogênios, seja na insuficiência ovariana primária, seja em consequência da produção deficiente de gonadotrofinas, o quadro resultante será de amenorreia com endométrio atrófico, e após o uso de um progestogênio não haverá sangramento de supressão.

A dosagem do hormônio folículo-estimulante (FSH) distingue os dois quadros: nas pacientes com

FSH elevado, o diagnóstico corresponde à falência ovariana; nas com FSH baixo, à amenorreia hipotalâmica ou hipofisária.

Nesses casos, o endométrio será atrófico por falta de estímulo estrogênico. Um eventual sangramento uterino nessas pacientes deve ser investigado. Muitas vezes, o endométrio atrófico pode apresentar sangramento de pequena intensidade. A ultrassonografia vaginal irá identificar uma linha endometrial fina e homogênea com menos de 4mm; quando maior, a investigação deverá ser aprofundada. Cabe lembrar que alguns tipos de câncer de endométrio indiferenciados têm origem em endométrios atróficos. Esses tumores estrogênio-independentes tendem a ocorrer nas pacientes pós-menopausadas em idades mais avançadas.

:: ANOVULAÇÃO CRÔNICA HIPERANDROGÊNICA

A anovulação crônica hiperandrogênica ou SOP é uma alteração endócrina multissistêmica e heterogênea que acomete cerca de 6% a 10% das mulheres na população geral, sendo a endocrinopatia mais comum entre as mulheres na menacme.

As principais características relacionadas com a SOP são a oligo ou anovulação e o hiperandrogenismo, também podendo estar presentes aspecto policístico dos ovários à ultrassonografia, infertilidade, obesidade e resistência à insulina.

Tanto a etiologia quanto o diagnóstico são controversos, já que o quadro é consequência de um processo de anovulação crônica que pode ter etiologia diversa e ser acompanhado de manifestações clínicas variadas. Isso pode ser comprovado pela divergência dos critérios diagnósticos utilizados pelas entidades formadas por especialistas no assunto (Quadro 29.1).

Em todos os conceitos, o hiperandrogenismo exerce um papel importante, havendo maior prevalência de obesidade, *diabetes mellitus* tipo 2, intolerância à glicose e síndrome plurimetabólica (dislipidemia, obesidade, intolerância à glicose e hipertensão arterial sistêmica) nas pacientes com SOP.

Apesar das numerosas publicações sobre o assunto, há poucos estudos a respeito da avaliação endometrial nas pacientes com SOP. A expressão de diversos marcadores endometriais está alterada, e as mulheres com SOP apresentam maior incidência de pólipo, hiperplasia e neoplasia endometrial. A exposição prolongada ao estrogênio sem contraposição tem sido tradicionalmente considerada fator causal contribuinte para o desenvolvimento de pólipo endometrial. Estudos imuno-histoquímicos mostram aumento na expressão de receptores de estrogênio em pólipos endometriais. As mulheres com SOP apresentam taxas de 12% a 49% de hiperplasia endometrial, e o risco de câncer endometrial em pacientes com SOP é três vezes maior.

A associação entre lesões endometriais e SOP pode ser dividida em três grupos principais, que geralmente se sobrepõem: hiperandrogenismo, hiperestrogenismo com deficiência de progesterona e resistência à insulina e obesidade.

:: HIPERANDROGENISMO

O hiperandrogenismo é o componente mais comum em pacientes com SOP, e seu diagnóstico pode ser clínico, laboratorial ou ambos, estando geralmente associado à anovulação crônica.

QUADRO 29.1. Critérios diagnósticos da síndrome dos ovários policísticos

NIH 1990	ASRM/ESHRE (Rotterdam, 2003)	Sociedade de Excesso de Androgênios 2006	NIH 2012
Inclui todos os critérios abaixo	Inclui pelo menos dois dos três critérios abaixo	Inclui todos os critérios abaixo	Mesmo ASRM/ASHRE 2003
Hiperandrogenismo clínico ou bioquímico (HA) Disfunção menstrual	Hiperandrogenismo clínico ou bioquímico (HA) Oligo ou anovulação (OD) Aspectos policísticos dos ovários à ultrassonografia (PCOM)	Hiperandrogenismo clínico ou bioquímico (HA) Disfunção ovariana e/ou ovários polimicrocísticos	Identificação de fenótipos específicos: A(HA + OD + PCOM) B(HA + OD) C(HA + PCOM) D(OD + PCOM)

As mulheres com SOP apresentam resposta maior à secreção do hormônio liberador de gonadotrofina (GnRH) e maior concentração basal sérica do hormônio luteinizante (LH). O aumento progressivo da estimulação do GnRH resulta em aumento correspondente na secreção de LH, bem como nos níveis basais séricos, resultando em estimulação das células da teca e, consequentemente, no hiperandrogenismo. O aumento de androgênios colabora para o desenvolvimento da anovulação crônica. A conversão periférica de androgênios em estrogênios prolonga a exposição do endométrio ao estrogênio, o que pode resultar em hiperplasia e neoplasia endometrial.

O hiperandrogenismo por si só é um achado comum nas pacientes com neoplasia endometrial. Receptores de androgênio e 5α-redutase estão presentes no endométrio. Os receptores de androgênios são estimulados pelo estrogênio e inibidos pela progesterona. Em algumas mulheres com SOP há maior expressão endometrial de receptores de androgênio, resultando em hiperplasia e neoplasia. Em mulheres com hiperplasia e câncer de endométrio também foi observada expressão aumentada de enzimas envolvidas na biossíntese de androgênios.

:: HIPERESTROGENISMO E DEFICIÊNCIA DE PROGESTERONA

A maioria das pacientes com SOP apresenta ciclos menstruais anormais em virtude da anovulação ou da oligo-ovulação, resultando em estímulo constante do endométrio pelo estrogênio. O efeito da progesterona, em contraste, é deficiente ou ausente. A maioria das hiperplasias/neoplasias endometriais ocorre em razão de um ambiente estrogênico sem a contraposição da progesterona, e o excesso de estrogênio não contrabalançado pela progesterona promove mitogênese, hiperplasia atípica e neoplasia endometrial.

Duas situações clínicas que comprovam essa relação são a proliferação endometrial na fase folicular do ciclo menstrual, quando os níveis de progesterona são baixos, e a que ocorre após a menopausa, nas mulheres que utilizam estrogênio exógeno sem a contraposição da progesterona. O estrogênio se apresenta sob três formas principais: a estrona (E1), o estradiol (E2) e o estriol (E3).

O estradiol é a forma mais potente biologicamente e a mais encontrada na mulher em idade reprodutiva. A estrona é uma forma menos ativa e mais encontrada na mulher menopausada, enquanto o estriol é formado principalmente durante a gravidez. O estradiol e a estrona podem ser convertidos entre si, sendo a conversão E2-E1 realizada pela enzima 17β-hidroxiesteroide desidrogenase 1 e a conversão E1-E2 pela enzima 17β-hidroxiesteroide desidrogenase 2.

São conhecidas duas vias de síntese de estradiol (E2): a aromatização, que converte os androgênios em estrogênios, e a formação do estradiol através da sulfatase, que converte o sulfato de estradiol em sua forma ativa não conjugada, o estradiol. A progesterona reduz a atividade do estrogênio no endométrio mediante o aumento da síntese de enzimas locais, como a 17β-hidroxiesteroide desidrogenase 1 e a estrogênio sulfotransferase. Essas enzimas são importantes na conversão do estradiol (E2) em estrogênio menos potente como estrona (E1) e em sulfato de estrogênio, inativo, os quais são rapidamente excretados das células e do organismo.

Um aumento da expressão da sulfatase poderia contribuir para a maior biodisponibilidade de estradiol em pacientes que desenvolvem câncer de endométrio. Essas pacientes apresentam maior conversão local de androgênios adrenais para estradiol. Portanto, além de uma desregulação dessas enzimas nas pacientes com SOP, o efeito da progesterona é pequeno ou ausente, o que aumenta o risco de doenças proliferativas endometriais.

O efeito proliferativo do estradiol no tecido endometrial é mediado pelo aumento na produção local, especialmente pelo estroma, do fator de crescimento 1 semelhante à insulina (IGF-1). A progesterona é a chave para o estímulo de expressão gênica endometrial e síntese da proteína 1 de ligação ao fator de crescimento semelhante à insulina (IGFBP-1), que inibe a ação do IGF-1 no tecido endometrial.

:: RESISTÊNCIA À INSULINA E OBESIDADE

Embora a resistência à insulina (RI) não seja necessária para o diagnóstico de SOP, está demonstrado que a hiperinsulinemia têm grande importância em sua fisiopatologia. A incidência de RI nas pacientes com SOP varia de 50% a 70% e não depende da obesidade. Apesar disso, a obesidade é o fator contribuinte mais importante para o desenvolvimento de RI e hiperinsulinemia nas mulheres com SOP. A RI é uma condição clínica em que os tecidos-alvo se tornam menos sensíveis à insulina. Para superar isso, as células beta pancreáticas produzem maior quantidade de insulina e ocorre a hiperinsulinemia compensatória.

A insulina promove diretamente a proliferação das células endometriais e ativa os sistemas enzimáticos das proteínas quinases (a fosfatidil inositol 3 [PI3K] e a ativada por mitógeno [MAPK]) que têm efeitos mitogênicos e antiapoptóticos, contribuindo significativamente para a transformação celular e o desenvolvimento de hiperplasias/neoplasias.

Além disso, a interação insulina/estrogênio/IGF-1 também contribui para o desenvolvimento de neoplasias/hiperplasias. Os receptores de insulina e o IGF-1 são parcialmente homólogos: a insulina pode se ligar aos receptores do IGF-1, ativando a via da proteína quinase. Com essa via ativada, há a estimulação do fator de transcrição TAF-1 dos receptores de estrogênio, que regula o crescimento e a divisão celular. O aumento da insulina também diminui a produção endometrial de IGFBP-1, aumentando os níveis de IGF-1 livre. O IGF-1 é um potente mitogênico que promove o desenvolvimento da hiperplasia/neoplasia.

Em vias indiretas, a hiperinsulinemia pode estimular as células da teca a produzirem androgênios, elevando os níveis séricos de testosterona livre mediante a diminuição da produção hepática da globulina ligadora dos hormônios sexuais (SHBG).

A obesidade é mais comum nas pacientes com SOP, sendo um forte fator de risco para hiperplasia/neoplasia endometrial. A insulina pode se comportar como um fator de crescimento no tecido adiposo, provocando hipertrofia e hiperplasia dos adipócitos. No tecido adiposo, o estrogênio pode ser produzido pela aromatização dos androgênios (conversão periférica). Em adição, os níveis de SHBG estão diminuídos nas mulheres obesas.

Essas alterações hormonais nas mulheres obesas com SOP contribuem para o aumento da atividade de estrogênios livres, os quais amplificam a atividade estrogênica endometrial e agem como um aditivo para promoção de alterações endometriais hiperplásicas/neoplásicas. Como a obesidade e o sobrepeso estão claramente correlacionados à RI e à hiperinsulinemia, resumidamente o aumento no risco de hiperplasia/neoplasia endometrial na mulher obesa está associado à desregulação hormonal esteroidal durante o estado de RI.

Portanto, atenção especial deve ser dada às pacientes com ciclos anovulatórios com SOP, cujo tratamento dependerá do objetivo no momento: as pacientes com desejo de engravidar devem ser tratadas com indução da ovulação; nas demais, o tratamento dependerá da presença de obesidade, hirsutismo e desejo de contracepção. O uso de um progestogênio cíclico ou de contraceptivos orais combinados estará indicado para controlar a irregularidade menstrual e proteger o endométrio. O uso da metformina, recomendado às pacientes com intolerância à glicose, ainda é controverso no caso de pacientes com suspeita de RI, mas que não desejam engravidar.

BIBLIOGRAFIA

American Association of Clinical Endocrinologists, American College of Endocrinology and Androgen Excess and PCOS Society Disease State Clinical Review: guide to the best practices in the evaluation and treatment of polycystic ovary syndrome- Part 2. Endocrine Practice 2015 Dec; 21(12).

Chuffa LGA, Lupi-Junior LA, Costa AB et al. The role of sex hormones and steroid receptors on female reproductive cancers. Steroids 2017; 118:93-108.

Coutifaris C1, Myers ER, Guzick DS et al. Histological dating of timed endometrial biopsy tissue is not related to fertility status. Fertil Steril 2004 Nov; 82(5):1264-72.

Duska LR, Garrett A, Rueda BR, Haas J, Chang Y, Fuller AF. Endometrial cancer in women 40 years old or younger. Gynecologic Oncology 2001; 83(2):388-93.

Fernandes AO, Marinho RM, Veado BV, Lamaita RM, Moraes LAM, Caetano JPJ. Prevalência de síndrome metabólica e alterações metabólicas em pacientes portadores de síndrome dos ovários policísticos com resistência à insulina. Revista Médica de Minas Gerais 2006; 16:37.

Fritz, AM, Speroff L. Clinical gynecologic endocrinology and infertility. Baltimore: Lippincott Williams & Wilkins, 2011.

Giudice LC. Endometrium in PCOS: Implantation and predisposition to endocrine CA. Best Practice and Research Clinical Endocrinology and Metabolism 2006; 20(2):235-44.

Haoula Z, Salman M, Atiomo W. Evaluating the association between endometrial cancer and polycystic ovary syndrome. Human Reproduction 2012; 27(5):1327-31.

Jones MR, Goodarzi MO. Genetic determinants of polycystic ovary syndrome: progress and future directions. Fertil Steril 2016; 106:25-32.

Key TJ, Pike MC. The dose-effect relationship between 'unopposed' oestrogens and endometrial mitotic rate: its central role in explaining and predicting endometrial cancer risk. British Journal of Cancer 1988; 57:205-12.

Laureta R, Lanzolla G, Vici P et al. Insulin-sensitizers, polycystic ovary syndrome and gynaecological cancer risk. International Journal of Endocrinology 2016; 2:1-17.

Lizneva D, Suturina L, Walker W et al. Criteria, prevalence and phenotypes of polycystic ovary syndrome. Fertil Steril 2016; 106:6-15.

Marinho RM, Sabino SM, Melo M. Uso da metformina no tratamento da síndrome dos ovários policísticos. Femina 1999; 27:153-8.

Niwa K, Imai A, Hashimoto M et al. A case-control study of uterine endometrial cancer of pre- and post-menopausal women. Oncol

Rep 2000; 7:89-93.

Noyes RW, Hertig AT, Rock J. Dating the endometrial biopsy. Fertil Steril 1950; 1(1):3-25.

Potischman N, Hoover RN, Brinton LA et al. Case-control study of endogenous steroid hormones and endometrial cancer. J Natl Cancer Inst 1996; 88:1127-35.

Rotterdam ESHRE/ASRM-Sponsored PCOS Consensus Workshop Group. Revised 2003 consensus on diagnostic criteria and long-term health risks related to polycystic ovary syndrome. Fertil Steril 2004 Jan; 81(1):19-25.

Shang K, Jia X, Qiao J et al. Endometrial abnormality in women with polycystic ovary syndrome. Reproductive Sciences 2012; 19(7):674-83.

Soliman PT, Oh JC, Schmeler KM et al. Risk factors for young premenopausalwomen with endometrial cancer. Obstetrics & Gynecology 2005; 105(3):575-80.

Tokmak A, Kuntay M, Guzel AI et al. Polycystic ovary syndrome and risk at endometrial cancer: a mini-review. Asian Pac J Cancer Prev 2014; 15(17):7011-4.

Wong M, Crnobrnja B, Liberale V et al. The natural history of endometrial polyps. Human Reproduction 2017; 32(2):340-5.

Capítulo 30
FERTILOSCOPIA

Gustavo Marques de Sousa Safe
Jorge de Vasconcelos Safe Júnior
Wilson Eustáquio Silva Júnior

:: INTRODUÇÃO

A prevalência de infertilidade de origem feminina tem aumentado com a postergação da maternidade em virtude das demandas da mulher moderna.

O diagnóstico das causas de infertilidade permanece um desafio que muitas vezes obriga o médico a classificar a paciente como portadora de infertilidade sem causa aparente.

O exame de histerossalpingografia (HSG) apresenta sensibilidade de 65% e especificidade de 83% na avaliação da permeabilidade tubária[1], apresentando dificuldade em revelar adequadamente o aspecto da mucosa uterina e tubária, como possibilitam a histeroscopia (mucosa endometrial) e a fertiloscopia (mucosa tubária). A HSG apresenta 15% de falso-negativo e de 25% a 30% de falso-positivo com dificuldades na avaliação da mucosa tubária e da presença de aderências peritubárias e lesões peritoneais nessa região.

A culdoscopia foi abandonada em 1970 com o advento da laparoscopia, que facilitava essa abordagem, apesar do grande número de laparoscopias brancas realizadas desde seu advento.

Na tentativa de se evitar a cirurgia laparoscópica, considerada o padrão ouro nessa abordagem, em 1997 foi lançado um novo conceito que misturava as técnicas histeroscópica e culdoscópica realizadas com anestesia local ou sedação em ambiente ambulatorial[2-4].

Essa nova tecnologia aproveita a tendência de uso de acesso através dos orifícios naturais (*NOTES – Natural Orifice Transluminal Endoscopic Surgery*), dentre os quais a via vaginal é a mais utilizada[5].

:: TÉCNICA E INSTRUMENTAL[6]

A técnica e o instrumental utilizados nos procedimentos de fertiloscopia são mostrados nas Figuras 30.1 a 30.4.

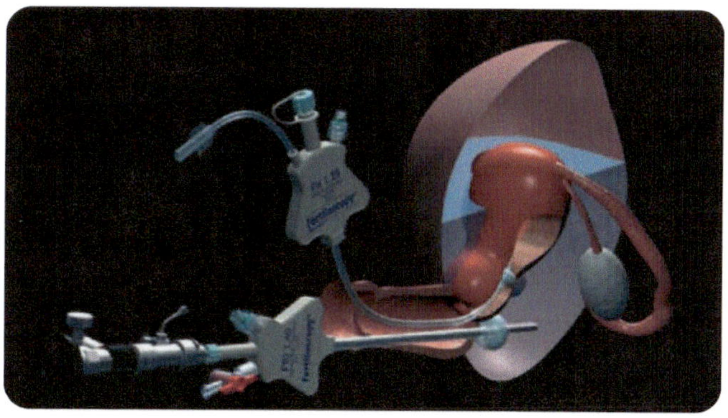

FIGURA 30.1. Princípio da fertiloscopia.

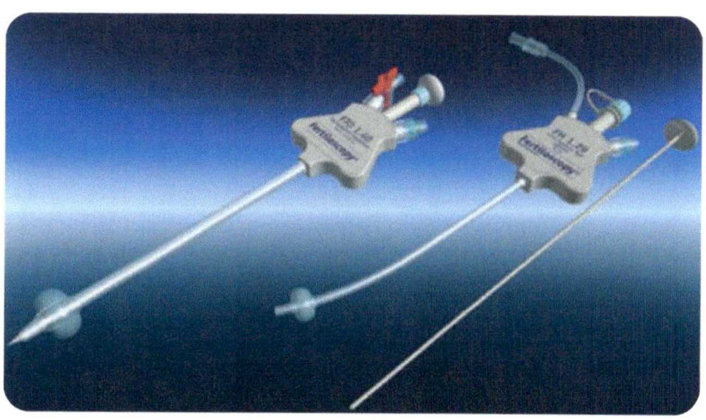

FIGURA 30.2. Fertiloscópio.

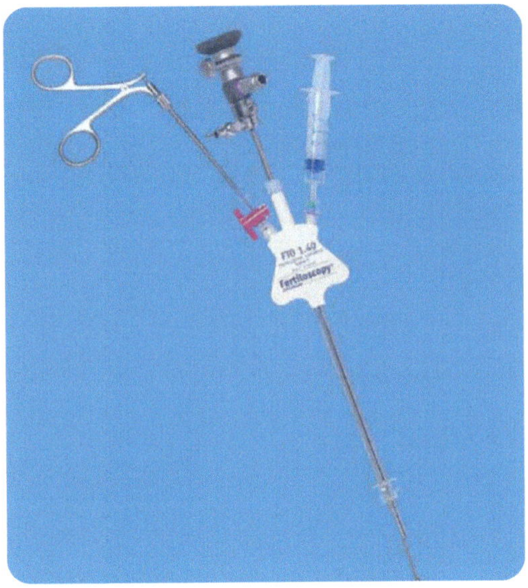

FIGURA 30.3. Instrumental com óptica de Hamou e pinça de apreensão.

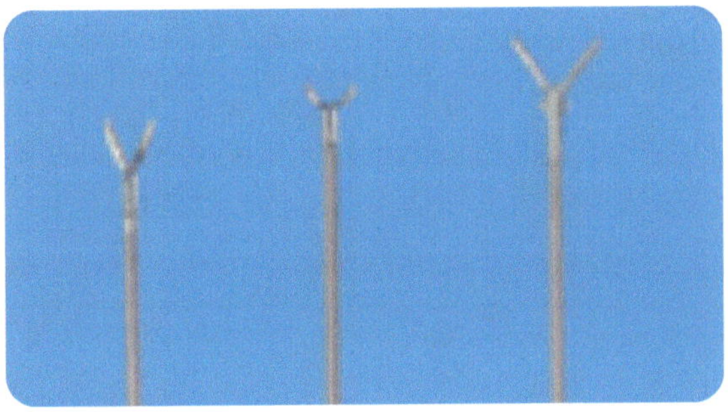

FIGURA 30.4. Pinças (tesoura, fórceps e pinça de apreensão).

Preparo da paciente

Como as candidatas ao exame podem ser consideradas mulheres com infertilidade primária, sempre convém prestar muita atenção à prevalência de endometrioses nesssas pacientes.

As pacientes com sintomatologia de dor devem ser encaminhadas preferencialmente para laparoscopia, o que torna possível a avaliação de toda a pelve e o tratamento da endometriose presente nos compartimentos posterior e anterior no mesmo tempo cirúrgico.

A presença de endometriose infiltrativa no compartimento posterior inviabiliza a realização da fertiloscopia, devendo portanto ser afastada por um exame clínico rigoroso complementado com ultrassonografia endovaginal com preparo intestinal ou ressonância nuclear magnética.

Etapas da fertiloscopia[6]

Exposição da cérvice e do fundo vaginal (Figura 30.5)

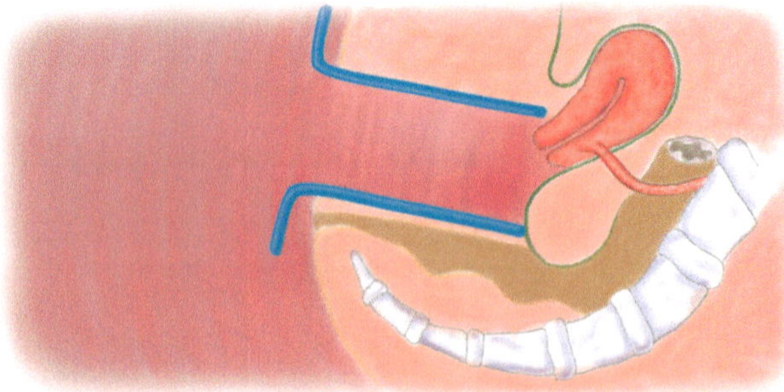

FIGURA 30.5. Exposição da cérvice e do fundo vaginal. (Reproduzida com permissão de Donnez et al. Atlas of operative laparoscopy and hysteroscopy. 3.ed.)

Anestesia

O exame pode ser realizado sob anestesia geral ou com anestesia local (EMLA® com xilocaína a 1% sem adrenalina).

Introdução do fertiloscópio no útero (Figura 30.6)

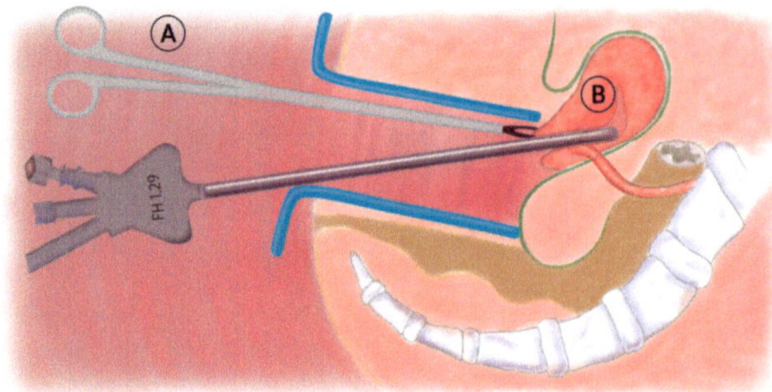

FIGURA 30.6. Introdução do fertiloscópio no útero. (Reproduzida com permissão de Donnez et al. Atlas of operative laparoscopy and hysteroscopy. 3.ed.)

Hidroperitônio

Introdução de agulha de Veress no fundo de saco posterior (Figura 30.7).

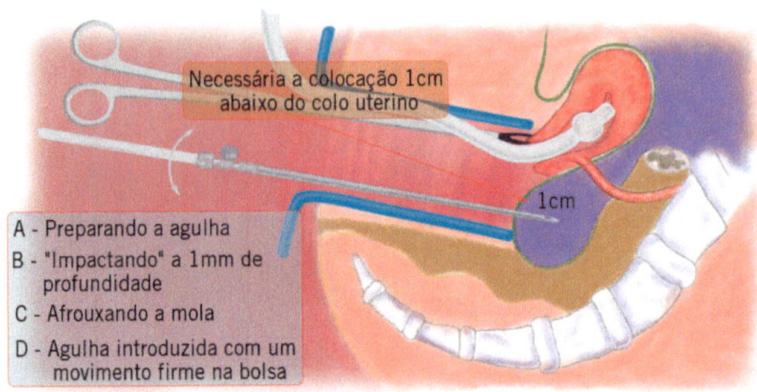

FIGURA 30.7. Introdução da agulha de Veress no fundo de saco posterior. (Reproduzida com permissão de Donnez et al. Atlas of operative laparoscopy and hysteroscopy. 3.ed.)

Introdução do trocarte e do fertiloscópio no fundo de saco posterior (Figura 30.8).

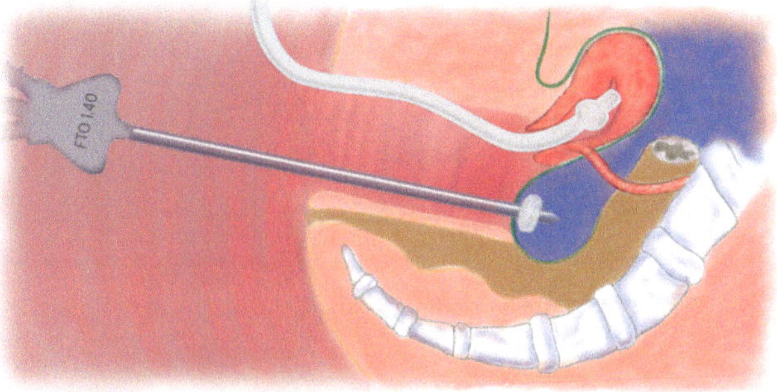

FIGURA 30.8. Introdução do trocarte e do fertiloscópio no fundo de saco posterior. (Reproduzida com permissão de Donnez et al. Atlas of operative laparoscopy and hysteroscopy. 3.ed.)

Uso de canal acessório

Além das pinças anteriormente mostradas, o procedimento pode ser realizado com o uso de *laser* (fibra óptica-*YAG-laser*) (Figura 30.9).

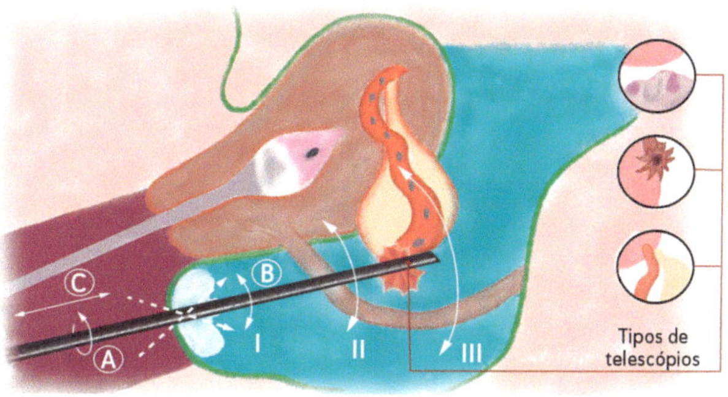

FIGURA 30.9. Uso do canal acessório. (Reproduzida com permissão de Donnez et al. Atlas of operative laparoscopy and hysteroscopy. 3.ed.)

Procedimento operatório

Os principais procedimentos realizados são lise de aderências, biópsias e *drilling* ovariano (Figuras 30.10 e 30.11).

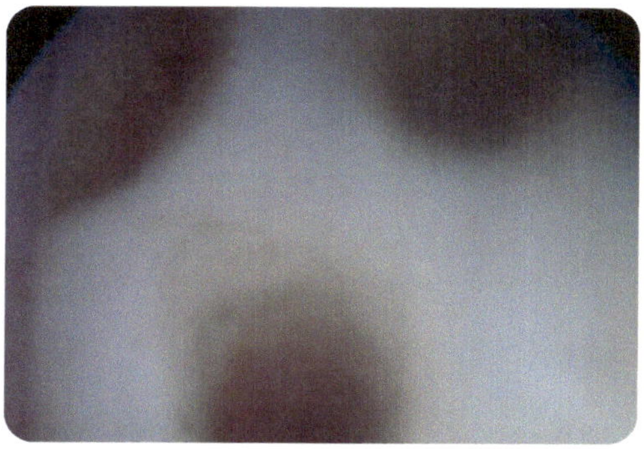

FIGURA 30.10. *Drilling* ovariano[6].

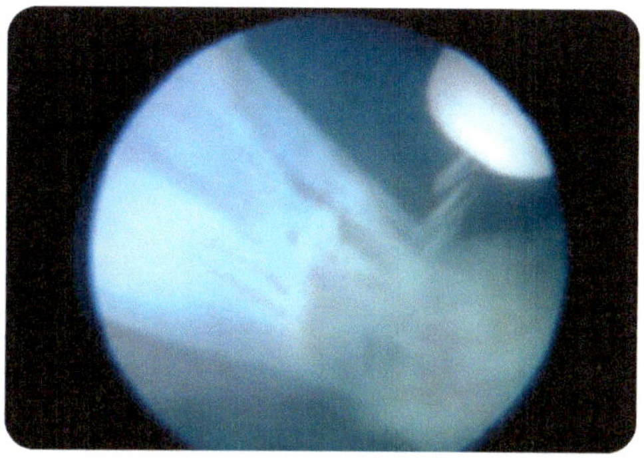

FIGURA 30.11. Adesiólise[6].

Apesar dos bons resultados relatados em termos de fecundidade (54%) e fecundabilidade (38%) após essa terapêutica, é evidente a necessidade de estudos com casuística maior[7].

Salpingoscopia (Figuras 30.12 a 30.16)

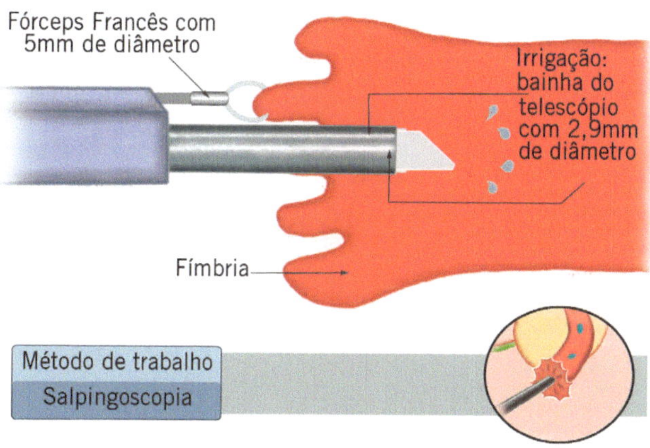

FIGURA 30.12. Salpingoscópio e método de trabalho. (Reproduzida com permissão de Donnez et al. Atlas of operative laparoscopy and hysteroscopy. 3.ed.)

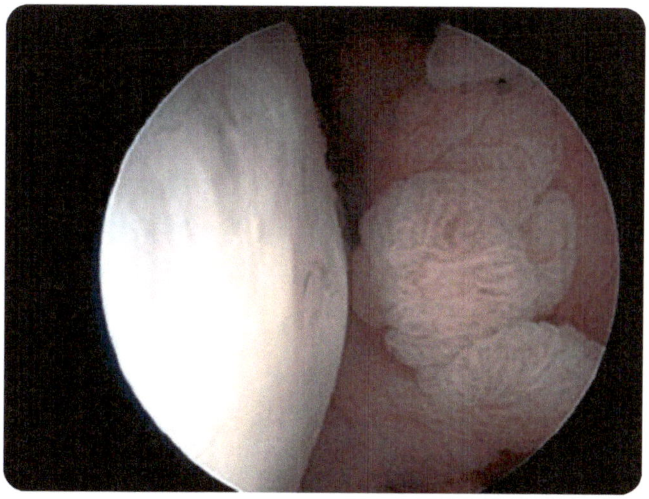

FIGURA 30.13. Ovário e fímbrias normais. (Reproduzida com permissão de Donnez *et al.* Atlas of operative laparoscopy and hysteroscopy. 3 ed.

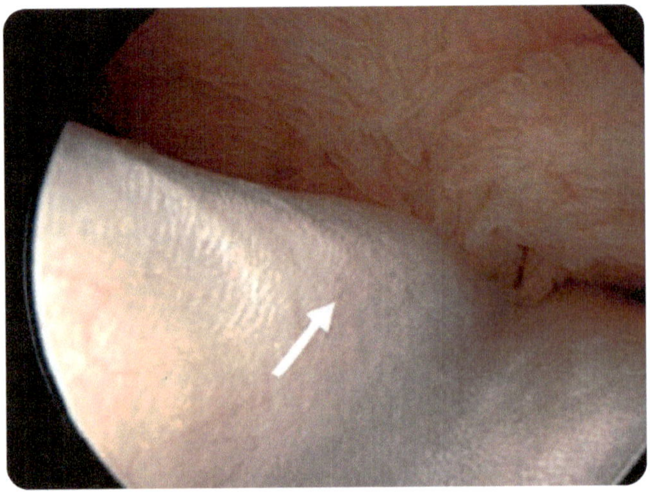

FIGURA 30.14. Uterossacro direito e fímbria. (Reproduzida com permissão de Donnez *et al.* Atlas of operative laparoscopy and hysteroscopy. 3. ed.)

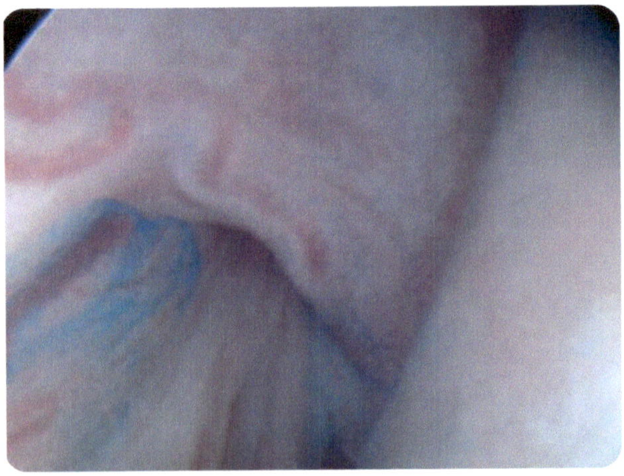

FIGURA 30.15. Fimose. (Reproduzida com permissão de Donnez *et al.* *Atlas of operative laparoscopy and hysteroscopy.* 3.ed.)

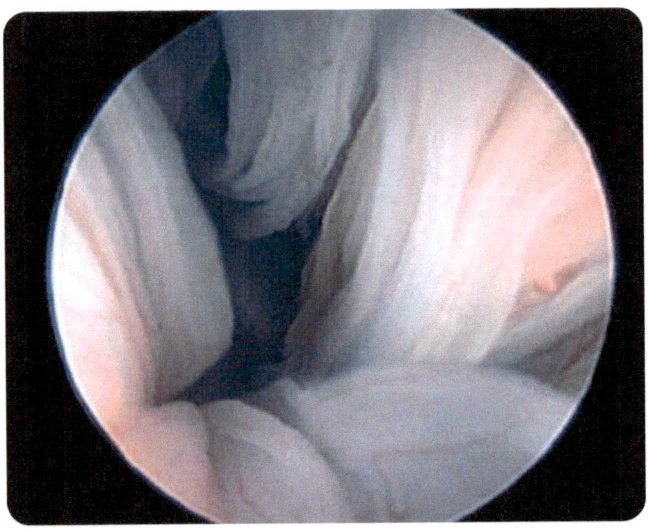

FIGURA 30.16. Salpingoscopia. (Reproduzida com permissão de Donnez *et al.* Atlas of operative laparoscopy and hysteroscopy. 3. ed.)

Azul de metileno

A passagem do azul de metileno possibilita a avaliação não apenas da permeabilidade tubária, mas também do aspecto celular (nuclear) das células da mucosa tubária, determinando a presença ou não de danos celulares.

Um estudo mostrou que a análise computadorizada é factível e considerada melhor que a técnica manual[8].

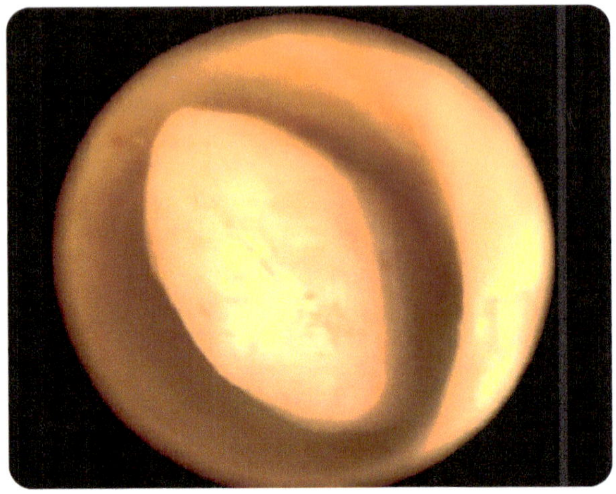

FIGURA 30.17. Histeroscopia (pólipo)[6].

:: CONTRAINDICAÇÃO

A única contraindicação real à fertiloscopia é a impossibilidade de acesso ao fundo de saco de Douglas.

Algumas situações podem justificar essa impossibilidade, como:

1. Útero em retroversoflexão acentuada.
2. Mioma cervical bloqueando o fundo de saco de Douglas.
3. Endometriose do septo retovaginal com acometimento do fórnix cervical e intestinal.
4. Massa anexial ocupando todo o fundo de saco Douglas e dificultando o acesso.

:: RESULTADOS[6]

Os resultados obtidos com a fertiloscopia são mostrados no Quadro 30.1.

:: SEGURANÇA E REPRODUTIBILIDADE

Vários estudos comprovaram que o procedimento pode ser realizado e reproduzido em outros serviços.

QUADRO 30.1. Resultado global em 1.500 fertiloscopias

	N	%
Idade	33,3 (22 a 42)	
Tempo de infertilidade	4,1	
Infertilidade primária	1.228	81,9
Falência	11	0,7
Complicações	3	0,2
Normal	930	62
Endometriose	209	13,9
Pós-doença inflamatória pélvica	241	16
Lesões sutis	106	7

No entanto, a histeroscopia ainda não é uma realidade em certas regiões do Brasil, o que torna mais fácil imaginar a dificuldade em propor o exame de fertiloscopia (que engloba a histeroscopia) de modo rotineiro no país.

Alguns serviços realizam esse procedimento, principalmente na França, onde muitas vezes é prioritária a realização de histerossonografia, havendo na literatura dados adequados oriundos de um serviço da Túnisia. Em 188 casos selecionados, a fertiloscopia pôde ser realizada em 84%, e 37,6% desses casos necessitaram de laparoscopia por causa de falha no exame e 44% em virtude de achado durante o exame, necessitando de tratamento[10].

Não há relatos na literatura sobre a curva de aprendizado, a qual supostamente se situa entre a da histeroscopia e a da laparoscopia, considerando que o ginecologista domine bem a via vaginal.

:: VALE A PENA?

O procedimento descrito compreende na verdade três exames em um único procedimento. Inicia-se com a peritonioscopia do fundo de saco posterior e das fossas ováricas, segue com a avaliação das trompas (salpingoscopia) e se encerra com a histeroscopia[11].

O grande questionamento é se esse exame seria capaz de substituir a laparoscopia, considerada o padrão ouro, a um custo mais acessível (hospital-dia/ambulatorial) ou mesmo com uma curva de proficiência menor e com maior reprodutibilidade.

Um estudo multicêntrico mostrou que esse exame pode substituir a laparoscopia em mulheres sem patologia aparente, ou seja, com infertilidade sem causa aparente[12-14].

:: CONSIDERAÇÕES FINAIS

Vinte anos após seu advento, a fertiloscopia ainda é pouco difundida no país, ao contrário das técnicas de reprodução assistida de alta complexidade (FIVET – Fertilização *in Vitro* com Transferência de Embrião), que não possibilitam uma avaliação mais aprofundada da cavidade uterina e das trompas em pacientes assintomáticas com infertilidade sem causa aparente.

No Pub Med há o registro de apenas um trabalho publicado em 2016, dois em 2015 e três em 2014, o que reforça a ideia de que, apesar de ser uma opção válida, o procedimento vem deixando de ser realizado, apesar das taxas baixas de complicações intestinais (3 em 1.500, ou seja, 0,2%).

REFERÊNCIAS

1. Swart P, Mol BW, Van Beurden M et al. The accuracy of hysterosalpingography in the diagnosis of tubal pathology: a meta-analysis. Fertil Steril 1995; 64:486-91.

2. Watrelot A, Gordts S, Andine JP, Brosens I. Une nouvelle approche diagnostique: la fertiloscopie. Endomag 1997; 21:7-8.

3. Watrelot A, Dreyfus JM, Andine JP. Fertiloscopy; first results (120 case report). Fertil Steril 1998; 70(suppl):s-42.

4. Watrelot A, Dreyfus JM, Andine JP. Evaluation of the performance of fertiloscopy in 160 consecutive infertile patients with no obvius pathology. Hum Reprod 1999; 14:707-11.

5. Watrelot A, Nassif J, Law WS, Marescaux J, Wattiez A. Safe and simplified endoscopic technique in transvaginal NOTES. Surg Laparosc Endosc Percutan Tech 2010 Jun; 20(3):e92-4.

6. Donnez J. Atlas of operative laparoscopy and hysteroscopy. 3.ed. Parte 2. Capítulo 10

7. Benmokhtar S, Chauvin G, Chaibi R, Watrelo A. Operative fertiloscopy results. About 67 cases. Gynecol Obstet Fertil 2012 Apr; 40(4):204-7.

8. Anker B, Brandstatter M, Sliutz G, Watrelot A, Wierrani F, Schramm W. Computerized in vivo classification of methylene blue stained fallopian tube mucosal damage: preliminary results. Clin Exp Obstet Gynecol 2014; 41(4):389-93.

9. Fernandez H, Alby JD. De la culdoscopie a la fertiloscopie operatoire. Endomag 1999; 21:5-6.

10. Cheli D, Dimassi K, Ghaffari C et al. Fertiloscopy: Tunisian experiment. J Gynecol Obstet Biol Reprod (Paris). 2008 Apr; 37(2): 179-85

11. Watrelot A, Dreyfus JM. Explorations intra tubaires au cours de la fertiloscopie. Reprod Hum Horm 2000; 12:39-44.

12. Watrelot A, Nisolle M, Hocke C et al. Is laparoscopy stil the gold standard in infertily assessment? A comparison of fertiloscopy versus laparoscopy in infertility. Hum Reprod 2003; 18:834-9.

13. Braidy C, NazacA, Legendre G, Capmas P, Fernadez H. Comparison of fertiloscopy versus laparoscopy in the exploration of the infertility: analysis of the literature. J Gynecol Obstet Biol Reprod (Paris) 2014 Sep; 43(7):488-95.

14. Abergel A, Rubod C, Merlot B et al. Transvaginal hydrolparoscopy for infertility investigation: a retrospective study, about 262 patientes. Gynecol Obstet Fertile 2014 Feb; 42(2):97-103.

Capítulo 31

AVALIAÇÃO DA CAVIDADE UTERINA POR MEIO DE ULTRASSONOGRAFIA

Benito Pio Vitorio Ceccato Júnior

:: INTRODUÇÃO

A cavidade uterina é uma cavidade virtual recoberta por epitélio glandular (endométrio) que mantém comunicação com a cavidade peritoneal através das tubas uterinas e com o meio externo através do colo uterino e da vagina.

Histológica e funcionalmente, o endométrio tem duas camadas: a esponjosa ou funcional (que responde às alterações hormonais e descama durante a menstruação) e a basal (camada de reserva que se mantém em todas as fases do ciclo).

O endométrio é essencialmente hormônio-dependente: na presença de estrogênio ocorre o espessamento mediante a proliferação das glândulas endometriais, que se tornarão secretoras com a ação da progesterona. O endométrio só se mantém na presença de estímulo hormonal, ocorrendo apoptose (necrose) da camada esponjosa com a queda dos níveis hormonais e descamação acompanhada de sangramento. Portanto, a avaliação do endométrio deverá estar sempre relacionada com a natureza do estímulo hormonal. O aspecto do útero e do endométrio varia nas diferentes fases da vida da mulher.

No período neonatal, o endométrio está estimulado pelos estrogênios que atravessam a barreira placentária e é possível sua identificação, por meio de ultrassonografia, como uma fina linha ecogênica na linha média uterina. Não é incomum o sangramento uterino nas primeiras semanas em razão da descamação endometrial após metabolização dos hormônios maternos.

A infância é caracterizada pela inatividade do eixo hipotálamo-hipófise, não havendo a produção de gonadotrofinas nem, consequentemente, de estrogênio pelos ovários, com útero hipotrófico e cavidade endometrial não identificada pela atrofia.

Na puberdade ocorre o amadurecimento do eixo hipotálamo-hipófise com o início da produção de estrogênio endógeno, crescimento uterino e proliferação endometrial. A menarca é a primeira menstruação, caracterizando o início do período reprodutivo ou menacme.

No período reprodutivo ou menacme, o aspecto da cavidade endometrial depende dos hormônios ovarianos ou da administração exógena de hormônios.

A menopausa ocorre com o esgotamento da população folicular que responde ao estímulo gonadotrófico, havendo a mudança do perfil hormonal: não há mais a produção de estradiol endógeno, e o estrogênio circulante é a estrona originada da conversão periférica dos androgênios produzidos pelo estroma ovariano hiperestimulado e pelas adrenais.

O aspecto ecográfico do endométrio está relacionado com sua histologia:

1. **Endométrio atrófico:** persiste apenas a camada basal, compacta e densa. O endométrio é ecogênico, homogêneo ou discretamente heterogêneo, em geral com espessura menor que 5mm (Figura 31.1).
2. **Endométrio proliferativo:** o estímulo estrogênico provoca um rápido crescimento do endométrio com as glândulas simetricamente dispostas, sem secreção ou edema, com poucas interfaces e sem obstáculos à passagem da onda sonora, o que o torna hipoecogênico com o eco cavitário central bem definido e o clássico aspecto trilaminar. Identifica-se nos ovários o folículo em desenvolvimento (Figura 31.2).

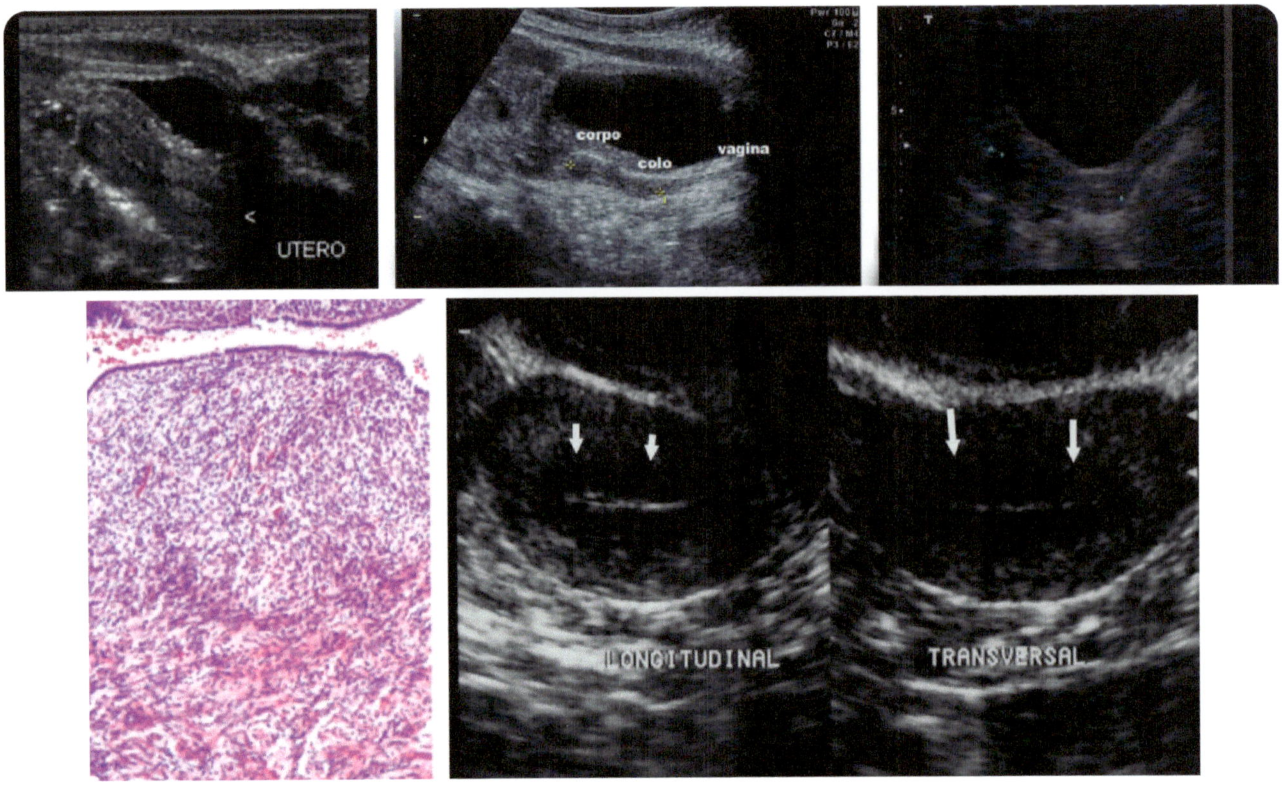

FIGURA 31.1. Endométrio atrófico.

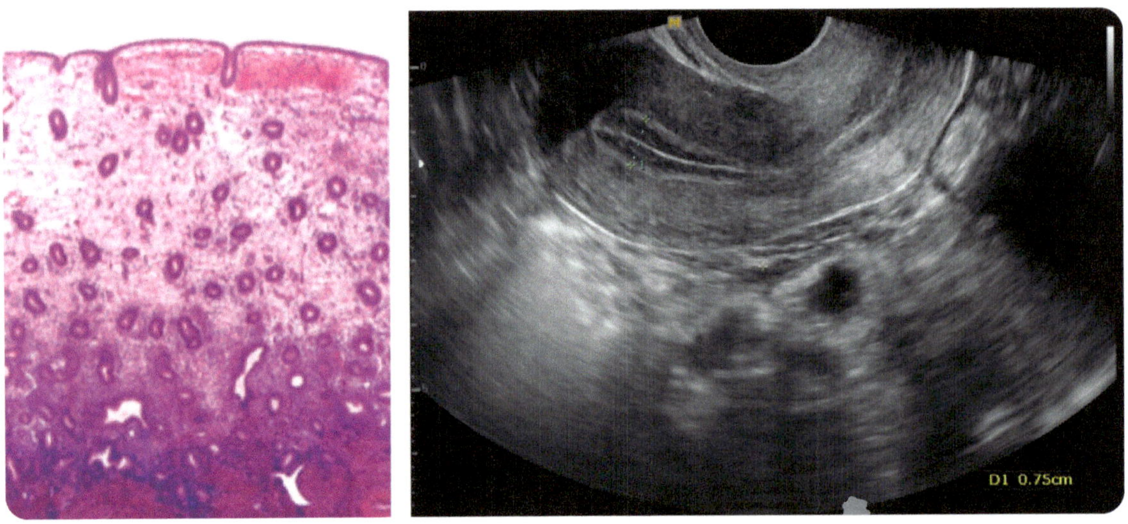

FIGURA 31.2. Endométrio trilaminar.

3. **Endométrio periovulatório ou de fase intermediária:** algumas horas antes da ovulação, o hormônio luteinizante (LH) atinge seu pico com a produção inicial de progesterona, tornando o endométrio isoecogênico ao miométrio. O eco cavitário central é identificado, bem como a presença de muco cervical e de um folículo pré-ovulatório em um dos ovários (Figura 31.3).

4. **Endométrio secretor:** após a ovulação, o corpo lúteo aumenta a produção de progesterona, e as glândulas endometriais se tornam tortuosas e com a produção de mucina, aumentando as interfaces e tornando o endométrio ecogênico, homogêneo, e com o eco cavitário central ainda identificado (Figura 31.4).

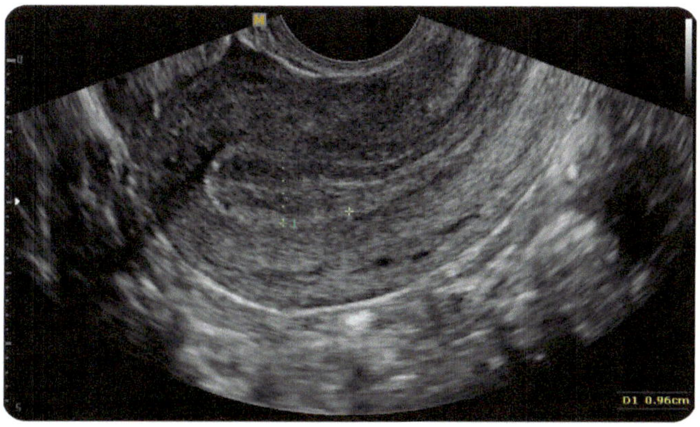

FIGURA 31.3. Endométrio pré-ovulatório.

5. **Endométrio secretor tardio ou pré-menstrual:** quando não ocorre a fecundação, a apoptose do corpo lúteo promove a queda súbita dos esteroides ovarianos com edema do estroma endometrial, tornando-o mais ecogênico e heterogêneo, sem identificação do eco cavitário central, com espessura de até 14 a 16mm (Figura 31.5).

6. **Endométrio menstrual:** a constrição das artérias espiraladas causa necrose e descamação, acompanhadas de sangramento da camada esponjosa. O endométrio é fino (espessura menor que 5mm), ecogênico e heterogêneo (Figura 31.6).

7. **Endométrio sob estímulo hormonal:** o uso de contraceptivo hormonal provoca a supressão do eixo hipotálamo-hipófise, e o endométrio está sob ação direta do hormônio administrado que, devido ao componente progestogênico, está decidualizado e atrófico. Não importam o tipo de contraceptivo (combinado ou apenas à base de progesterona) e a via de administração (oral, injetável, vaginal, transdérmica ou implante), o aspecto será semelhante ao do endométrio atrófico, ou seja, com espessura inferior a 5mm, homogêneo ou heterogêneo.

8. **Endométrio na menopausa:** nas mulheres menopausadas não há mais a produção de estradiol em virtude do esgotamento da população folicular que responde ao estímulo gonadotrófico. A meno-

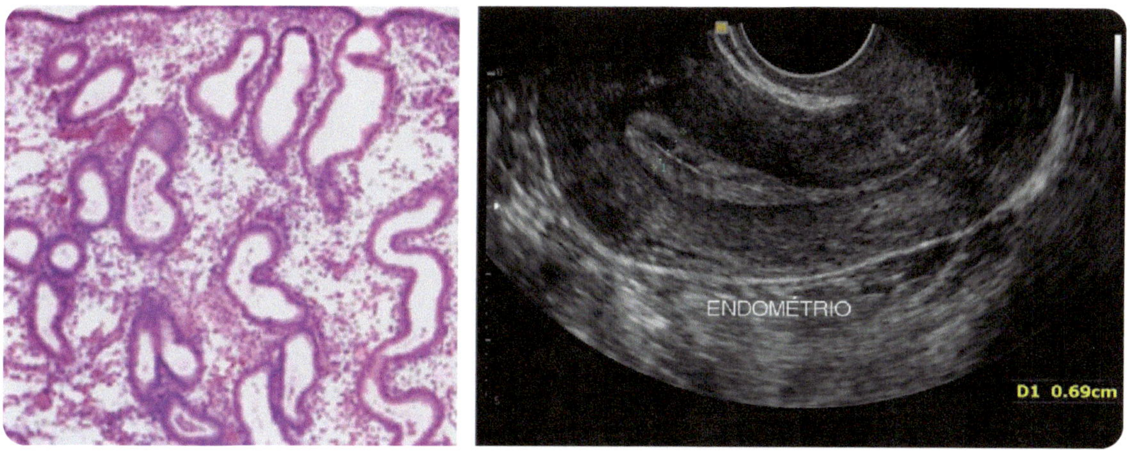

FIGURA 31.4. Endométrio secretor inicial.

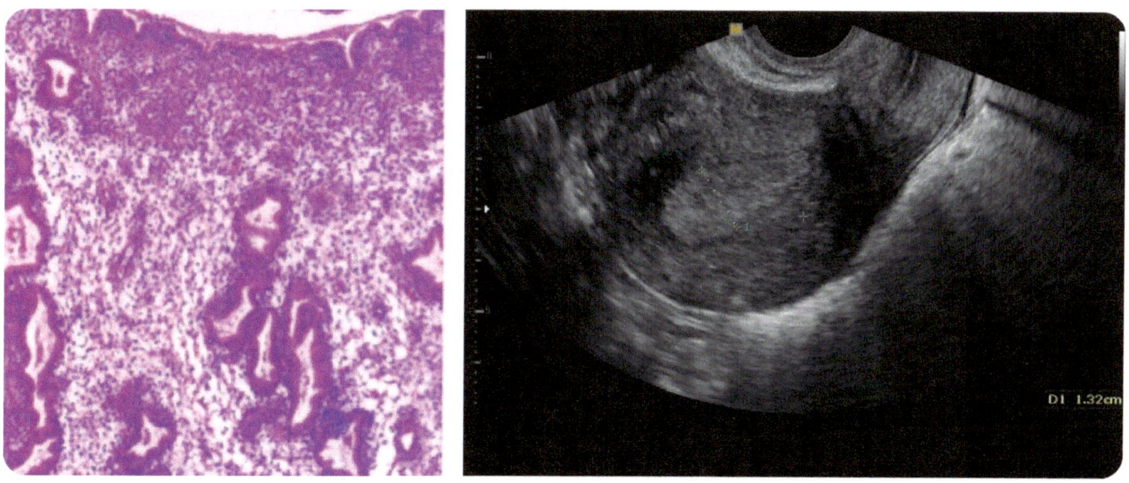

FIGURA 31.5. Endométrio secretor tardio.

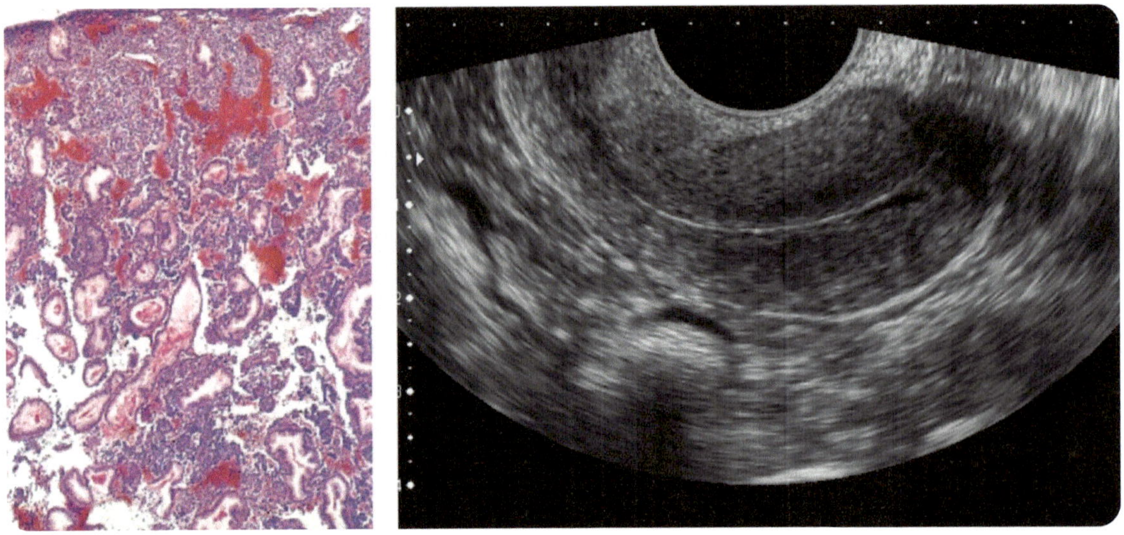

FIGURA 31.6. Endométrio menstrual.

pausa se caracteriza por amenorreia hipergonadotrófica com hiperestímulo do estroma ovariano e produção de androgênios, os quais são convertidos perifericamente com os androgênios das adrenais em estrona, que é o estrogênio circulante nessa fase da vida. A estrona costuma apresentar pouca ação endometrial, e o endométrio se encontra usualmente atrófico. Às vezes é possível encontrar retenção de muco na cavidade endometrial por estenose cervical. O ponto de corte da espessura endometrial medida por ultrassonografia endovaginal para definição da normalidade varia de acordo com a sensibilidade e a especificidade esperadas com o teste: a probabilidade pré-teste, ou seja, a chance de uma mulher menopausada com sangramento vaginal apresentar câncer de endométrio é, de 10%. Quando se utiliza como ponto de corte menos de 5mm para afastar a possibilidade de câncer de endométrio nas mulheres menopausadas com sangramento vaginal, a sensibilidade é de 90% e a probabilidade pós-teste será de 1%, segundo estudo de metanálise de Smith-Bidman[1]. Outro estudo de metanálise preconiza 3mm como ponto de corte, com sensibilidade de 98% e a probabilidade pós-teste de 0,6%[2]. Quando é reduzido o ponto de corte, há aumento importante no número de procedimentos invasivos, uma vez que o padrão ouro para o diagnóstico de doenças endometriais é o estudo histológico obtido por biópsia (Figura 31.7).

O miométrio é constituído de três camadas de musculatura lisa: a externa e a média, formadas por musculatura entrelaçada com a função de sofrer hipertrofia durante a gravidez e contração durante o trabalho de parto, sendo homogêneas e de média ecogenicidade, e a camada interna ou subendometrial. Essa camada exerce função peristáltica (contrações direcionadas para o fundo uterino durante o período ovulatório, no sentido de facilitar o progresso dos espermatozoides, e contrações direcionadas para o colo uterino durante o período menstrual) e têm fibras concêntricas e unidirecionadas, hipoecogênicas e homogêneas, promovendo uma perfeita interface com a cavidade endometrial, o que é importante para a identificação de processos invasivos do endométrio, tanto benignos (por exemplo, adenomiose) como malignos (por exemplo, câncer)[3,4] (Figura 31.8).

A maioria das doenças endometriais é ecogênica. O melhor período para avaliação da cavidade endometrial na mulher com ciclos ovulatórios é a primeira fase do ciclo, quando o endométrio tem aspecto trilaminar e hipoecogênico. A identificação completa da cavidade endometrial com esse aspecto indica normalidade e dispensa o estudo histológico[5] (Figura 31.9).

As doenças que afetam a cavidade endometrial podem ser focais ou difusas. As principais doenças focais são o pólipo e o mioma submucoso. As doenças difusas consistem em endometrite, hiperplasias (que também podem assumir aspecto focal) e câncer. As sinéquias uterinas podem ser focais ou difusas (síndrome de Asherman).

Quando a ultrassonografia convencional é inconclusiva para o diagnóstico, a complementação por

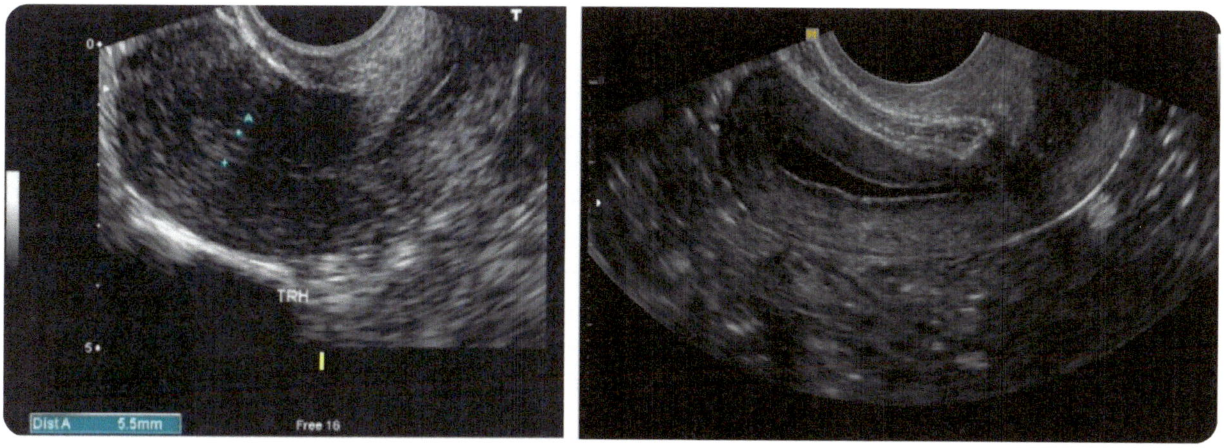

FIGURA 31.7. Endométrio normal.

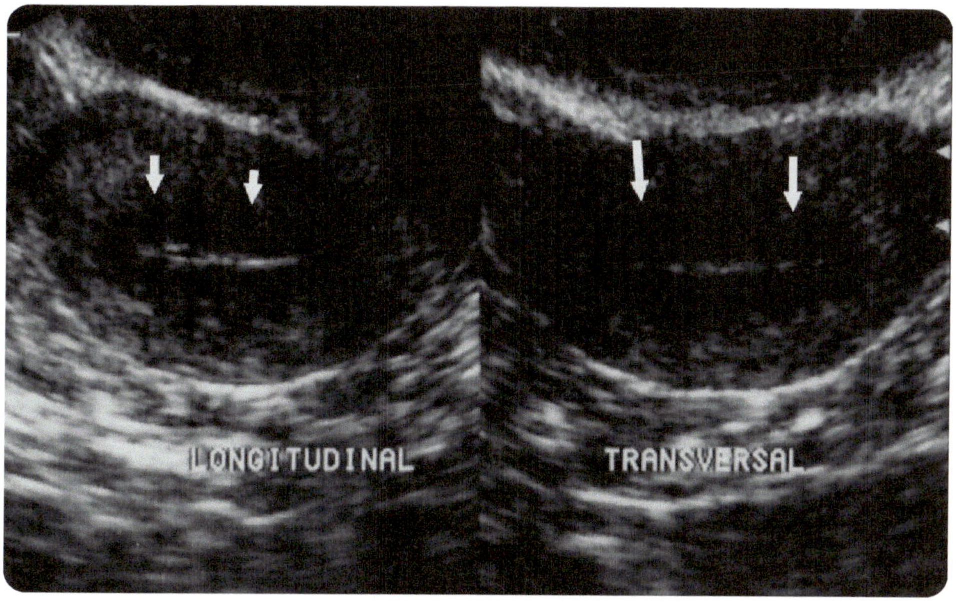

FIGURA 31.8. Camada miometrial interna hipoecogênica.

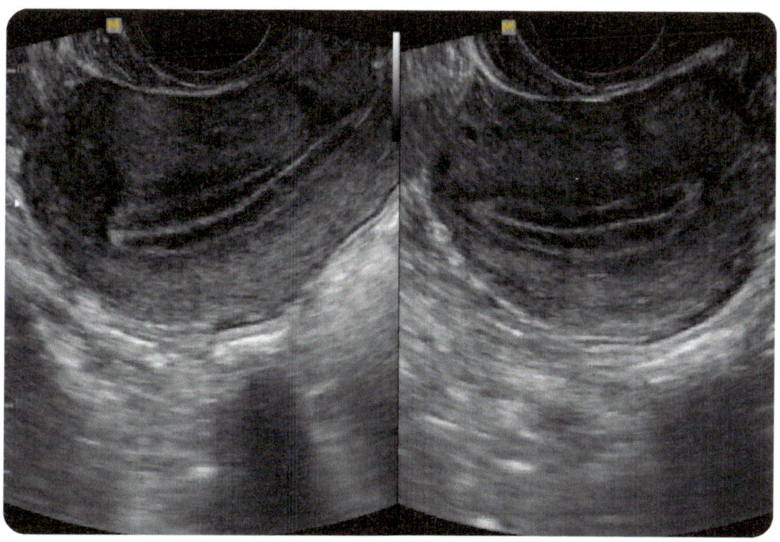

FIGURA 31.9. Endométrio trilaminar sem lesões ecogênicas.

meio da histerossonografia (HSG) proverá informações complementares muito úteis com níveis de sensibilidade e especificidade semelhantes aos da histeroscopia diagnóstica para o diagnóstico de doenças endometriais em pacientes tanto na pré como na pós-menopausa, como demonstram vários estudos de revisões sistematizadas e metanálises[6-9].

A HSG consiste na instilação de solução salina na cavidade endometrial mediante a colocação de uma sonda através do colo uterino (pode ser usada a sonda uretral pediátrica de número 4 ou 6, o que reduz o custo do exame). O líquido é o meio de contraste ideal para a cavidade endometrial, identificando as duas camadas endometriais com nitidez e tornando o método mais preciso para identificação das lesões focais e da invasão, principalmente em caso de suspeita de neoplasia. Trata-se de procedimento simples, bem tolerado pelas pacientes e de fácil execução[10,11].

:: PÓLIPO ENDOMETRIAL

Na paciente na menacme, o pólipo endometrial é facilmente identificado na primeira fase do ciclo como uma estrutura ovoide na cavidade endometrial. O estudo dopplervelocimétrico identifica o pedículo vascular, fechando o diagnóstico. Nas mulheres menopausadas, o endométrio atrófico não costuma manter uma interface nítida com a lesão, e o aspecto ecográfico é de um espessamento endometrial. Muitas vezes, o espessamento é importante e pode revelar áreas císticas centrais.

Essas pacientes são usualmente assintomáticas, ou seja, não têm sangramento vaginal. As principais características ecográficas são a presença de pedículo vascular ao Doppler e a interface endométrio/miométrio bem definida e preservada. Em casos não conclusivos, a histeroscopia define o diagnóstico, sendo o padrão ouro para avaliação da cavidade endometrial (Figuras 31.10 a 31.12).

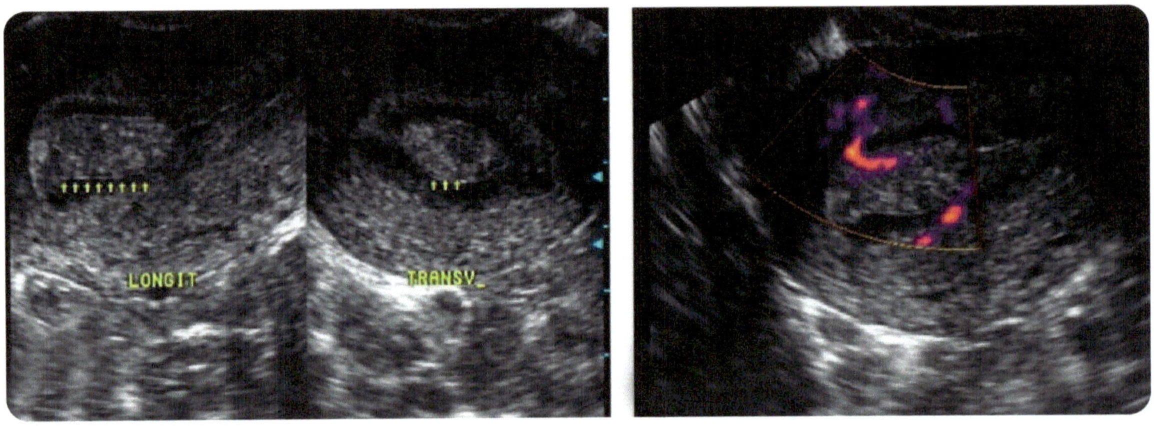

FIGURA 31.10. Pólipo endometrial visto como lesão ecogênica com pedículo vascular ao Doppler.

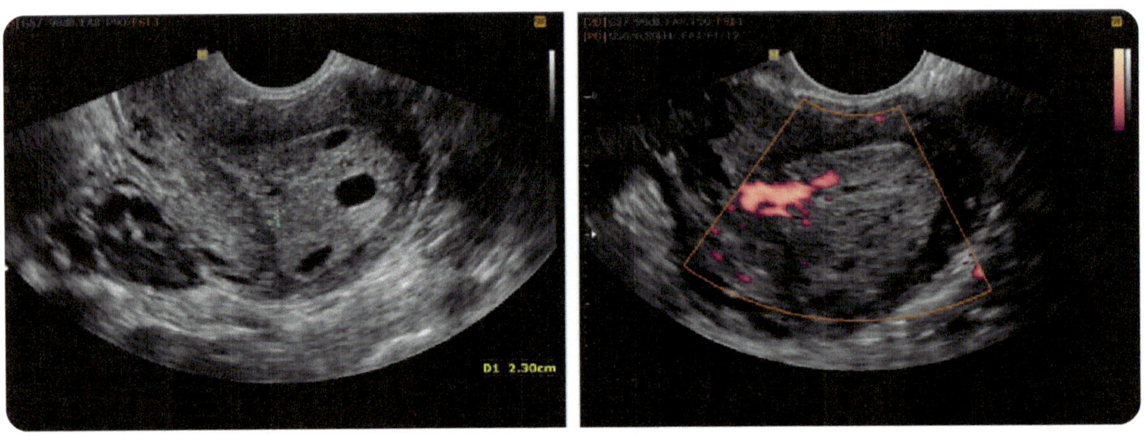

FIGURA 31.11. Pólipo endometrial visto como lesão ecogênica com áreas císticas de permeio e com pedículo vascular ao Doppler.

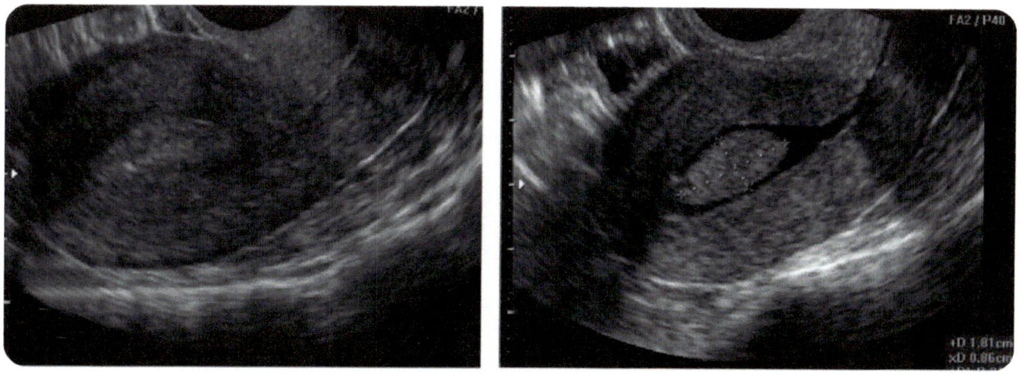

FIGURA 31.12. Pólipo endometrial em ultrassonografia bidimensional tradicional e visto à histerossonografia.

:: MIOMA SUBMUCOSO

Como a maioria dos miomas submucosos é hipoecogênica, a melhor época para sua identificação é a segunda fase do ciclo (quando o endométrio se encontra ecogênico) na mulher na menacme. Convém definir a localização precisa, o número e o tamanho dos miomas. Os miomas são classificados em tipos 0 (quando inteiramente submucosos), 1 (quando a projeção intramural é inferior a 50%) e 2 (quando a projeção intramural ultrapassa os 50%)[12] (Figura 31.13). O mapeamento dos miomas possibilita o melhor planejamento cirúrgico, e a HSG define com muito mais precisão essas medidas (Figuras 31.14 a 31.16).

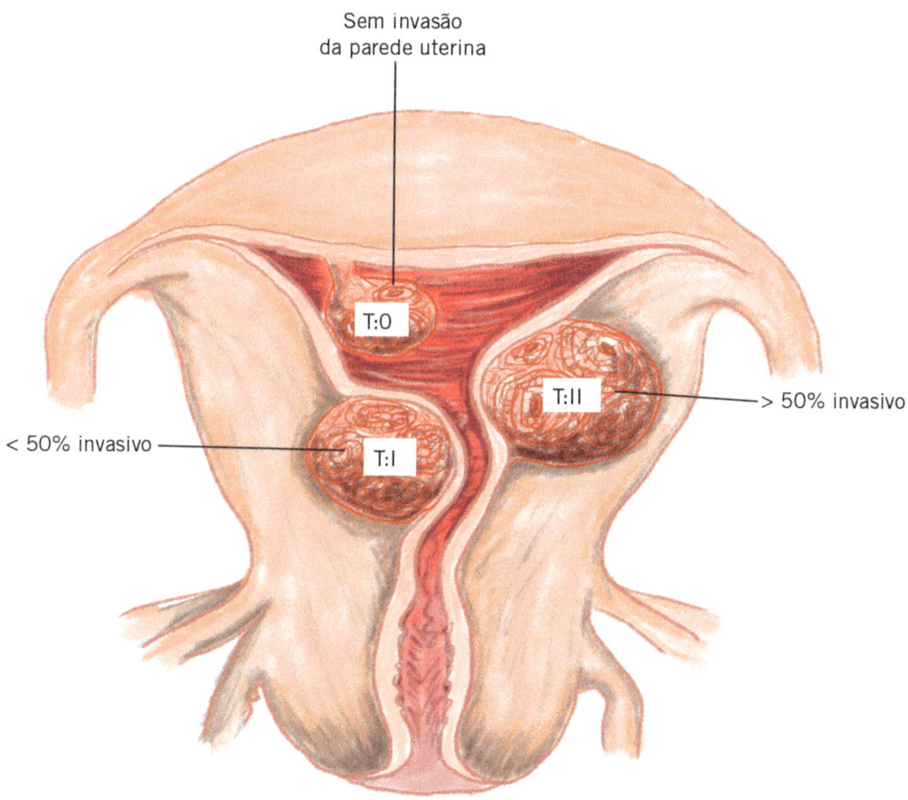

FIGURA 31.13. Classificação dos miomas submucosos.

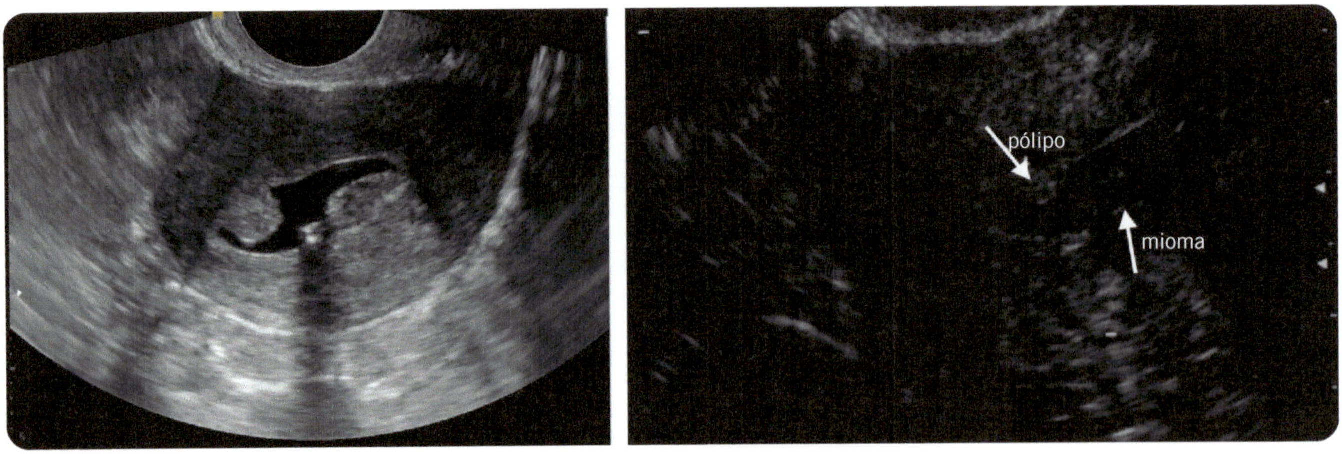

FIGURA 31.14. Miomas submucosos vistos à histerossonografia.

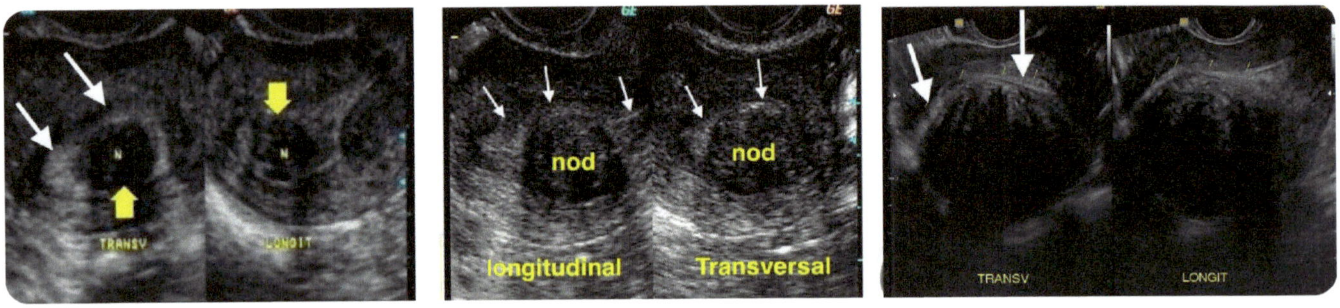

FIGURA 31.15. Miomas submucosos vistos à ultrassonografia bidimensional, aproveitando o contraste com o endométrio ecogênico da segunda fase do ciclo menstrual.

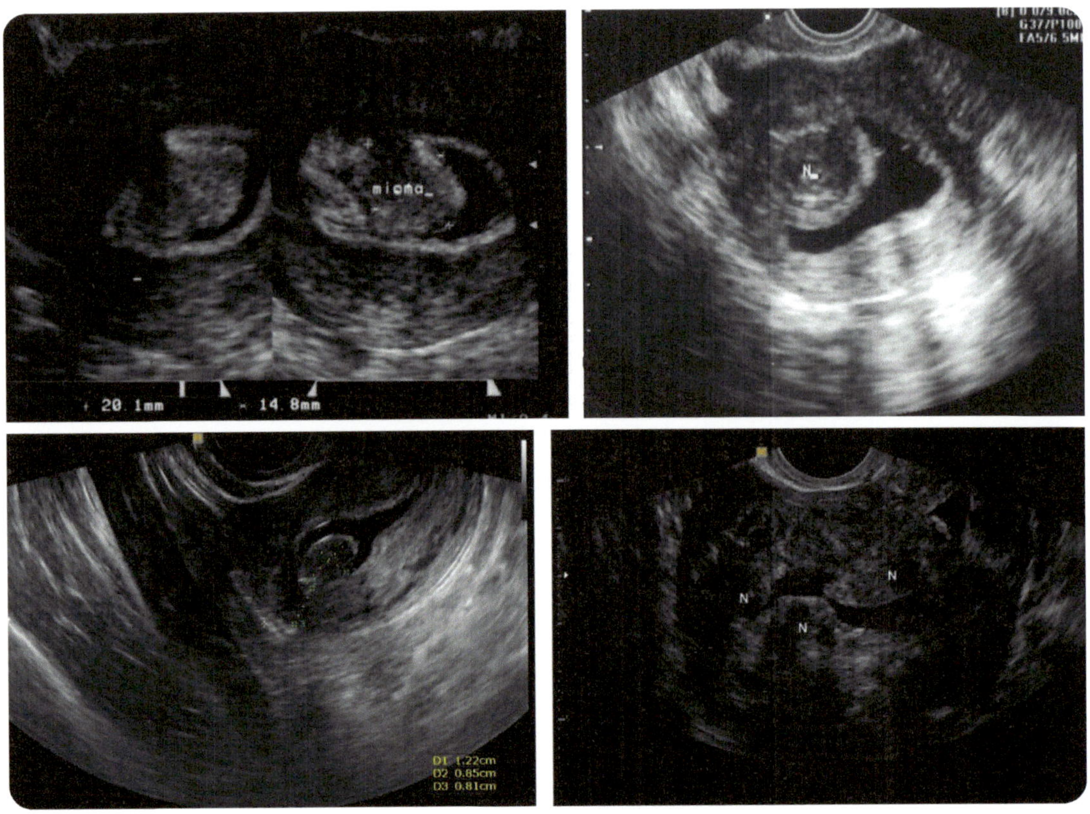

FIGURA 31.16. Miomas submucosos vistos à histerossonografia.

:: HIPERPLASIA ENDOMETRIAL

As hiperplasias endometriais se apresentam como sangramento uterino irregular, e o aspecto da cavidade endometrial é bastante variável, às vezes com espessura normal. Em algumas ocasiões podem ser encontrados endométrios com espessamentos importantes e com pequenas áreas císticas centrais, como na hiperplasia glandular cística. Como se trata de doença benigna, a interface miometrial deverá estar preservada e bem definida.

O quadro clínico muitas vezes é mais importante que o aspecto endometrial à ultrassonografia, e o diagnóstico é estabelecido por meio do estudo anatomopatológico de amostra endometrial por biópsia preferencialmente realizada sob visão direta com o auxílio da histeroscopia. As mulheres menopausadas geralmente apresentam espessuras maiores que 5mm e de aspecto inespecífico. A HSG fornece informações adicionais importantes: o espessamento é difuso, podendo ser simétrico, assimétrico ou polipoide (Figuras 31.17 e 31.18).

:: SINÉQUIAS UTERINAS

As pacientes apresentam história clínica de procedimentos cirúrgicos (principalmente curetagem uterina) e/ou endometrites. Em caso de sinéquia total (síndrome de Asherman), a paciente se encontra em amenorreia, e a fibrose cicatricial da cavidade torna a cavidade ecogênica e irregular. Nas sinéquias parciais é notada a presença de soluções de continuidade do endométrio, algumas vezes com pequenas áreas císticas de permeio (mucoceles). Em outras ocasiões, a fibrose mais intensa torna a cavidade fortemente ecogênica no local da sinéquia. Nas metaplasias ósseas aparece a sombra acústica posterior no local da calcificação. Em caso de dúvida, a HSG definirá com muito mais nitidez a extensão da sinéquia e identificará as traves de fibrose. A histeroscopia confirmará o diagnóstico e possibilitará o tratamento simultâneo das lesões (Figuras 31.18 e 31.19).

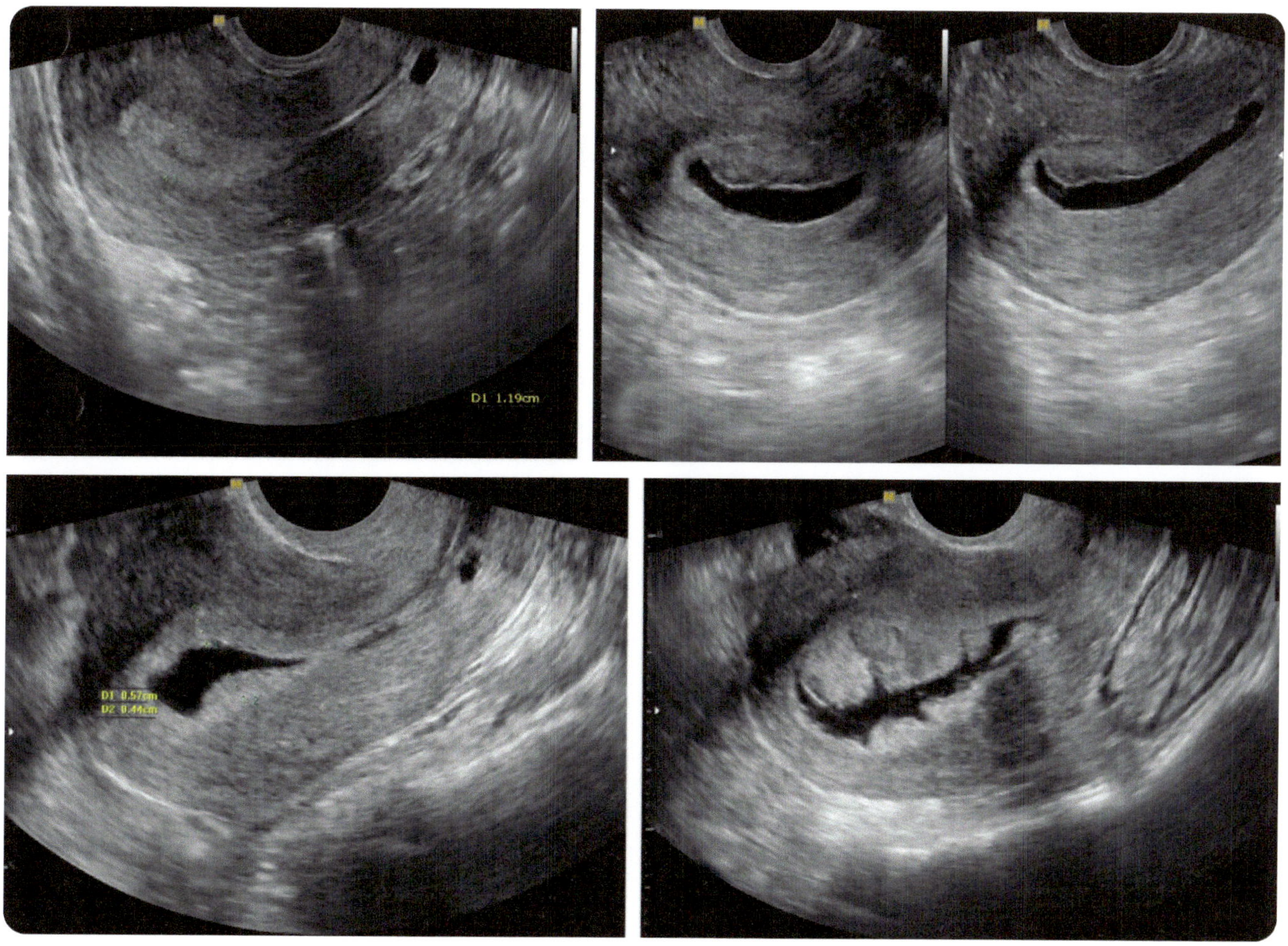

FIGURA 31.17. Espessamento endometrial à ultrassonografia bidimensional e à histerossonografia.

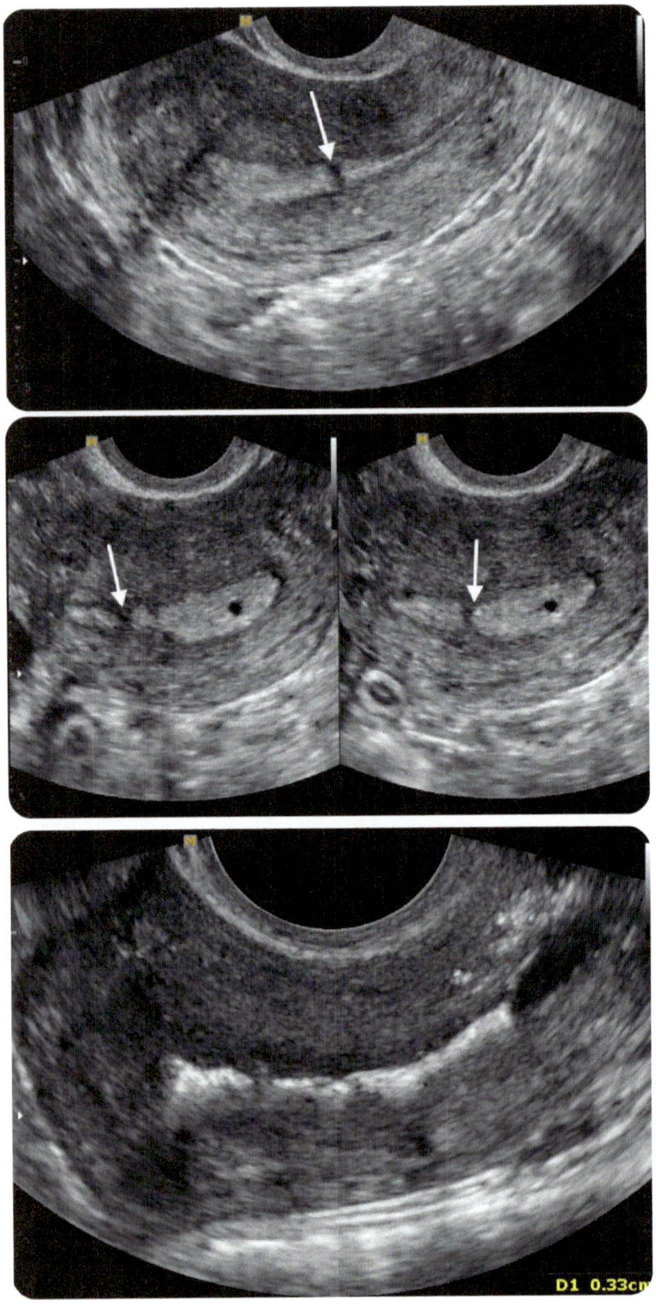

FIGURA 31.18. Sinéquias endometriais.

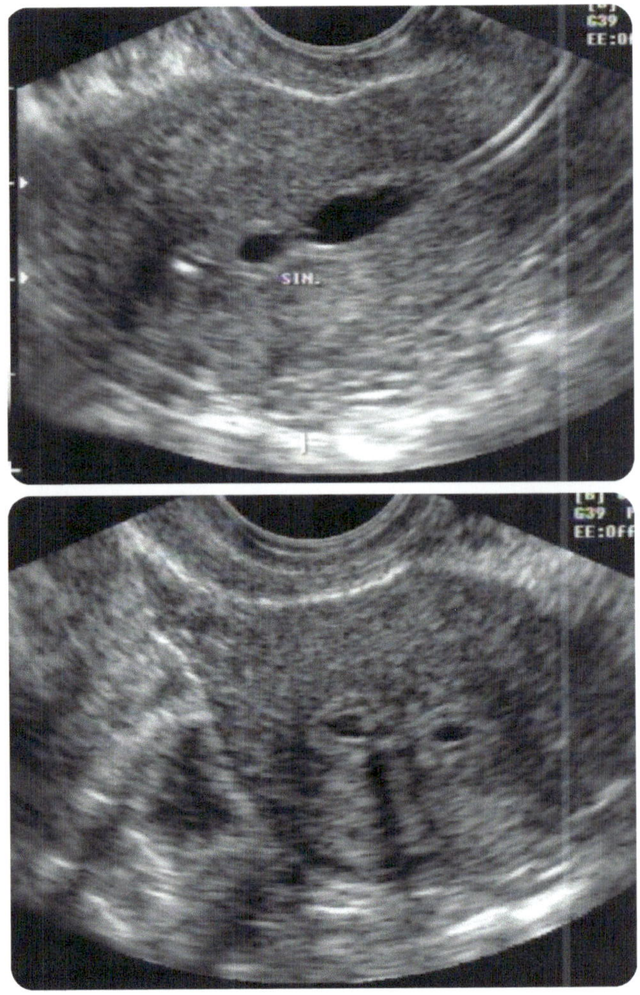

FIGURA 31.19. Sinéquias endometriais à histerossonografia.

:: ADENOMIOSE UTERINA

A adenomiose consiste na invasão do miométrio pelo endométrio subjacente. O primeiro local de invasão é a camada juncional, hipoecoica, com perda da interface miometrial. O endométrio se revela muitas vezes mal definido, podendo ser encontrados pequenos cistos miometriais adjacentes à cavidade. A perda da definição da interface miometrial é característica dessa doença e não deve ser confundida com a que ocorre em caso de invasão miometrial do câncer. A idade da paciente e os aspectos clínicos e ultrassonográficos da adenomiose definem o diagnóstico (Figura 31.20).

:: CÂNCER DE ENDOMÉTRIO

A maioria (90%) dos casos de câncer de endométrio ocorre na mulher menopausada e promove sangramento vaginal. No entanto, apenas 10% das mulheres menopausadas que sangram têm câncer endometrial,

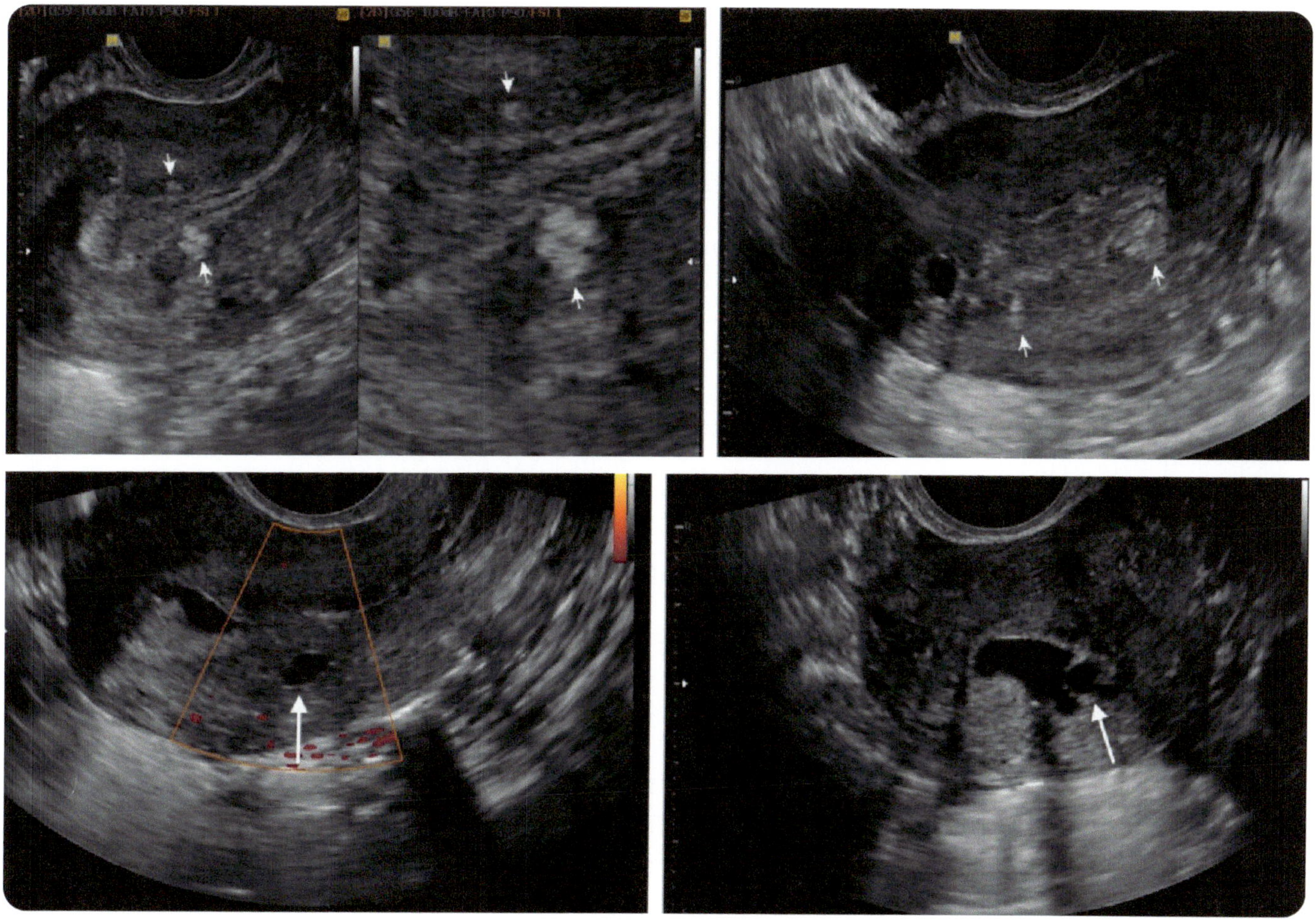

FIGURA 31.20. Adenomiose.

constituindo um grupo de risco para o diagnóstico dessa doença.

Estudo de metanálise revela que espessuras endometriais de até 4mm indicam, com segurança, baixa probabilidade de câncer endometrial[1-13]. Espessamentos endometriais na ausência de sangramento têm pequena chance de serem considerados doença maligna: a ultrassonografia endovaginal não deve ser usada para rastreio de câncer de endométrio em mulheres menopausadas sem sangramento vaginal[14]. Estudo de metanálise mostrou que cerca de 10% das mulheres menopausadas assintomáticas apresentam endométrio com espessura maior que 5mm; nesses casos, é recomendado controle clínico[15].

Os tumores estrogênio-dependentes se apresentam com sangramento vaginal e espessamento endometrial, bem como com a perda característica da interface miometrial pelo processo invasivo, correspondendo, em cerca de 90% dos casos, a adenocarcinomas bem diferenciados. Esses tumores costumam apresentar melhor prognóstico. Estudo de metanálise mostrou que a ultrassonografia endovaginal tem sensibilidade e especificidade de 82% e 81%, respectivamente, para diagnóstico de invasão miometrial[16]. Outro estudo de metanálise e revisão sistematizada que comparou a ultrassonografia, a tomografia computadorizada (TC) e a ressonância nuclear magnética (RNM) revelou que a ultrassonografia tem sensibilidade de 85% contra 79% da TC e 91% da RNM com contraste para o diagnóstico de invasão miometrial[17].

Por outro lado, cerca de 10% dos cânceres se originam do endométrio atrófico e são mais agressivos e indiferenciados, dentre os quais se destacam os adenocarcinomas serosos e de células claras, que não se apresentam como espessamento endometrial. O fato de serem mais indiferenciados explica a ausência de um padrão ecográfico definido, e eles podem se apresentar como nodulações heterogêneas inespecíficas ou áreas de heterogeneidade miometrial sem identificação da cavidade endometrial. Nesses casos não serão encontrados espessamentos endometriais, pois a cavidade endometrial não é identificada no local da lesão. Portanto, a ultrassonografia será satisfatória apenas quando toda a cavidade endometrial for identificada. Caso a cavidade endometrial não seja bem identificada em toda sua extensão, o exame deve ser considerado insatisfatório, e a propedêutica deve prosseguir (Figura 31.21).

As usuárias de tamoxifeno para tratamento de câncer de mama podem apresentar alterações endometriais em cerca de um terço dos casos. O tamoxifeno é um modulador seletivo de receptor hormonal que pode ter ação endometrial. Ocorrem espessamentos endometriais, quase sempre com formação de pólipos, mas pode haver hiperplasias e reativação de focos de adenomiose de aparência muitas vezes bizarra, com a formação de cistos miometriais e perda de definição da interface endométrio/miométrio. Recomenda-se investigação complementar em caso de sangramento vaginal com espessura endometrial maior que 9mm[18,19] (Figura 31.22).

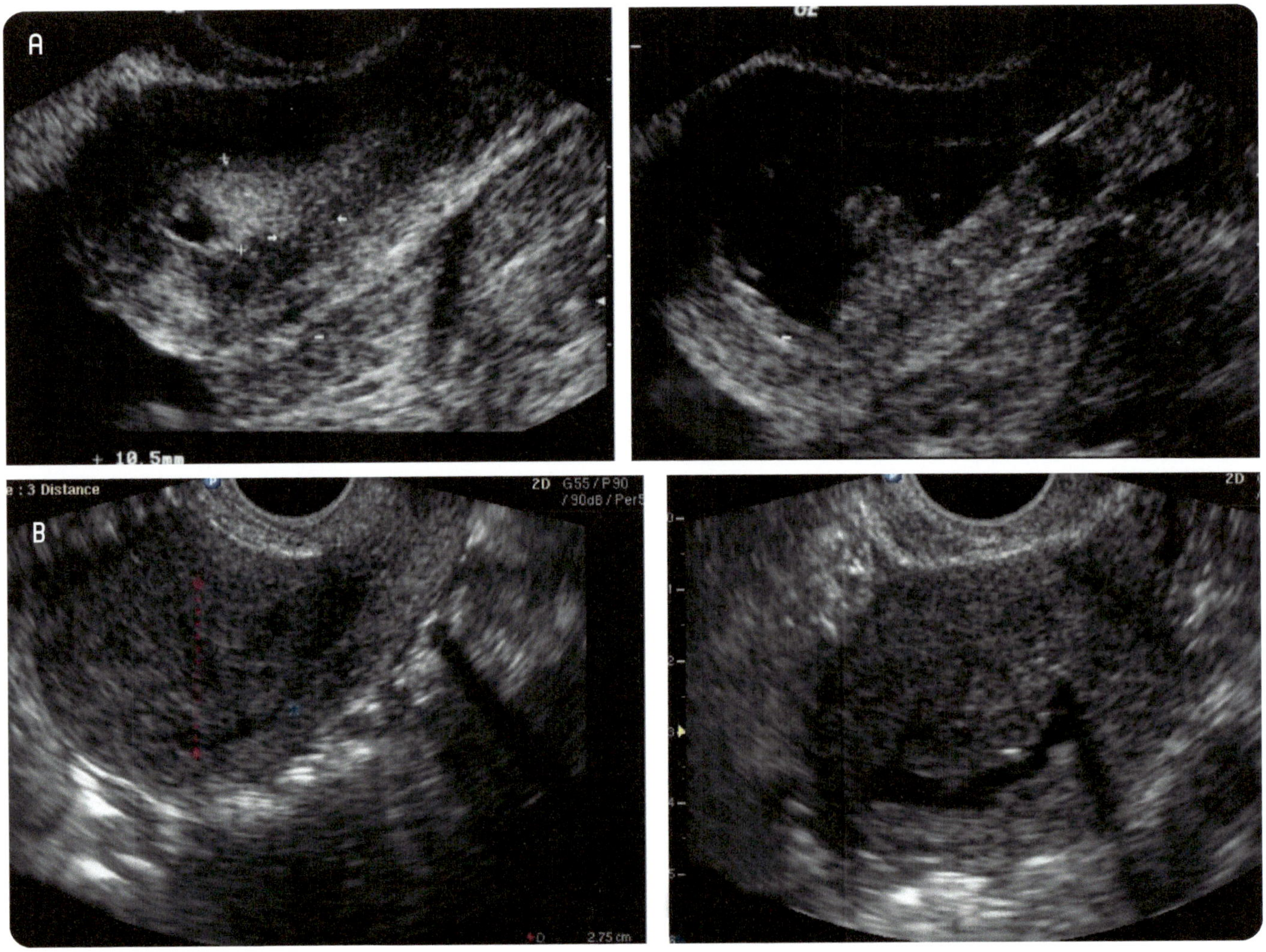

FIGURA 31.21. Adenocarcinoma de endométrio.

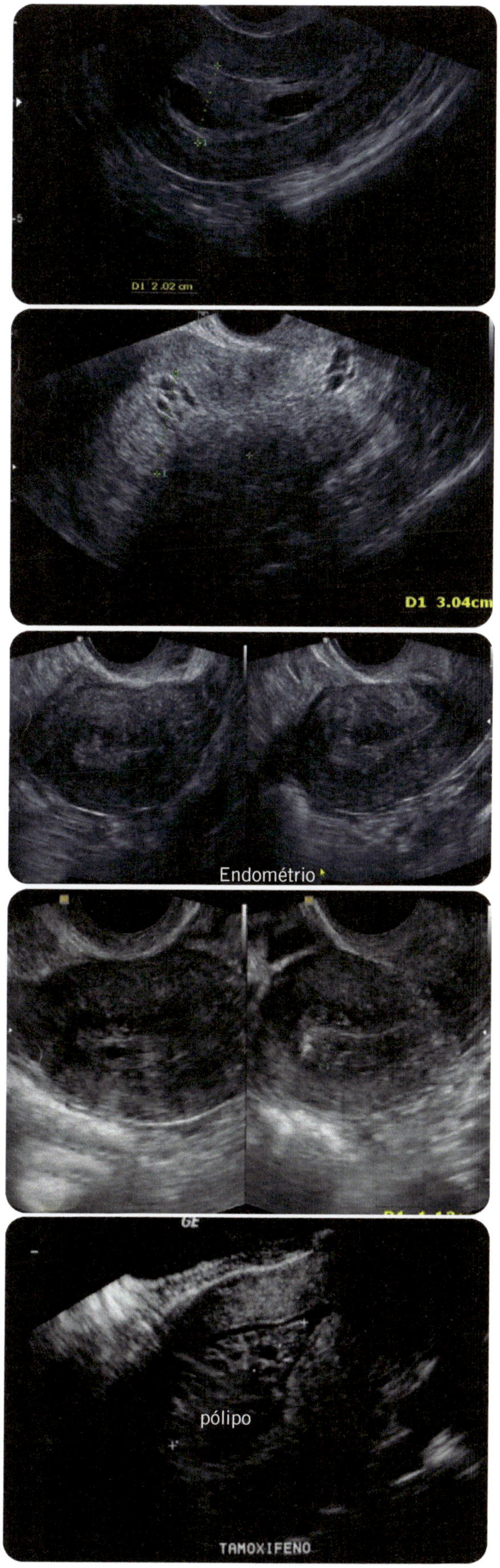

FIGURA 31.22. Alterações endometriais secundárias ao uso de tamoxifeno.

REFERÊNCIAS

1. Bindman SB, Kerlkowske K, Feldstein VA et al. Endovaginal ultrasound to exclude endometrial cancer and other endometrial abnormalities. JAMA 1998; 280(17):1510-7.

2. Timmermann A, Opmeer BC, Khan KS et al. Endometrial thickness measurement for detecting endometrial cancer in women with postmenopausal bleeding: systematic review and metanalysis. Obstet Gynecol 2010; 116:160-7.

3. Brosens JI. Souza NM, Barker FG. Uterine junctional zone function and disease. Lancet 1995; 346: 558-60.

4. Naftaling J, Jurkovic D. The endometrial-myometrial junction: a fresh look at a busy crossing. Ultras Obstet Gynecol 2009; 34: 1-11.

5. Sadro ST. Imaging of the endometrium: a pictorial essay. Canadian Assoc of Radiologic Journal 2016; 1-9.

6. Farqwhar CF, Furness S, Arroul B. A systematic review of transvaginal ultrasonography, sonohysterography and hysteroscopy for the investigation of abnormal uterine bleeding in postmenopausal women. Acta Obstet Gynecol Scand 2003; 82:493-504.

7. Said MH, Sadler RK, Akright BD, Farqhart SA, Villanueva GR. Comparison of sonography, sonohysterography and hysteroscopy for evaluation of abnormal uterine bleeding. Journal of Ultrasound in Medicine 1997; 16(9):587-91.

8. Farqhart C, Ekerono A, Ferness S. A systematic review of transvaginal ultrasound, sonohysterography and hysteroscopy for the investigation of abdominal uterine bleeding in pretmenopausal women. Acta Obstet Gynecol Scand 2003; 82(6):493-504.

9. Critchley HO, Warner P, Brechin S, Guise J, Grahan B. Evaluation of abnormal uterine bleeding: comparison of three outpatients procedures within cohorts defined by age and menopausal states. Health Tecnology Assessment 2004; 8(34):1-139.

10. Ceccato Jr BP, Melo VH, Lira neto JB. A histerossonografia na avaliação da cavidade uterina em mulheres menopausadas. RBGO 2002; 24(8):541-5.

11. Allison IJ, Horrow NM, Kim HI, Lev-Toaff AS. Saline infusion sono-hysterography: Tips for achieving greater success. Radiographics 2011; 31:1994-2004.

12. Cohen LS, Valle RF. Role of sonography and hysterosonography in the endoscopic treatment of uterine myomas. Fertil Steril 2000; 73:197-204.

13. Gupta JK, Chien PFW, Voit D, Clark KJ, Khan KS. Ultrasonographic endometrial thickness for diagnosing endometrial pathology in women with postmenopausal bleeding: a meta-analysis. Acta Obstet Gynecol Scand 2002; 799-816.

14. Wolfman W. Assintomatic endometrial thickening. SOGC Clinical Practice Guideline 2010; 249.

15. Jokubkiene L, Sladekevicius P, Valentim L. Transvaginal ultrasound examination of the endometrium in postmenopausal women without vaginal bleeding. Ultrasound Obstet Gynecol 2016; 48:390-6.

16. Alcazar JL, Orosco R, Corral TM et al. Transvaginal ultrasound for pre-operative assessment of myometrial invasion in patients with endometrial cancer: a systematic review and meta-analysis. Ultrasound Obstet Gynecol 2015; 46:405-13.

17. Kinkel K, Kaji Y, Segal M et al. Radiologic staging in patients with endometrial cancer: a meta-analysis. Radiology 199; 212(3):711-8.

18. Fung MFK, Reid A, Faught W et al. Prospective longitudinal study of ultrasound screening for endometrial abnormalities in women with breast cancer receiving tamoxifen. Gynecol Oncol 2003; 91(1):154-9.

19. Polin SA, Ascher SM. The effect of tamoxifen on the genital tract. Cancer Imaging 2008; 8:135-45.

Capítulo 32
EMBOLIZAÇÃO DE MIOMA

Marcos de Lorenzo Messina

:: INTRODUÇÃO

Os miomas uterinos são os tumores benignos mais frequentes em mulheres na idade reprodutiva e, embora apenas 25% delas apresentem sintomas associados a esses tumores, a sintomatologia é causa importante de morbidade ginecológica e pode afetar significativamente a qualidade de vida.

Os sintomas relacionados com os miomas uterinos dependem do tamanho, número e localização dos tumores. Quando sintomáticos, os miomas uterinos são causa de sangramento vaginal excessivo, dismenorreia, dispareunia, dor pélvica crônica, sintomas urinários e infertilidade.

O controle da sintomatologia associada aos miomas uterinos inclui medidas farmacológicas e cirúrgicas. O tratamento medicamentoso pode ser realizado com medicações hormonais (progestogênios, anticoncepcionais, análogos do hormônio liberador de gonadotrofina [GnRH]) ou não hormonais, como os antifibrinolíticos e anti-inflamatórios não esteroides. O procedimento cirúrgico permanece amplamente utilizado para o tratamento desses tumores. Nos EUA, os miomas uterinos são a principal causa de histerectomias.

Para as mulheres que não desejam ou que apresentam alguma contraindicação ao tratamento cirúrgico, há opções terapêuticas minimamente invasivas, como a embolização do mioma uterino (EMUT). Desde seu primeiro relato, por Ravina em 1995, a EMUT tem sido descrita como um tratamento eficaz em caso de miomas uterinos. Atualmente, tem sido observado aumento da procura por tratamentos menos invasivos, tornando a EMUT uma excelente opção conservadora para o tratamento dos miomas.

:: SELEÇÃO E PREPARAÇÃO DAS PACIENTES PARA EMBOLIZAÇÃO DO MIOMA UTERINO

A seleção das pacientes para a EMUT é realizada pelo ginecologista e envolve cuidadosa anamnese e exame físico, uma vez que a sintomatologia pode ser inespecífica. Deve-se, portanto, avaliar o mioma quanto a tamanho, localização e processos patológicos associados, como endometriose e adenomiose, o que exigirá a reavaliação da conduta.

Os exames de imagem, como a ultrassonografia, são fundamentais para a obtenção desses dados, bem como para afastar outras doenças que possam mimetizar a sintomatologia[1].

A procura por tratamentos menos invasivos como alternativa à histerectomia fez aumentar a indicação da EMUT ao longo dos anos, e o radiologista vascular intervencionista deve buscar a integração com os ginecologistas, imaginologistas e anestesistas. Assim, a paciente será avaliada e tratada por uma equipe multidisciplinar.

Critérios de indicação

As candidatas ao tratamento por embolização podem pertencer a dois grupos: as com desejo reprodutivo e as com prole definida.

Pacientes com desejo reprodutivo

- Pacientes com múltiplos miomas no útero e que apresentam alta morbidade para o tratamento cirúrgico convencional (miomectomia).
- Mulheres com recorrências de miomas já submetidas à miomectomia em razão de aderências cirúrgicas prévias e por inacessibilidade cirúrgica ao mioma.

- Pacientes com miomas volumosos que distorcem intensamente a anatomia uterina. Nesses casos, a embolização está indicada como adjuvante para diminuição do nódulo e melhora da condição cirúrgica posterior.

Pacientes com prole definida

- Mulheres que por desejo próprio solicitam o tratamento dos sintomas relacionados com o mioma uterino, porém sem a retirada do útero. Um grande grupo de mulheres deposita sua sexualidade e condição feminina na permanência do útero[2,3].
- Pacientes com morbidade cirúrgica elevada, como as diabéticas descompensadas, hipertensas, cardiopatas, obesas mórbidas e até mesmo as que, por opção religiosa, são contra a transfusão sanguínea.

O volume do útero e do mioma é fator importante na indicação da EMUT, não havendo consenso quanto ao limite superior para indicação do procedimento. Há pacientes que se beneficiam clinicamente mesmo com úteros muito volumosos.

Vale destacar também a possibilidade de associação da embolização como técnica pré-operatória de modo a facilitar a retirada dos miomas. A redução do efeito de massa abdominal se mostra satisfatória, observando-se mais facilidade na execução da miomectomia, menor agressão à morfologia do útero para retirada dos miomas e menor sangramento no intraoperatório da miomectomia após embolização.

Os miomas intramurais são os que apresentam melhor resposta clínica à EMUT, embora os miomas submucosos apresentem a maior taxa de redução volumétrica.

Contraindicações

- Gestação.
- Insuficiência renal.
- Coagulopatia.
- Irradiação pélvica pregressa.
- Alergia a contraste iodado.
- Doença inflamatória pélvica.

A suspeita de doença maligna também é considerada uma contraindicação, exceto se a EMUT for indicada como tratamento paliativo de complicações hemorrágicas ou compressivas pelo efeito de massa.

As pacientes que desejam manter a opção pela fertilidade devem ter em mente sua idade na ocasião da escolha e o impacto que a EMUT pode causar em sua capacidade reprodutiva, como será discutido adiante.

Não há dados que sustentem a indicação da EMUT como método de profilaxia para o tratamento de mulheres com miomas assintomáticos.

Outro grupo é representado pelas mulheres que, mesmo sem desejo reprodutivo, desejam o tratamento minimamente invasivo com a preservação do útero. A preservação da função menstrual e a manutenção do útero estão relacionadas, em algumas mulheres, com a manutenção da qualidade de vida, demonstrando a importância fundamental de uma anamnese cuidadosa e direcionada para a indicação do tratamento[3].

A experiência crescente com a EMUT tem revelado que cabe à paciente, em concordância com seu médico, a escolha da terapia à qual deseja se submeter.

:: ACOMPANHAMENTO APÓS O PROCEDIMENTO

O estabelecimento de um protocolo de acompanhamento após a EMUT é muito importante para que o sucesso técnico também se traduza em sucesso clínico.

Solicita-se o retorno da paciente ao ginecologista em 1 semana após o procedimento para questionamentos sobre sintomas de dor, febre e possíveis secreções vaginais ou casos iniciais de endometrites.

São fornecidas orientações para a procura de serviço médico para eventuais urgências, como nos casos de dor que necessitem de reinternação para controle analgésico. A intensidade da síndrome pós-embolização ou a presença de febre persistente deve ser encarada como possibilidade de infecção, devendo ser solicitados hemograma, exame de urina e cultura cervical e vaginal e iniciada a antibioticoterapia, mesmo que empiricamente.

O acompanhamento é feito no primeiro mês, quando o ginecologista deve proceder à reavaliação e ao questionamento sobre os sintomas antes e após o tratamento.

No sexto mês, convém solicitar o controle por exames de imagens, quando normalmente se observa a maior redução volumétrica uterina e dos nódulos miomatosos dominantes[2-5].

O acompanhamento é realizado em conjunto com o ginecologista e o radiologista intervencionista de modo que qualquer intercorrência seja prontamente resolvida ainda no primeiro, segundo, terceiro e quinto anos; posteriormente, o ginecologista deverá continuar com o acompanhamento clínico e com exames de imagem anuais.

:: INFECÇÃO E PARTURIÇÃO DO LEIOMIOMA APÓS EMBOLIZAÇÃO

A isquemia do mioma uterino promove a regressão do volume dos nódulos e melhora a sintomatologia; entretanto, de acordo com o posicionamento e o tamanho dos nódulos, deve ser considerada a possibilidade de infecção.

Nesse aspecto, Gupta *et al.* (2006) descrevem que, em portadoras de miomatose uterina cujo diâmetro do maior nódulo ultrapasse os 10cm ou com miomas submucosos, o risco de infecção pode aumentar até quatro vezes[6].

A conduta nos casos de infecção e parturição de mioma em pacientes submetidas à embolização deve ser individualizada conforme o quadro clínico, com atenção especial a sinais e sintomas sugestivos de evolução para choque séptico.

Desse modo, opta-se pela administração de antibioticoterapia e o acompanhamento clínico das pacientes em bom estado geral com colo uterino impérvio até a extração cirúrgica do mioma por via vaginal ou suprapúbica, nos casos em que não haja dilatação do colo uterino (Figuras 32.1 e 32.2). Nas pacientes com suspeita de quadro séptico, indica-se a histerectomia total.

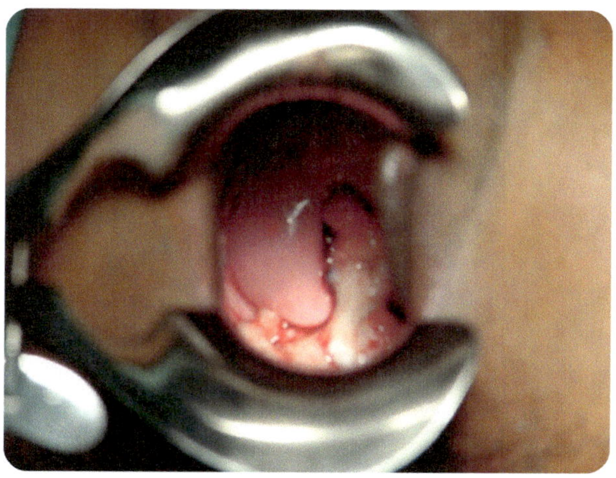

FIGURA 32.1. Exame especular de paciente submetida à embolização, apresentando saída de grande quantidade de secreção purulenta pelo orifício externo do colo uterino.

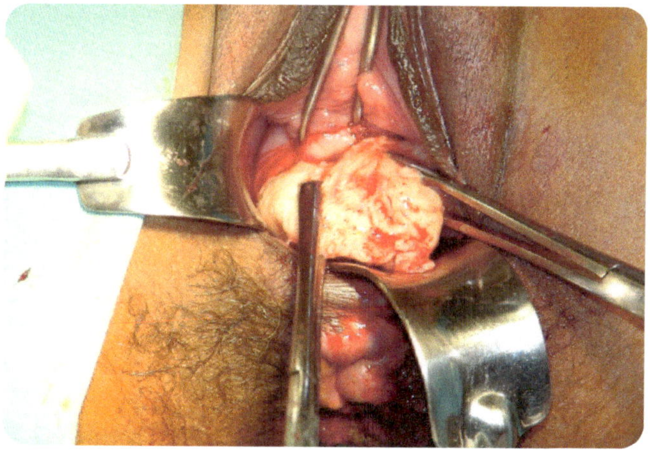

FIGURA 32.2. Extração por via vaginal de tumoração amolecida, recoberta por secreção purulenta. Ao exame anatomopatológico, foi diagnosticado leiomioma uterino com extensa área de necrose.

Os principais agentes bacterianos implicados nessa situação são gram-negativos e anaeróbios, devendo a antibioticoterapia ser assim direcionada.

A ressonância nuclear magnética da pelve auxilia a avaliação da morfologia uterina e da viabilidade do tecido miometrial e, em casos de necrose e infecção de miomas submucosos, visibiliza a extensão e a eventual presença de pedículo vascularizado, o que mais tarde dificultaria a extração cirúrgica por via vaginal[6,7] (Figura 32.3).

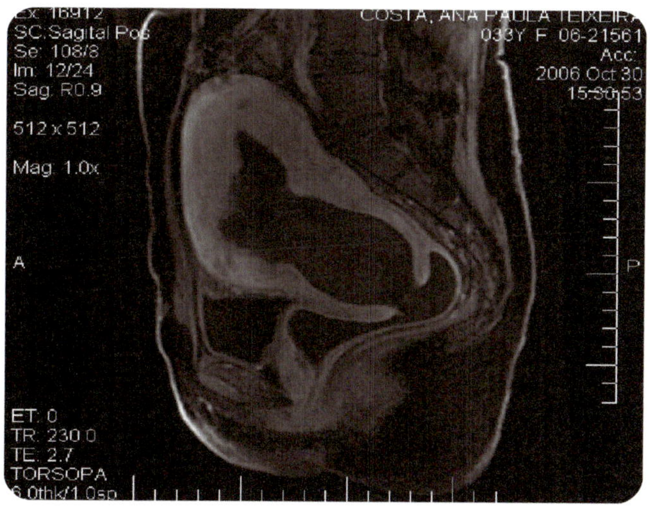

FIGURA 32.3. Ressonância nuclear magnética da pelve em paciente com diagnóstico clínico de piometra em pós-operatório tardio de embolização. Note a formação irregular de vascularizada, intracavitária, e a dilatação do colo uterino. Miométrio adjacente sem sinais de isquemia.

:: GRAVIDEZ APÓS O PROCEDIMENTO

Estudos relatam séries de pacientes que escolheram o tratamento quando ainda desejavam a gravidez e que engravidaram após a EMUT com diferentes agentes embolizantes, como Gelfoam, partículas de álcool polivinílico (PVA) ou microesferas calibradas.

Inicialmente, parecia haver diferenças entre a lesão causada após a embolização e o tipo de agente embolizante. No entanto, não se concretizaram as diferenças sugeridas entre as complicações após a EMUT com PVA não esféricas ou microesferas calibradas em mulheres em idade reprodutiva.

A conduta ideal não consiste na utilização de agentes embolizantes temporários, como o Gelfoam, o qual, além de ser reabsorvido, não tem partículas de tamanho uniforme, o que dificulta a embolização superseletiva do mioma. Acredita-se que a embolização deva ser realizada com agentes oclusivos permanentes de tamanho predeterminado e com mais de 500μ, de modo a reduzir os riscos de passagem acidental dos êmbolos para a circulação ovariana. A embolização com esferas calibradas apresenta melhores resultados técnicos e clínicos[5-7].

Convém observar que na maior parte das publicações as mulheres submetidas à EMUT costumam ser mais idosas e com miomas maiores que aquelas tratadas com miomectomia, resultando, portanto, em número maior de abortos, partos cesáreos e outras complicações. As mulheres tratadas por EMUT geralmente têm mais de 40 anos no momento do procedimento e, portanto, apresentam potencial de fertilidade reduzido.

Entre as mulheres negras é maior o risco de prematuridade ou de recém-nascidos pequenos para a idade gestacional, bem como a chance de ter miomas. Na maioria dos estudos, elas representam mais de 50% das pacientes tratadas[1].

Estudos revelam casuísticas variadas de pacientes que engravidaram após a EMUT, o que impede uma definição mais precisa do impacto da EMUT na fertilidade[6-8].

Portanto, a indicação da EMUT em pacientes que desejam engravidar é individualizada. Nos casos em que a miomectomia representa morbidade elevada com alteração da anatomia miometrial, deformidades da cavidade uterina ou acometimento da inserção tubária, como diante de vários miomas e/ou miomas volumosos, a EMUT estaria indicada, uma vez que a histerectomia vai contra o desejo da paciente.

:: CONTROLE DA DOR NO PÓS-OPERATÓRIO

O objetivo da EMUT é alcançar a isquemia completa dos nódulos de mioma, sendo inevitável a ocorrência da síndrome após a embolização, no pós-operatório. Classicamente, três sintomas compõem esse quadro clínico: dor, náusea ou vômitos e febre. O controle da sintomatologia costuma ser obtido com o uso de medicação sintomática, à exceção da dor, que deve ser manejada por grupo de dor coordenado por anestesista. O protocolo padrão consiste no uso de raquianestesia com 15mg de bupivacaína e 200μg de morfina, além de sedação com propofol. No preparo pré-operatório, 20mg de oxicodona são administrados 1 hora antes e, no pós-operatório imediato, analgésicos devem ser prescritos e instalada a bomba de analgesia controlada pela paciente (PCA) logo após o término do procedimento.

Prescrição pós-operatória

1. PCA morfina 0,1% (*bolus* de morfina 2mg, intervalo de 5 minutos e limite de 4 horas: 20mL).
2. Oxicodona 20mg VO a cada 12 horas.
3. Cetoprofeno 100mg EV a cada 12 horas.
4. Dipirona 2g EV a cada 6 horas.
5. Difenidramina 50mg EV a cada 6 horas, em caso de prurido.

Esse protocolo de dor tem alcançado sucesso e satisfeito as pacientes. Na experiência do autor foi obtida a taxa de 96% de satisfação entre as mulheres submetidas à EMUT, o que comprova se tratar de um procedimento com grande eficácia e mais uma opção de tratamento para as mulheres com miomas uterinos sintomáticos.

:: CONSIDERAÇÕES FINAIS

A cirurgia endovascular é mais uma área da medicina que exige a integração de equipe multidisciplinar, envolvendo ginecologista/obstetra, imaginologista, radiologista vascular intervencionista, anestesista, hematologista e psicólogo.

Do mesmo modo, não deixa de ser interdisciplinar, uma vez que muitos ginecologistas desconhecem os protocolos atualizados que são estabelecidos para cada setor de sua especialidade e como conduzir um caso que necessite de procedimento cirúrgico endovascular.

Os aspectos ético-profissionais deverão prevalecer e melhorar esse relacionamento muitas vezes difícil por envolver a paciente com vários especialistas de outras áreas.

REFERÊNCIAS

1. Wallach EE, Vlahos NF. Uterine myomas: an overview of development, clinical features, and management. Obstet Gynecol 2004; 104:393-406.

2. Pron G, Bennett J, Common A, Wall J, Asch M, Sniderman K. The Ontario Uterine Fibroid Embolization Trial. Part 2. Uterine fibroid reduction and symptom relief after uterine artery embolization for fibroids. Ontario Uterine Fibroid Embolization Collaboration Group. Fertil Steril 2003; 79:120-7.

3. Van der Kooij SM, Hehenkamp W, Volkers NA, Birnie E, Ankum WM, Reekers JA. Uterine artery embolization vs hysterectomy in the treatment of symptomatic uterine fibroids: 5-year outcome from the randomized EMMY trial. Am J Obstet Gynecol 2010; 203:105.e1-13.

4. Pinto I, Chimeno P, Romo A et al. Uterine fibroids: Uterine artery embolization versus abdominal hysterectomy for treatment—a prospective, randomized, and controlled clinical trial. Radiology 2003; 226(2):425-31.

5. Hovsepian DM, Siskin GP, Bonn J et al.; CIRSE Committee; SIR Standards of Practice Committee. Quality improvement guidelines for uterine artery embolization for symptomatic leiomyomata. Journal of Vascular and Interventional Radiology 2004; 15(6):535-41.

6. Gupta JK, Sinha AS, Lumsden MA, Hickey M. Uterine artery embolization for symptomatic uterine fibroids. Cochrane Database of Systematic Reviews 2006, Issue 1. Art. No.: CD005073. DOI: 10.1002/14651858. CD005073.pub2.

7. Goodwin SC, Bradley LD, Lipman JC et al. Uterine artery embolization versus myomectomy: a multicenter comparative study. Fertil Steril 2006; 85:14-21. (Level II-2)

8. Spies JB, Bruno J, Czeyda-Pommersheim F, Magee ST, Ascher SA, Jha RC. Long-term outcome of uterine artery embolization of leiomyomata. Obstet Gynecol 2005; 106:933-9.

9. Messina ML, Zlotnik E. Manual de orientação de cirurgia endovascular em ginecologia e obstetrícia. FEBRASGO, 2011.

Capítulo 33
ISTMOCELE

Ricardo Bassil Lasmar
Bernardo Portugal Lasmar
Daniela Baltar da Rosa Zagury

:: INTRODUÇÃO

A istmocele foi descrita inicialmente por Morris, em 1995[1], como um defeito na parede uterina anterior, localizado na cicatriz uterina de uma cesárea prévia. Também denominada nicho uterino, cicatriz hipertrófica de cesárea, cicatriz retrátil de cesárea e divertículo uterino, a istmocele tem se tornado tema de grande relevância em virtude das taxas elevadas de parto cesáreo no Brasil e no mundo. Cabe ressaltar que nem todas as mulheres submetidas à cesárea irão desenvolver esse divertículo, sendo objeto de várias pesquisas a identificação dos fatores de risco para essa condição.

A taxa de cesáreas no Brasil gira em torno de 30%, podendo chegar a 80% nos serviços particulares. A istmocele está presente em até 61% das pacientes submetidas a um parto cesáreo, podendo atingir 100% naquelas com histórico de três ou mais procedimentos[2]. A síndrome da cicatriz de cesárea é caracterizada pela presença de sinais e sintomas associados, como sangramento uterino anormal (*spotting*), dispareunia, dismenorreia e infertilidade. Dados recentes mostram a reversão da infertilidade secundária após o tratamento cirúrgico dessa condição[3].

Além das queixas associadas, a presença de um miométrio fino na região da cicatriz tem sido relacionada com risco de ruptura uterina durante o terceiro trimestre, no trabalho de parto e/ou no momento do parto, acretismo placentário e gestação ectópica.

A istmocele é caracterizada por um achado ultrassonográfico descrito como uma área triangular anecoica situada na topografia da histerotomia e pode ser identificada diretamente por histeroscopia ou visibilizada por meio de ressonância nuclear magnética, histerossonografia e histerossalpingografia (Figuras 33.1 e 33.2).

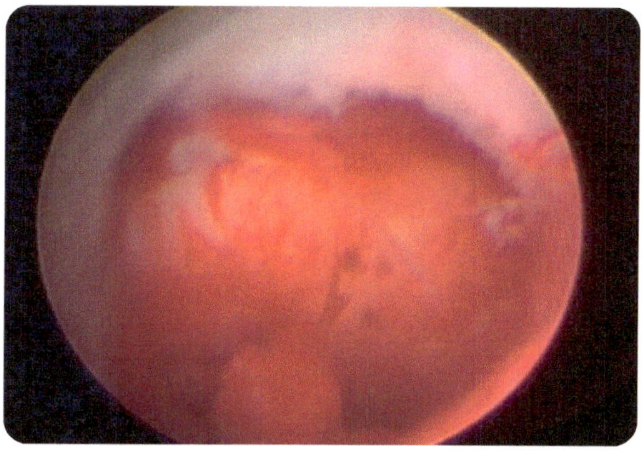

FIGURA 33.1. Istmocele à histeroscopia.

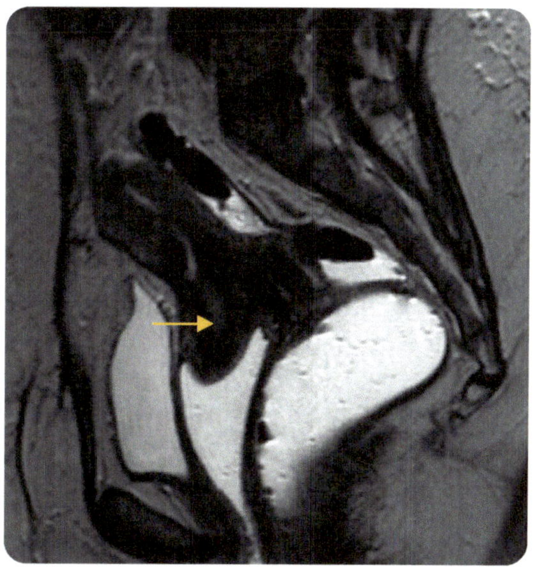

FIGURA 33.2. Istmocele à ressonância nuclear magnética.

Quanto ao controle da sintomatologia, à melhora da fertilidade ou à redução do risco de efeito adverso na gestação, diversas técnicas foram descritas para o tratamento da istmocele, o qual pode ser realizado por via histeroscópica, laparoscópica ou laparotômica.

:: ETIOPATOGENIA

A formação da istmocele está diretamente associada à cicatriz de cesárea prévia. No entanto, nem todas as pacientes submetidas a essa intervenção irão desenvolver o nicho uterino. Alguns fatores foram sugeridos como hipóteses por Vervoort[4] para a formação da istmocele:

- **Incisão uterina baixa ou cervical:** alguns estudos mostraram incidência maior de istmocele em pacientes submetidas à cesárea em trabalho de parto ativo, quando o canal cervical passa a fazer parte do segmento uterino[5,6]. Nichos uterinos baixos costumam ter diâmetro maior e são formados por epitélio glandular que secreta muco, o que poderia dificultar a cicatrização tecidual local. É frequente o acúmulo de muco nessas pacientes com queixa de corrimento amarronzado.
- **Fechamento incompleto da parede uterina:** a utilização da técnica de histerorrafia em plano único, interrompido, pode causar isquemia das bordas, reduzindo a qualidade da cicatrização. A histerorrafia em dois planos com pontos separados está associada a uma cicatriz mais espessa[7].
- **Indução de aderências entre a cicatriz e a parede abdominal pela técnica operatória:** os autores sugerem que a presença de aderências nessa região exerceria efeito de tração sobre a cicatriz uterina, levando à formação da istmocele. Fatores como hemostasia inadequada, infecção, manipulação excessiva e isquemia tecidual podem estar relacionados com processos aderenciais.

Em geral, a istmocele é assintomática. Quando sintomática, no entanto, pode acarretar queixas de sangramento uterino anormal (SUA), que se manifesta, na maioria das vezes, como sangramento pós-menstrual (*spotting*). Esse sinal está relacionado com o sangue menstrual retido na cicatriz uterina, o qual vai sendo liberado de maneira intermitente ao longo de alguns dias. Cerca de 40% das pacientes com istmocele apresentam *spotting*, que está diretamente associado ao tamanho do nicho, ou seja, as pacientes com nichos maiores apresentam prevalência maior de sangramento menstrual prolongado, uma vez que nichos maiores têm capacidade maior de coletar sangue[8]; mais que isso, a istmocele pode causar dor pélvica crônica.

Diversos motivos são relacionados à sintomatologia dessa patologia. Em 1995, Morris[1] estudou 51 peças de histerectomia para tentar correlacionar a sintomatologia das pacientes ao achado do nicho uterino e, entre as causas principais que poderiam justificar a sintomatologia, encontrou: presença de pequenos pólipos e de endométrio congesto na região da cicatriz (Figuras 33.3 e 33.4); adenomiose iatrogênica confinada à cicatriz, o que poderia causar dismenorreia e menorragia; fibrose local com redução da contratilidade, justificando o acúmulo e a dificuldade na expulsão do sangue; e neoformação vascular com vasos frágeis, o que poderia levar a sangramento por ruptura. Foi identificada, ainda, infiltração linfocítica local, o que poderia provocar dispareunia e dor, além de material de sutura residual com reação de corpo estranho, o que também poderia ocasionar o quadro álgico crônico.

A cicatriz retrátil de cesárea pode estar associada à infertilidade secundária. Acredita-se que o fluido acumulado nessa região possa ter características inflamatórias que seriam prejudiciais ao espermatozoide e à endocérvice. A presença de sangue antigo retido nessa região pode produzir um ambiente tóxico para a implantação embrionária. Alguns autores demonstraram resolução da infertilidade, com gravidez espontânea, após a ressecção da istmocele. Donnez *et al.*[3] obtiveram sucesso em 44% das pacientes com infertilidade secundária submetidas à ressecção da cicatriz uterina por laparoscopia.

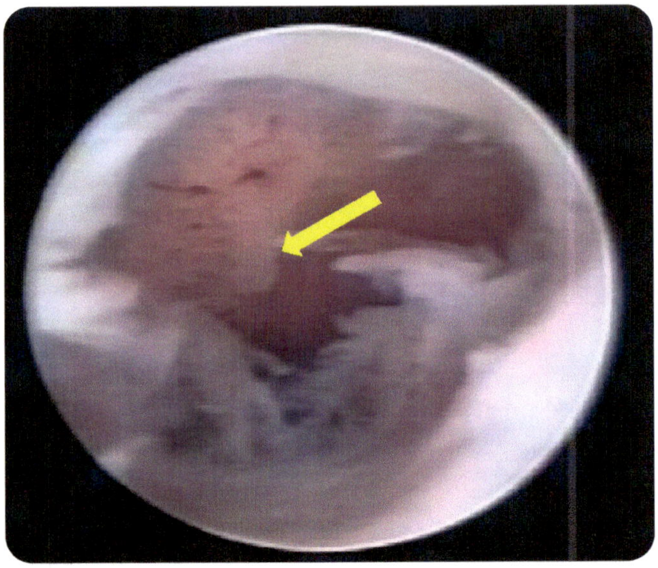

FIGURA 33.3. Pólipo endometrial em topografia de istmocele (*seta*).

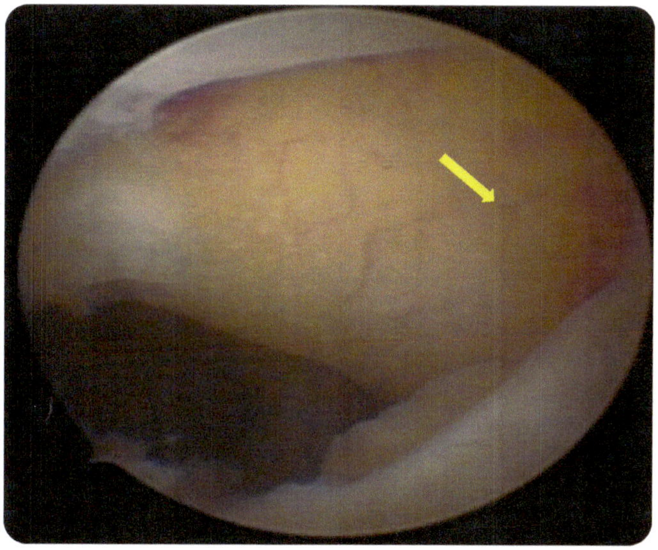

FIGURA 33.4. Hiperemia em topografia de istmocele (*seta*).

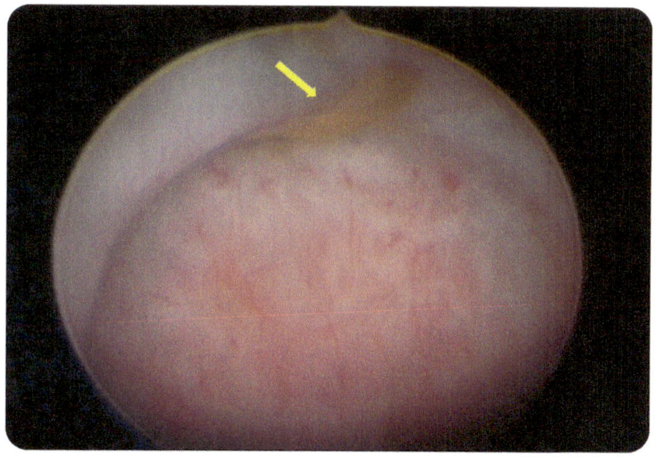

FIGURA 33.5. Muco sanguinolento acumulado (*seta*).

:: DIAGNÓSTICO

A istmocele pode ser visibilizada em uma série de exame como ultrassonografia transvaginal (USTV), histerossonografia ou ressonância nuclear magnética (RNM), podendo ser diretamente identificada à histeroscopia. No entanto, o método mais utilizado para identificação do nicho uterino é a USTV. Na maioria das vezes, esse achado não é valorizado e não chega a ser descrito no laudo. A imagem sonográfica revela uma área triangular, anecoica, com o ápice direcionado anteriormente, também podendo se apresentar como uma área cística localizada entre a bexiga e o istmo uterino[9]. A adição de solução salina ao exame (histerossonografia) aumenta a sensibilidade do método, uma vez que o líquido realça o defeito na parede.

A RNM da pelve é capaz de definir com precisão a espessura da cicatriz, o que, para alguns autores, é um importante marcador de risco de ruptura uterina. Uma cicatriz uterina com menos de 3mm está relacionada com risco maior desse efeito adverso na gestação e no parto.

A ismocele pode ser classificada quanto à espessura do miométrio adjacente, sendo uma relação igual ou menor que 50% definida como deficiência severa[10].

A histeroscopia torna possível a visão direta do nicho uterino, por vezes encontrando conteúdo sanguinolento ou tecido fibroso no local (Figura 33.5).

:: TRATAMENTO E SEGUIMENTO

As diversas opções de tratamento disponíveis são divididas basicamente em dois acessos: extrauterino e intrauterino. A ressecção por histeroscopia é a mais utilizada e apresenta resultados bastante satisfatórios, além de ser a menos invasiva. A técnica consiste na remoção do abaulamento abaixo da cicatriz, possibilitando a drenagem direta do fluxo menstrual e com isso resolvendo as queixas associadas. Em estudo prospectivo de 41 pacientes com infertilidade e *spotting*, essa abordagem promoveu a resolução de 100% dos casos de SUA e levou à gravidez em até 24 meses[11]. Alguns autores sugerem a associação da ressecção histeroscópica à cauterização dos vasos visíveis com *rollerball*, o que melhoraria a sintomatologia de sangramento[12,13].

O procedimento pode ser realizado com uso de energia mono ou bipolar, tendo como instrumento principal um ressectoscópio com alça em semicírculo. O movimento é feito do fundo uterino em direção ao canal cervical, sob visão, acionando-se o pedal de energia durante o trajeto (Figura 33.6*A* a *D*).

Os riscos associados ao tratamento histeroscópico são de perfuração uterina e lesão vesical. Desse modo, além do cuidado e da habilidade no ato cirúrgico, convém evitar a ressecção em mantos miometriais muito finos (< 2mm), os quais estariam mais suscetíveis a complicações. O controle ultrassonográfico pode ser associado durante o procedimento, assim como o enchimento da bexiga com solução azul, o que possibilita a identificação imediata de lesão vesical.

Esse tratamento, por não alterar a espessura da cicatriz, não reduz o risco de ruptura uterina. Por isso,

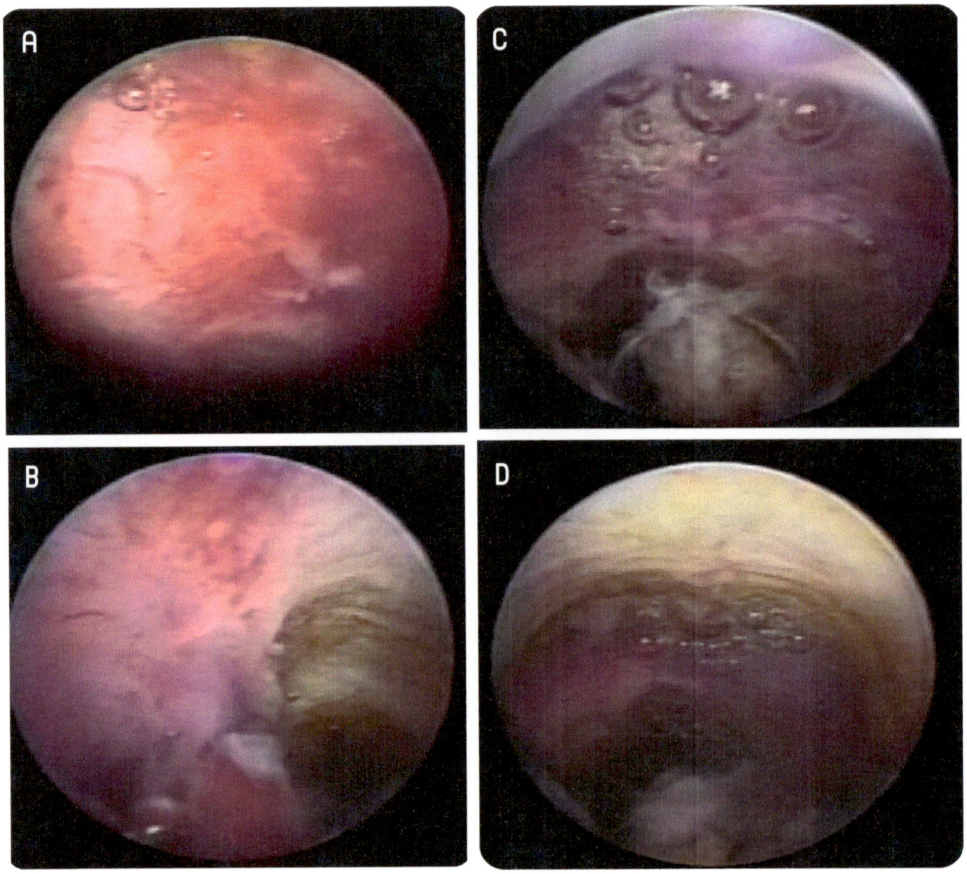

FIGURA 33.6. A: Visão inicial da istmocele com congestão. B e C: Durante a ressecção histeroscópica. D: Visão final após ressecção histeroscópica.

algumas técnicas de ressecção da cicatriz foram desenvolvidas, dentre as quais a ressecção por via laparoscópica de toda a cicatriz uterina, com posterior sutura por planos com pontos separados, parece promover resultados satisfatórios.

Donnez *et al.* realizaram a correção laparoscópica em 38 mulheres com cicatriz de cesárea e leito miometrial menor que 3mm à RNM[3], utilizando a técnica de ressecção de toda a região de fibrose da cicatriz, após o rebaixamento vesical, até a identificação de miométrio saudável. A vela de Hegar pode ser inserida no canal cervical com a finalidade de preservar a permeabilidade do canal durante o fechamento. Realiza-se a sutura miometrial em duas camadas com pontos separados e, por fim, o peritônio é fechado com sutura contínua.

Esse grupo registrou aumento significativo da espessura miometrial no pós-operatório, que passou de 1,43 ± 0,7mm para 9,62 ± 1,8mm, e em 35 pacientes ocorreu a remissão dos sintomas. De 18 pacientes com infertilidade, oito engravidaram (44%). A conclusão é que o reparo laparoscópico é seguro e está indicado para as pacientes com miométrio residual menor que 3mm e com desejo de gestar.

:: PONTOS CRÍTICOS E CONSIDERAÇÕES FINAIS

A istmocele é um defeito na região da cicatriz de cesárea que pode estar associada a dor pélvica crônica, SUA, infertilidade, gestação ectópica e defeitos na placentação.

Nem todas as pacientes submetidas à cesárea irão desenvolver a istmocele. Alguns fatores de risco parecem estar associados a essa alteração.

O diagnóstico pode ser estabelecido por meio de ultrassonografia, histerossonografia, histerossalpingografia, RNM ou histeroscopia.

O tratamento mais utilizado é a ressecção por via histeroscópica, que mostra resultado significativo em relação à sintomatologia e à infertilidade. A via laparoscópica ou laparotômica também pode ser utilizada e tende a ser indicada quando o leito miometrial for muito delgado.

REFERÊNCIAS

1. Morris H. Surgical pathology of the lower uterine segment caesarean section scar: is the scar a source of clinical symptoms? Int J Gynecol Pathol 1995; 14(1):16-20.

2. Osser OV, Jokubkiene L, Valentin L. High prevalence of defects in cesarean section scars at transvaginal ultrasound examination. Ultrasound Obstet Gynecol 2009; 34:90-7.

3. Donnez O, Donnez J, Orellana R, Dolmans MM. Gynecological and obstetrical outcomes after laparoscopic repair of a cesarean scar defect in a series of 38 women. Fertil Steril 2017 Jan; 107(1):289-296.e2.

4. Vervoort AJ, Uittenbogaard LB, Hehenkamp WJ, Brolmann HA, Mol BW, Huirne JA. Why do niches develop in caesarean uterine scars? Hypotheses on the aetiology of niche development. Hum Reprod 2015; 30:2695-702.

5. Vikhareva Osser O, Valentin L. Risk factors for incomplete healing of the uterine incision after caesarean section. BJOG 2010; 117:1119-26.

6. Armstrong V, Hansen WF, Van Voorhis BJ, Syrop CH. Detection of cesarean scars by transvaginal ultrasound. Obstet Gynecol 2003; 101:61-5.

7. Yazicioglu F, Gokdogan A, Kelekci S et al. Incomplete healing of the uterine incision after caesarean section: is it preventable? Eur J Obstet Gynecol Reprod Biol 2006; 124:32-6.

8. Vervoort AJ, Van der Voet LF, Witmer M et al. The HysNiche trial: hysteroscopic resection of uterine caesarean scar defect (niche) in patients with abnormal bleeding, a randomised controlled trial. BMC Womens Health 2015 Nov 12; 15:103.

9. Fabres C, Alives G, De La Jara C et al. The cesarian delivery scar pouch: clinical implications and disgnostic correlation between transvaginal sonography and hysteroscopy. J Ultrasound Med 2003; 22:695-700.

10. Ofili-Yebovi D, Ben-Nagi J, Sawyer E et al. Deficient lower-segment cesarean section scars: prevalence and risk factors. Ultrasound Obstet Gynecol 2008; 31:72-7.

11. Gubbini G, Centini G, Nascetti D et al. Surgical hysteroscopic treatment of cesarean-induced isthmocele in restoring fertility: prospective study. J Minim Invasive Gynecol 2011 Mar-Apr; 18(2):234-7.

12. Wang CJ, Huang HJ, Chao A, Lin YP, Pan YJ, Horng SG. Challenges in the transvaginal management of abnormal uterine bleeding secondary to cesarean section scar defect. Eur J Obstet Gynecol Reprod Biol 2011 Feb; 154(2):218-22.

13. Feng YL, Li MX, Liang XQ, Li XM. Hysteroscopic treatment of post cesarean scar defect. J Minim Invasive Gynecol 2012 Jul-Aug; 19(4):498-502.

Capítulo 34
DISPOSITIVO INTRAUTERINO E HISTEROSCOPIA

Cecília de Souza Monteiro
Cíntia Fonseca de Assis Santana
Geam Karlo de Assis Santana

:: INTRODUÇÃO

Os dispositivos intrauterinos (DIU) estão entre os métodos contraceptivos reversíveis mais utilizados em todo o mundo, uma vez que são considerados seguros e altamente eficazes, com taxa de controle de natalidade de 99%, sendo escolhidos por 15,5% das mulheres[1].

Os dois tipos principais de DIU são o de cobre e o hormonal. Os DIU de cobre mais modernos contêm cobre na forma de mangas tubulares, o que aumenta a eficácia e prolonga o tempo de duração. O DIU hormonal, denominado sistema intrauterino liberador de levonorgestrel (Mirena®), libera 20µg de levonorgestrel por dia e promove vários efeitos no organismo, como redução da perda sanguínea menstrual e das taxas de infecção pélvica[3] (Figura 34.1).

As medidas do DIU devem ser adequadas ao tamanho da cavidade uterina para impedir que o dispositivo assuma uma posição anormal, o que resultaria em dor pélvica e *spotting* intermenstrual[5].

Em caso de dúvida, o posicionamento intracavitário pode ser avaliado por meio de ultrassonografia transvaginal (USTV). Costuma-se considerar que o DIU localizado no interior da cavidade uterina, sem atingir o orifício interno do colo uterino, está normoposicionado.

O dispositivo pode ser removido mediante a apreensão do fio com uma pinça de Cheron sob firme tração. Se o fio do DIU não for identificado ou localizado no canal cervical, o dispositivo pode ser removido com uma pinça tipo "jacaré", preferencialmente guiada por ultrassonografia, abrindo-se largamente a pinça ao passá-la pelo orifício interno cervical, de modo que o DIU possa ser agarrado entre as pás. Caso a remoção não possa ser executada com essa técnica, deve-se optar pela retirada endoscópica através de histeroscopia.

A não visibilização do fio na região cervical no momento da retirada pode ocorrer em 4,5% a 18,1% das usuárias de DIU[1].

Patologias intracavitárias não diagnosticadas, bem como sinéquias, pólipos e miomas submucosos, podem resultar no deslocamento do DIU. Além disso, foi identificada uma associação entre a anatomia retrovertida do útero e a localização extrauterina do DIU[5].

Dentre as possíveis complicações decorrentes da inserção do DIU podem ser citados o deslocamento intrauterino do dispositivo, sua inclusão no miométrio, a expulsão vaginal, a perfuração do útero, podendo alcançar a cavidade abdominal, e, por último, a gravidez[2].

O DIU expelido para a cavidade abdominal pode permanecer anos nessa localização sem provocar complicações graves ou pode causar hemorragia, infecção pélvica ou gravidez ectópica[2], devendo ser retirado por meio de laparoscopia.

Nas situações especiais em que o risco de cirurgia é aumentado, o médico assistente pode, em conjunto

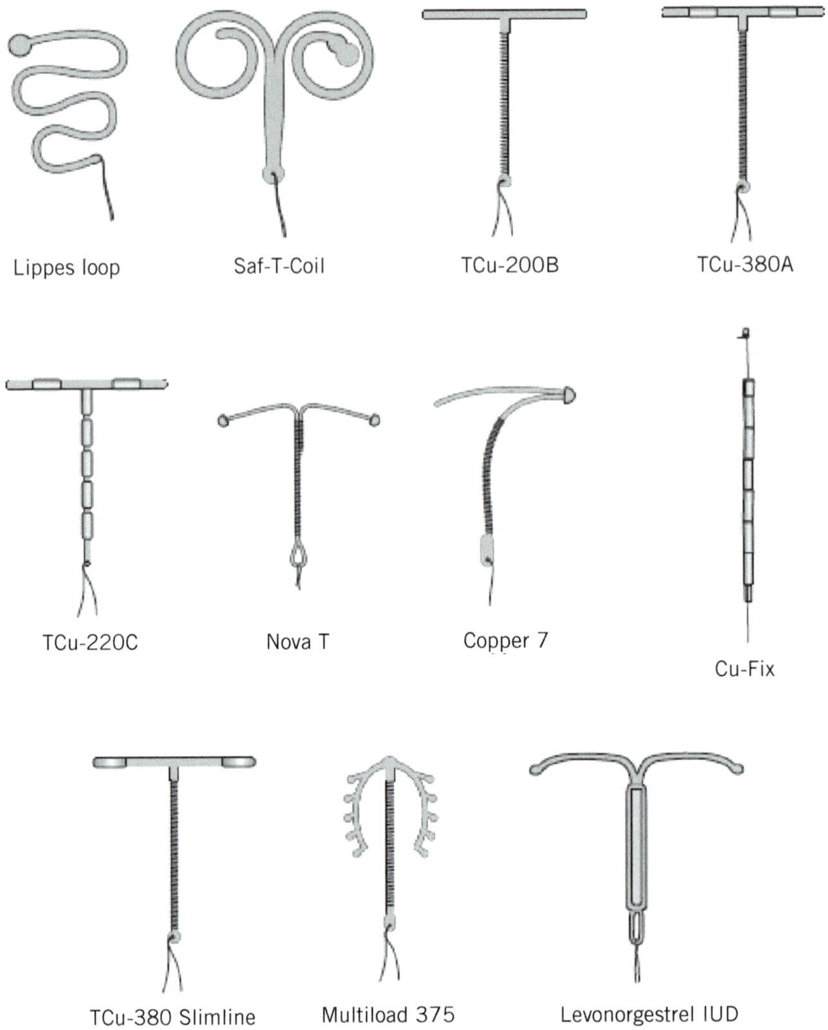

FIGURA 34.1. Modelos de dispositivos intrauterinos (DIU).

com a paciente, tomar a decisão de não remover o DIU deslocado para a cavidade abdominal, na ausência de sintomas sugestivos de processo infeccioso/inflamatório, adotando conduta conservadora expectante.

O desconhecimento acerca da localização precisa do DIU é possível em mais de 5% de todos os procedimentos de inserção, estando em quase dois terços dos casos localizados dentro e em aproximadamente um terço fora da cavidade uterina[1].

A incidência de perfuração uterina é de cerca de 1 a cada 2.000 procedimentos de inserção do DIU, e essa complicação dependerá de alguns fatores, como anatomia uterina, tipo de dispositivo e habilidade do médico assistente, sendo mais frequente durante do que após a inserção[1]

A perfuração uterina pode ser assintomática ou cursar com dor e sangramento transitórios ou ainda se apresentar como abdome agudo hemorrágico.

As complicações decorrentes do posicionamento anormal indicam a necessidade de exames regulares de monitoramento do DIU. Nos exames ginecológicos de rotina, o fio do DIU deve ser visibilizado no canal cervical e deve ser conferida a distância entre o dispositivo e o fundo uterino por USTV para prevenir seu futuro deslocamento.

Algumas hipóteses justificam o deslocamento do DIU dentro da cavidade uterina ou sua expulsão, como uma hemorragia uterina irregular ou dor pélvica persistente. A expulsão pelo canal vaginal é um evento mais raro, sendo mais provável durante o primeiro ano após a inserção. O deslocamento do DIU dentro da cavidade uterina pode exigir sua extração ou seu remanejamento histeroscópico.

Em caso de inserção do DIU no pós-parto imediato, as principais hipóteses para o posicionamento inadequado do DIU na cavidade uterina podem consistir em volume uterino aumentado e contração uterina durante o processo de involução puerperal.

:: DIAGNÓSTICO

Quando o fio do DIU não é encontrado ao exame ginecológico, além da expulsão, convém considerar a perfuração uterina para a cavidade abdominal ou a inclusão no miométrio.

Inicialmente, o exame ultrassonográfico deve ser escolhido para verificação da localização do DIU, por exemplo, na cavidade uterina, aderido à parede uterina ou expulso para a cavidade abdominal.

Se a ultrassonografia não determinar a localização de modo definitivo, pode ser realizada uma radiografia abdominal, considerando que todos os DIU são radiopacos, visando encontrá-los em localização alta e oculta.

O DIU intra-abdominal pode ser encontrado na parede abdominal ou aderido aos anexos ou ligamentos uterinos, podendo também envolver outros órgãos, como omento, íleo, retossigmoide, apêndice ou vesícula.

:: TRATAMENTO E SEGUIMENTO

Dentre todoas as opções disponíveis para a remoção do DIU intrauterino deslocado, a histeroscopia é a técnica mais eficaz e aceitável, uma vez que a manipulação às cegas é potencialmente perigosa, podendo ser complicada por aderências e fibrose com risco de perfuração e lesões uterinas.

Em caso de gravidez inicial, o saco gestacional pressiona o dispositivo contra a parede uterina e, nessas situações, a remoção do DIU deve ser individualizada, podendo a gestação ser interrompida ou não, havendo riscos para a gravidez tanto com a conduta conservadora como com a intervencionista.

Em caso de perfuração uterina e localização abdominal do DIU, a remoção laparoscópica é o tratamento de primeira linha, independentemente do tipo do dispositivo. A presença do cobre na cavidade abdominal pode levar à formação de aderências, dificultando a remoção laparoscópica.

A histeroscopia para remoção do DIU deve ser idealmente programada para o período em que não haja sangramento uterino, de modo a facilitar sua execução.

A abordagem histeroscópica ambulatorial é considerada um procedimento menos invasivo e mais prático, uma vez que evita o uso do espéculo e da pinça de Pozzi para introdução do aparelho, respeitando a anatomia do canal endocervical e reduzindo a dor durante o exame.

Além disso, posibilita uma avaliação ampliada das paredes vaginais, fundo de saco e ectocérvice, que são áreas anatômicas não adequadamente estudadas pela ultrassonografia. Nesse procedimento, a vagina e a cavidade uterina são distendidas com soro fisiológico a 0,9% sob pressão de 30 a 40mmHg.

Outra opção consiste na retirada do DIU por meio de histeroscopia hospitalar com dilatação do colo uterino e anestesia.

As duas técnicas mais frequentemente utilizadas para retirada de DIU por histeroscopia hospitalar são descritas a seguir:

Primeira técnica (Figura 34.2)

- Paciente em posição ginecológica.
- Antissepsia e alocação de campos estéreis.
- Realização de histeroscopia diagnóstica com óptica de 4mm ou de 2,8mm, com cânula diagnóstica

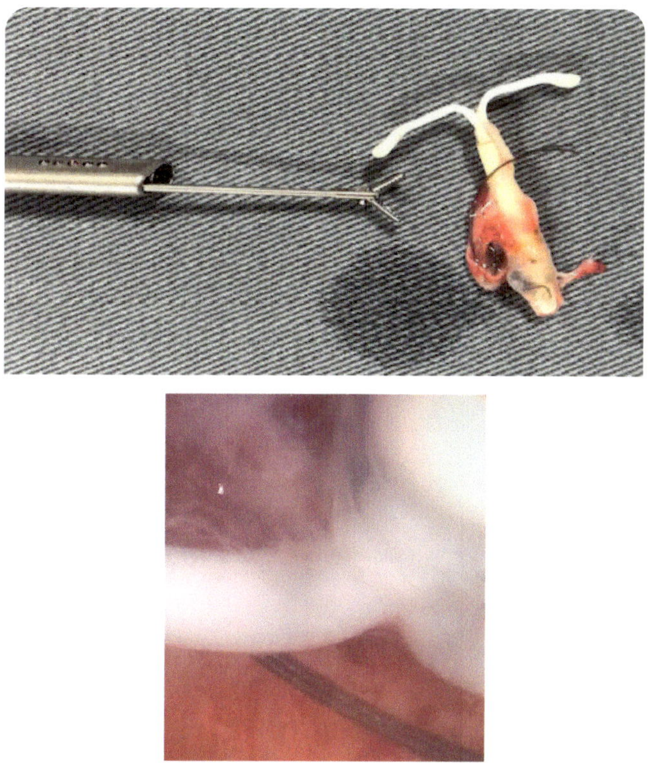

FIGURA 34.2. DIU encapsulado com o fio intracavitário retirado com a técnica descrita no texto.

e solução de soro fisiológico ou gás (CO_2). Nessa etapa, o fio do DIU poderá ser encontrado no canal endocervical e mobilizado de modo a facilitar a extração do dispositivo com a tração pelo próprio fio.

- Quando o fio não é acessível, promove-se a inserção da cânula de Bettoch munida de um fórceps de tração a ser introduzido no canal de trabalho desse equipamento.
- Após a apreensão do fio ou da haste do DIU pelo fórceps de tração, retira-se todo o equipamento em conjunto com o dispositivo retido.

Segunda técnica (para os serviços que contam apenas com o ressectoscópio)

- Paciente em posição ginecológica, sob anestesia geral venosa (sedação), preferencialmente, ou bloqueio.
- Procede-se à histeroscopia diagnóstica com óptica de 4mm, com cânula diagnóstica e solução de soro fisiológico. Nessa etapa, o fio do DIU poderá ser encontrado no canal endocervical e mobilizado para facilitar a extração com a tração do próprio.
- Quando o fio não está acessível, promove-se a dilatação cervical até vela de Hegar 9 e é inserido o ressectoscópio com alça de ressecção. Convém promover a dilatação cautelosamente para que não ocorra a mobilização do DIU em direção à parede uterina (perfuração).
- Após a apreensão da haste do DIU com a alça de ressecção, retira-se todo o equipamento em conjunto com o DIU retido.

:: CONSIDERAÇÕES FINAIS

A investigação do DIU "perdido" ou de um corpo estranho intrauterino deve ser fundamentada em um exame físico minucioso, envolvendo palpação abdominal, exame especular e toque vaginal (Figura 34.3).

A investigação imaginológica inicial envolve o exame de USTV para verificar a localização do DIU em situação intra ou extrauterina.

Quando o DIU se encontra em localização intrauterina, porém em posição inadequada com a tentativa frustrada de remoção com pinça jacaré, a histeroscopia é o método de primeira escolha.

Uma vez que as perfurações pelo DIU geralmente ocorrem no momento da inserção, é importante checar a posição correta mediante a identificação do fio algumas semanas após a inserção.

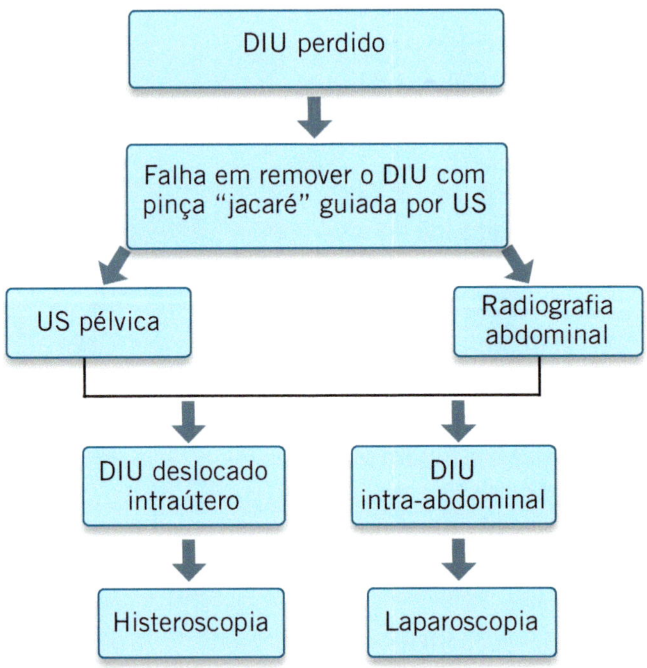

FIGURA 34.3. Fluxograma para investigação do DIU "perdido" ou corpo estranho.

REFERÊNCIAS

1. Cetinkaya K, Kumtepe Y, Ingec M. Minimally invasive approach to cases of lost intra-uterine device: a 7-year experience. Eur J Obstet Gynecol Reprod Biol 2011 Nov; 159(1):119-21.

2. Kuzel D, Hrazdirova L, Kubinova K, Dundr P, Cibula D, Mara M. Hysteroscopic management of displaced levonorgestrel-releasing intrauterine system. J Obstet Gynaecol Res 2013 May; 39(5):1014-8.

3. Wang JH, Wang LQ, Shang-Guan XJ, Huang LL. Hysteroscopic removal of intrauterine contraceptive device embedded within submucous myoma. Aust N Z J Obstet Gynaecol 2010 Aug; 50(4):397-9.

4. Nigan A, Ahmad A, Gupta N, Kumari A. Malpositioned IUCD: the menace of postpartum IUCD insertion. BMJ Case Reports 2015.

5. Mencaglia L, Hamou J. Manual de histeroscopia diagnóstica e cirúrgica. Editora Endo Press, 2001.

Capítulo 35
HISTEROSCOPIA NO CICLO GRAVÍDICO-PUERPERAL

Francisco de Assis Nunes Pereira
Daniella Ferreira Melo
Thaís de Lira Caracas
Bruna Barbosa Coimbra
João Oscar de Almeida Falcão Júnior
Walter Antônio Prata Pace

A histeroscopia é um procedimento médico que tanto pode ser propedêutico como terapêutico, e entre suas principais indicações estão a avaliação da cavidade uterina e o acesso direto para cirurgias intrauterinas, como polipectomia e miomectomia, remoção de sinéquias, retirada de corpos estranhos e ablação endometrial. Diante dessas indicações, é possível imaginar que a gestação não é o melhor momento para essas abordagens cirúrgicas, uma vez que existem riscos para o concepto e pouco ou nenhum benefício imediato para a mulher que não possa aguardar o desfecho da gestação. O puerpério também não representa o melhor momento para a abordagem de patologias passíveis de tratamento histeroscópico devido ao estado inflamatório nesse período, aumentando o risco de complicações.

A indicação mais clássica da histeroscopia no ciclo gravídico-puerperal envolve a retirada de restos ovulares (produtos concepcionais) retidos após abortamento incompleto ou após realização de curetagem uterina com persistência de restos. Muitas vezes, os procedimentos mais adotados em caso de abortamento têm sido a curetagem uterina e a aspiração manual intrauterina (AMIU). Essas intervenções são realizadas sob anestesia com o objetivo de esvaziar a cavidade uterina, mas às cegas, isto é, sem a visibilização direta do material que se deseja remover.

Apesar de tecnicamente simples, esses procedimentos não são isentos de riscos, podendo causar sinéquias uterinas (em até 30% dos casos), sangramento, infecção e perfuração da cavidade uterina. Nesse sentido, a grande contribuição da histeroscopia seria possibilitar a retirada sob visibilização direta da cavidade. Com isso seria evitada a raspagem de regiões com endométrio íntegro e, portanto, a formação de sinéquias, bem como reduzida a necessidade de recuretagem por persistência de restos intrauterinos, tornando possível observar, como consequência, a redução nas taxas de infecções por permanência de focos infecciosos na cavidade[1,2].

Quando aplicada a casos de abortamento em pacientes com malformações müllerianas, a histeroscopia assume destaque especial, identificando com maior segurança os locais em que há material ovular residual e garantindo o esvaziamento intrauterino completo. Existem relatos também de uso de histeroscopia na retirada de material ovular de gestações com implantação em cicatriz de cesariana prévia[3], na remoção de gestações ectópicas cornuais[4] e na abordagem do acretismo placentário com auxílio do uso de alça fria[5,6].

Outra situação específica em que a histeroscopia poderia ser útil durante o ciclo gravídico-puerperal consiste na retirada de dispositivo intrauterino (DIU) com fios não visíveis pelo colo em gestantes nas quais não foi possível a retirada guiada por ultrassonografia[7,8]. O procedimento pode ser realizado com instrumental de calibre reduzido (pinça de apreensão de 5F), sem dilatação cervical; nesse caso, é mais bem indicado até 12 semanas de gestação de modo a evitar abortamentos, infecções ascendentes e trabalho de parto pré-termo.

Circunstâncias especiais, em que o uso da histeroscopia poderia ter impacto mais significativo no ciclo gravídico-puerperal, são representadas pelas doenças trofoblásticas gestacionais. Apesar da aplicabilidade reduzida, haja vista que o diagnóstico de gestação molar é facilmente estabelecido por meio da ultrassonografia somada ao resultado do ß-HCG seriado, além de o sangramento vaginal frequentemente dificultar o uso do método, a histeroscopia pode ocasionalmente ser útil para o seguimento da paciente, facilitando a retirada de restos molares, proporcionando a avaliação sob visão direta da cavidade e evitando a permanência de fragmentos que podem se infiltrar no endométrio ou causar metástases.

Além disso, a histeroscopia facilita a decisão sobre a necessidade de ampliação do tratamento com nova aspiração cavitária e/ou indicação de quimioterapia em alguns casos, como a permanência de níveis positivos de ß-HCG com cavidade intrauterina vazia. Em caso de evolução para neoplasia trofoblástica gestacional, com adequada individualização, a histeroscopia poderia ser utilizada com o objetivo de manutenção da fertilidade, funcionando como um tratamento alternativo à histerectomia, valendo-se da possibilidade de remoção de nódulos únicos e pouco vascularizados ao Doppler sem resposta adequada à quimioterapia prévia.

No tratamento da infertilidade e na avaliação de casais acometidos por abortamentos de repetição, a histeroscopia é bastante usada para estudos do endométrio materno, porém seu potencial pode ser bem mais amplo quando se considera a interface entre a reprodução assistida e a medicina fetal. A visibilização direta da cavidade uterina possibilita também biópsias direcionadas de vilo ou do próprio embrião sem maceração ou contaminação com tecidos maternos[7]. As informações advindas de estudos genéticos desses tecidos fetais podem ser valiosas para o progresso e o desenvolvimento de técnicas de medicina reprodutiva ou a compreensão fisiológica e o entendimento estratégico/terapêutico da obstetrícia de alto risco.

A cavidade uterina também pode ser acessada durante a gestação por meio de outras técnicas, minimamente invasivas, principalmente para abordagem de patologias fetais passíveis de tratamento intrauterino. O avanço da medicina fetal nos últimos 30 anos foi possível principalmente graças ao surgimento de novas tecnologias propedêuticas, melhores aparelhos de imagem e técnicas para abordagem fetal intrauterina, todas com o objetivo de melhorar a morbidade neonatal.

As cirurgias fetais foram inicialmente realizadas por meio de procedimentos abertos com o uso de histerotomia. Entretanto, assim como em outras áreas da medicina, ao longo do tempo técnicas menos invasivas para abordagem cirúrgica têm sido incorporadas, como a endoscopia uterina e a fetoscopia[9]. Essa progressão para técnicas microinvasivas tem sido associada à redução da morbidade materna e neonatal. A cirurgia endoscópica fetal surgiu após avanços da cirurgia videolaparoscópica, possibilitando acesso ao feto a partir de uma pequena punção na cavidade amniótica.

A cirurgia fetal surgiu como uma possibilidade para melhorar a condição do feto ao nascimento com a preservação da função de alguns órgãos. A fetoscopia apareceu como uma esperança na abordagem de fetos, muitas vezes gravemente comprometidos, de maneira minimamente invasiva, reduzindo riscos maternos e fetais em relação aos procedimentos convencionais (Quadro 35.1).

QUADRO 35.1. Indicações da fetoscopia

Hérnia diafragmática	Pode-se colocar um balão intratraqueal temporário, possibilitando assim o desenvolvimento pulmonar
Teratoma sacrococcígeo	Tumor benigno que surge na região sacral. Os vasos do tumor podem ser coagulados com o objetivo de diminuir o crescimento tumoral e melhorar a sobrecarga cardíaca
Brida amniótica	Pode estrangular um membro ou parte do feto. Pode-se seccionar a membrana
Síndromes urológicas com padrão obstrutivo	Obstrução uretral que pode levar à dilatação vesical e à hidronefrose, comprometendo a função renal. Nos casos em que há preservação da função renal, é possível colocar um *shunt* para drenar urina e preservar a função
Síndrome de transfusão feto-fetal	Pode-se realizar septostomia (perfuração das membranas que separam os fetos); ablação a *laser* das anastomoses placentárias

Fonte: Proença, 2014.

As malformações renais com prognóstico reservado podem ter sua história natural de progressão modificada pela inserção de cateteres fetais para drenagem de urina do abdome para a cavidade amniótica. Isso pode ser feito nos casos de derrame pleural extenso, malformação adenomatosa cística fetal e hidropisia fetal não imunitária. Fetos afetados por hérnia diafragmática, de prognóstico ruim, podem ser beneficiados pela colocação de um balão intratraqueal temporário.

Outra possibilidade para abordagem minimamente invasiva durante o ciclo gravídico está relacionada com a ablação por radiofrequência, que tem sido descrita principalmente para destruição de tecido tumoral em órgãos sólidos. Alguns centros utilizam essa técnica também para ablação de vasos anômalos em casos de gemelaridade monocoriônica, bem como para tratamento de síndrome de transfusão feto-fetal, sequência anemia-policitemia e em casos de fetos acárdicos, impedindo o fluxo sanguíneo para o feto anômalo[9].

O grande objetivo das novas técnicas de abordagem fetal gira em torno de procedimento com melhor segurança para a mãe, porém com benefício comprovado para o feto. O objetivo final é melhorar a condição fetal sem piorar a morbidade materna. Entretanto, essas técnicas ainda estão sendo estudadas e precisam de mais tempo para sua comprovação como padrão ouro no tratamento dessas afecções fetais.

A histeroscopia é uma ferramenta ainda muito pouco utilizada para diagnóstico e terapêutico durante o ciclo gravídico-puerperal, sendo necessários estudos para avaliar a viabilidade dessa via de acesso à cavidade uterina não só para o tratamento de doenças fetais, mas também para investigação e diagnóstico de patologias envolvendo o binômio mãe-filho, como abortamentos de repetição e doenças trofoblásticas. Evidencia-se, porém, o amplo potencial para o uso das histeroscopias em obstetrícia, muitas vezes ainda pouco explorado e negligenciado, e o desenvolvimento de pesquisas nessa área poderia aprofundar o conhecimento e aprimorar as opções terapêuticas em áreas como a de medicina fetal e reprodução humana.

REFERÊNCIAS

1. Smorgick N, Levinsohn-Tavor O, Ben-Ami I, Maymon R, Pansky M, Vaknin Z. Hysteroscopic removal of retained products of conception following first trimester medical abortion. Gynecol Minim Invasive Ther 2017 Oct-Dec; 6(4):183-5.

2. Hooker AB, Aydin H, Brölmann HA, Huirne JA. Long-term complications and reproductive outcome after the management of retained products of conception: a systematic review. Fertil Steril 2016; 105(1):156-64.e642.

3. Fylstra DL. Hysteroscopy and suction evacuation of cesarean scar pregnancies: a case report and review. J Obstet Gynaecol Res 2014 Mar; 40(3):853-7.

4. Mollo A, Raffone A, Improda FP et al. Hysteroscopic intact removal of an angular pregnancy with a 5Fr electrode. J Minim Invasive Gynecol 2019 Jan; 26(1):32-3.

5. Mazzon I, Favilli A, Grasso M, Horvath S, Gerli S. Is the cold loop hysteroscopic technique a myometrial sparing treatment for placenta accrete residuals in a puerperal uterus? J Matern Fetal Neonatal Med 2016; 29(10):1613-6.

Vilos GA1, Abu-Rafea B. New developments in ambulatory hysteroscopic surgery. Best Pract Res Clin Obstet Gynaecol 2005 Aug; 19(5):727-42.

6. Pérez-Medina T, Sancho-Saúco J, Ríos M et al. Hysteroscopy in pregnancy-related conditions: descriptive analysis in 273 patients. J Minim Invasive Gynecol 2014 May-Jun; 21(3):417-25.

7. Cohen SB, Bouaziz J, Bar-On A, Schiff E, Goldenberg M, Mashiach R. In-office hysteroscopic extraction of intrauterine devices in pregnant patients who underwent prior ultrasound-guided extraction failure. J Minim Invasive Gynecol 2017 Jul-Aug; 24(5):833-6.

8. Wu D, Ball R. The maternal side of maternal fetal surgery. Clin Perinatol 2009; 36:247-53.

9. Proença BLF. Técnicas invasivas de diagnóstico e terapêutica embrio-fetal. Dissertação (Mestrado em Medicina) – Instituto de Ciências Biomédicas Abel Salazar, Universidade do Porto, Porto, 2014.

Capítulo 36
IMAGENS EM HISTEROSCOPIA

ADENOMIOSE

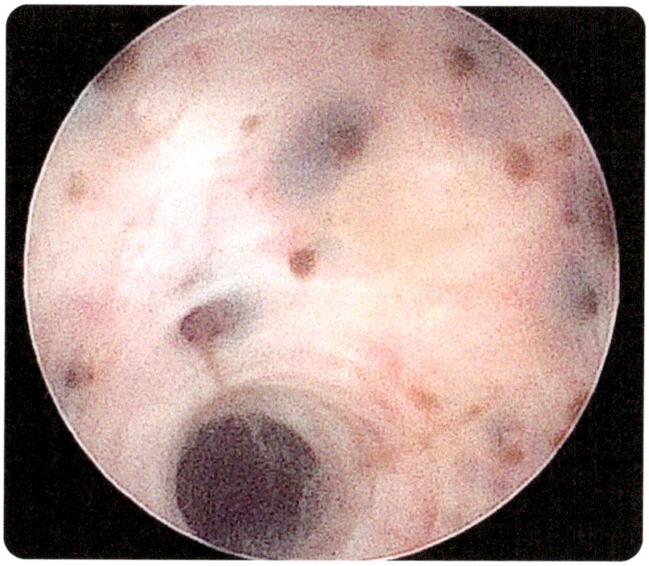

Adenomiose na região ístmico-corporal.

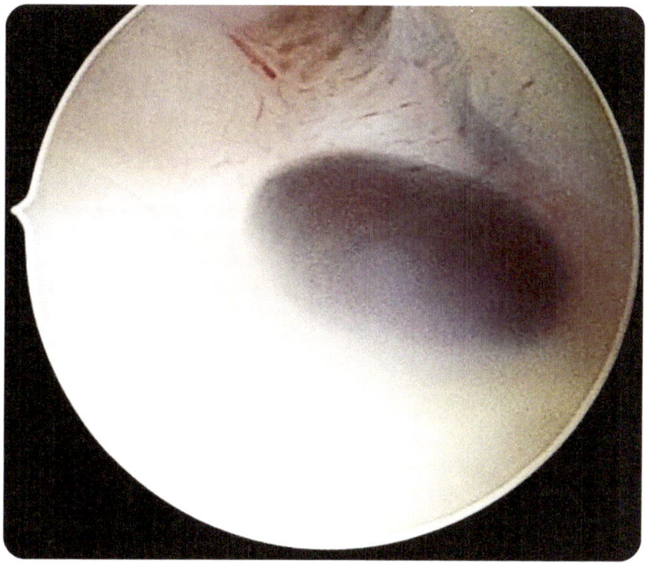

Lesão puntiforme sugestiva de adenomiose.

CAVIDADE

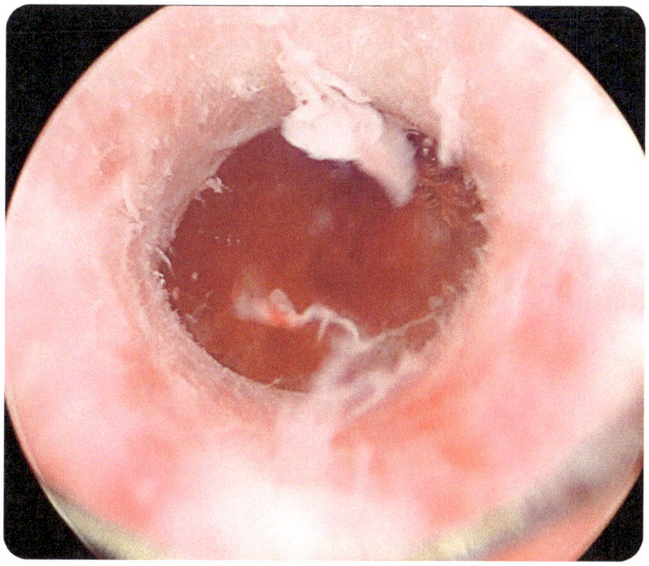

Orifício interno.

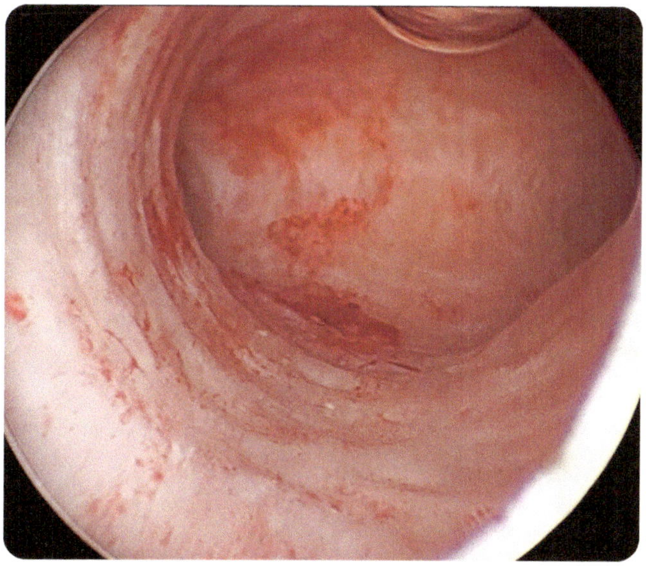

Visão panorâmica de cavidade livre e endométrio atrófico.

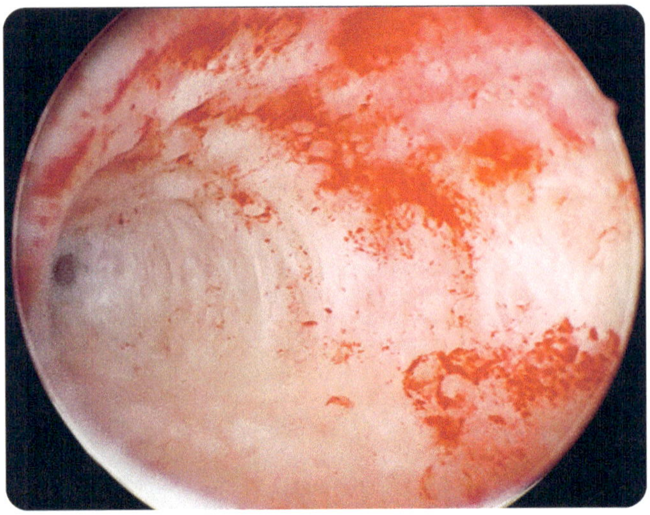

Óstio tubário direito.

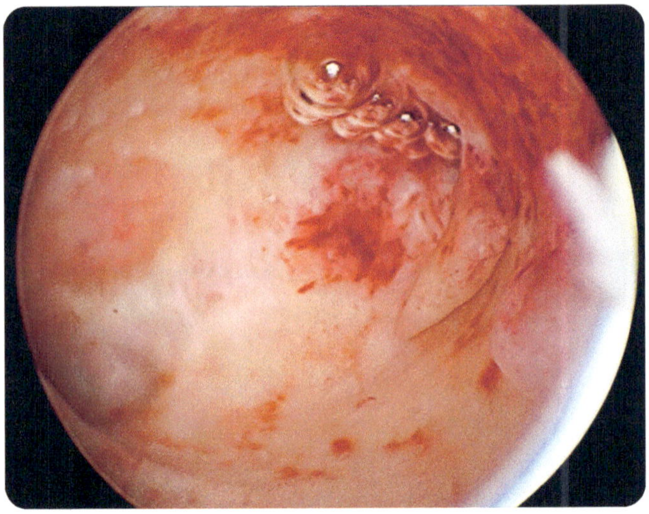

Cavidade uterina sem anormalidades.
Bolhas em direção ao óstio tubário esquerdo.

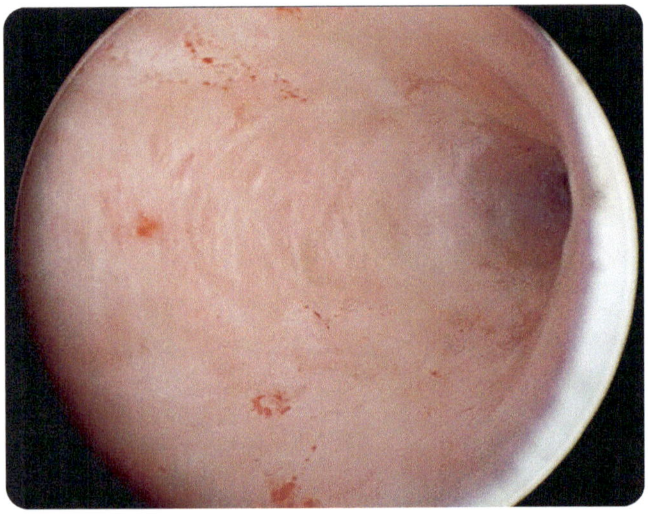

Óstio tubário esquerdo.

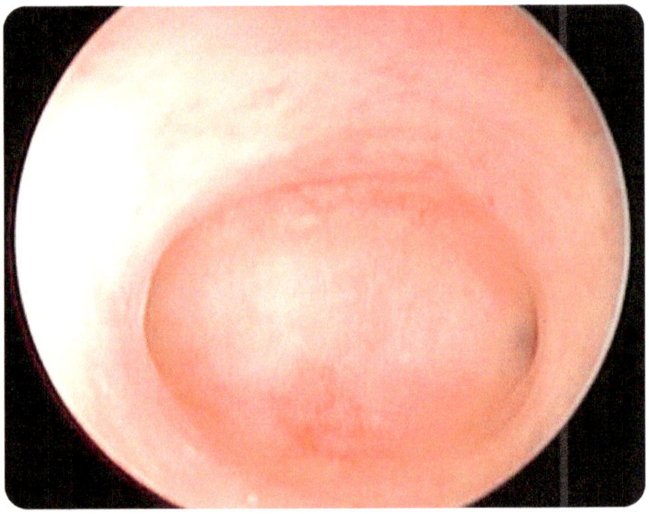

Cavidade uterina normal.

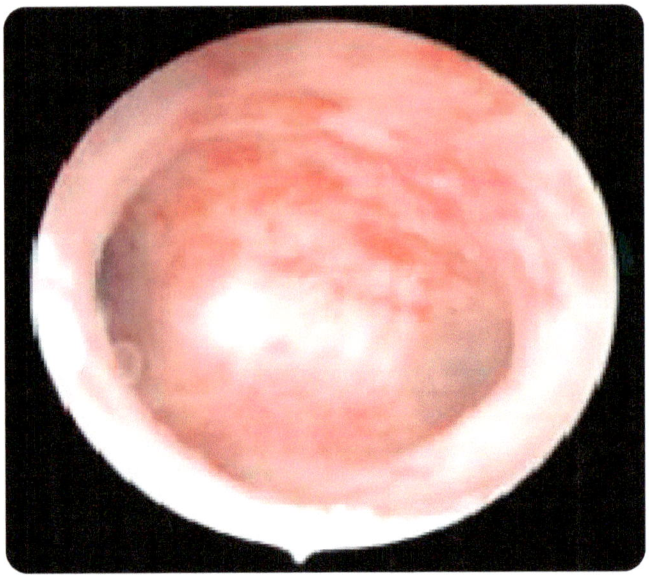

Cavidade uterina normal e endométrio atrófico.

ENDOMETRITE

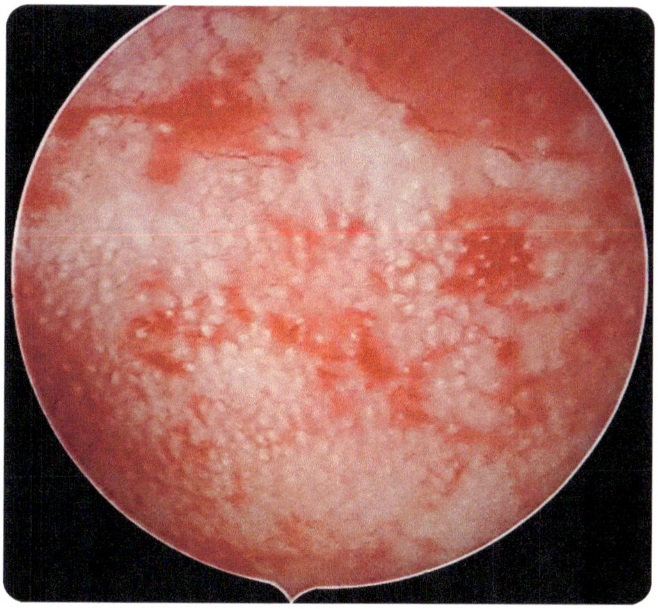

Endometrite crônica 1.

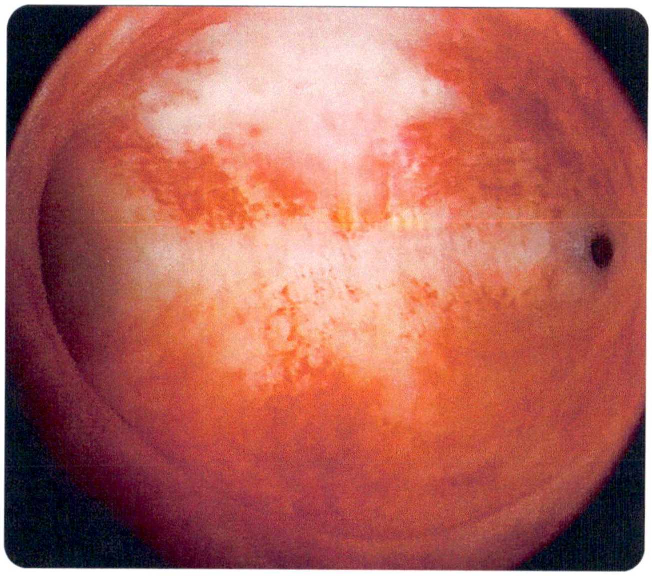

Cavidade uterina, visão panorâmica, aspecto compatível com endometrite crônica.

ESPESSAMENTO ENDOMETRIAL

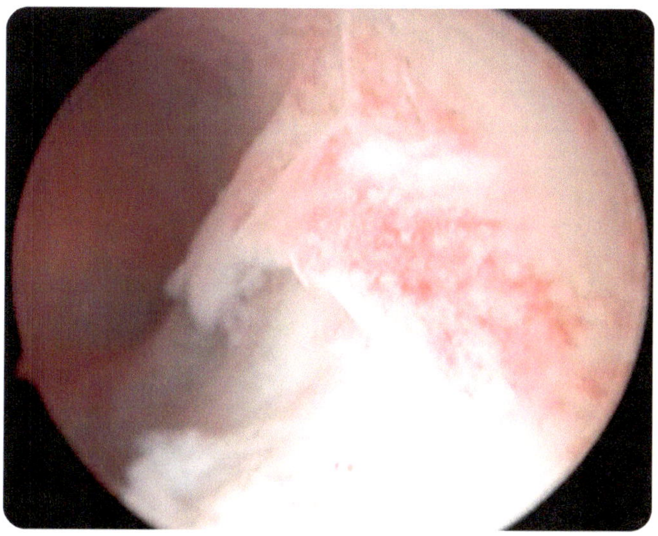

Espessamento endometrial. Área de desprendimento do endométrio produzido pela passagem do histeroscópio.

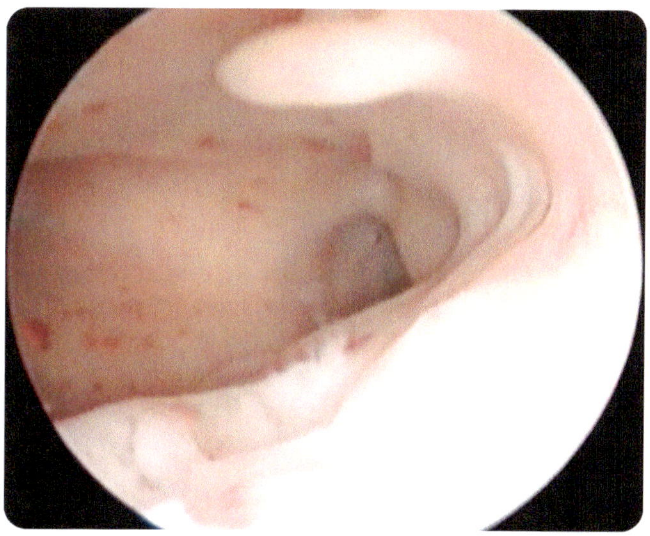

Espessamento difuso do endométrio.

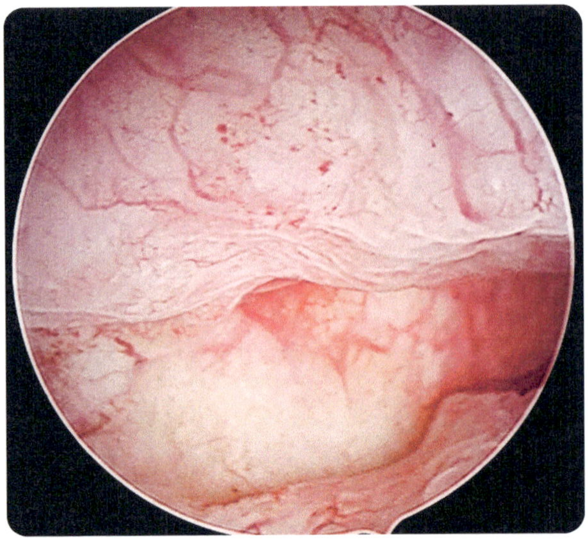

Espessamento endometrial com vascularização aumentada.

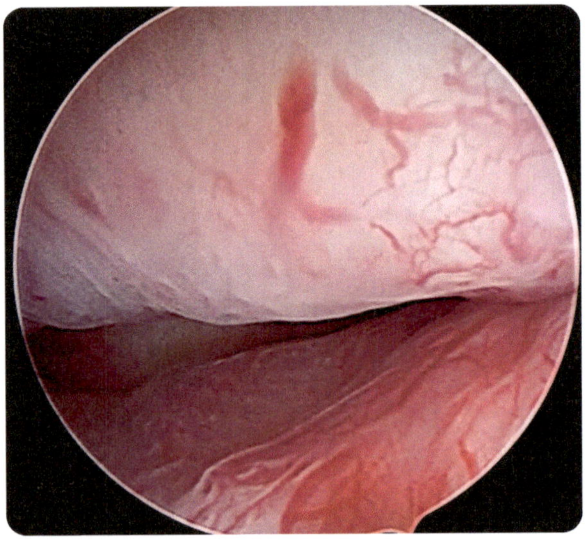

Espessamento endometrial com vascularização aumentada 2.

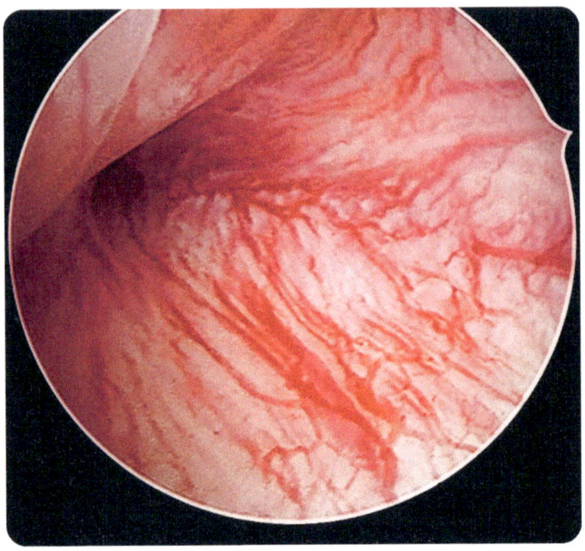

Espessamento endometrial com vascularização aumentada – detalhe do óstio tubário esquerdo.

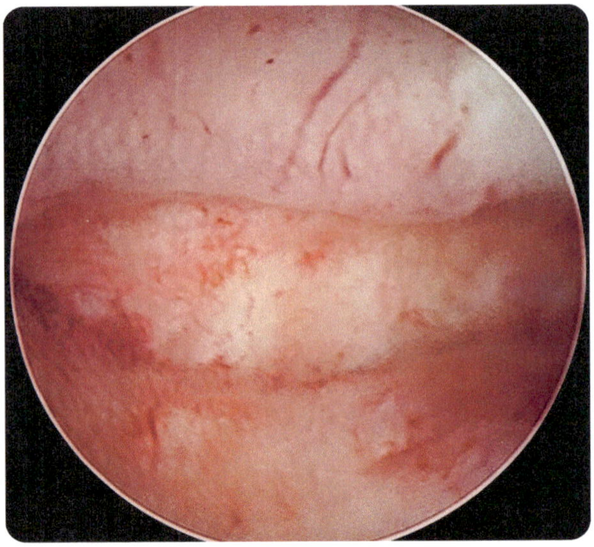

Espessamento endometrial – detalhe do fundo uterino.

ESTENOSE CERVICAL

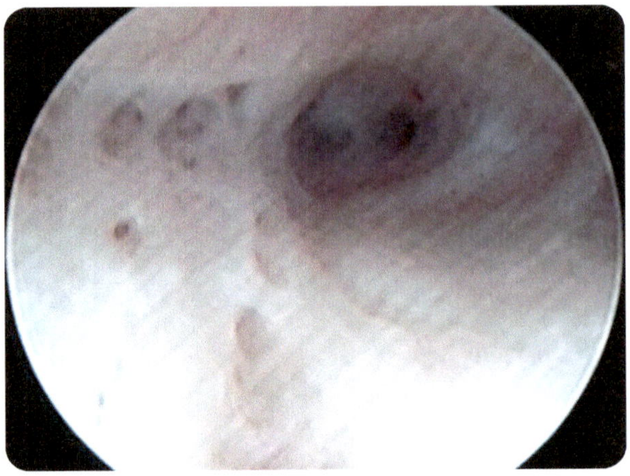

Estenose do orifício interno do colo uterino.

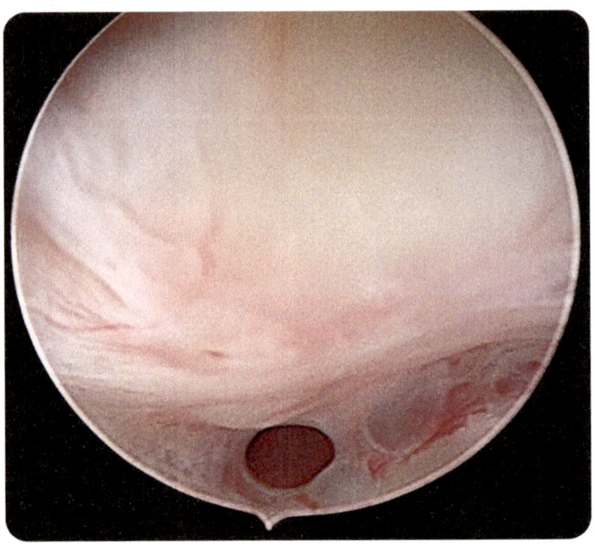

Estenose do orifício interno do colo uterino 2.

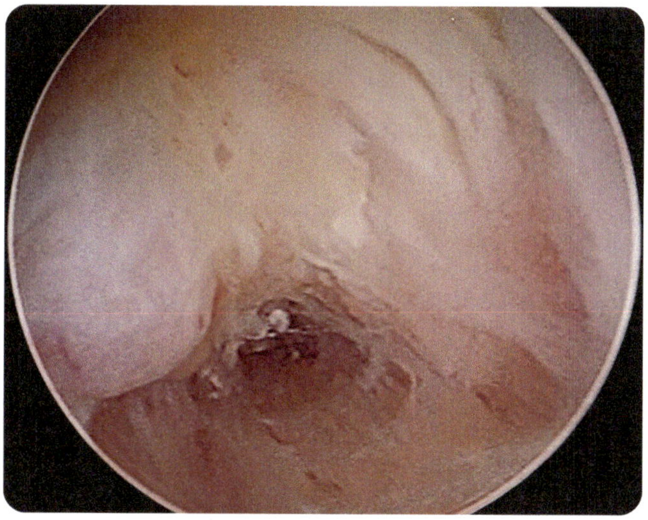

Estenose do orifício interno do colo uterino 3.

ISTMOCELE

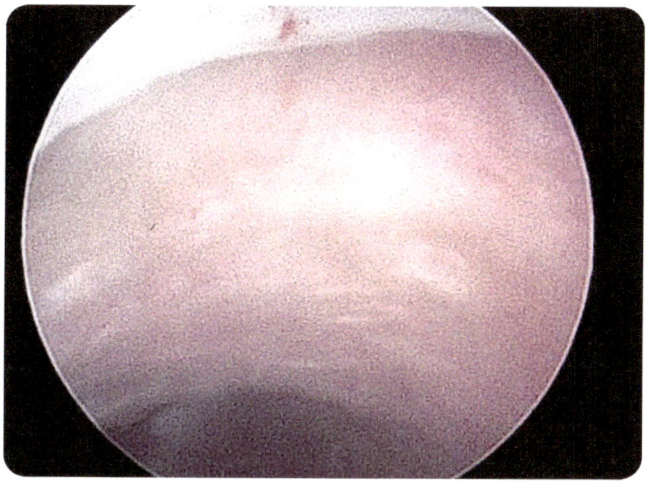

Istmocele.

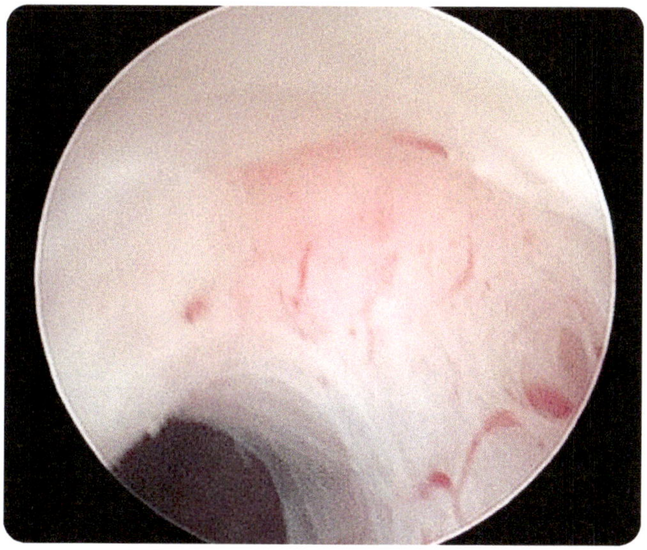

Istmocele.

MIOMA

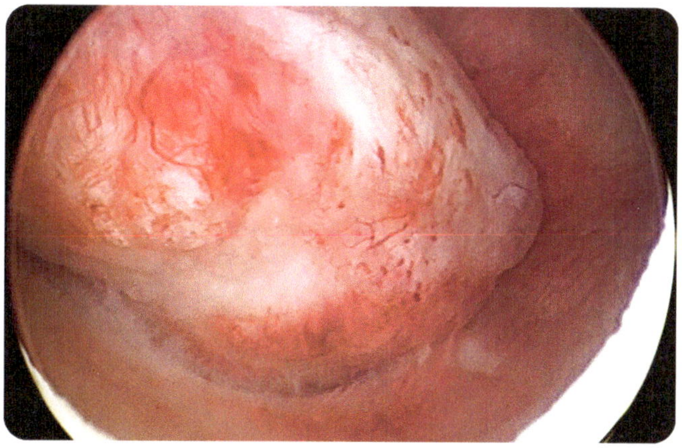

Mioma em parede posterior, predominantemente intracavitário.

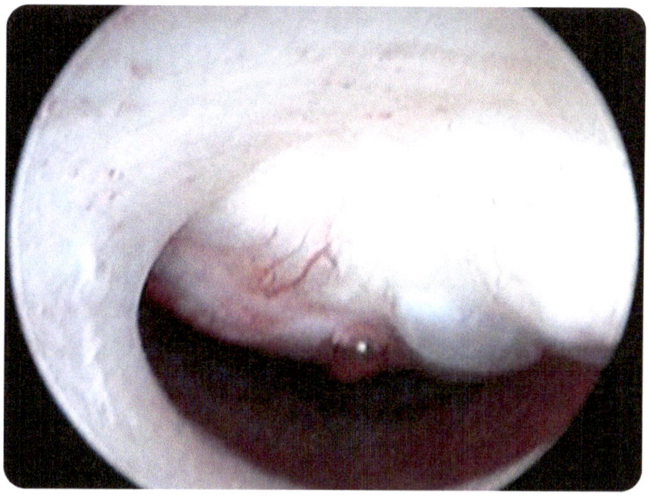

Mioma em parede anterior, corporal-ístmico.

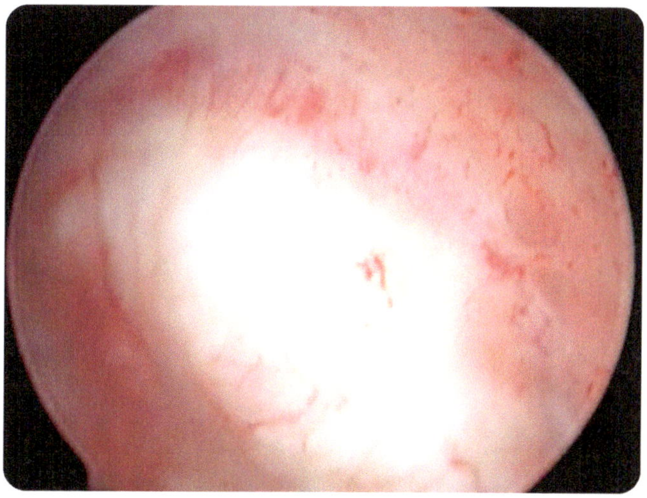

Mioma em parede lateral esquerda.

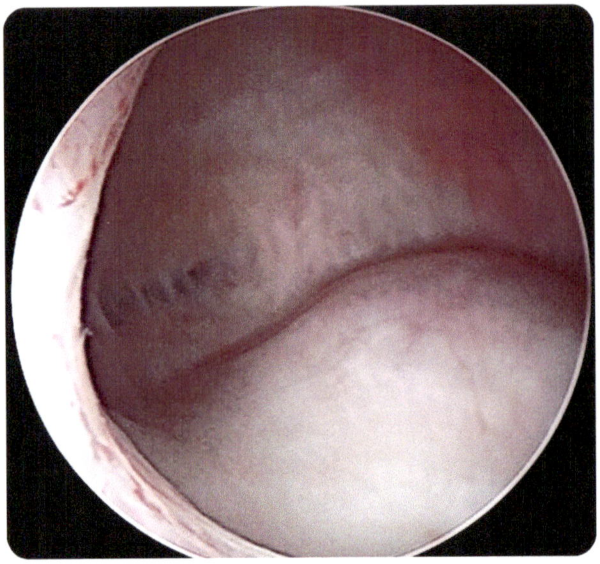

Mioma em parede posterior, região corporal, com importante componente intramural.

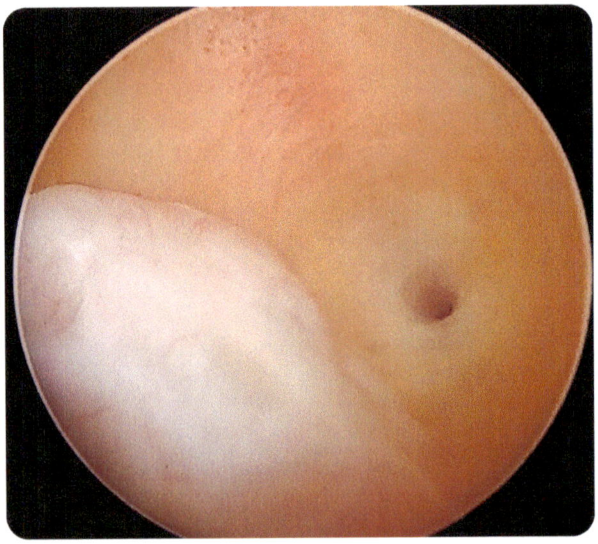

Mioma em parede posterolateral, adjacente ao óstio tubário esquerdo.

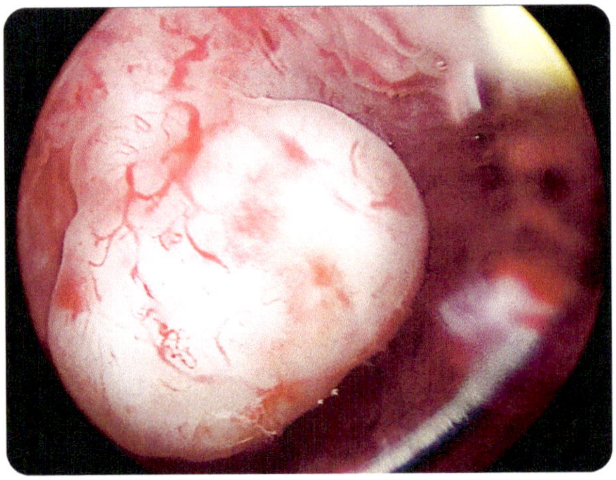

Mioma com vascularização evidente no pedículo.

PÓLIPOS

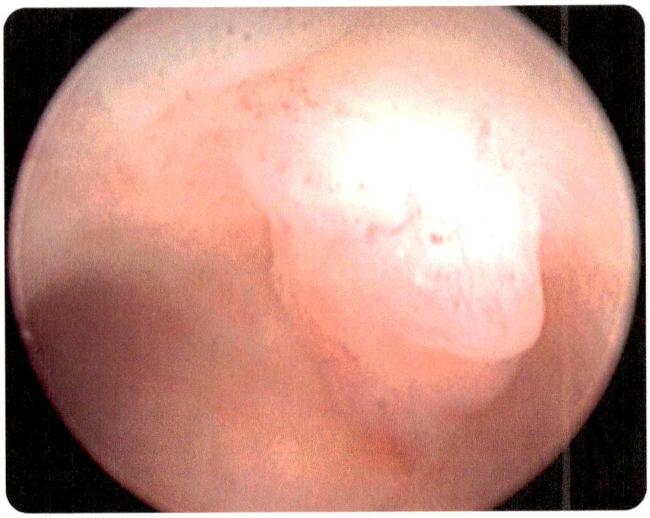

Pólipo em parede anterior.

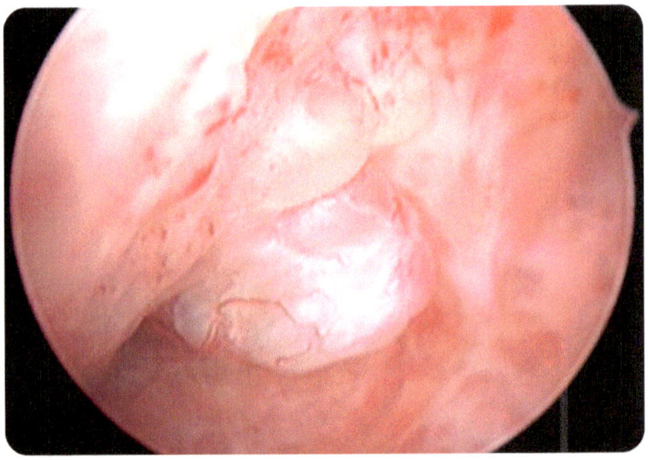

Pólipo adjacente ao óstio tubário direito.

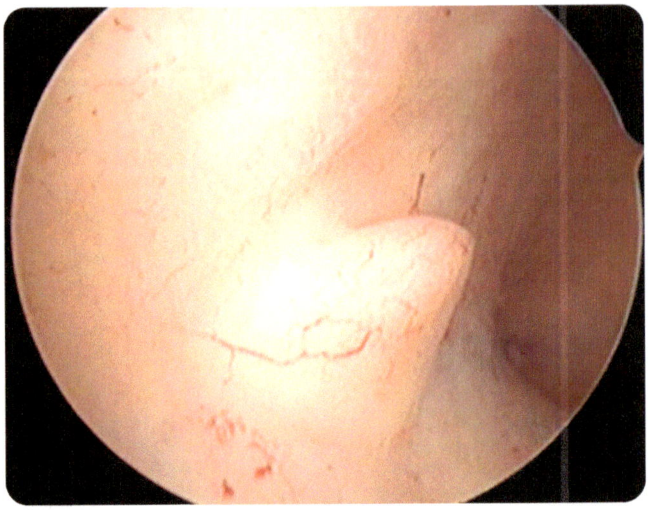

Pequeno pólipo em parede lateral direita.

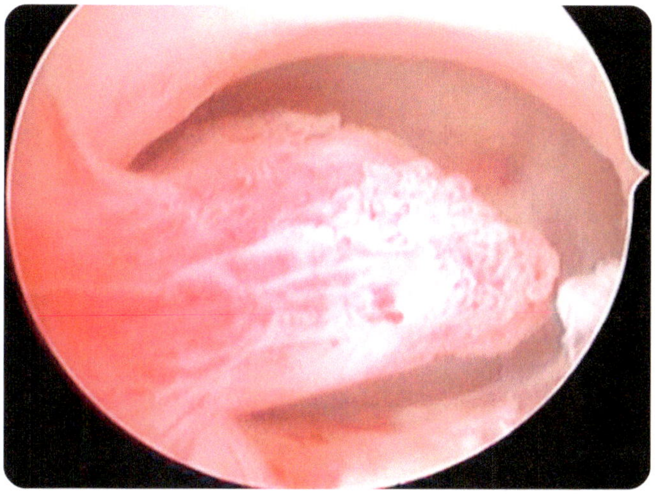

Pólipo pediculado em região ístmica - parede lateral direita.

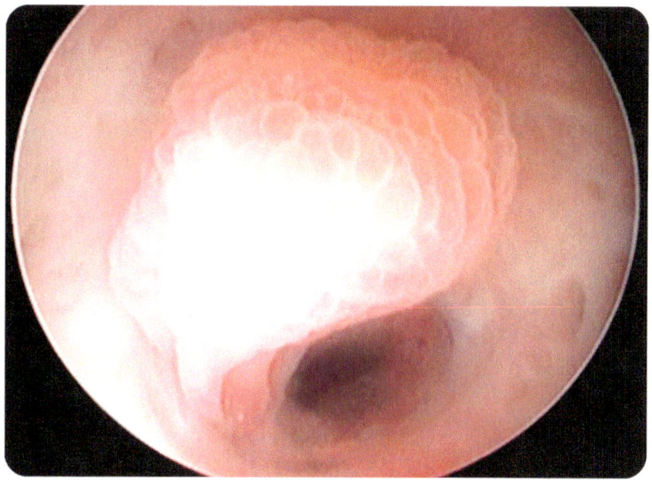

Pólipo pediculado adjacente ao óstio tubário esquerdo.

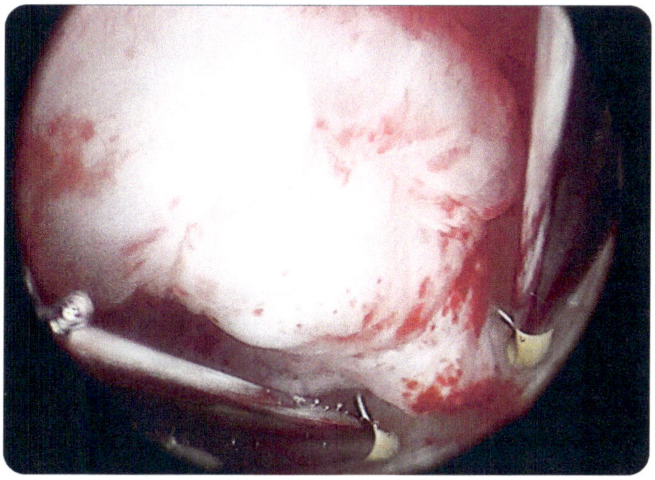

Pólipo na parede anterior. Alça de ressecção posicionada para início da polipectomia.

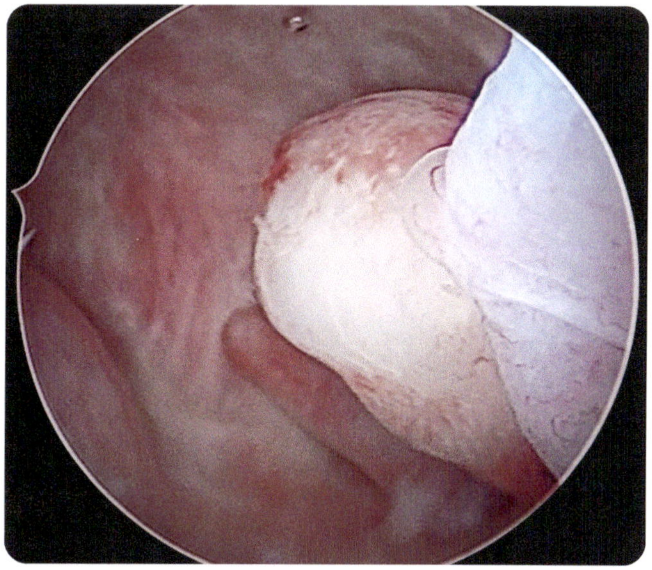

Polipose endometrial.

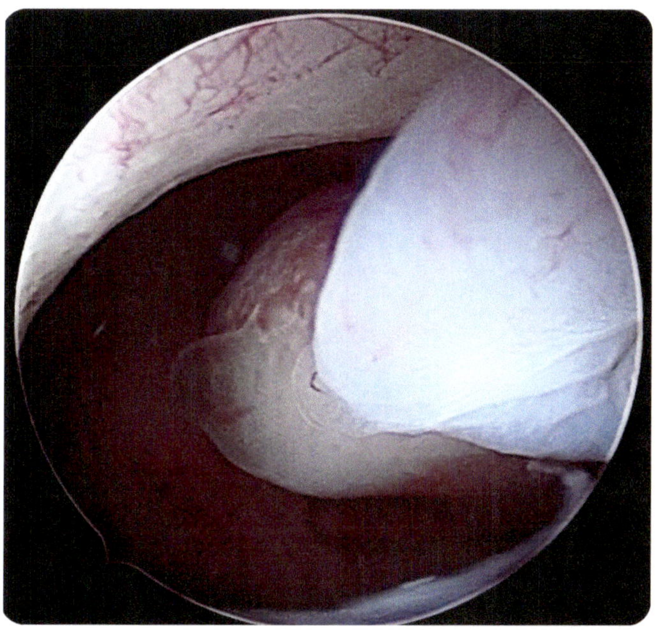

Pólipos na parede lateral direita - região ístmico-corporal.

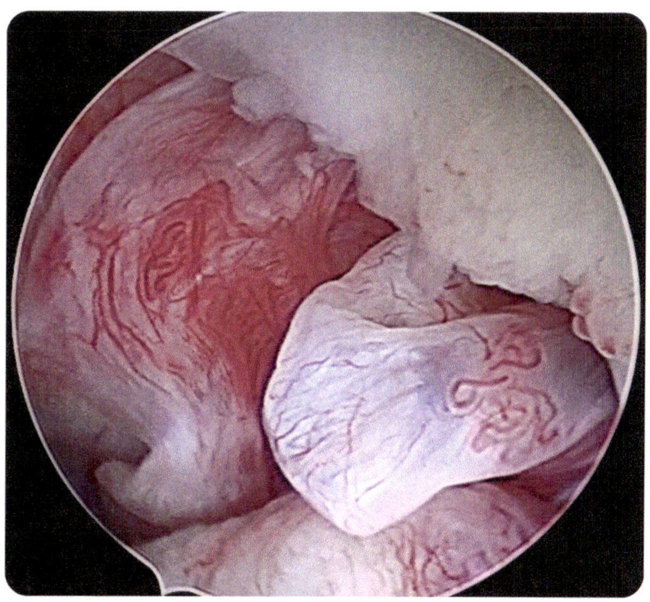

Polipose endometrial 2.

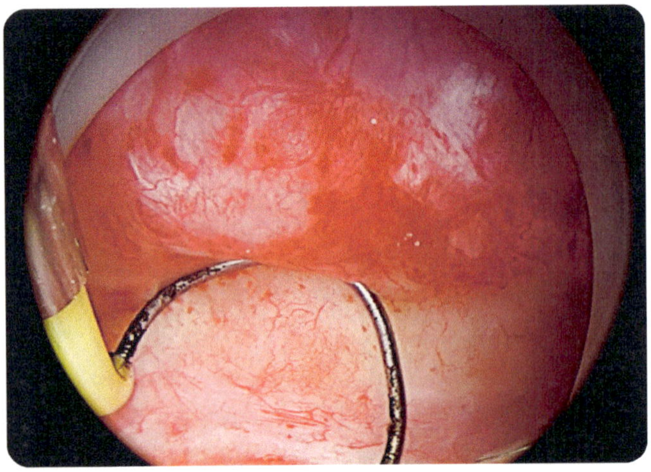

Pólipo na parede anterior. Alça de ressecção posicionada para início da polipectomia 2.

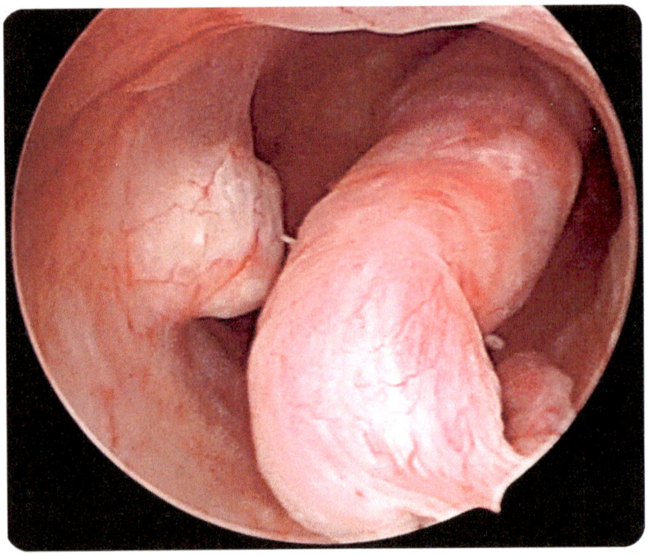

Polipose endometrial. Grande pólipo digitiforme se estendendo por toda a cavidade uterina.

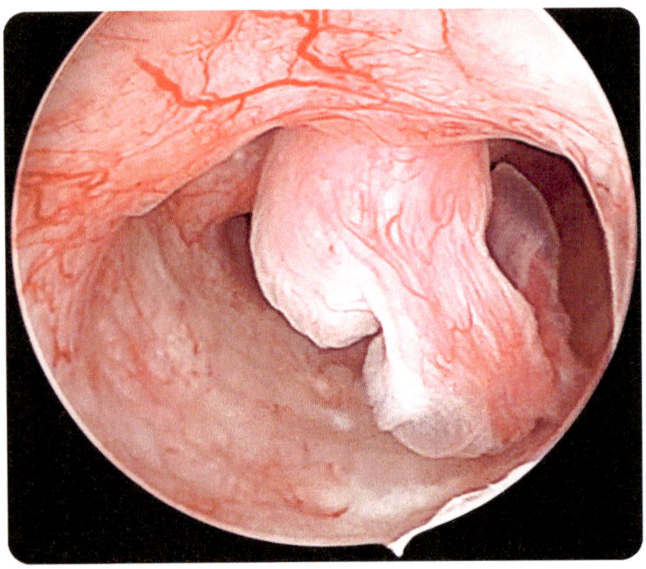

Polipose endometrial com endométrio apresentando vascularização aumentada.

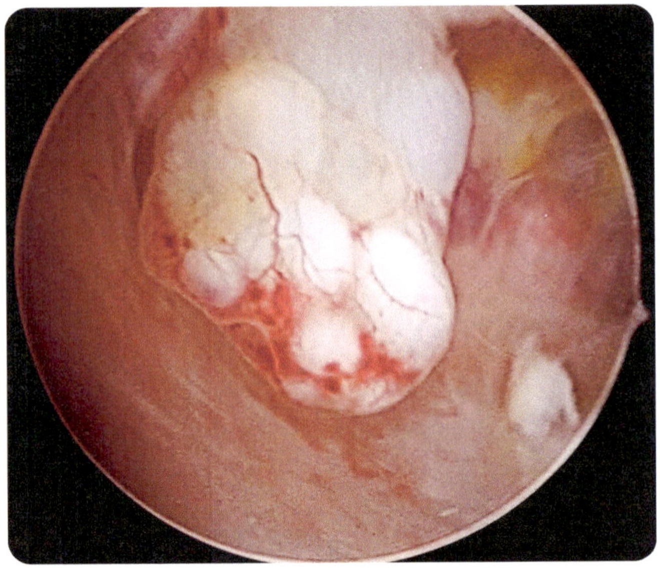

Pólipo endometrial com vascularização discretamente aumentada em sua superfície.

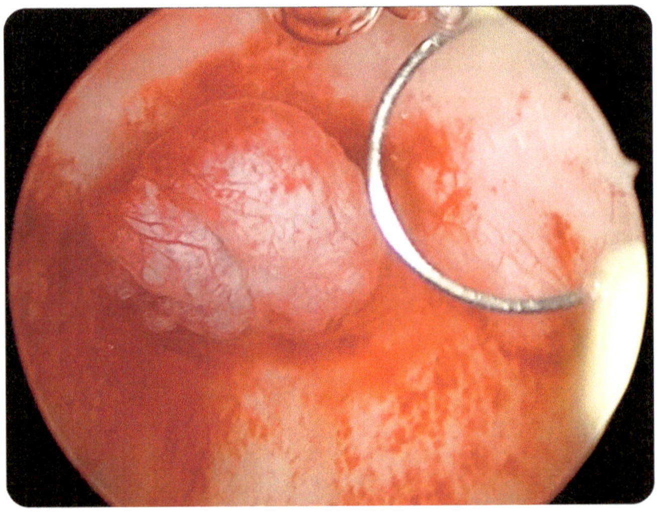

Pólipo endometrial com vascularização aumentada em sua base e em sua superfície.

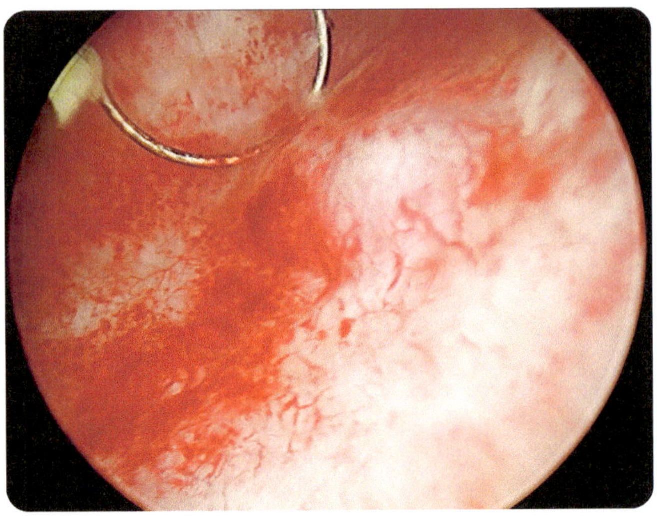

Pólipo endometrial séssil.

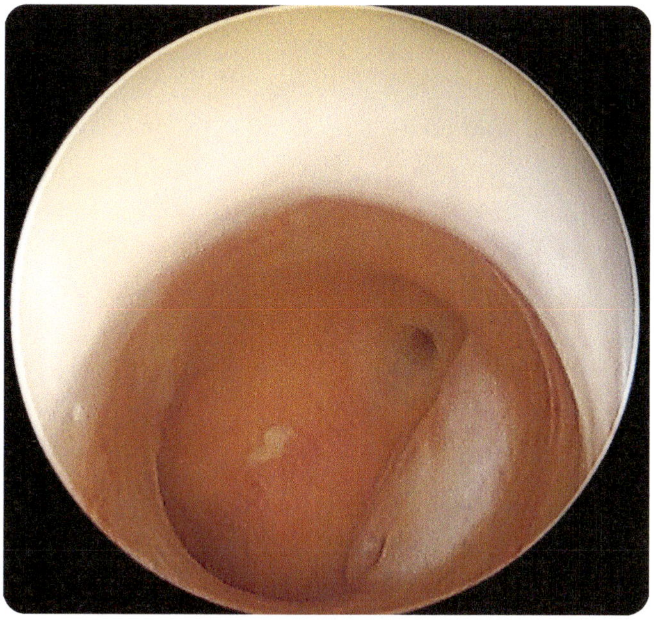

Pólipo endometrial na parede posterior - região fúndica.

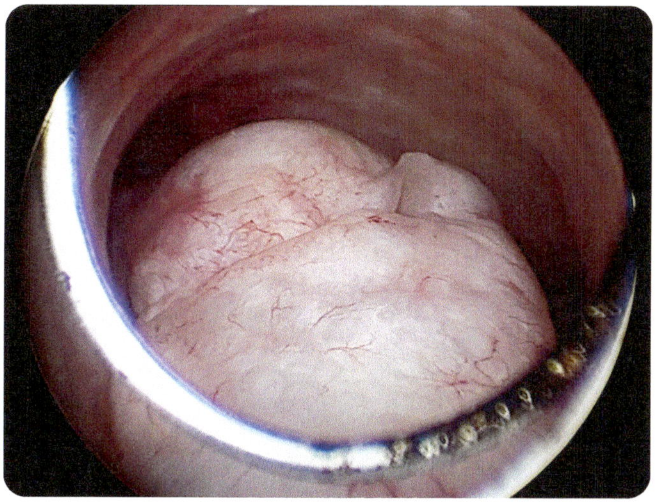

Pólipo endometrial ocupando toda a cavidade uterina.

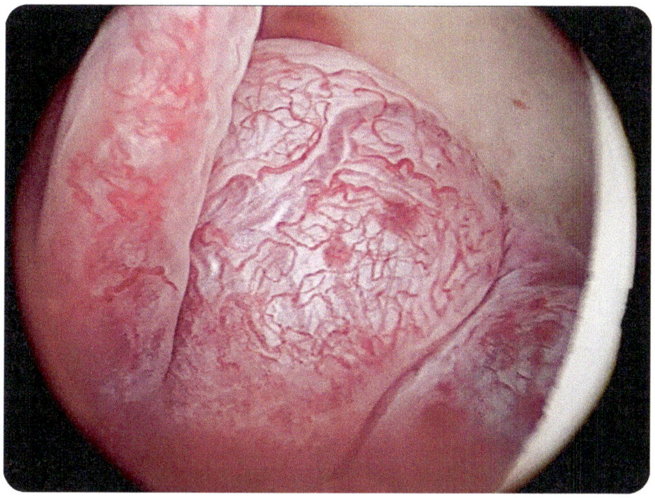

Pólipo endometrial com vascularização aumentada 2.

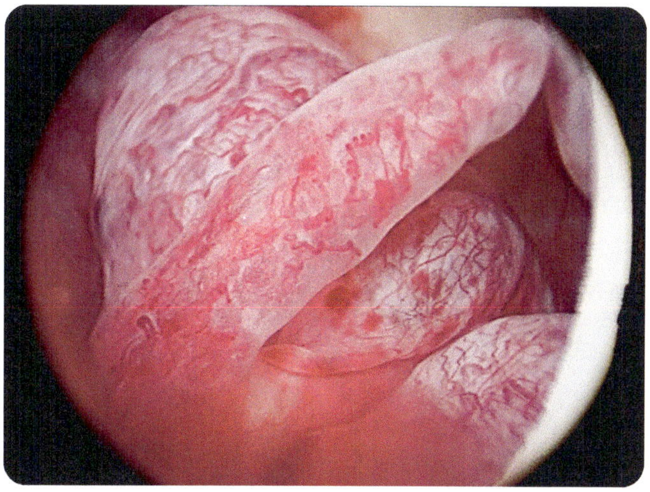

Pólipo endometrial com vascularização aumentada 2A (ângulo diferente da imagem anterior).

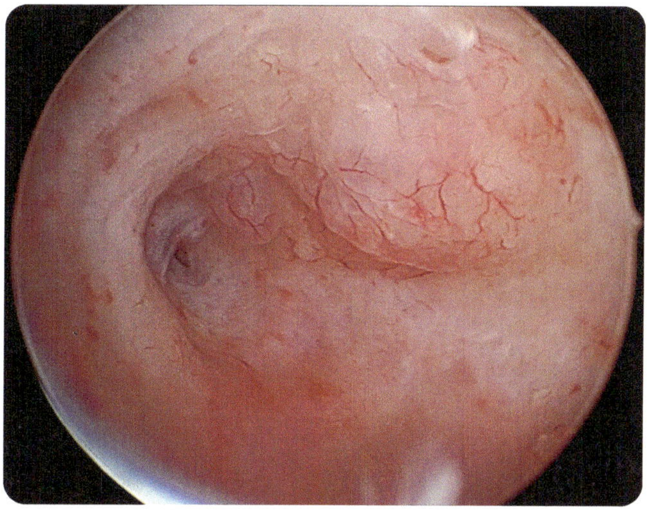

Pequeno pólipo endometrial séssil na parede anterior, adjacente ao óstio tubário esquerdo.

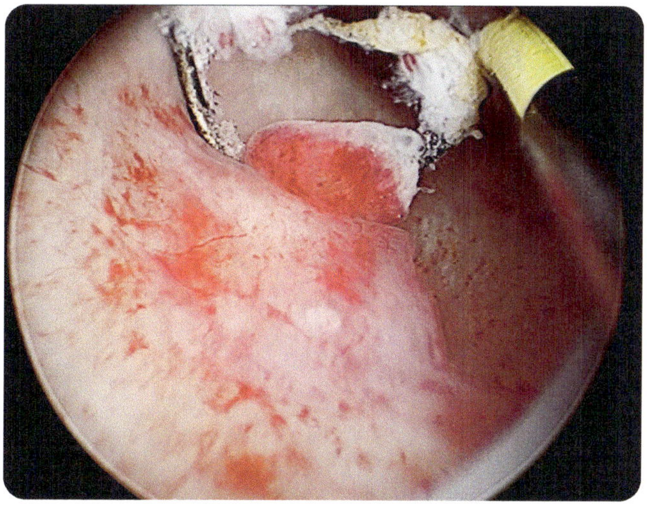

Pólipo endometrial séssil na parede posterior. Início da ressecção.

SEPTO

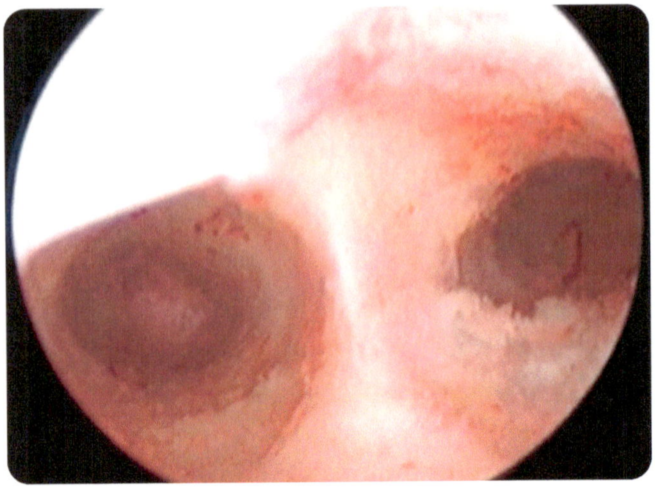

Septo uterino fúndico.

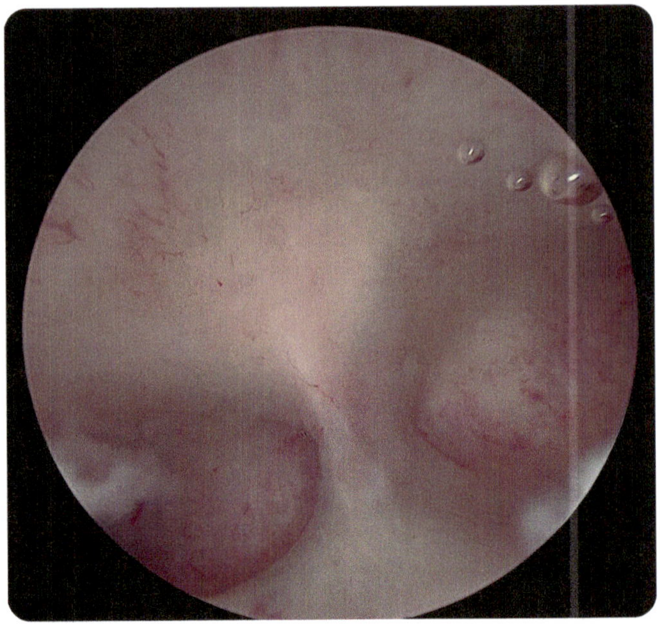

Septo uterino fúndico.

Índice Remissivo

L

M

N

O

P

R

S